Florian Schilling & Anonymus

HOW TO DO CORONA

D1705220

Florian Schilling & Anonymus

HOW TO DO CORONA

Verstehen • Einordnen • Handeln

Mit wertvollen Tipps durch die Krise

Impressum:

Florian Schilling & Anonymus
HOW TO DO CORONA
Verstehen • Einordnen • Handeln
Mit wertvollen Tipps durch die Krise

Satz & Layout: Florian Schilling
Umschlaggestaltung: Adnan Tiganj
Titelbild: Adnan Tiganj
Lektorat: Christiane Lober

1. Auflage 2021

© 2021 Westarp BookOnDemand
in der Mediengruppe Westarp
Kirchstr. 5 - 39326 Hohenwarsleben
www.westarp.de, www.westarp-bs.de, www.book-on-demand.de

ISBN: 978-3-96004-093-4

Druck und Bindung: Kühne & Partner Druck GmbH, Helmstedt
www.druckerei-kuehne.de, www.unidruck7-24.de

Printed in Germany.

Inhaltsverzeichnis

Vorwort

Verstehen – Einordnen – Handeln: Das ist Motto und Intention dieses Buches. Viel ist bereits zum Thema Corona geschrieben und veröffentlicht worden. Mittlerweile lassen sich problemlos ganze Regale mit entsprechender Literatur füllen. Dabei wird das Thema in der Regel aus einer bestimmten Perspektive betrachtet – mal sozialwissenschaftlich und auf gesellschaftlicher Ebene, mal politisch, mal epidemiologisch. Es gibt Bücher zum Thema Impfstoffe, zum PCR-Test, zur globalen Situation und zur psychologischen und wirtschaftlichen Dimension der Pandemie. Was aber fehlt, ist eine Art Handbuch, das breit gefächert alle wesentlichen Aspekte für den Einzelnen abdeckt – in dem Sinn, dass eine Informationsgrundlage geschaffen wird, die es erlaubt, zu einem effektiveren, rationaleren und nachhaltigeren Umgang mit Corona zu finden. Verstehen – Einordnen – Handeln: Es geht darum, konkrete Handlungsempfehlungen auf Basis stichhaltiger Fakten und Daten zu entwickeln. „How to do" ist hier im wahrsten Sinne des Wortes zu verstehen; sei es die Einordnung des Virus und der Krankheit selbst, seien es Vorsorge, Prävention und Therapie, Impfen oder das kritisch-rationale Hinterfragen verschiedener Maßnahmen. Es wurde nach Kräften versucht, diese teilweise komplexen Inhalte möglichst verständlich, ausführlich und dennoch kompakt darzustellen. Dabei wurde auf Fachbegriffe weitestgehend verzichtet bzw. diese mit einfachen Erklärungen versehen. Dennoch wird es wohl vorkommen, dass man sich einzelne Abschnitte etwas langsamer und durch mehrmaliges Lesen erschließen muss. Das Stichwortverzeichnis, zahlreiche Tabellen und Abbildungen sollen das Durcharbeiten dieses Buches erleichtern und auch seine Verwendung als Nachschlagewerk gewährleisten. Wer weitergehende Informationen sucht wird in der umfangreichen Bibliographie ausreichend Anregung finden. Die einzelnen Kapitel können dabei abhängig vom Vorwissen des Lesers durchaus selektiv gelesen werden, es ist nicht erforderlich das Buch linear von Anfang bis Ende zu studieren (auch wenn es im Allgemeinen die empfehlenswerteste Strategie sein wird). Wo sich Inhalte aufeinander beziehen, erlauben Querverweise ein zügiges Auffinden der entsprechenden Stellen.

Wir sind mündige, selbstverantwortliche Menschen und sollten entsprechend handeln. Der offene Diskurs ist die Herzkammer einer demokratischen Gesellschaft, nicht die Herrschaft der Mehrheit. Beides, sinnvolles Handeln und rationaler Diskurs aber setzen eine entsprechende Wissengrundlage voraus. Möge dieses Buch einen Beitrag dazu leisten, diese Grundlage zu schaffen. Es spricht für sich, wenn man sich im Deutschland des Jahres 2021 wie mein Co-Autor die Frage stellen muss, ob die Veröffentlichung eines solchen Buches nicht besser anonym oder unter Pseudonym erfolgen sollte, um gesellschaftliche Nachteile, Anfeindungen und Repressionen zu vermeiden.

Florian Schilling, 18.03.2021
Gewidmet meinen Kindern Sarah, Noah und Miriam

Und auch Sie haben die erste Seite aufgeschlagen und lesen gerade interessiert diese ersten Worte. Warum also? Weil Sie die Wahrheit wissen wollen. Sie sind entweder Querdenker und wollen Bestätigung bekommen für Ihre Annahmen, oder Sie sind auf der Seite der ernsthaft Bemühten und hoffen, Hintergründe und Fakten für Ihre Thesen zu bekommen. Vielleicht gehören Sie auch zur Gruppe der Verwirrten und wissen nicht so richtig, was nun stimmt.

Sie könnten theoretisch auch zu der großen Gemeinschaft der betreuten Denker gehören und inzwischen gemerkt haben, dass mit reiner Passivität beim Thema Corona nichts vorangeht.

Möglicherweise sind Sie aber auch einfach nur neugierig und ernsthaft interessiert an dem Thema.

Was Donald Trump als Präsident für Amerika war, ist Corona aktuell für die Medizin: ein mediales Desaster. Noch nie in der Historie der Medizingeschichte wurde so viel bei der Berichterstattung manipuliert. Lügen, Halbwahrheiten und unseriöse Berichte sind an der Tagesordnung. Dabei macht es keinen Unterschied mehr, ob sie über die etablierten Medien oder über soziale Netzwerke oder über die Messengerdienste verbreitet werden. Gefühlt gibt es keine Unterschiede mehr. Die Glaubhaftigkeit ist komplett verloren gegangen, es wurde schlicht und einfach zu viel mit den Ängsten und Nöten der Menschen gespielt. Es wurde zu viel zerstört und kaputt gemacht. Die Politik ist weltweit wie ein Elefant durch einen Porzellanladen gelaufen. Der Elefant ist ein gutmütiges Lebewesen und möchte nichts kaputt machen, aber im Porzellanladen hat er einfach keine Chance gehabt. Wie ist er nur in diesen hineingekommen?

„How to do Corona" nimmt Sie mit auf eine unterhaltsame und wissenschaftlich-informative Reise zum Thema Covid-19. Ohne fachsprachliches Kauderwelsch, aber immer aus einer umfassenden und faktenbasierten Perspektive. Nähern Sie sich dem Thema von der Seite eines Denkers, einer Denkerin. Glauben Sie nicht mehr alles, was Ihnen medial unter die Augen und zu den Ohren kommt. Fangen Sie an, sich eine eigene Meinung zu bilden auf der Grundlage von Fakten und mit hinterlegten Quellen zum Nachlesen. Werden Sie wieder ein selbstbestimmter Mensch, der in Eigenregie für sich entscheiden kann. Ich hoffe, Ihnen mit meinen Tipps entsprechende Denkanstöße und Anregungen bieten zu können. Sie finden sie farblich abgehoben zwischen den verschiedenen Kapiteln dieses Buches. Ich lade Sie auf diesem Weg herzlich ein, dem Klub der Denker beizutreten. Nicht, dass Sie mich falsch verstehen, ich meine nicht den Klub der Querdenker, die ich hier an dieser Stelle nicht diskreditieren will, waren sie doch mit die erste Graswurzelbewegung, die erste Keimzelle des Widerstandes, den wir dringend gebraucht haben, die aber auch mit der Zeit wilde Verschwörungstheoretiker angezogen hat. Und auch nicht den Klub der ehrlich Bemühten. Denn auch hier versuchen viele ernsthaft zu helfen, und auch hier schießen viele Beteiligte bei diesem Versuch eindeutig über demokratische Regeln hinaus. Sondern ich meine ganz eindeutig den Klub der eigenständigen und eigenverantwortlichen Denker. Den gab es schon mal in Deutschland, ja, damals sprach man vom Land der Dichter und Denker. Ich denke, die Zeit ist reif, um über eine Wiedereröffnung nachzudenken. Einen Klub kann man aber schlecht alleine gründen, dazu bedarf es Mitstreiter. Die Aufnahmeprüfung ist leicht: Lesen Sie einfach dieses Buch, dann denken Sie ein paar Tage darüber nach, und dann können Sie schon mitdiskutieren in unserem Klub. Wir sind sehr gespannt auf Ihr Feedback, lassen Sie von sich hören.

Anonym, 12.03.2021

Allgemeine Hinweise

Die Inhalte dieses Buches wurden nach bestem Wissen und Gewissen zusammen-getragen. Alle relevanten Aussagen sind mit Referenzen versehe. Denn dem Leser soll es so ermöglicht werden, alle Daten und Fakten selbst zu überprüfen und einer kritischen Betrachtung zu unterziehen. Es liegt in der Natur der Sache, dass sich der Stand des Wissens und der Forschung bei einem so dynamischen Thema rasch verändern. Selbiges gilt für die öffentliche Wahrnehmung und die politisch-gesellschaftliche Interpretation derselben. Die sorgfältige Betrachtung und zeitli-che Einordnung von Quellen sind insofern unerlässlich. Um das Durcharbeiten des vorliegenden Werkes zu erleichtern, stehen im Anhang umfangreiche Literatur-verweise, ein ausführliches Stichwort- sowie ein vollständiges Abbildungsver-zeichnis zur Verfügung. Am Ende jedes Kapitels findet sich eine kurze Zusammenfassung der wesentlichsten Aussagen, zahlreiche farbige Tabellen stel-len Schlüsselinformationen nochmals übersichtlich zur Verfügung. Aufbau und Gliederung des Buches erlauben es, je nach individuellem Wissensstand und der persönlichen Intention einzelne Kapitel oder Abschnitte gezielt herauszugreifen, anstatt den gesamten Text von Anfang bis Ende durchzulesen.

Grundlagen: Corona für Anfänger und Fortgeschrittene

Entscheiden Sie sich zuerst, welcher Typ Sie sind – das hilft bei der Entscheidung, ob Sie das Buch kaufen oder nicht kaufen oder ob Sie weiterlesen oder nicht weiterlesen wollen!

Ich gebe zu, ich mach es mir jetzt etwas einfach, wenn ich Sie jetzt in fünf Gruppen von Menschen einteile. Es ist einfach praktisch für mich, diesen fünf Gruppen Verhaltensweisen zuzuordnen, um damit leichter und plakativer zu argumentieren. Ich möchte mich dafür schon im Vorfeld entschuldigen.

Allen, die sich nicht zuordnen lassen wollen, empfehle ich daher die Kategorie 5. Manche werden sich nicht entscheiden können. Sie dürfen sich selbstverständlich auch in mehreren Kategorien heimisch fühlen. Wer sich keiner Kategorie zuordnen lassen will, auch nicht in die fünfte Kategorie passt, wird wahrscheinlich keine Freude an diesem Buch haben! Wahrscheinlich, aber sicher ist das natürlich nicht. Alle Kategorien berechtigen eindeutig auch zum Weiterlesen oder zum Kaufen dieses Buches. Das Wissen um die eigene aktuelle Kategorie ist jedoch wichtig, um seine Sicht der Dinge infrage stellen und Letztere aus einer neuen Perspektive betrachten zu können. Und genau das ist ein Ziel dieses Buches. Ich lade Sie ein, gedanklich die Perspektive zu wechseln. Dies kann sich wirklich lohnen. Folgende Kategorien kann ich Ihnen anbieten:

Der Querdenker:

Für ihn gibt es auch unschöne Bezeichnungen wie „Covidiot", „Coronaleugner", „Rechtsextremist" oder, am beliebtesten, „Verschwörungstheoretiker". Er kommt ubiquitär vor und ist in der Regel aktuell an seiner Hoffnungslosigkeit zu erkennen. Er ist tieftraurig und wütend, weil er von seinen Kollegen – den Denkern und Lenkern, den ehrlich Bemühten und den betreuten Denkern sowie von den Neugierigen und Interessierten oder auch den Normalbürgern – im Stich gelassen wurde. Er ist sozusagen ein Außenseiter geworden, und man spottet über ihn und macht sich lustig. In Wirklichkeit ist er ein Veteran der kritischen Pandemiebegleitung, ein Nonkonformist der ersten Stunde. Ihm geht es weniger um eine bestimmte Meinung oder Sicht auf die Pandemie als

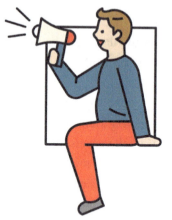

vielmehr darum, einen unvoreingenommenen Debattenraum zu schaffen, in dem alle gehört werden. Das schließt auch verwegene und eher abwegige Theorien ein. Durch solche Einzelstimmen lässt sich der Querdenker aber nicht von seinem berechtigten Anliegen abbringen: Diskurs ermöglichen, außerhalb der Paradigmen denken und alles hinterfragen. Der Querdenker benötigt Leidensfähigkeit und Frustrationstoleranz, wird er doch gerne als Verschwörungstheoretiker bezeichnet und als Querulant angesehen. Auch kann es passieren, dass er bei all den unterschiedlichen Stimmen die Übersicht verliert und aus monatelang kultiviertem Misstrauen niemandem mehr traut. Seine Isolation in der Gesellschaft führt dazu, dass sich andere isolierte Gruppen gerne um seine Gemeinschaft und Zuneigung bemühen. Tief im Inneren mag er aber lieber wieder von der Gesellschaft aufgenommen werden und möchte wie jeder andere auch geliebt werden. Vielleicht sollte man mal mit ihm reden und ihm seine Ängste nehmen. Kommunikation ist ein mächtiges Tool, wenn man es richtig einsetzt und vor allem erst einmal zuhört.

Der ehrlich Bemühte:

Er ist etwas ganz Besonderes, im Normalfall wahrscheinlich sogar das Ideal eines Staatsbürgers. Er ist stets bemüht, den Staat zu unterstützen, und ist dabei mit sich selbst im Reinen. Sein Platz befindet sich im Zentrum der Gemeinschaft, er steht aber selten am gleichen Platz, sondern wechselt ständig die Position. Er lenkt sozusagen durch seine Handlungen das Volk, er setzt sich dafür ein, die Gemein-

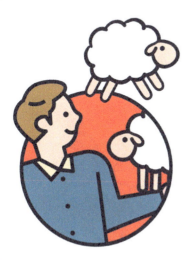

schaft in die gewünschte Richtung zu lenken. Er hat meistens eine verantwortungsvolle Position inne. Er könnte beim Fernsehen arbeiten, in einer Behörde seinen Dienst verrichten, er könnte Arzt sein, aber auch bei der Polizei, der Feuerwehr oder im Rettungsdienst tätig sein. Er ist ein Spezialist, der sozusagen die Lücken zwischen den Bindegewebszellen auffüllt, er könnte eine Leberzelle oder eine Immunzelle oder gar eine Nervenzelle sein. Ohne ihn wäre das Bindegewebe eine nutzlose Struktur ohne Leben, wie ein Haus ohne Fenster und Türen und ohne Bewohner. Es gibt ihn in verschiedenen Ausführungen, teilweise autonom, teilweise streng reguliert. Je nach Bedarf und nach Notwendigkeit darf er eigene Entscheidungen treffen oder wird streng reglementiert durch die Denker und Lenker. Das kann gut oder schlecht sein, hängt, wie gesagt, davon ab, wer mit ihm denkt oder wer für ihn denkt; wer mit ihm lenkt oder wer für ihn lenkt; wie starr er reguliert wird.

Der betreute Denker:

Für ihn gibt es viele negative Bezeichnungen: „Mitläufer", „Schaf in der Herde" oder „Lemming". Es gibt auch neutralerer Bezeichnungen wie zum Beispiel „breite Masse" oder „Mainstream" oder auch, mein persönlicher Favorit, weil mit positiver Wertung versehen: „Durchschnittsbürger". Er ist in der Regel ein lieber Mensch. Er ist eine ehrliche Haut und hält sich brav an alle Gesetze, Verordnungen

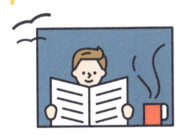

und Anweisungen. Er will niemandem etwas Böses antun. Er ist einfach da und existiert. Er stellt die breite Masse dar und stabilisiert somit die Gemeinschaft, er ist sozusagen das Bindewebe des Körpers.

Ohne ihn geht nichts. Er ist die Grundlage eines funktionstüchtigen Staates. Ohne ihn wären wir alle Einzeller in der Matrix des Universums, auf uns selbst gestellt und allein. Er ist sozusagen der Kit der Gesellschaft. Er ist daher abhängig von den richtigen Entscheidungen der Denker und Lenker. Floriert das Land, geht es ihm wahrscheinlich gut, stürzt das Land ab, stürzt er mit ab.

Der eigenverantwortliche und selbstbestimmte Denker:

Mein Ideal! Schon meine Eltern haben dafür gekämpft. Meine Eltern sind genau wie ich in der DDR aufgewachsen, mein Vater stammt aus Thüringen und meine Mutter aus Sachsen-Anhalt. Ich habe die ersten zehn Jahre meines Lebens in Jena gelebt, bevor ich aufgrund der kämpferischen Leistung meiner Eltern und der

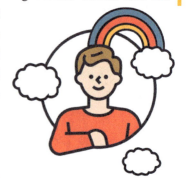

Großzügigkeit der damaligen Bundesregierung mit Steuergeldern freigekauft wurde. Wir sind sozusagen freigekaufte Freigeister, sind selbstbestimmt und eigenverantwortlich handelnde Demokraten und Denker und schätzen die Bundesrepublik Deutschland mit ihren Grundrechten und ihren Werten sehr.

Ich durfte in München eine überragende Schulbildung genießen und Medizin studieren. Alles kostenlos. Der Staat hat sich vorbildlich um mich gekümmert. Ich kann mich nicht beklagen, ich bin dankbar. Ich darf in einem bunten Staat leben und genieße die Vielfältigkeit der Meinungen und Strömungen. Ich habe mich früh entschieden, diese Vielfalt zu lieben, und daher bin ich nicht rot und nicht grün, ich bin nicht schwarz und nicht weiß, ich bin nicht braun oder blau oder rosa, und ich bin niemals farblos oder durchsichtig. Ich bin wie ein Regenbogen, mal groß, mal kein, in allen erdenklichen Farben leuchtend. Ich bin also bunt, und ich entscheide mich jeden Tag aufs Neue, welche Farbe ich heute trage, je nach Anlass. Ich entscheide mich selber, sammle Fakten, sichte sie, bewerte sie und entscheide mich dann. Wenn ich das Haus verlasse, habe ich mir eine Meinung gebildet.

Der Interessierte oder der Neugierige oder auch der mitdenkende Normalbürger:

Kommt meinem Ideal sehr nahe, denn er ist offen für Neues, möchte sich weiterbilden und dazulernen. Blockt nicht automatisch ab, wenn er seine Komfortzone verlassen soll. Ist bereit, neue Welten und neue Galaxien kennenzulernen. Er hinterfragt kritisch Sachverhalte und hilft mit, die Welt zu verbessern. Er ist kein Opportunist und kein Denunziant. Er weiß die Demokratie zu verteidigen und setzt sich für seine Grundrechte ein. Ihm geht das Leid der Menschen bei Corona nahe, und er ist interessiert daran, mehr zu erfahren und zu unterstützen. Wir treffen ihn tagtäglich auf der Straße und grüßen ihn anständig.

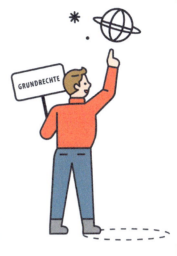

Für viele Menschen sind die Begriffe und Konzepte, um die es in dieser Pandemie geht, Neuland. Die wenigsten sind Experten auf diesem Gebiet. Ein grundlegendes Verständnis dieser Inhalte ist jedoch eine wichtige Voraussetzung, um zu einer zuverlässigen, eigenverantwortlichen Einschätzung der Lage zu kommen. Egal ob es um Tests, Pandemiemaßnahmen, Vorsorge oder Behandlung geht – wir sollten uns in einem ersten Schritt das Rüstzeug aneignen, um an den entsprechenden Diskussionen teilnehmen und von ihnen profitieren zu können. Leider weisen die Masse der medialen Berichterstattung und nicht wenige der offiziellen Verlautbarungen erhebliche Faktenlücken, Auslassungen oder Interpretationen auf, sodass Initiative gefragt ist, um zu einer ehrlichen und umfassenden Lageeinschätzung zu kommen. Die folgenden Kapitel sollen hier die Grundlage bilden, und ich empfehle wärmstens, sie gleich zu Beginn durchzuarbeiten. Keine Sorge, wir werden uns nicht im wissenschaftlichen Klein-Klein verlieren, und dieser Abschnitt wird nicht in einen Leistungskurs Biologie, Epidemiologie oder Molekularbiologie ausarten. Dennoch erscheint es dringend geboten, auf dieser Stufe zu beginnen, um die Sphäre des betreuten Denkens verlassen zu können.

Das Virus: SARS-CoV-2

Was ist ein Virus?

Viren (lat. für „Schleim", „Gift") sind wesentlich älter als die Menschheit. Ihr evolutionsbiologischer Ursprung ist nach wie vor ungeklärt, ihr erstmaliges Auftreten in der Ursuppe noch vor den Einzellern wird ebenso diskutiert wie ihr Entstehen durch die Abspaltung von Genen aus den frühesten Einzellern. Viren selbst sind keine Lebewesen: Sie besitzen weder einen eigenen Stoffwechsel, noch können sie sich selbstständig vermehren. Sie sind strikt auf eine Wirtszelle angewiesen, die ihnen alles Benötigte zur Verfügung stellt. Ein Virus ist aus dieser Perspektive ein Parasit, der unsere Zellen befällt. Strukturell sind Viren recht einfach aufgebaut: Eine äußere *Hülle* aus Protein (oft auch als Kapsel bezeichnet) umschließt das innen liegende *Genom* (Erbinformation des Virus), das entweder in Form von *RNA* oder *DNA* vorliegt. Entsprechend spricht man dann von RNA-Viren oder DNA-Viren.[1]

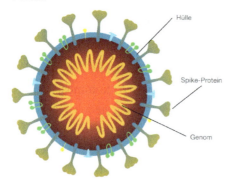

Abbildung 1: Struktur eines Coronavirus mit äußerer Hülle, Spikeprotein und innen liegendem Genom (Varlamova Lydmila/shutter stock.com)

---

[1] NE GmbH | Brockhaus (2021). Viren (Biologie und Medizin). In: Brockhaus Enzyklopädie Online. Verfügbar unter https://brockhaus.de/ecs/enzy/article/viren-biologie-und-medizin (zuletzt abgerufen am 11.07.2021).

Viren sind dabei deutlich kleiner als Bakterien (0,2–2 µm, Tausendstel Millimeter) oder menschliche Zellen (ca. 25 µm), ihre Größe liegt zwischen wenigen bis 300 nm (nm, Millionstel Millimeter). SARS-CoV-2 beispielsweise hat einen Durchmesser von 80 bis 140 nm, die Filtergröße der mittlerweile empfohlenen FFP2-Masken liegt bei 600 nm und damit beim Vierfachen. Das entspricht der Relation zwischen einem Scheunentor und einem Kinderfahrrad. Tatsächlich wurden FFP2-Masken bislang auch nicht zum Schutz vor Viren empfohlen (dafür sind sie schlicht nicht geeignet), sondern zum Schutz vor Stäuben, Partikeln und Aerosolen, wie sie in der Industrie anfallen.

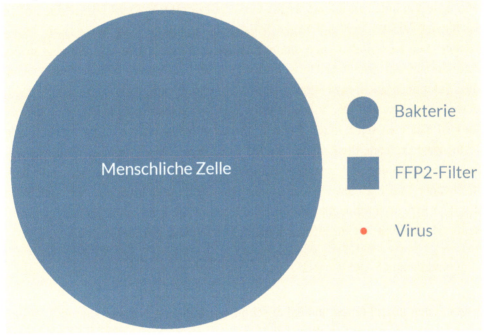

Abbildung 2:　　　　　　*Größenverhältnisse zwischen Viren, Bakterien und menschlichen Zellen*

Die Virushülle erfüllt zwei Aufgaben. Zum einen schützt sie das virale Genom vor Schäden (z. B. Hitze, Kälte, UV-Licht etc.), zum anderen erlaubt sie dem Virus das Eindringen in die Zielzelle. Gleichzeitig kann sie als körperfremdes Protein von unserem Immunsystem als Gefahr erkannt und bekämpft werden. Gelingt es dem Virus, in eine Zelle einzudringen, programmiert es sie mit seinem Genom um. Die infizierte Zelle wird dazu gebracht, ab sofort weitere Viren zu bauen und ihre normalen Aufgaben zu vernachlässigen. Die neu gebildeten Viren werden dann zeitversetzt freigesetzt und die betroffene Zelle in den meisten Fällen im Laufe dieses Prozesses zerstört. Unsere Zellen verwandeln sich sozusagen in Kopiermaschinen, deren neuer und einziger Lebenszweck die Produktion neuer Viren ist. Daraus ergibt sich auch das gefürchtete *exponentielle Wachstum*: Ein Virus dringt in eine Zelle ein, die dann Hunderte neue Viren produziert. Diese befallen Hunderte weiterer Zellen, die dann Millionen neuer Viren produzieren … Aus einer sehr kleinen Anzahl von Viren kann so – ungestörte Vermehrung vorausgesetzt – innerhalb kurzer Zeit eine milliardengroße Population werden. Der Unterschied zwischen DNA- und RNA-Viren ist dabei mehr als eine Spitzfindigkeit. Während Erbgut in Form von DNA sehr stabil ist, unterliegt RNA einer wesentlich höheren Mutationsrate. RNA-Viren tendieren daher wesentlich stärker dazu, sich zu verändern und neue Varianten zu bilden. SARS-CoV-2 ist ein RNA-Virus. Diese Eigenschaft ist für den Virus Fluch und Segen: Einerseits erlaubt sie dem Virus, sich immer wieder „neu zu erfinden" und damit beispielsweise das Immunsystem auszutricksen oder sich an geänderte Umweltbedingungen anzupassen. Andererseits können die Mutationen auch dazu führen, dass Vermehrungsfähigkeit oder Ansteckungspotenzial sinken und das Virus durch natürliche Selektion ausstirbt. Wir kennen dieses Phänomen seit Langem bei der jährlichen Influenza (nein, das ist noch kein Influenza-Vergleich, die kommen noch). Alljährlich sind wir mit einer unterschiedlich stark veränderten Variante konfrontiert, mal ist sie ansteckender und krank machender, mal weniger. Und jedes Jahr muss sich unser Immunsystem aufs Neue mit dem Erreger auseinandersetzen. Eine lebenslange Immunität wie beispielsweise für Masern existiert für Influenza nicht. Das Gleiche gilt für Corona.

Coronaviren und SARS-CoV-2

Coronaviren beschäftigen uns dabei schon seit Langem, bekannt sind sie seit den 60er-Jahren. Sie treten vor allem bei Tieren auf, einige haben aber den Übersprung auf den Menschen geschafft. Man spricht in einem solchen Fall, wenn ein Erreger sein natürliches Reservoir vom Tier auf den Menschen erweitert, von einer *Zoonose*. Bei uns bekannte und immer wieder auftretende Zoonosen sind die Borreliose (infizierte Zecken), Tollwut (infizierte Wildtiere), FSME (ebenfalls Zecken) oder die Brucellose Kühe, Schafe, Schweine). Covid-19 und andere durch Coronaviren verursachte Infektionskrankheiten sind jedoch keine Zoonosen mehr, weil sie von Mensch zu Mensch übertragen werden können. Ein Wirtstier ist nicht erforderlich. Die bereits länger bekannten Coronaviren sind normalerweise Bestandteil des Erregerspektrums in der kalten Jahreszeit („Grippesaison"). Neben der echten Grippe (Influenza) – die im Übrigen vergleichsweise selten ist – treten in diesem Zeitraum gehäuft grippale Infekte auf. Darunter versteht man Erkältungskrankheiten, die die Atemwege befallen und eine ähnliche Symptomatik verursachen wie Influenza – nur mit milderen Beschwerden. Grippale Infekte sind deutlich häufiger als echte Influenza. Etwa ein Drittel von ihnen wird durch Coronaviren verursacht.[2] Sie sind unangenehm, aber nicht gefährlich. Allerdings gab es bereits zweimal den Fall, dass sich Coronaviren so veränderten (Mutation), dass sie in der Lage waren, massivere und gefährlichere Krankheitsbilder auszulösen. Durch die bereits beschriebene permanente und natürlicherweise stattfindende Mutation der Viren kann dies jederzeit passieren. Eingetreten ist dies 2002 mit SARS („Schweres Akutes Respiratorisches Syndrom") und 2012 mit MERS („Middle East Respiratory Syndrom"). SARS war ansteckender und deutlich gefährlicher als Covid-19 heute, was die erfolgreiche weltweite Verbreitung des Virus verhinderte. Da die Symptome früher und deutlich massiver auftraten, war es wesentlich einfacher, Infizierte zu identifizieren und die Infektionsketten zu unterbrechen. Bei MERS liegt der Fall etwas anders. Zwar ist eine Mensch-Mensch-Übertragung möglich, Hauptansteckungsquelle sind allerdings Dromedare. Insofern ist MERS noch eine Zoonose. Diese Tatsache erschwert eine weltweite Verbreitung ungemein, weswegen MERS nur sporadisch auf der Arabischen Halbinsel auftritt. Abgesehen davon ist MERS, was das klinische Bild angeht, schon näher an Covid-19 als SARS. Bei Gesunden verläuft die Infektion asymptomatisch (d. h. ohne Beschwerden), selten treten Symptome eines grippalen Infekts auf. Schwere Verläufe mit Pneumonie (Lungenentzündung) bis hin zu einem akuten Atemnotsyndrom finden sich fast ausschließlich bei erheblichen Vorerkrankungen (Diabetes, chronische Herz-, Nieren- und Lungenerkrankungen).[3] Abgesehen von SARS und MERS als Beispiele für neue Infektionskrankheiten durch Veränderung eines Virus ist es wichtig zu wissen, dass der menschliche Organismus bereits seit langer Zeit mit Coronaviren konfrontiert ist. Diese ähneln sich durch ihre Verwandtschaft untereinander. Unser Immunsystem kennt die „Familie Corona", auch wenn es vielleicht die aktuelle saisonale Variante noch nicht im Detail kennt. Man bezeichnet dieses Phänomen als *Basis-Immunität* oder Hintergrund-Immunität. Unser Immunsystem fängt eben

[2] RAOULT, D., ZUMLA, A., LOCATELLI, F., IPPOLITO, G. & KROEMER, G. (2020). Coronavirus infections: Epidemiological, clinical and immunological features and hypotheses. *Cell stress*, 4(4), 66–75, hier: 66. Verfügbar unter https://www.cell-stress.com/wp-content/uploads/2020A-Raoult-Cell-Stress.pdf (zuletzt abgerufen am 11.07.2021).

[3] PRANGE-SCHMIDT, S. (2015). Update MERS. Krankenhaus-Hygiene + Infektionsverhütung, 37(5), 209–212, hier: 209.

nicht jedes Jahr bei null an, sondern justiert seine Erkenntnisse nach. Je nachdem, wie ähnlich die neueste Version bereits bekannten Virusvarianten ist, wird dieser Anpassungsprozess sehr schnell und effektiv verlaufen oder eben etwas mehr Zeit beanspruchen, sodass entsprechend evtl. Beschwerden auftreten. Keinesfalls handelt es sich bei einem neuen Coronavirus, auch nicht bei SARS-CoV-2, um ein für unser Abwehrsystem vollkommen neues Phänomen, sondern um Variationen eines bekannten Themas.

Wir wollen nun noch einen Blick auf die Techniken werfen, die SARS-CoV-2 nutzt, um in unsere Zellen einzudringen und sich zu vermehren, da diese wichtig sind für das Verständnis der entsprechenden Risikofaktoren und Gegenmaßnahmen. Auf der Hülle des Virus sitzen stachelähnliche, spezielle Proteine, die sogenannten „Spikeproteine" oder „S-Proteine". Deren Aufgabe ist es, die Wand der Zielzelle aufzuschließen und den Virus in die Zelle einzuschleusen. Als Tür wird hierfür ein körpereigenes Protein unserer Zellen genutzt, das „ACE2"-Protein. Dessen Aufgabe ist die Blutdruckregulation. und es findet sich in hoher Dichte u. a. auf den Zellen der Lunge – aber auch in anderen Organen wie z. B. Darm, Niere und Hoden. Einmal in der Zelle, veranlasst das Virus den Bau einer Art Kopiermaschine, der *viralen Replikase*. Diese vervielfältigt das virale Genom, sodass innerhalb relativ kurzer Zeit sehr viel virales Erbgut in der Zelle vorliegt. Dieses Erbgut wird nun von der infizierten Zelle abgelesen (diese Aufgabe erledigen sogenannte Ribosomen), und es kommt zur Produktion neuer Virusbestandteile (also RNA und neue Hüllproteine). Die Bausteine werden zusammengesetzt und voilà – viele neue Coronaviren sind entstanden und können nun die Zelle verlassen, um weitere Zellen zu befallen. Dies gelingt jedoch bei Weitem nicht allen aufgenommenen Viren. Im Gegenteil: Die meisten werden zerstört, bevor sie in eine Zelle eindringen können, oder sie finden schlicht keine geeignete Wirtszelle (z. B. wegen des fehlenden ACE2-Proteins). Um eine erfolgreiche Infektion mit SARS-CoV-2 auszulösen, müssen a) genügend Viren aufgenommen werden (einige wenige allein werden nichts bewirken), und b) müssen diese so lange überleben und wandern, bis sie ACE2-tragende Zellen vorfinden. Diese kommen aber im tieferen Atemtrakt vor, weniger im Mund-Nasen-Rachenraum. In diesem befinden sich stattdessen massive Ansammlungen von lymphatischem Gewebe mit Millionen von Abwehrzellen, die nur darauf warten, eindringende Erreger zu bekämpfen *(lymphatischer Rachenring, bekanntes Beispiel sind die Mandeln)*. Ein weiter und gefährlicher Weg also für ein nur wenige Nanometer großes Virus. Die Anzahl der bei einer Ansteckung aufgenommenen Viren *(Viruslast)* ist damit entscheidend für den weiteren Verlauf:

- Je mehr Viren aufgenommen wurden, desto größer wird die Wahrscheinlichkeit, dass diese erfolgreich in eine geeignete Wirtszelle eindringen können.
- Mit steigender Viruslast steigt auch die Anzahl der infizierbaren Zellen.
- Je mehr Viren in einer Zelle sind bzw. je mehr Zellen infiziert sind, desto schneller und stärker kann sich das Virus vermehren.

Zudem hängt auch sehr viel von der Aktivität der Kopiermaschine (virale Replikase) ab. Läuft diese auf Hochtouren, wächst die Viruslast rasant an. Gelingt es aber umgekehrt, diese zu hemmen oder auszuschalten, stagniert die Viruslast, das exponentielle Wachstum fällt aus. An genau diesem Punkt setzen viele der antiviralen Therapien an, mit denen wir uns etwas später noch genauer beschäftigen werden. An dieser Stelle müssen wir zwei Begriffe sehr sauber definieren und trennen, den der *Ansteckung* und den der *Infektion*. Laut Infektionsschutzgesetz (§ 2 IfSG) bedeutet Ansteckung schlicht die Aufnahme eines vermehrungsfähigen Erregers. Der Begriff sagt noch nichts darüber aus, ob daraus Probleme entstehen – also ob sich der Erreger vermehrt, Zellen befällt und schädigt, Krankheitssymptome auslöst oder weitergegeben werden kann. Eine Infektion dagegen bedeutet, dass ein Erreger aufgenommen wurde, sich erfolgreich entwickelt und vermehrt hat. Jede Infektion setzt daher eine Ansteckung voraus, aber nicht jede Ansteckung führt zu einer Infektion. Es wäre zum Beispiel denkbar, dass eine Person sich mit SARS-CoV-2 ansteckt, der Virus aber auf dem Weg in den Atemtrakt vom Immunsystem erkannt, bekämpft und zerstört wird. In diesem Fall kommt es nicht zu einer Infektion. Die angesteckte Person wird weder krank, noch kann sie den Erreger an andere weitergeben. Diese Unterscheidung besitzt dramatische Bedeutung, wenn es um Themen wie PCR-Test, Neuinfektionen und Isolation (Quarantäne) Verdächtiger geht.

Nun noch zu den Übertragungsmöglichkeiten von SARS-CoV-2. Wie bei anderen infektiösen Atemwegserkrankungen erfolgt die Weitergabe des Virus durch Tröpfcheninfektion. Darunter versteht man die Freisetzung des Virus von einer infizierten Person in Form von Aerosolen (also kleinsten Wasserpartikeln, auf denen die Viren aufsitzen) und deren Aufnahme durch eine weitere Person. Abgabe und Aufnahme der Aerosole erfolgen dabei aus und in den Mund-Nasen-Rachen-Raum. Daraus ergeben sich die allseits bekannten Risikofaktoren, die die Wahrscheinlichkeit einer Virusübertragung beeinflussen: Der Abstand zwischen zwei Personen, die Dauer des Kontakts, Aktivität des Mund-Rachen-Raums (Husten, Niesen, Sprechen, Singen etc.), die Atemfrequenz (z. B. abhängig von der körperlichen Belastung zu diesem Zeitpunkt) und die Luftzirkulation während des Kontakts (geschlossene Räume ohne Lüftung oder Aufenthalt im Freien). Nicht zu vergessen die Viruslast der Ansteckungsquelle: Je geringer diese ist, desto unwahrscheinlicher wird eine Weitergabe des Erregers. Die anfangs befürchtete Schmierinfektion (also die Aufnahme des Virus durch kontaminierte Oberflächen wie Türklinken) hat sich bislang nicht bestätigt, lässt sich aber auch noch nicht hundertprozentig ausschließen. Zwar wird das Virus immer wieder auf Oberflächen gefunden, allerdings können sich die so gefundenen Viren nicht mehr vermehren. Andere Körperflüssigkeiten wie Blut, Urin oder Stuhl sind nicht ansteckend.[4]

- *Viren sind keine Lebewesen, sondern Parasiten, die auf eine Wirtszelle angewiesen sind. Ein Virus ist nichts weiter als umhülltes Erbgut, das in der Lage ist, unsere Zellen umzuprogrammieren.*
- *Viren im Allgemeinen und RNA-Viren im Speziellen unterliegen einer hohen Mutationsrate, verändern sich damit ständig, mal zu ihrem Vorteil – mal zu unserem.*
- *SARS-CoV-2 ist ein RNA-Virus, das über ACE2-Proteine in unsere Zellen eindringt und sich dort vervielfältigt.*
- *Für die schnelle Vermehrung des Virus ist die Viruslast bei Ansteckung entscheidend sowie die Aktivität der viralen Kopiermaschine „virale Replikase".*
- *Um geeignete Zielzellen zu erreichen, muss das Virus eine massive Barriere an Immunzellen überwinden. Deren Leistungsfähigkeit ist ein entscheidender Schutzfaktor (oder eine kritische Schwachstelle).*
- *Ansteckung bedeutet nur die Aufnahme eines Erregers, während Infektion dessen erfolgreiche Entwicklung und Vermehrung im Organismus beschreibt.*

---

[4] FELDT, T., GUGGEMOS, W., HEIM, K., KLUG, B., LEHNERT, R., LÜBBERT, C., NIEBANK, M., PFÄFFLIN, F., ROTHFUSS, K. & SCHMIEDEL, S. (2021). Hinweise zu Erkennung, Diagnostik und Therapie von Patienten mit COVID-19 (Stand: 28.04.2021). Verfügbar unter https://www.rki.de/DE/Content/Kommissionen/Stakob/Stellungnahmen/Stellungnahme-Covid-19_Therapie_Diagnose.pdf?__blob=publicationFile (zuletzt abgerufen am 11.07.2021).

- *Die Übertragung von SARS-CoV-2 geschieht durch Tröpfcheninfektion (Aerosole). Der Mund-Nasen-Rachen-Raum ist dabei sowohl für die Ausscheidung als auch die Aufnahme des Erregers entscheidend.*

Wuhan – wo alles begann

Dass SARS-CoV-2 erstmalig in der chinesischen Großstadt Wuhan auftrat, gilt als gesichert. Alles andere als gesichert ist allerdings, wie es dazu kam. Ob es sich bei SARS-CoV-2 um eine natürlich entstandene Mutation handelt, wird zunehmend bezweifelt, vieles spricht dagegen. Auch das Verhalten der chinesischen Behörden wirft mehr Fragen auf, als es Antworten liefert. So wurde die Existenz des Virus zunächst vehement geleugnet. Erst als sich in den sozialen Medien die Meldungen über Atemwegsinfektionen unbekannter Ursache häuften, änderte sich die offizielle Lesart. Seitens der internationalen Gemeinschaft wird dies China auch zum Vorwurf gemacht, da erhebliche Zeit verstrich, bevor diese potenziell bedrohliche Situation international gemeldet wurde. Warum aber eine natürlich entstandene Virusvariante hartnäckig leugnen? Dieses Vorgehen erscheint allerdings in einem anderen Licht, berücksichtigt man die Tatsache, dass in Wuhan ein Forschungslabor angesiedelt ist, dessen Schwerpunkt die Erforschung von Coronaviren ist. Das Labor befindet sich direkt neben dem inzwischen weltbekannten Wildtiermarkt, auf dem das Virus angeblich von einer Fledermaus auf den Menschen übergegangen ist. Problematisch an dieser Theorie (und es ist eine Theorie, Beweise liegen nach wie vor nicht vor) sind gleich mehrere Punkte:[5]

- Das Virus ist erstaunlich präzise an menschliche, nicht aber an Zellen von Fledermäusen angepasst (Furin-Spaltstelle, ACE2-Bindung). Diese perfekte Anpassung findet sich bei keinem der bekannten Coronaviren.
- Nach über einem Jahr ist es noch immer nicht gelungen, einen Zwischenwirt zu identifizieren. Wäre Covid-19 eine Zoonose, müsste es ein Tier geben, das ursprünglich als Wirt für das Virus fungierte. Es ist bislang nicht gelungen, SARS-CoV-2 in irgendeinem Wirtstier nachzuweisen. Gefunden wurde es bislang nur in Menschen.
- Auf dem besagten Wildtiermarkt werden gar keine Fledermäuse gehandelt, diese sind dort auch nicht heimisch. Dafür besitzt das Forschungslabor in der Nachbarschaft die weltweit größte Sammlung von Fledermauserregern. Diese stammen aus Tausenden von Kilometern ent-

---

[5] WIESENDANGER, R. (2021). Studie zum Ursprung der Coronavirus-Pandemie. Verfügbar unter https://www.researchgate.net/publication/349302406_Studie_zum_Ursprung_der_Coronavirus-Pandemie (zuletzt abgerufen am 11.07.2021).

fernten Regionen Chinas. Dass eine Fledermaus 2000 km nach Wuhan reist, ist nahezu ausgeschlossen.

- Im Rahmen der Forschungsarbeit wurden in Wuhan Coronaviren genetisch verändert. Dabei wird versucht, Viren ansteckender, tödlicher und resistenter zu machen. Diese „Gain-of-Function-Forschung" dient dazu, sich auf einen möglichen Schlimmstfall vorzubereiten, sollte eine solche Mutation einmal in der Natur auftreten. Dieser Forschungsschwerpunkt ist offiziell bekannt.

- Das Wuhan-Labor hat eine unrühmliche Historie, was Sicherheitsmängel angeht. Dies wurde sowohl von internationalen Beobachtern als auch chinesischen Offiziellen mehrfach bestätigt und moniert.

- Schon deutlich vor Dezember 2019 gab es Hinweise auf die Freisetzung eines „Forschungsvirus" aus dem Labor. Schon im Oktober traten bei Teilnehmern der Militärweltspiele in Wuhan gehäuft Atemwegsinfektionen unbekannter Genese auf.[6] Chinesische Behörden stellten bereits zu diesem Zeitpunkt Nachforschungen zu einer Freisetzung von Erregern aus dem Labor an. Als erste Infizierte gilt mittlerweile eine Mitarbeiterin ebendieses Labors.

- Ausführliche und detaillierte Untersuchungen zur genetischen Struktur von SARS-CoV-2 zeigen, dass es keinen bekannten „Vorfahren" gibt.[7] Die nächsten Verwandten des aktuellen Coronavirus sind diesem so unähnlich, dass mittels natürlicher Mutation eine Entwicklungszeit von über 20 Jahren erforderlich wäre. Folglich gibt es entweder keinen natürlichen Vorläufer, oder dieser ist bereits seit mehreren Jahrzehnten existent. Wenn dem so wäre – warum konnte er dann nie identifiziert werden bzw. warum verursacht er erst jetzt Probleme?

Befremdlich ist zudem, dass von Anfang an die Wildtiermarkt-Theorie mit absoluter Vehemenz verteidigt wurde – ohne jegliche Daten- oder Erkenntnisbasis. Um-

---

[6] SPORTSCHAU.DE (2020). Waren die Militärweltspiele in Wuhan der erste Corona-„Superspreader"?. Verfügbar unter https://www.sportschau.de/mehr-sport/wuhan-corona-miltaerfestspiele-superspreader-100.html (zuletzt abgerufen am 30.03.2021).

[7] SEGRETO, R. & DEIGIN, Y. (2021). The genetic structure of SARS-CoV-2 does not rule out a laboratory origin: SARS-COV-2 chimeric structure and furin cleavage site might be the result of genetic manipulation. *Bioessays*, 43(3), e2000240. Verfügbar unter https://pubmed.ncbi.nlm.nih.gov/33200842/ (zuletzt abgerufen am 11.07.2021).

gekehrt wurden Wissenschaftler, die eine ergebnisoffene Untersuchung der Herkunft von SARS-CoV-2 forderten, als Verschwörungstheoretiker gebrandmarkt. Schon im Februar 2020 veröffentlichten einige Wissenschaftler im Magazin Lancet einen Brandbrief, in dem sie jede Spekulation in Richtung eines nicht natürlichen Ursprungs des Virus „verdammten".[8] Dabei bleiben sie Belege schuldig und beriefen sich stattdessen selbst auf Spekulationen, die ihren Standpunkt unterstützen. Zu diesem frühen Zeitpunkt war die Informationslage noch mehr als dünn, eine gründliche Untersuchung der Umstände vor Ort war ebenfalls noch nicht erfolgt. Auf welcher Basis die Autoren also zu ihrem Schluss kommen, ist zweifelhaft. Auch die Formulierung einer Verdammung ist im wissenschaftlichen Diskurs, gelinde gesagt, unüblich.

---

[8] CALISHER, C., CARROLL, D., COLWELL, R., CORLEY, R. B., DASZAK, P., DROSTEN, C., ENJUANES, L., FARRAR, J., FIELD, H., GOLDING, J., GORBALENYA, A., HAAGMANS, B., HUGHES, J. M., KARESH, W. B., KEUSCH, G. T., LAM, S. K., LUBROTH, J., MACKENZIE, J. S., MADOFF, L., MAZET, J., PALESE, P., PERLMAN, S., POON, L., ROIZMAN, B., SAIF, L., SUBBARAO, K. & TURNER, M. (2020). Statement in support of the scientists, public health professionals, and medical professionals of China combatting COVID-19. *The Lancet*, 395(10226), e42-e43.

Das Krankheitsbild: Covid-19

Symptome einer akuten Erkrankung

Nachdem wir nun den Erreger etwas näher kennengelernt haben, wollen wir uns in einem zweiten Schritt mit dem ausgelösten Krankheitsbild beschäftigen: Covid-19. Der Name ist eher unprosaisch und setzt sich zusammen aus Coronavirus-Disease 2019 (zu Deutsch: Coronavirus-Erkrankung 2019).

Die folgenden Angaben zum Krankheitsbild beziehen sich auf den laufend aktualisierten Steckbrief des RKI (Robert Koch-Institut) mit Stand vom 25.01.2021.[9]

Die erste wichtige Zahl, mit der wir uns beschäftigen müssen, ist der *Manifestationsindex*. Er beschreibt, welcher Anteil der *Infizierten* (nicht derjenigen, die sich angesteckt haben!) tatsächlich Symptome entwickelt. Nicht jede Ansteckung hat ja eine Infektion zur Folge und nicht jede Infektion Beschwerden. Tatsächlich gewinnt in vielen Fällen das Immunsystem schnell die Oberhand, und eine Ansteckung führt erst gar nicht zur Infektion bzw. eine Infektion nicht zu Beschwerden. Interessanterweise existieren zu dieser wichtigen Fragestellung nach wie vor keine validen Studien, sondern nur Schätzungen. Es ist mehr als verwunderlich, dass nach fast einem Jahr Pandemie noch immer keine repräsentative Untersuchung der Bevölkerung zu diesem Thema durchgeführt worden ist. Wir wissen nach wie vor nicht, wie hoch das tatsächliche Ansteckungsrisiko ist, wie viele der Angesteckten eine Infektion entwickeln und wie viele Infizierte tatsächlich erkranken. Die Schätzungen gehen von einem Manifestationsindex von 50 bis 85 Prozent aus. Schätzungen sind deswegen wenig tauglich, weil die Dunkelziffern hier extrem hoch sind. Menschen ohne Beschwerden oder sonst wie begründeten Ansteckungsverdacht lassen sich eher selten testen. Die in Gangelt von Prof. H. Streeck durchgeführte Studie („Heinsberg-Studie"[10]) kommt zu dem Schluss, dass die Dunkelziffer

---

9   RKI (2021e): Epidemiologischer Steckbrief zu SARS-CoV2 und Covid-19. Verfügbar unter https://www.rki.de/DE/Content/InfAZ/N/Neuartiges_Coronavirus/Steckbrief.html (Stand: 17.06.2021) (zuletzt abgerufen am 11.07.2021).

10   STREECK, H., SCHULTE, B., KUEMMERER, B., RICHTER, E., HÖLLER, T., FUHRMANN, C., BARTOK, E., DOLSCHEID, R., BERGER, M. & WESSENDORF, L. (2020). Infection fatality rate of SARS-CoV-2 infection in a German community with a super-spreading event. medrxiv. *Nature Communications*, Nov 17; 11(1): 5829. Verfügbar unter https://pubmed.ncbi.nlm.nih.gov/33203887/ (zuletzt abgerufen am 11.07.2021).

der unerkannt Infizierten fünfmal höher lag als die offizielle Infizierten-Zahl. Hochgerechnet auf Deutschland und im Vergleich mit den offiziellen Meldezahlen, ergäbe sich sogar eine elffach höhere Dunkelziffer. Von Hochrechnungen möchten wir hier Abstand nehmen, da die betreffende Studie in einem massiv betroffenen Landkreis durchgeführt wurde (heutige Bezeichnung: Hotspot), eine Übertragung auf das gesamte Bundesgebiet ist also schwierig. Andererseits war zwischenzeitlich die gesamte Republik ein Hotspot. Seien wir konservativ und nehmen statt des Faktors 11 nur den Faktor 5 an. Dann läge der Manifestationsindex nicht bei den geschätzten 50–85 Prozent, sondern bei 10–17 Prozent. Oder anders formuliert: Nur jeder zehnte bis sechzehnte Infizierte würde überhaupt Beschwerden entwickeln. Das deckt sich sehr gut mit den Ergebnissen einer weiteren groß angelegten Feldstudie, diesmal von der Medizinischen Universität Innsbruck.[11] Diese untersuchte den Großteil der Einwohner von Ischgl auf Antikörper gegen SARS-CoV-2. Werden diese Antikörper im Blut gefunden, ist dies ein Beleg für eine durchgemachte Infektion. Die zentralen Erkenntnisse:

a) Sechsmal mehr Menschen hatten eine Infektion durchgemacht, als mittels PCR-Tests festgestellt worden war. Auch hier also eine wesentlich höhere Dunkelziffer.

b) 85 Prozent der Infizierten hatten keinerlei Symptome bemerkt – die Infektion lief also stumm ab, ohne irgendwelche Beschwerden. Der Manifestationsindex lag demnach bei 15 Prozent.

Das RKI selbst begründet seine wesentlich höheren Zahlen mit Schätzungen – Felduntersuchungen vor Ort oder repräsentative Bevölkerungsstudien hat es auch über ein Jahr nach Beginn der Pandemie noch nicht durchgeführt. Folgt man den tatsächlich durchgeführten Messungen statt den theoretischen Zahlenmodellen, bedeutet dies, dass die allermeisten Menschen, die sich mit dem Coronavirus infizieren, überhaupt nicht erkranken. Nur eine kleine Minderheit entwickelt Symptome.

Die zweite wichtige Zahl ist die *Inkubationszeit*. Sie beschreibt die Zeit zwischen der Aufnahme des Erregers und dem Auftreten von Beschwerden und liegt im Mittel bei fünf bis sechs Tagen. Bei 95 Prozent der Menschen, die Beschwerden ent-

[11] DEUTSCHER ÄRZTEVERLAG GMBH, R. D. Ä. (2020a). Antikörper-Studie: Viele Bürger Ischgls waren infiziert. In: Ärzteblatt.de vom 25.06.2021. Verfügbar unter https://www.aerzteblatt.de/nachrichten/114021/Antikoerper-Studie-Viele-Buerger-Ischgls-waren-infiziert (zuletzt abgerufen am 17.01.2021).

wickeln, treten diese vor dem 14. Tag nach Infektion auf. Es gibt also eine kleine Gruppe von 5 Prozent, bei denen die Erkrankung langsamer ausgebildet wird, im Schnitt ist von knapp einer Woche auszugehen.

Wie sehen diese Symptome nun aus? Sortiert nach ihrer Häufigkeit, ergibt sich das folgende Bild:

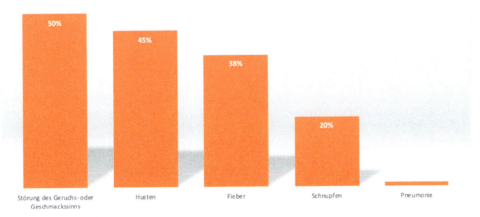

Häufigkeit ausgewählter Symptome bei Covid-19

Abbildung 3:   *Häufigkeit ausgewählter Symptome bei Covid-19 lt. RKI*

Wie wir sehen, ist die schwere Ausprägung in Form einer Pneumonie (Lungenentzündung) selten – sie betrifft nur 1 Prozent der erfassten Fälle. Eine etwas genauere Betrachtung verdient die Störung des Geruchs- und Geschmackssinns. Wann immer uns Husten, Schnupfen und Heiserkeit plagen, leidet unser Geruchs- und Geschmackssinn. Das ist hier jedoch nicht in diesem allgemeinen Sinn gemeint. Bei Covid-19 kommt es eher zu einem Totalausfall dieser sensorischen Leistungen. Betroffene berichten, dass nicht einmal intensive Gewürze und Geschmacksträger wie Knoblauch, Chili oder Ingwer wahrgenommen werden konnten. Das geht weit über die üblichen Beeinträchtigungen bei Erkältungskrankheiten hinaus. Die Tatsache, dass dieses Symptom bei anderen grippalen Infekten deutlich seltener ist, zusammen mit dem Fakt, dass es sich um das häufigste Symptom bei Covid-19 überhaupt (und zudem noch in der Frühphase der Erkrankung) handelt, verleiht dieser Beschwerde eine herausragende Bedeutung. Je prominenter und früher im Rahmen einer akuten Atemwegsinfektion Geschmacks- oder Geruchsverlust auftritt, desto eher sollten wir an Covid-19 denken. Umgekehrt schließt das Fehlen dieses Symptoms eine Corona-Erkrankung aber nicht aus!

Über die in der Grafik dargestellten Symptome hinaus sind noch weitere Beschwerden möglich und beobachtet worden, wenn auch im Vergleich deutlich seltener. Hierzu zählen

- *Weitere grippale Beschwerden*: Kopf- und Gliederschmerzen, Apathie (Abgeschlagenheit), Konjunktivitis (Bindehautentzündung), Lymphknotenschwellung, Halsschmerzen
- *Magen-Darm-Beschwerden*: Appetitverlust, Durchfall, Erbrechen, Übelkeit, Bauchschmerzen
- *Sonstige*: Atemnot, Gewichtsverlust, Hautausschlag, Somnolenz (Schläfrigkeit)

Long Covid: wenn Corona bleibt

Davon abzugrenzen sind die Symptome bei komplizierten Verläufen, auf die wir noch gesondert eingehen werden. Ebenso ein Thema für sich sind die möglichen *Langzeitfolgen* einer Covid-19-Erkrankung. Diese wurden zuerst im englischen Sprachraum publik und laufen hier unter den Schlagworten „Long Covid", „Post Covid" oder „Long Hauler". In der Fachliteratur wird auch immer häufiger von CCS (Chronic Covid-19 Syndrome) oder allgemeiner von MIS (Multisystemisches Inflammatorisches Syndrom) gesprochen, bei Kindern sind diese Zustände bereits als PIMS (Paediatric Inflammatory Multisystem Syndrome) bekannt. Das Risiko für Langzeitfolgen steigt dabei mit der Schwere der ursprünglichen Erkrankung und dem Vorliegen der klassischen Risikofaktoren für eine schwere Erkrankung. Noch ist es zu früh, um hier ein klares klinisches Bild zu definieren. Bislang kristallisieren sich vor allem folgende Phänomene als häufig heraus:

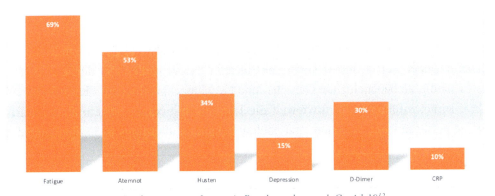

Häufige Symptome bei Long-Covid

Abbildung 4:   *Häufig genannte Langzeit-Beschwerden nach Covid-19[12]*

[12] MANDAL, S., BARNETT, J., BRILL, S. E., BROWN, J. S., DENNENY, E. K., HARE, S. S., HEIGHTMAN, M., HILLMAN, T. E., JACOB, J., JARVIS, H. C., LIPMAN, M. C. I., NAIDU, S. B., NAIR, A., PORTER, J. C., TOMLINSON, G. S., HURST, J. R. & GROUP, A. R. C. S. (2020). 'Long-COVID': a cross-sectional study of persisting symptoms, biomarker and imaging abnormalities following hospitalisation for COVID-19. Thorax 76(4), thoraxjnl-2020-215818. Verfügbar unter https://www.researchgate.net/publication/346826333_%27Long-COVID%27_A_cross-

Dabei sind einige Punkte auffällig und verdienen besondere Beachtung:

- Der Fatigue (Müdigkeit), über den immerhin mehr als zwei Drittel der Befragten berichten, ist als Spät- und Langzeitfolge auch von anderen viralen Infektionen bekannt, so z. B. bei EBV-Infektionen (Eppstein-Barr-Virus, Pfeiffersches Drüsenfieber).
- Die Entwicklung einer Depression in immerhin jedem sechsten Fall von Long Covid deutet auf eine wie auch immer geartete Beteiligung des ZNS (Zentrales Nervensystem) hin. Unterstützt wird diese These durch den Geschmacksverlust in der akuten Erkrankungsphase, die bereits auf eine Nervenbeteiligung hinweist. Erste Belege für eine durch Covid-19 getriggerte, evtl. chronische Entzündung des Nervensystems liegen bereits vor.[13]
- Das D-Dimer ist ein Laborparameter, der die Aktivität des Gerinnungssystems abbildet. Eine Erhöhung bedeutet regelmäßig eine verstärkte Gerinnung – mögliche Komplikationen sind hier Embolie, Schlaganfälle und Thrombosen. Dies deckt sich mit den klinischen Beobachtungen.

Eine mögliche Erklärung für die häufige Beteiligung des Nervensystems ist eine besondere Eigenschaft von SARS-CoV-2. Neben den bekannten ACE2-Rezeptoren (die sich vor allem im Atemtrakt und in den Blutgefäßen finden), kann das Virus auch über den Neuropilin-1-Rezeptor (NRP1) in menschliche Zellen eindringen.[14] Dieser findet sich in hoher Dichte auf unseren Nervenzellen. So dürfte z. B. der sehr häufig zu beobachtende Geruchs- und Geschmacksverlust auf diesen Sachverhalt zurückzuführen sein. Inwieweit die Impfung mit Nanopartikeln ähnliche Effekte auslösen kann, ist Stand jetzt noch unbekannt – allerdings ist Fatigue eine der

---

sectional_study_of_persisting_symptoms_biomarker_and_imaging_abnormalities_following_hospitalisation_for_COVID-19 (zuletzt abgerufen am 11.07.2021).

[13] HENEKA, M. T., GOLENBOCK, D., LATZ, E., MORGAN, D. & BROWN, R. (2020). Immediate and long-term consequences of COVID-19 infections for the development of neurological disease. Alzheimer's Research & Therapy, Jun 4; 12(1), 69. Verfügbar unter https://pubmed.ncbi.nlm.nih.gov/32498691/ (zuletzt abgerufen am 11.07.2021).

[14] DAVIES, J., RANDEVA, H. S., CHATHA, K., HALL, M., SPANDIDOS, D. A., KARTERIS, E. & KYROU, I. (2020). Neuropilin-1 as a new potential SARS-CoV-2 infection mediator implicated in the neurologic features and central nervous system involvement of COVID-19. Mol Med Rep, 2020 Nov 22(5), 4221–4226. Verfügbar unter https://www.ncbi.nlm.nih.gov/pmc/articles/PMC7533503/ (zuletzt abgerufen am 21.07.2021).

häufigsten und anhaltendsten Beschwerden im Anschluss an die Impfung. Bekannt ist, dass die Nanopartikel sehr wohl ins Nervensystem eindringen können (vgl. „Nanopartikel: die RNA-Schrotflinte", S. 331).

Abgesehen davon gilt: Alle genannten Probleme lassen sich vor allem durch einen gemeinsamen Faktor erklären - eine *anhaltende Multisystem-Entzündung*. Derlei Entzündungsprozesse lassen sich herkömmlicherweise bei Krankheitsbildern wie CFS (Chronic Fatigue Syndrome, dt. Chronisches Müdigkeitssyndrom, auch bekannt als ME, Myalgische Enzephalomyelitis) oder MCS (Multiple Chemikaliensensitivität) beobachten. Bei diesen findet sich in der Krankheitsgeschichte sehr häufig ein viraler Infekt als Auslöser. Typische Kandidaten sind EBV (Eppstein-Barr-Virus), CMV (Cytomegalie-Virus) und Influenzaviren. Die Zukunft wird zeigen, ob Long Covid nach ähnlichen Mechanismen funktioniert, bislang deutet alles darauf hin. In Summe ist das Phänomen also keineswegs neu, und es scheint bei Covid-19 auch nicht häufiger aufzutreten als bei anderen viralen Infekten. Allerdings bekommt diese Form der Multisystem-Entzündung im Rahmen der Pandemie nun deutlich mehr Aufmerksamkeit. Bereits vor der Pandemie litten allein in Deutschland über eine Million Menschen an CFS/ME oder MCS (Schätzungen gehen noch deutlich höher). Bislang stieß ihr Schicksal auf wenig Aufmerksamkeit, ihre Krankheit wird von den meisten Medizinern nicht erkannt und selten korrekt diagnostiziert, eine spezifische Therapie gibt es nach wie vor nicht. Typische Aspekte dieser Erkrankungen sind anhaltende Entzündung (Silent Inflammation), Immunfehlregulation, Mitochondrienschädigung sowie oxidativer und nitrosativer Stress. Dies sind wichtige Eckpfeiler der Krankheit – sowohl im diagnostischen als auch im therapeutischen Sinne. Eine Auswahl wichtiger Laborwerte zur Erfassung dieser Probleme findet sich im Kapitel „Ein Wort zu Long Covid".

Schwerer Verlauf und komplizierter Verlauf

Wie wir gesehen haben, geschieht in vielen Fällen nach Ansteckung mit dem Virus nichts. Kommt es doch zu einer Infektion, entwickelt nur eine Minderheit der Betroffenen Beschwerden, die in der Regel milde sind und einem herkömmlichen grippalen Infekt ähneln. Man bezeichnet diesen Verlauf als *mild oder leicht*. Bei stärkerer Ausprägung mit Zeichen einer leichten Lungenentzündung spricht man von einer *moderaten Erkrankung*. Sie ist definiert durch eine bildgebend (CT oder Röntgen) feststellbare Lungenentzündung und eine Sauerstoffsättigung unter 94 Prozent im Blut. Betroffene nehmen dies in der Regel noch nicht subjektiv als Lungenentzündung wahr. Zur Diagnose sind Ressourcen erforderlich, über die vor allem Krankenhäuser verfügen. Es handelt sich häufig um einen Zufallsbefund. 85 Prozent der Infizierten entwickeln keine Beschwerden. Von den restlichen weisen 81 Prozent einen leichten bis moderaten Verlauf auf. Ernst wird die Situation, wenn die Erkrankung einen *schweren Verlauf* nimmt. Dieser ist definiert durch

- Eine beidseitige Pneumonie (Lungenentzündung)
- Fieber
- Atemfrequenz über 30/Minute und
- Schwere Atemnot bzw. eine Sauerstoffsättigung im Blut von unter 90 Prozent.

Dieser Zustand wird von den Betroffenen in jedem Fall bemerkt, die körperliche Beeinträchtigung vor allem in Form der Atemnot bleibt selten verborgen (Ausnahmen sind z. B. bereits vorher bettlägerige Personen oder schwer erkrankte Personen mit massiv eingeschränkter körperlicher Leistungsfähigkeit). Bei dieser Ausprägung wird in der Regel zu einer stationären Behandlung im Krankenhaus (Hospitalisierung) geraten. Grund ist nicht nur die Schwere der Erkrankung zu diesem Zeitpunkt selbst, sondern vor allem auch das Risiko einer weiteren Verschlechterung. Man spricht dann von einem komplizierten Verlauf, wobei sich „kompliziert" auf das Auftreten kritischer, lebensgefährlicher Komplikationen bezieht. Diese stellen die maximale Ausbaustufe der Erkrankung dar und sind für die Mehrzahl der Todesfälle durch Covid-19 verantwortlich. Dabei gibt es unterschiedliche Varianten von Covid-19-Komplikationen. Die Frage, warum im einen Fall Komplikation A und im anderen Fall Komplikation B auftritt, ist Gegenstand intensiver Forschung und noch nicht beantwortet. Allerdings gelang es bereits,

Laborwerte zu identifizieren, die frühzeitig auf einen komplizierten Verlauf hinweisen, sodass zumindest entsprechende Risikokandidaten früher als zu Beginn der Pandemie identifiziert und behandelt werden können. Zu den Komplikationen zählen:

- *ARDS* (*A*cute *R*espiratory *D*istress *S*yndrome, zu Deutsch: akutes Lungenversagen): Die Lunge ist nicht mehr in der Lage, den Körper ausreichend mit Sauerstoff zu versorgen und ausreichend CO_2 abzuatmen.
- *DIC* (Disseminated Intravasal Coagulation, zu Deutsch: Disseminierte intravasale Gerinnung): Im gesamten Kreislaufsystem können sich Gerinnsel bilden (Thrombosen und Embolien).
- *Hyperinflammation* mit oder ohne Sepsis (auch bekannt als „Zytokinsturm", engl. Cytokine Storm): Das Immunsystem gerät außer Kontrolle, und die Immunreaktion verläuft so massiv, dass die Kollateralschäden durch die Immunaktivität lebensgefährliche Ausmaße annehmen.
- *Multiorganversagen:* Meistens als Folge einer oder mehrerer der zuvor genannten Komplikationen versagen mehrere lebenswichtige Organe (z. B. Herz oder Nieren) gleichzeitig.

Laborwerte, die als Frühalarm auf einen kritischen Verlauf hinweisen, wurden bereits relativ früh identifiziert und umfassen[15]
- Eine Abnahme weißer Blutzellen (Lymphopenie)
- Anstieg des D-Dimers (ein Gerinnungswert)
- Anstieg der LDH (ein Parameter, der bei Zelluntergang anzeigt, vor allem bei Herzschädigung)
- Anstieg der CRP (ein klassischer Entzündungsmarker)
- Anstieg von Ferritin (ein Eisenspeicherprotein, das ebenfalls als Entzündungsmarker verwendet wird)

---

[15] CHEN, N., ZHOU, M., DONG, X., QU, J., GONG, F., HAN, Y., QIU, Y., WANG, J., LIU, Y., WEI, Y., XIA, J. A., YU, T., ZHANG, X. & ZHANG, L. (2020). Epidemiological and clinical characteristics of 99 cases of 2019 novel coronavirus pneumonia in Wuhan, China: a descriptive study. The Lancet, 395(10223), 507–513.

- Anstieg von IL-6 (Interleukin 6, ein Immunbotenstoff/Zytokin, der ebenfalls die Entzündungsaktivität anzeigt)
- Troponin (ein Marker für Herzschädigung)

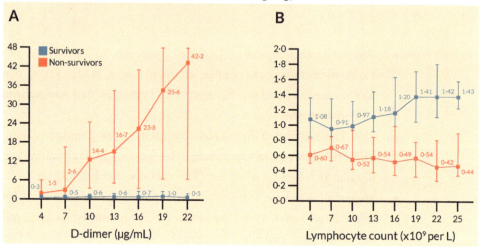

Abbildung 5:   *D-Dimer und Lymphozyten bei kritischen Verläufen*

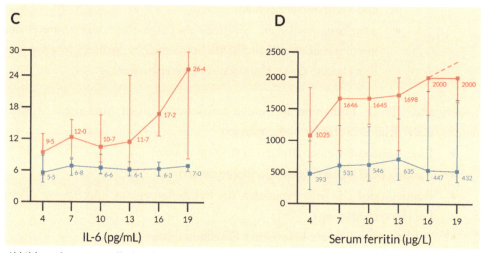

Abbildung 6:   *IL-6 und Ferritin bei kritischen Verläufen*

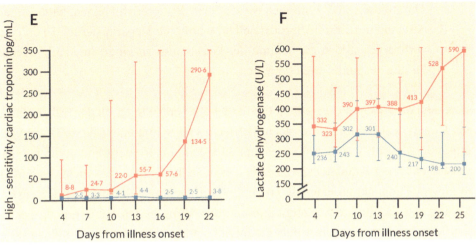

Abbildung 7:   *Troponin und LDH bei kritischen Verläufen*

Die intensivmedizinischen Gegenmaßnahmen sind hier nicht Gegenstand unserer Betrachtung. Dennoch soll erwähnt werden, dass sich die Behandlungschancen aufgrund der Wissenszunahme über die zugrunde liegenden Krankheitsmechanismen seit Beginn der Pandemie deutlich verbessert haben. Wesentliche Unterschiede zwischen der Vorgehensweise im Frühjahr 2020 und den jetzigen Handlungsempfehlungen sind:

- Spätere invasive Beatmung (Intubation, Lungenmaschine): Dieser komplikationsträchtige und komplizierte medizinische Eingriff wird nur noch als Ultima Ratio (letztes Mittel) und nicht mehr frühzeitig eingesetzt. Stattdessen wird nun zunächst auf reine Sauerstoffgabe durch Nasensonden und spezielle Masken gesetzt.
- Frühzeitige entzündungshemmende Therapie: Was auf den ersten Blick unvernünftig klingt, nämlich das Immunsystem zum Zeitpunkt einer hochakuten und schwer verlaufenden Infektion zu hemmen, hat sich klinisch als enorm effektiv erwiesen. Tatsache ist, dass im komplizierten Stadium nicht mehr das Virus selbst, sondern die entzündungsbedingten Kollateralschäden und eine überschießende Immunreaktion die Hauptgefahren sind. Entsprechend werden Patienten in stationärer Behandlung frühzeitig mit Cortisol therapiert.
- Gerinnungshemmende Therapie (Antikoagulation): Nachdem sich herausgestellt hatte, dass Gerinnungsstörungen und die daraus resultierenden

Thrombosen und Embolien wesentliche Faktoren für einen ungünstigen Ausgang der Erkrankung darstellen, wurde die Heparinisierung (d. h. eine vorübergehende Ausschaltung der Gerinnung) zu einer Standardprozedur für alle hospitalisierten Patienten.

Man kann dies auch der folgenden Grafik des RKI entnehmen. In der frühen Phase von Covid-19 (bis zum 8. Tag nach Auftreten von Symptomen, Phase I) steht die antivirale Abwehr, v. a. durch unser Immunsystem, im Vordergrund – und bei den meisten endet der Krankheitsprozess an dieser Stelle. Gelingt dies nicht, kommt es ab diesem Zeitpunkt zu einer Beteiligung von Lunge und Gefäßsystem (Phase II). Ab hier tritt die direkte Schädigung durch den Virus in den Hintergrund, das eigentliche Problem wird zusehends die immer stärker ablaufende Entzündung (systemische inflammatorische Antwort). Kann diese nicht erfolgreich beendet werden, geht die Erkrankung etwa ab dem 10. Tag in Phase III über, die Viruslast ist meist bereits niedrig und spielt keine Rolle mehr. Der weitere Verlauf wird allein durch das Entzündungsgeschehen bestimmt:

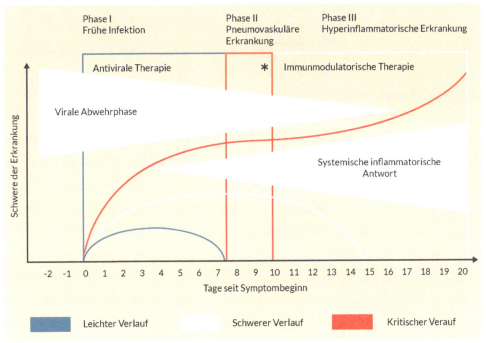

Abbildung 8:   *Covid-19-Erkrankungsphasen und Entzündungsgeschehen[16]*

Aus Gründen, auf die wir noch zu sprechen kommen werden, liegen nach wie vor keine eindeutigen wissenschaftlichen Daten vor, wie hoch das tatsächliche Risiko ist, einen komplizierten Covid-19-Verlauf zu erleiden bzw. an der Erkrankung zu versterben. Die angewendete Teststrategie, die eingesetzten Tests, unser sehr spezielles Meldewesen, die unsaubere Trennung zwischen Ansteckung und Infektion und nicht zuletzt die fehlende Unterscheidung zwischen „Tod an" und „Tod mit" Corona erlauben es dem deutschen Gesundheitssystem und übergeordneten Behörden wie dem Robert Koch-Institut bis heute nicht, hier solide Zahlen vorzulegen. Fakt ist, dass sich die vom RKI publizierten Daten gegenseitig widersprechen. So wird das Risiko für einen schweren Verlauf mit 14 Prozent, das für einen kritischen mit 5 Prozent angegeben.[17] Die Meldedaten der Krankenhäuser zeigen allerdings deutlich niedrigere Werte:

---

[16] FELDT, T., KARAGIANNIDIS, C., MAGER, S., MIKOLAJEWSKA, A., UHRIG, A., WITZKE, O., WOLF, T., BEUTEL, G. & LACHMANN, G. (2020). Welche Rolle spielt ein mögliches Hyperinflammationssyndrom bei einer schweren COVID-19-Infektion und können hieraus Konsequenzen für die Therapie gezogen werden? Verfügbar unter http://edoc.rki.de/176904/6898 (zuletzt abgerufen am 11.07.2021).
[17] RKI (2021e).

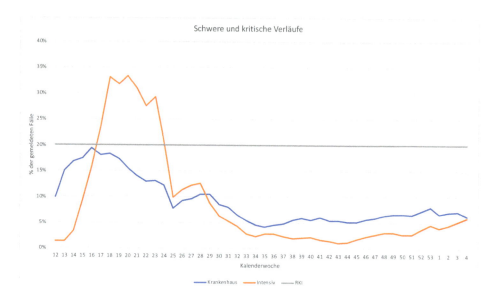

Abbildung 9:   *Anteil der Covid-19-Patienten im Krankenhaus und auf Intensiv[18]*

Die größte und umfangreichste wissenschaftliche Untersuchung zu diesem Thema wurde bislang von Prof. Ioannides (Stanford, USA) vorgelegt. Er wertete Zahlen aus bereits publizierten Studien weltweit aus, um aufgrund der großen Datenbasis möglichst zuverlässige Zahlen gewinnen zu können. Die Besonderheit: Er bezog ähnlich wie Prof. Streeck in Heinsberg durch Antikörpertests identifizierte Personen in seine Untersuchung mit ein – und verließ sich nicht nur auf die Polymerase Change Reaction, Polymerase-Kettenreaktion (PCR). Dadurch ist es möglich, zwischen einer reinen Ansteckung und einer Infektion zu unterscheiden, die Dunkelziffer an unerkannten Infizierten wird so dramatisch kleiner. Sein Ergebnis: Im Median liegt die Sterblichkeit (Todesfälle/Infektion) bei 0,23 Prozent, d. h., etwa

[18] DEUTSCHE INTERDISZIPLINÄRE VEREINIGUNG FÜR INTENSIV- UND NOTFALLMEDIZIN (DIVI) E. V. (2021b). DIVI Intensivregister – Zeit, reihen. Verfügbar unter https://www.intensivregister.de/#/aktuelle-lage/zeitreihen (zuletzt abgerufen am 09.02.2021); RKI (2021c). COVID-19-Fälle nach Meldewoche und Geschlecht sowie Anteile mit für COVID-19 relevanten Symptomen, Anteile Hospitalisierter und Verstorbener. Verfügbar unter https://www.rki.de/DE/Content/InfAZ/N/Neuartiges_ Coronavirus/Daten/Klinische_Aspekte.html;jsessionid=5AF1E287274E16D540B786 881AAF311F.internet121?nn=13490888 (zuletzt abgerufen am 09.02.2021).

jeder 500. Infizierte verstirbt an Covid-19.[19] Das sind völlig andere Zahlen, als sie in Deutschland über weite Teile des Jahres 2020 kommuniziert wurden. Sprach man im Frühjahr noch von 3 bis 7 Prozent, bewegte sich das RKI ab Sommer auf 1 Prozent zu und blieb lange bei dieser Zahl. Erst zögerlich wurde zuerst auf eine altersspezifische Berechnung und schließlich auf Zahlen deutlich unter einem Prozent eingeschwenkt. Aktuell (Stand Februar 2021) gibt das RKI die Fall-Verstorbenen-Rate mit weniger als 0,1 Prozent für Personen jünger als 50 Jahre an, der höchste Wert findet sich in der Altersgruppe über 80 Jahre und liegt hier bei 10 Prozent. An dieser Stelle jetzt der erste Influenza-Vergleich: Für die Grippesaison 2018/2019 wird die Fall-Sterblichkeit in den USA von der CDC (Center for Disease Control, das amerikanische Gegenstück zum RKI) mit 1,8 Prozent für die unter 50-Jährigen und 48,7 Prozent für die über 65-Jährigen angegeben.[20] An Lockdown, Zwangsisolation, Grundrechte-Entzug, Reisebeschränkungen oder Massenimpfung dachte dabei jedoch niemand. Im Gegenteil. Die relativ schwere Grippewelle in diesem Jahr fand noch nicht einmal besondere Erwähnung in der Presse. (Die Tagesschau berichtete über die gesamte Influenzasaison mit zwei Kurznachrichten von der Epidemie.) Es erging noch nicht einmal ein Aufruf an die Bevölkerung, Abstand zu halten oder vermehrt die Hände zu waschen.

- *Der Manifestationsindex beschreibt, welcher Anteil von Personen, die sich mit einem Erreger anstecken, tatsächlich an der entsprechenden Infektionskrankheit erkrankt. Für Covid-19 liegen keine abschließenden Zahlen vor, die Schätzungen reichen von 10 bis 80 Prozent.*
- *Die Inkubationszeit beschreibt den Zeitraum zwischen Ansteckung (Aufnahme des Erregers) bis zum ersten Auftreten von Symptomen. Für Covid-19 liegt diese Zeitspann im Mittel bei 5 bis 6 Tagen.*
- *Covid-19 lässt sich in unterschiedliche Schweregrade einteilen: asymptomatische Infektion (keine Beschwerden), leichter/milder Verlauf, moderater Verlauf, schwerer Verlauf und komplizierter Verlauf*

---

[19] IOANNIDIS, J. P. A. (2020). The infection fatality rate of COVID-19 inferred from seroprevalence data. MedRxiv, Bull World Health Organ. 2021 Jan 1;99(1): 19–33F. Verfügbar unter https://pubmed.ncbi.nlm.nih.gov/33716331/ (zuletzt abgerufen am 22.07.2021).

[20] CDC (2020a). Estimated Influenza Illnesses, Medical visits, Hospitalizations, and Deaths in the United States — 2018–2019 influenza season. Verfügbar unter https://www.cdc.gov/flu/about/burden/2018-2019.html (zuletzt abgerufen am 26.01.2021).

- *Über 80 Prozent der Menschen, die an Covid-19 erkranken, zeigen gar keine oder nur milde Symptome, die denen eines herkömmlichen grippalen Infekts ähneln. Wichtigster Unterschied ist der deutlich häufigere und ausgeprägtere Verlust des Geruchs- und Geschmackssinns.*
- *Nur 1 Prozent der Covid-19-Erkrankten entwickelt einen schweren Krankheitsverlauf mit Pneumonie (Lungenentzündung).*
- *Der komplizierte Verlauf von Covid-19 umfasst Gerinnungsstörungen, Lungenversagen, Herz-Kreislauf-Versagen, Hyperinflammation (Zytokinsturm, Sepsis) und Multiorganversagen.*
- *Bei komplizierten Verläufen steht weniger der Virus als solcher, sondern das außer Kontrolle geratene Immunsystem/Entzündungsgeschehen im Vordergrund.*
- *Langzeitfolgen von Covid-19 umfassen vor allem aber - nicht nur – Fatigue (Müdigkeitssyndrome), Gerinnungsstörungen (Thromboembolie), anhaltende Atemstörungen und neuropsychiatrische Beschwerden wie Depression.*

Der PCR-Test: ein Goldstandard?

Im Wesentlichen beruhen unsere Pandemiemaßnahmen auf dem PCR-Test, daher lohnt es sich, diesen etwas genauer in Augenschein zu nehmen. Bevor wir dies tun, müssen wir uns einige Begriffe aus der Labormedizin aneignen, um zu verstehen, was ein Test kann – oder eben nicht.

- Die **Sensitivität** beschreibt die Fähigkeit eines Tests, ein gesuchtes Objekt (z. B. ein Virus), das sich in der Probe befindet, zu entdecken. Eine Sensitivität von 90 Prozent beispielsweise klingt erst einmal gut – bedeutet aber, dass in jeder 10. Probe der enthaltene Virus übersehen wird. 1 aus 10 ist tatsächlich ein Problem. Wer würde Flugzeug fliegen, wenn die Chance abzustürzen bei 1 zu 10 läge? Das Phänomen, dass eine Probe im Test als unauffällig klassifiziert wird, obwohl das gesuchte Objekt enthalten ist, bezeichnet man als *falsch-negatives Ergebnis.*

- Die **Spezifität** beschreibt die umgekehrte Perspektive: Wie viele Proben werden fälschlicherweise als positiv klassifiziert, obwohl das gesuchte Objekt gar nicht enthalten ist? Eine Spezifität von 90 Prozent würde bedeuten, dass 10 Prozent der Proben (also wiederum 1 aus 10) als positiv bewertet werden, obwohl z. B. gar kein Virus enthalten ist. Man stelle sich diese Quote vor Gericht vor: Jeder 10. Angeklagte wird unschuldig verurteilt. Man bezeichnet solche Ergebnisse als *falsch-positiv.*

- Ein Test ist dann optimal, wenn er gleichzeitig eine sehr hohe Sensitivität und Spezifität aufweist: Dann werden (fast) alle tatsächlich positiven Proben als solche identifiziert (wenig falsch-negative Ergebnisse) und gleichzeitig (fast) keine Proben fälschlicherweise als positiv klassifiziert (wenig falsch-positive Ergebnisse). Wir erwischen sozusagen alle Straftäter, ohne Unschuldige zu verurteilen.

- Nur hohe Sensitivität, aber geringe Spezifität bedeutet, dass zwar (fast) alle auffälligen Proben als solche erkannt werden, aber auch viele eigentlich unauffälligen als positiv klassifiziert werden (wenig falsch-negative, aber viele falsch-positive Ergebnisse). Alle Straftäter werden gefasst, aber auch viele Unschuldige verurteilt.

- Nur hohe Spezifität, aber geringe Sensitivität bedeutet, dass viele eigentlich auffällige Proben gar nicht entdeckt werden (viele falsch-negative Ergebnisse), diejenigen, die positiv klassifiziert werden, aber mit extrem hoher Sicherheit auch tatsächlich auffällig sind (wenig falsch-positive Ergebnisse). Viele Straftäter werden also nicht verurteilt, allerdings auch keine Unschuldigen.

Die PCR (Polymerase Chain Reaction) ist ein Verfahren zum Nachweis von Genstrukturen aus einer theoretisch beliebigen Probe. Die meisten von uns kennen die PCR aus dem kriminaltechnischen Kontext. Immer wieder gelingt es der Polizei, Straftäter mittels DNA-Spuren am Tatort zu überführen. Der Ablauf ist dabei recht simpel: Am Tatort werden DNA-Spuren gesichert, die sich anschließend weder dem Opfer noch sonstigen unverdächtigen Personen zuordnen lassen. Logische Schlussfolgerung: Es könnte sich um die DNA des Täters handeln. Im Laufe der Ermittlungen werden nun Verdächtigen DNA-Proben entnommen (meist durch Haar- oder Speichelproben) und diese mit den DNA-Spuren vom Tatort verglichen. Stimmen sie überein, kann der Täter überführt werden. Was sich einfach anhört, war lange Zeit unmöglich, da es sich bei Genen und DNA-Bestandteilen um extrem kleine Strukturen handelt. Diese sichtbar und analysierbar zu machen, war eine extreme Herausforderung. Der Erfinder der PCR, Kary Mullis, stellte einmal folgenden Vergleich an: Der Versuch, ein DNA-Fragment sichtbar zu machen, sei wie der Versuch, vom Mond aus eine Betriebsanleitung auf der Erde zu lesen – ohne Fernrohr. Seine Idee: Die DNA-Fragmente so lange zu vervielfachen, bis sie gut sichtbar werden. Tatsächlich handelt es sich bei der PCR, vereinfacht dargestellt, um eine Art Kopiermaschine. Zuerst muss die Maschine darauf programmiert werden, nur bestimmte DNA- oder RNA-Abschnitte zu kopieren. Im obigen Beispiel entspräche das der DNA des Täters. Dieses Muster wird auch als Matrize oder Template bezeichnet. Anschließend wird die zu untersuchende Probe in die PCR eingespeist, und für den Fall, dass das gesuchte Erbgut enthalten ist, wird dieses nun kopiert. Der Kopiervorgang wird durch ein Enzym ausgeführt, die Polymerase, der die PCR den ersten Teil ihres Namens verdankt. Der zweite Namensbestandteil („Chain Reaction", deutsch: Kettenreaktion) ergibt sich aus der Vervielfältigung des Erbguts durch die PCR. Pro Durchlauf verdoppelt sich das gefundene Genmaterial. Nehmen wir an, das gesuchte Gen war anfangs nur einmal in der Probe enthalten. Nach dem ersten Durchlauf ist es nun doppelt vorhanden, nach dem zweiten Durchlauf viermal und nach dem dritten Durchlauf achtmal.

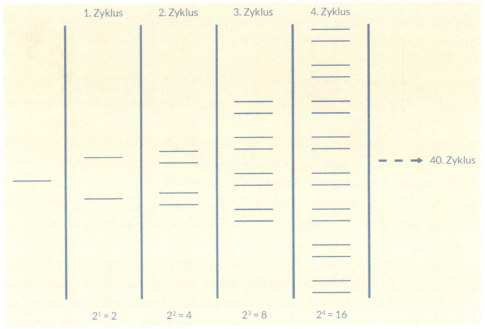

Abbildung 10:   *Vervielfältigungszyklen der PCR*

Diese Vervielfältigung des gesuchten Erbguts bezeichnet man als Amplifikation, und sie folgt einer Exponentialfunktion: $Anzahl\ Kopien = 2^{Anzahl\ der\ Zyklen}$
Nach 40 Zyklen hat sich die Anzahl eines einzigen, in der Probe einmal vorhandenen Gens auf 1 099 500 000 000 Kopien vergrößert, in Worten auf 1 Billion 99 Milliarden 500 Millionen. Diese massive Vergrößerung erlaubt es, „vom Mond aus eine Betriebsanleitung auf der Erde zu lesen". Zahlen dieser Größenordnung sprengen unser Vorstellungsvermögen, deswegen hier ein kleines Beispiel, um den Effekt zu verdeutlichen. Würde man einen handelsüblichen Bau-Eimer mit 40 Litern Fassungsvermögen mit Tinte füllen und in den Bodensee schütten, so wäre es mit dieser Technologie möglich, die Tinte am anderen Ende des Sees nachzuweisen.

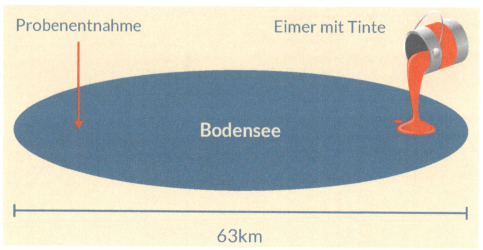

Probenentnahme   Eimer mit Tinte

Bodensee

63km

Abbildung 11:   Sensitivität der PCR am Beispiel eines Eimers Tinte im Bodensee

Das Ergebnis einer PCR hängt also entscheidend von der Anzahl der Zyklen ab. Je mehr Zyklen, desto stärker der Vergrößerungseffekt. Oder umgekehrt formuliert: Je mehr Zyklen, desto weniger des gesuchten Erbguts muss in der Probe enthalten sein, um es zu entdecken. Die Zahl der Zyklen einer PCR wird mit dem CT-Wert angegeben (Cycle Treshold). Im Fall von SARS-CoV-2 wird im PCR-Test nicht nach dem gesamten Erbgut des Virus gesucht, sondern nur nach einem bestimmten Abschnitt, einem bestimmten Gen, an dem man den Virus zu erkennen versucht. Konkret nach dem Gen, das für einen Teil der Virushülle codiert, dem E-Gen. Man kann sich das ähnlich wie einen genetischen Fingerabdruck vorstellen:

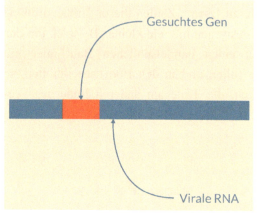

Gesuchtes Gen

Virale RNA

Abbildung 12: Abschnitt der viralen RNA mit dem Zielgen der PCR

Der Vorteil dieses Verfahrens ist die hohe Sensitivität. Unter Sensitivität versteht man die Fähigkeit eines Tests, das gesuchte Objekt in einer Probe zu entdecken. Je höher die Sensitivität, desto geringer ist die Wahrscheinlichkeit, dieses Objekt zu übersehen (= falsch-negativer Befund).

Allerdings ergeben sich bei diesem Vorgehen auch erhebliche Nachteile. Die gravierendsten sind:

Es werden nicht nur intakte, vermehrungsfähige Viren nachgewiesen.

Angenommen, das Immunsystem des Probanden hatte den Virus bereits vor der Durchführung des PCR-Tests erkannt und bekämpft – dann würden sich im Körper noch die Trümmer der zerstörten Viren finden. Da die PCR nicht auf den gesamten, intakten und vermehrungsfähigen Virus testet, sondern nur nach einzelnen Genabschnitten sucht, ist es nun sehr wahrscheinlich, dass die Virenfragmente immer noch zu einem positiven Testergebnis führen.

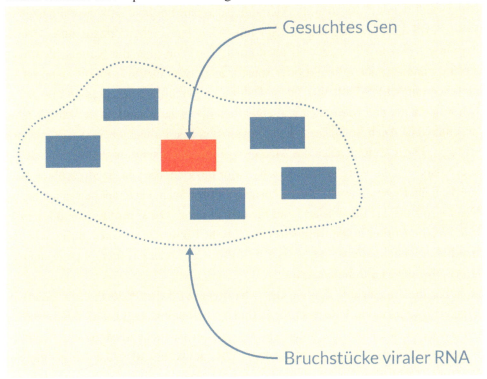

Abbildung 13:   *Fragmente eines zerstören Virus werden in der PCR nach wie vor als vorhandener Virus interpretiert.*

Der Eimer im Bodensee oder die Frage nach der Viruslast

Wir haben uns ja bereits mit dem Begriff Viruslast auseinandergesetzt. Selbst die tödlichsten Seuchen der Menschheit, wie Ebola oder Pest, werden nicht durch die Aufnahme eines Erregers ausgelöst. Tatsächlich liegt die Mindestanzahl deutlich höher in der Größenordnung von Tausenden oder gar Millionen. Auf unser Beispiel übertragen, entspräche das der Frage, ab wann der Bodensee als Tintenvergiftet anzusehen wäre: Ab einem Liter Tinte? 10 Litern, 100 Litern, 1000 Litern oder mehr? Tatsächlich würde wegen eines Eimers Tinte niemand vom Baden im Bodensee wegen Tintenkontamination abraten. Bei der PCR geschieht aber genau dies: Wir sperren den gesamten See. Die Sensitivität des Tests ist so hoch, dass auch allerkleinste Virusmengen nachgewiesen werden können – Virusmengen, die bei Weitem nicht für eine Infektion ausreichen. Interessant ist in diesem Kontext eine Aussage des Corona-PCR-Test-Erfinders Christian Drosten aus dem Jahr 2014 (damals ging es um MERS und die Tatsache, dass mittels PCR nach Infizierten gesucht wurde): „Ja, aber die Methode ist so empfindlich, dass sie ein einzelnes Erbmolekül dieses Virus nachweisen kann. Wenn ein solcher Erreger zum Beispiel bei einer Krankenschwester mal eben einen Tag lang über die Nasenschleimhaut huscht, ohne dass sie erkrankt oder sonst irgendetwas davon bemerkt, dann ist sie plötzlich ein MERS-Fall. Wo zuvor Todkranke gemeldet wurden, sind nun plötzlich milde Fälle und Menschen, die eigentlich kerngesund sind, in der Meldestatistik enthalten. Auch so ließe sich die Explosion der Fallzahlen in Saudi-Arabien erklären. Dazu kommt, dass die Medien vor Ort die Sache unglaublich hoch gekocht haben ... Es wäre sehr hilfreich, wenn die Behörden in Saudi-Arabien wieder dazu übergehen würden, die bisherigen Definitionen der Krankheit einzuhalten. Denn was zunächst interessiert, sind die echten Fälle. **Ob symptomlose oder mild infizierte Krankenhausmitarbeiter wirklich Virusträger sind, halte ich für fraglich**. Noch fraglicher ist, ob sie das Virus an andere weitergeben können"[21] (Hervorhebungen durch den Autor).

Je höher die Anzahl der Zyklen, desto häufiger wird der PCR-Test ein positives Ergebnis produzieren. Und wie der Erfinder 2014 selbst sagte: Die Interpretation eines solchen Resultats im Sinne einer Infektion ist mehr als fraglich. In vielen Fällen wird so schlicht eine Ansteckung nachgewiesen (also die Aufnahme des Erregers), nicht aber dessen Vermehrung im Körper in einer Größenordnung, die es möglich macht, den Virus weiterzugeben (Infektion). Viele Personen mit einem positiven PCR-Test sind daher weder infiziert noch ansteckend für ihre Mitmenschen. Erwähnenswert ist eine Studie aus England, in der Personen mit positivem PCR-Test einer zusätzlichen Untersuchung unterzogen wurden. Diese bestand daraus, aus demselben Abstrich, der für die PCR verwendet worden war, vermeh-

---

[21] KUTTER, S. (2014). „Der Körper wird ständig von Viren angegriffen". In: WirtschaftsWoche.de vom 16.05.2014. Verfügbar unter https://www.wiwo.de/technologie/forschung/virologe-drosten-im-gespraech-2014-der-koerper-wirdstaendig-von-viren-angegriffen/9903228-all.html (zuletzt abgerufen am 01.02.2021).

rungsfähige Viren in einer Kultur anzuzüchten. Das Ergebnis war ernüchternd: Bis zu einer Zyklenzahl von 20 (CT = 20) liegt der Anteil der Probanden, die in der PCR als positiv identifiziert werden *und* aus deren Proben sich Viren anzüchten lassen, bei 95 Prozent. Dieser Wert fällt mit steigender Zyklenzahl allerdings rapide ab und erreicht bei einem CT von mehr als 35 einen Tiefstand von 3 Prozent. Das ist eine diagnostische Bankrotterklärung. Bei CT > 35 trägt nur noch jeder 33. positiv Getestete vermehrungsfähige Viren – anders formuliert: *97 von 100 Testpersonen, die laut PCR Virusträger sind, sind nicht infiziert und können auch niemanden anstecken.*[22] Insofern ist es mehr als fragwürdig, Menschen aufgrund eines positiven PCR-Tests zu isolieren und ihnen Quarantäne aufzuerlegen.

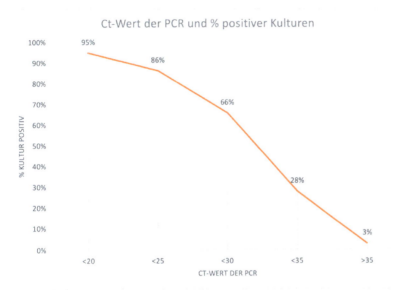

Abbildung 14:   *Vergleich der Ergebnisse zwischen PCR und Virusnachweis mittels Kultur*[23]

Fatalerweise wird dies von den Laboren nicht beachtet. Gleich mehrere Faktoren führen zu großen Unsicherheiten bei den PCR-Ergebnissen:

[22] JAAFAR, R., AHERFI, S., WURTZ, N., GRIMALDIER, C., VAN HOANG, T., COLSON, P., RAOULT, D. & LA SCOLA, B. (2020). Correlation Between 3790 Quantitative Polymerase Chain Reaction–Positives Samples and Positive Cell Cultures, Including 1941 Severe Acute Respiratory Syndrome Coronavirus 2 Isolates. Clinical Infectious Diseases 2021 Jun 1;72(11): e921. Verfügbar unter https://pubmed.ncbi.nlm.nih.gov/32986798/ (zuletzt abgerufen am 12.07.2021).
[23] JAAFAR et al. (2020).

- Das Team um Christian Drosten veröffentlichte im Januar 2020 eine Publikation, in der ihr neu entwickelter PCR-Test zum Nachweis von SARS-CoV-2 beschrieben und als diagnostisches Instrument empfohlen wird („Corman-Drosten-Paper"[24]). Was in der Testbeschreibung nicht definiert wird, ist der CT-Wert, ab dem eine Probe als positiv zu gelten hat bzw. ab dem eine Infektion als unwahrscheinlich anzusehen ist.
- Folge: Viele Labore verwenden sehr hohe Zyklenzahlen (35–42), um auch ja keinen Virus zu übersehen. Dadurch werden aber reihenweise falsch-positive Ergebnisse produziert in dem Sinne, dass die positiv getesteten Personen gar keine vermehrungsfähigen Viren mehr in sich tragen.
- Dieses Problem wird dadurch verschärft, dass die Labore den CT-Wert, der im Testverfahren verwendet wurde, beim Ergebnis gar nicht angeben. Weder der untersuchende Arzt noch das Gesundheitsamt oder der untersuchte Patient erfahren daher, wie zuverlässig das Ergebnis ist.
- Erschwerend kommt hinzu, das positive Ergebnisse nicht mittels einer Kultur bestätigt werden – sondern durch eine erneute PCR.

Für Deutschland werden die entsprechenden Zahlen schlicht nicht erfasst (CT-Werte, Anteil positiver Proben abhängig vom CT-Wert, Anteil kulturpositiver Proben abhängig vom CT-Wert). Interessant ist hier ein Blick in die USA, genauer gesagt, nach Rhode Island, einem Ostküstenstaat. Hier veröffentlichten die Gesundheitsbehörden Zahlen zu diesen Aspekten:[25] Wie viele Tests wurden mit welchem CT-Wert durchgeführt, und wie verhalten sich CT-Wert und Mortalität zueinander? Nun, das Ergebnis ist wenig verblüffend:

---

[24] CORMAN, V. M., LANDT, O., KAISER, M., MOLENKAMP, R., MEIJER, A., CHU, D. K., BLEICKER, T., BRÜNINK, S., SCHNEIDER, J. & SCHMIDT, M. L. (2020). Detection of 2019 novel coronavirus (2019-nCoV) by real-time RT-PCR. Eurosurveillance 2020 Jan, 25(3): 2000045.

[25] RI CENTER FOR FREEDOM AND PROSPERITY (2020). Reporting of COVID-19 Ct Values Can Better Shape Public Policy. Verfügbar unter: https://rifreedom.org/2020/12/covid-19-ct-values-better-public-policy/ (zuletzt abgerufen am 17.01.2021).

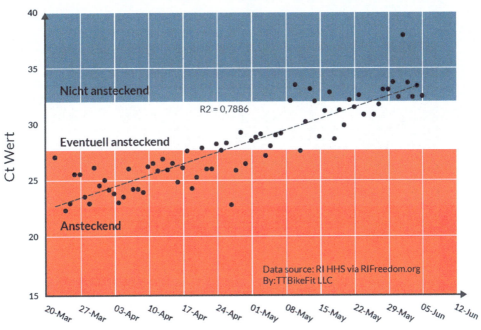

RISHL Covid "Positive" PCR Test Mean Daily Ct Values March-June 2020 n=5036

Abbildung 15:   *Zusammenhang zwischen CT-Wert der PCR und positiven Testresultaten*

Zu sehen sind zwei Trends: Zum einen nahm der CT-Wert im Verlauf der Pandemie zu, da andernfalls die Anzahl der positiven Resultate abgenommen hätte. Während im März noch mit CT-Werten unter 30 Infizierte gefunden werden konnten,
gelingt dies ab Anfang Mai nur noch durch Erhöhung der Zyklenzahl auf deutlich
über 30. Wohlgemerkt, in diesem Bereich haben wir bei 97 Prozent der positiv
Getesteten keinen aktiven Virus mehr, sondern nur noch Fragmente (!). Dies wird
auch deutlich, wenn man die CT-Werte in Bezug zur Mortalität setzt:

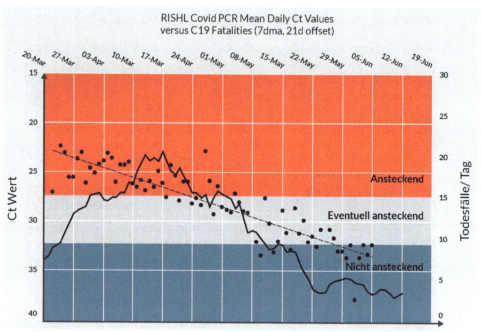

Abbildung 16:   *Abnahme der Mortalität bei Zunahme des CT-Werts*

Es ist klar zu erkennen, dass mit Zunahme der CT-Werte die Fallsterblichkeit (Case Fatality Rate) rapide abnimmt. Der Grund ist simpel: Bei hohen CT-Werten liegt schlicht keine Infektion mehr vor. Wo kein aktiver Virus, da keine Mortalität. Kritiker mahnten diese Schwächen bereits sehr früh an, diese Warnrufe wurden und werden aber von offizieller Seite hartnäckig ignoriert. Das ist umso erstaunlicher, als selbst Hersteller der Testkits sehr wohl um diese Probleme wissen und auch darauf hinweisen. So äußerte Olfert Landt, Inhaber der Firma Tib Molbiol, in einem Interview mit der Fuldaer Zeitung im Januar 2021: *„Wir wissen, dass Leute mit einer geringen Viruslast nicht infektiös sind"*, sagt Landt. *Der Hersteller der PCR-Tests glaubt, dass schätzungsweise die Hälfte aller positiv getesteten Personen nicht infektiös seien. Um gefährlich für Dritte zu sein, müsse man „100-mal mehr Viruslast in sich tragen als die Nachweisgrenze der Tests"*[26]. Generell verweisen Hersteller, wohl wissend um Brisanz und Konsequenzen positiver Ergebnisse, in ihren Testbeschreibungen darauf, *dass die PCR-Kits ausschließlich*

---

[26] SCHMITT, L. (2021). Corona: Streit um PCR-Test – Hersteller fordert mehr Mut vom Robert Koch-Institut (RKI). In: Fuldaer Zeitung vom 12.01.2021. Verfügbar unter https://www.fuldaerzeitung.de/fulda/corona-pcr-test-infektioes-robert-koch-institut-rki-berlin-tib-molbiol-olfert-landt-90132220.html (zuletzt abgerufen am 01.02.2021).

wissenschaftlichen Zwecken dienen, keinesfalls aber der klinischen Diagnose einer SARS-CoV-2-Infektion. Entsprechend wird explizit empfohlen, nur symptomatische Personen zu testen, also Menschen, die Beschwerden aufweisen, die an Covid-19 denken lassen.[27] Die Testung unauffälliger Personen ohne Beschwerden und ihre Klassifizierung als Infizierte bei positivem Ergebnis ist das genaue Gegenteil dessen, was in der Gebrauchsanleitung steht. Auch die WHO benennt in einer Veröffentlichung vom Januar 2021 klar die Schwächen und Grenzen des PCR-Tests:[28]

- Die Aussagekraft nimmt mit der Anzahl der Zyklen stark ab.
- Die Aussagekraft nimmt mit sinkender Prävalenz des Erregers ab. Je seltener also Infektionen sind und je mehr Gesunde getestet werden, desto häufiger kommt es zu falsch-positiven Resultaten.
- Positive Resultate müssen immer zusammen mit der klinischen Situation des Probanden beurteilt werden – ohne Symptome beweist die PCR keine Infektion.
- Es sollten möglichst nur Personen getestet werden, bei denen ein konkreter Verdacht auf Infektion besteht (entsprechende Beschwerden, Kontakt zu bewiesenermaßen Infizierten, bildgebend festgestellte Lungenentzündung) – keinesfalls aber Gesunde ohne entsprechenden Hintergrund.
- Positive Ergebnisse bei Personen ohne Beschwerden sollten durch Entnahme einer weiteren Probe (!) und erneute Testung bestätigt werden.

Kary Mullis, der Erfinder der PCR selbst, äußerte sich zu diesen Problemen wie folgt: „Mit PCR, wenn man es gut macht, kann man so ziemlich *alles* in *jedem* finden." Vom Erfinder über die Hersteller bis hin zur WHO scheinen sich also alle einig darin zu sein, dass ein positiver PCR-Test alleine wenig aussagt. Ganz im Gegensatz dazu das Robert Koch-Institut und die deutschen Regierungsvertreter auf Bundes- und Landesebene: Sie setzen ein positives Testresultat mit einer Infektion gleich und bezeichnen positiv Getestete als „Fälle". Die Probleme reichen allerdings noch tiefer. Das bereits erwähnte Corman-Drosten-Paper vom Januar

[27] ROCHE DEUTSCHLAND HOLDING GMBH (2021). SARS-CoV-2 Teste auf den cobas® 6800/8800 Systemen. Verfügbar unter https://www.roche.de/diagnostik-produkte/produktkatalog/tests-parameter/sars-cov-2-cobas-6800-8800 (zuletzt abgerufen am 01.02.2021).

[28] WHO (2021b). WHO Information Notice for IVD Users 2020/05: Nucleic acid testing (NAT) technologies that use polymerase chain reaction (PCR) for detection of SARS-CoV-2. Verfügbar unter https://www.who.int/news/item/20-01-2021-who-information-notice-for-ivd-users-2020-05 (zuletzt abgerufen am 01.01.2021).

2020, in dem der damals gerade erst entwickelte PCR-Test auf SARS-CoV-2 beschrieben wird, weist erhebliche Mängel auf. Eine internationale Gruppe von 22 Wissenschaftlern unterzog diese Veröffentlichung einer kritischen Analyse („Corman-Drosten-Review"). Ihr Fazit: Die Arbeit enthält so viele methodische Fehler und unterläuft wissenschaftliche Standards in einem Ausmaß, das eine Rücknahme der Publikation („Retraction") dringend geboten sei.[29] Zitat: *Im Wesentlichen führen die methodischen Fehler dazu, dass der von Drosten et al. entwickelte Test wahrscheinlich eine ungenügende Spezifität hat, d. h., dass er zu häufig falsch-positive Resultate erzeugt, indem er zum Beispiel auch auf andere Coronaviren anspricht.*" Zur Erinnerung: Andere Coronaviren verursachen Husten, Schnupfen und Heiserkeit – etwas, was man landläufig als Erkältung bezeichnet. Es ist insofern wenig überraschend, wenn sich mit Beginn der Erkältungssaison im November die Zahl positiver PCR-Tests steil nach oben bewegt. Das von Drosten publizierte Paper durchlief aller Wahrscheinlichkeit nach auch keinen Peer-Review-Prozess (Begutachtung und Korrektur durch unabhängige Fachleute und Wissenschaftler): Im Schnitt dauert dieser Prozess bei Eurosurveillance (dem Journal, in dem der Artikel erschien) 172 Tage.[30] Das Corman-Drosten-Paper wurde nach zwei Tagen freigegeben. Dies ist in der langjährigen Geschichte des Journals ein einmaliger Vorgang. Pikanterweise wurde auch nicht auf Interessenkonflikte hingewiesen. So ist der bereits erwähnte Hersteller der Testkits, Olfert Landt, Mitautor der Studie, die eben diesen Test anpreist, Christian Drosten gleichzeitig Mitherausgeber bei Eurosurveillance. Der Test selbst wurde innerhalb eines einzigen Wochenendes von Drosten und seinem Team „entwickelt" – allerdings basierend auf einer Computersimulation, ein Isolat des Virus lag ihnen gar nicht vor.[31] Der Test wurde anschließend an die WHO weitergereicht, die ihn innerhalb von 24 Stunden als neuen Goldstandard weltweit empfahl. Eine Validierung des Tests, d. h. eine eingehende Prüfung, inwieweit er den angedachten Zweck erfüllt, fand

---

[29] MCKERNAN, K., MALHOTRA, B. R., BORGER, P., YEADON, M., CRAIG, C., STEGER, K., MCSHEEHY, P., ANGELOVA, L., FRANCHINO, F. & BINDER, T. (2021). Addendum to the Corman-Drosten Review Report. Verfügbar unter https://osf.io/9mjy7 (zuletzt abgerufen am 12.07.2021).

[30] WOUTER, A. (2020). Meta-data Analysis at eurosurveillance.org. Verfügbar unter http://www.aukema.org/2020/12/meta-data-analysis-at.html (zuletzt abgerufen am 01.02.2021).

[31] SIEBERT, S. (2020). Ein Test aus Berlin identifiziert das neue Sars-Virus. In: Berliner Zeitung vom 20.01.2020. Verfügbar unter https://www.berliner-zeitung.de/gesundheit-oekologie/lungenkrankheit-wuhan-test-aus-berlin-identifiziert-das-neue-sars-virus-li.5268 (zuletzt abgerufen am 09.02.2021).

nie statt. Normalerweise müssen diagnostische Tests und Diagnoseverfahren einen aufwendigen Prozess durchlaufen, um ihre Sicherheit, Treffsicherheit und Zuverlässigkeit unter Beweis zu stellen. Dies war beim Corona-PCR-Test nicht der Fall. Christian Drosten selbst sprach zwar davon, dass eine „sehr große Validierungsstudie" durchgeführt worden sei[32] – allein sie wurde bis heute nirgends publiziert, und C. Drosten konnte sie auch auf Nachfrage nicht nennen. Werfen wir nochmals einen kurzen Blick auf das Infektionsschutzgesetz und seine Definition einer Infektion: „Aufnahme eines Krankheitserregers und seine nachfolgende Entwicklung oder Vermehrung im menschlichen Organismus" (§ 2 IfSG). Genau dies kann ein PCR-Test nicht nachweisen, sondern bestenfalls einen Ansteckungsverdacht. Dies wurde auch bereits gerichtlich festgestellt (VGW-103/048/3227/2021-2, 24.03.2021). Wörtlich heißt es in der Urteilsbegründung: *„[Ein positives Testergebnis] erfüllt keine der Erfordernisse des Begriffs Kranker/Infizierter der WHO."* Bei den Schnelltests sieht es im Übrigen nicht viel besser aus. Zweifel an der inzwischen durchgesetzten Verwendung als Vorsorgeuntersuchung an Schulen und als Attest, um einkaufen gehen zu können, ergeben sich bereits beim Durchlesen der Gebrauchsanleitung. Diese Lektüre wurde von den Verantwortlichen offensichtlich konsequent vermieden. Zu lesen wäre u. a. gewesen:[33]

- Ein negatives Testergebnis schließt die Möglichkeit einer Infektion nicht aus.
- Dieses Produkt wird nur als klinische Reserve und Notfallreserve im Rahmen des Ausbruchs von Lungenentzündung bei einer Covid-19-Infektion verwendet und kann nicht als routinemäßiges diagnostisches In-vitro-Reagenz für die klinische Anwendung verwendet werden.
- Die Testergebnisse dieses Kits dienen nur als klinische Referenz. Es wird empfohlen, eine **umfassende** Zustandsanalyse auf der Grundlage der klinischen Manifestationen des Patienten und anderer Labortests durchzuführen.
- Anwendung nur durch medizinisches Fachpersonal.

Wir praktizieren ziemlich genau das Gegenteil:

---

[32] NDR (2020). 16) „Wir brauchen Abkürzungen bei der Impfstoffzulassung". Verfügbar unter https://www.ndr.de/nachrichten/info/16-Wir-brauchen-Abkuerzungen-bei-der-Impfstoffzulassung,audio655164.html (zuletzt abgerufen am 09.02.2021).

[33] CARELINE GMBH (2020). Der COVID-19-Schnelltest ist da!. Verfügbar unter https://careline.de/covid-19-schnelltest/ (zuletzt abgerufen am 28.03.2021).

Tabelle 1:   Theorie und Praxis bei Schnelltests

	Vorgabe des Herstellers	Staatliche Vorgabe
Interpretation	Negative Ergebnisse schließen eine Infektion nicht aus.	Negative Ergebnisse schließen eine Infektion aus.
Einsatz	Nur bei bestehender Lungenentzündung, keinesfalls als Routinetestung zum Ausschluss einer Infektion.	Einsatz bei gesunden, asymptomatischen Menschen zum Ausschluss einer Infektion.
Klinisches Bild	Muss unbedingt beachtet werden.	Kann ignoriert werden.
Durchführung	Nur durch medizinisches Fachpersonal	Durch Kinder, Lehrer und Laien

Eine Analyse der Testgenauigkeit durch die Cochrane-Stiftung erbrachte ernüchternde Resultate.[34] Würden 10 000 Menschen getestet werden, von denen 50 mit Corona infiziert wären, wäre folgendes Ergebnis zu erwarten:

- 25 der 50 Infizierten (also 50 Prozent) würden erkannt werden, 50 Prozent nicht. Das entspricht der statistischen Genauigkeit eines Münzwurfes.
- 189 Menschen würden als infiziert getestet werden, obwohl sie gar keine Infektion haben.

Dies alles wohlgemerkt, wenn 50 von 10 000 infiziert wären. Das entspräche einer zehnfach höheren Durchseuchung, als sie in der Bevölkerung tatsächlich vorliegt. Die Ergebnisse in der Realität wären also nochmals deutlich schlechter, sowohl was falsch-positive als auch falsch-negative Resultate angeht.
Halten wir fest:

---

[34] COCHRANE (2021). Cochrane Review: So gut sind die Schnelltests wirklich!. In: zm-online.de vom 25.03.2021. Verfügbar unter https://www.zm-online.de/news/gesellschaft/so-gut-sind-die-schnelltests-wirklich/ (zuletzt abgerufen am 23.03.2021).

- *Die PCR eignet sich nicht zur Diagnose einer Infektion, da sich nicht zwischen toten und vermehrungsfähigen Viren unterscheidet und damit auch nicht zwischen einer Kontamination, Ansteckung oder Infektion.*

- *Der CT-Wert (Zyklenanzahl) entscheidet erheblich über die Zuverlässigkeit des Ergebnisses. Liegt diese bei über 25. ist eine Infektion unwahrscheinlich, ab 35 sind 97 Prozent der positiv Getesteten nicht ansteckend.*

- *Selbst bei niedrigem CT-Wert kann die Diagnose einer SARS-CoV-2-Infektion nur in Zusammenhang mit entsprechenden krankheitsspezifischen Merkmalen gestellt werden: Symptome und Beschwerden, bildgebender Nachweis einer Lungeninfektion, zusätzliche Laborparameter. Die PCR allein rechtfertigt laut WHO nicht, von einem Corona-Fall zu sprechen – was RKI und Regierung aber beharrlich tun.*

- *Ein positives PCR-Ergebnis kann bedeuten, dass der Proband Kontakt zu vermehrungsfähigen Coronaviren hatte – oder nicht, dass er sich angesteckt hat oder nicht, dass er infiziert ist oder nicht, dass er ansteckend ist oder nicht, dass er krank ist oder nicht. Die Aussagekraft geht gegen null.*

- *Schnelltests eignen sich nicht zur Vorsorge. Wir verwenden sie zur Vorsorge.*

Schwarz oder weiß, rechts oder links, Querdenker oder ehrlich Bemühter, Demokrat oder Republikaner, Schulmedizin oder Alternativmedizin?

Es ist so simpel, in Stereotypen zu denken und stereotypisch zu handeln. Es vereinfacht viele Dinge, man hat viele Leute, mit denen man auf einer geistigen Wellenlänge unterwegs ist, kann sich in seinem Umfeld austauschen und wird bestätigt in seiner Meinung. Gerade die Bestätigung für das eigene Dasein ist dabei nicht zu unterschätzen. Wertschätzung und Bestätigung ist für sehr viele Menschen ein Grundpfeiler ihrer Daseinsberechtigung, notwendig wie die Luft zum Atmen.

Das Streben nach dieser Form der Anerkennung macht sie aber sehr anfällig, wie gesagt, in Stereotypen zu denken und zu handeln. Oft bekommen sie es nicht mehr mit, dass sie wie ein Lemming einer Herde folgen und, wenn man es einmal überspitzt sagen darf, nur noch Ärsche von hinten zu Gesicht bekommen. Würden sie an der Spitze der Herde unterwegs sein, könnten sie die Richtung erkennen, wohin es geht, und hätten die Chance, die Herde zu verlassen, wenn die Richtung eben nicht mehr stimmt. Das ist der Unterschied zwischen einem betreuten Denker und einem eigenverantwortlichen und selbstbestimmten Denker. Hinten in der Herde verlieren sie die Kompetenz, eigenverantwortlich zu handeln, sie verlieren die Kompetenz zur Toleranz gegenüber anderen Herden mit anderen Richtungen, und je nachdem, wie ihre Herde so drauf ist, offen und ehrlich oder 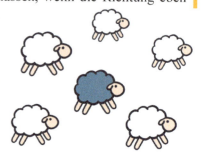 pöbelnd und lügend, sie schwimmen mit, übernehmen das Verhalten der Herde und verlieren ihre Fähigkeit zur Fairness gegenüber anderen. Und irgendwann wundern sie sich, wenn zwei in Stereotypen denkende Lager sich gegenüberstehen und unversöhnlich aufeinander einprügeln, sich beleidigen und sich anklagen. Sie sind dann ein Teil davon und kein bisschen besser als die anderen.

Mit Blick auf diese Typen Mensch empfehle ich Ihnen, liebe Leser, daher, dieses Verhalten zu ändern. Es gab für mich mit 12 Jahren ein Schlüsselerlebnis im Sportunterricht beim 100-m-Lauf. Der Sportlehrer erzählte uns Schülern, wie man mit einer besseren Lauftechnik eine höhere Geschwindigkeit generieren kann, während ich mich damit beschäftigte, meiner Herde, den abgelenkten Chaoten, zu folgen und wir uns mit anderen Dingen beschäftigten. Als es dann zum Wettkampf kam, gesellte ich mich zu meinem jahrelangen Sparringspartner im Sport. Der war immer einen Tick langsamer und schlechter bei allen Sportarten, was mir natürlich eine gewisse Bestätigung und Anerkennung im Wettkampf brachte, schließlich ging ich immer als Sieger vom Platz. Aber diesmal war es anders, mein Wettkampffreund ließ sich nicht abschütteln, und ich habe es mit Mühe und Not gerade so geschafft, mit ihm zeitgleich über die 100-Meter-Ziellinie zu laufen. Ich habe ihn danach gefragt: „Was hast du geändert, warum bist du so schnell gelaufen?" Und er antwortet mir: „Ich habe dem Lehrer zugehört und das, was er gesagt hat, eben umgesetzt. Ich bin auf dem Fußballen gelaufen, anstatt mit den ganzen Fuß abzurollen."

Was habe ich damals gelernt? Und hat mir das Gelernte in meinem Leben erhebliche Vorteile gebracht? Ja! Mein Tipp: Folge nicht bedingungslos der Herde. Es kann sehr hilfreich sein, anderen zuzuhören und das Gehörte zu verifizieren. Erzielt man dadurch Erfolge, kann man sich das neue Verhaltensmuster oder das neue Wissen zu eigen machen. Mache ich jetzt seit 40 Jahren, und es hat mir mehr genützt als geschadet. Eine 100-prozentige Erfolgsquote bekommt man leider mit der Strategie auch nicht hin, aber 70 Prozent allemal. In Zeiten von Corona bedeutet das: Höre den Querdenkern zu, höre den ehrlich Bemühten zu, lies Bücher, aber alles unkommentiert aufnehmen, und sammle erst einmal nur die Fakten. So, wie es eine gute Presse machen würde. Zuerst Fakten sammeln, ohne zu kommentieren, ohne eine Meinung zu haben. Erst nachdem Sie alle Fakten von allen Seiten gesammelt haben, können Sie diese sortieren und dann kommentieren und bewerten und sich dann eine Meinung bilden. Aber auch dann sollten Sie weiterhin open-minded bleiben und Andersdenkenden zuhören. Sie werden feststellen: Sehr häufig lohnt es sich. Neue Fakten können die eigene Meinung modulieren und stärken. Wissen ist Macht. In Ihrem Fall die Macht, selbstbestimmt handeln zu können und unabhängig zu bleiben. Nichts wissen, macht nichts außer dumm. Auch okay, Ihre Entscheidung!

Zu diesem Thema möchte ich Ihnen ein Beispiel nennen, warum das so wichtig ist. Das Robert Koch-Institut hat im Februar 2021 eine Studie veröffentlicht, wonach Covid-19 Verstorbene im Schnitt über neun Lebensjahre verlieren würden durch die Erkrankung. Fast die gesamte Presse hat diese Studie kommentiert und auf die Notwendigkeit der AHA-Regeln und die Notwendigkeit der Reiseverbote, der Kontaktverbote und des Lockdowns verwiesen. Hätten Sie erst einmal Fakten gesammelt und sich die Fakten anderer Wissenschaftler mit aufgenommen in Ihre Überlegungen, dann hätten Sie bemerkt, dass das RKI, die im Durchschnitt 81-jährigen Verstorbenen mit der restlichen, statistisch zu erwartenden Lebenszeit von

81-jährigen gesunden Menschen verglichen hat. So was nennt man dann in der Fachwelt „eine nicht valide Studie". Oder auch „Äpfel mit Birnen vergleichen". Korrekt wäre es gewesen, wenn man die 81-jährigen, in der Regel an verschiedenen Vorerkrankungen leidenden, an Covid-19 verstorbenen Personen mit ebenso 81-jährigen, an verschiedenen Vorerkrankungen, nicht an Covid-19 erkrankten Personen verglichen hätte. Dann wäre wahrscheinlich ein Lebenszeitverlust von geschätzten 6 bis 18 Monaten herausgekommen. Das Ergebnis der RKI-Studie ist jedoch geeignet, die betreuten Denker abzuholen, die nun gewillt sind, weiter wie Schafe in der Herde dem Leitwolf zu folgen. Selbstbestimmte Denker können diese Information im Papierkorb ihres Gehirnes abgeben und legen im Speicherhirn eine Aktennotiz an, die da lautet: „Vorsicht vor RKI-Studien, bitte genau nachlesen, Qualität manchmal mäßig."

Hier gilt der alte Medizinerspruch, der da lautet: „Glauben Sie nie einer Studie, die Sie nicht selbst gefälscht haben."

Die Zahlen: epidemiologische Einordnung

Es ist bereits an anderer Stelle – in zahlreichen Büchern, Blogs, Interviews und Diskussionsrunden – ausführlich über die Wissenschaft der Zahlen rund um Corona gesprochen worden. Da in dieser Publikation der praktische Umgang mit Corona im Vordergrund steht, soll dieses Thema im Folgenden nur in Grundzügen besprochen werden. Worum es geht, ist, die Corona-Pandemie in einen sinnvollen Kontext einzubetten und die Zahlen in Relationen zu setzen, die Sinn ergeben. Seitens der Medien und der Politik wird hier, wie wir sehen werden, nicht sauber gearbeitet und kommuniziert. Die selektive Präsentation von Zahlen ohne die für ihre Interpretation notwendigen Hintergründe und Rahmendaten liefert ein Zerrbild der Wirklichkeit, auf dessen Basis rationale Entscheidungsfindung schwierig bis unmöglich wird. Wir müssen uns zumindest so weit mit epidemiologischen Daten beschäftigen, dass wir in der Lage sind, die folgenden Fragen zu beantworten:

- Handelt es sich bei Covid-19 um eine außergewöhnliche Bedrohung, der mit entsprechend außergewöhnlichen Maßnahmen begegnet werden muss?
- Gab oder gibt es vergleichbare Bedrohungen, und können wir aus den Erfahrungen der Vergangenheit etwas lernen?
- Für wen besteht wann und wie welche konkrete Gefährdung? Kann diesen spezifischen Gefahren auch spezifisch begegnet werden?
- Was sind geeignete Parameter, um den Erfolg oder Misserfolg von Maßnahmen zu beurteilen?
- Woher kommen die Zahlen, die wir betrachten, welche Aussagekraft besitzen sie, und mit welchen Unsicherheiten sind die eventuell behaftet?

„Etwas zu relativieren" wird meist als Vorwurf formuliert im Sinn von „etwas herunterspielen". Dabei bedeutet „etwas relativieren" nichts anderes als etwas „in Bezug setzen", eine unabdingbare Fähigkeit unseres Intellekts, um Dinge einordnen zu können. Für jemanden mit einem Nettoeinkommen von 1000 €/Monat ist eine Ausgabe von 100 € eine relevante Größenordnung. Bei einem Nettoverdienst von 10.000 € sieht die Sache aber anders aus – hier fallen 100 € mehr oder weniger bei Weitem nicht so sehr ins Gewicht. Auch macht es einen Unterschied, ob man die 100 € für etwas ausgibt, was einen Wiederverkaufswert hat – oder für, sagen wir einmal, Feuerwerk. Bei einer Rente von 1000 € monatlich 100 € für Feuerwerk auszugeben, ist, sowohl in Relation als auch absolut betrachtet, eher unvernünftig. Mit einem Monatsverdienst von 10.000 € einen Computerbildschirm zu kaufen, mit dem man seine Produktivität steigern kann und der sich für 90 € weiterverkaufen lässt, erscheint dagegen als relativ unproblematisch. Die Frage ist also nicht, ob man 100 € ausgibt. Die Frage ist, wer das Geld wofür ausgibt und in welchem Bezug das Ganze steht. Bei der Betrachtung der Epidemiologie müssen wir zudem darauf achten, nicht in Zynismus abzugleiten. Die Zahlen, um die es hier geht, stehen für Menschen, sie stehen für Leben und Krankheit und Tod. So ist es auf der einen Seite unverzichtbar, diese Abstraktion vorzunehmen, auf der anderen Seite dürfen wir nie vergessen, dass es hier letzten Endes um uns, unsere Eltern, Geschwister und Kinder geht. Wir brauchen die kühle Dimension der Zahlen, um uns Dinge begreifbar zu machen, dürfen aber nie bei den Zahlen stehen bleiben, sondern müssen uns immer ihre konkrete Bedeutung in Erinnerung rufen. Zu relativieren bedeutet nicht, zynisch Leben gegeneinander aufzurechnen. Es bedeutet, die Dinge in einen sinnvollen Kontext einzubetten, in Bezug zu setzen, um dann auf dieser Basis sowohl ethisch als auch rational fundierte Entscheidungen treffen zu können. Gerade wer nicht relativiert, läuft Gefahr, sehr schnell moralischen und rationalen Schiffbruch zu erleiden.

Epidemiologische Grundbegriffe

Um im Weiteren Missverständnisse zu vermeiden, hier nochmals kurz die wichtigsten Grundbegriffe, mit denen in der Epidemiologie gearbeitet wird:

Die Mortalität (Sterblichkeitsrate)

$$Mortalität = \frac{Zahl\ der\ Gestorbenen}{Gesamtbevölkerung}$$

Beispiel: Bei einer Bevölkerung von 100 000 versterben pro Jahr 1000. Dann ist die Mortalität (Sterblichkeitsrate) dieser Bevölkerung über alle Altersstufen 1/100 oder 1 Prozent. Interessanter aber als die Gesamtsterblichkeit ist die altersspezifische Betrachtung. Nehmen wir an, die Bevölkerung besteht aus 90 000 Personen unter 80 Jahren und 10 000 Personen über 80 Jahren. Nehmen wir weiter an, von den 1000 Verstorbenen waren 900 älter als 80 und 100 jünger als 80. Dann berechnet sich die altersspezifische Sterblichkeit mit

- 900/10 000 = 9 Prozent für die über 80-Jährigen und
- 100/90 000 = 0,1 Prozent für die unter 80-Jährigen

Das erscheint als wenig besorgniserregend. Umgekehrt wären eine Sterblichkeitsrate von 9 Prozent für jüngere Personen und eine Sterblichkeit von 0,1 Prozent für sehr alte Personen aber Anlass zur Sorge.

Die Frage ist also nicht, wie viele Menschen pro Jahr sterben - sondern wie viele, bezogen auf eine bestimmte Bevölkerungsgröße und vor allem auch bezogen auf ihr Alter. Die Mortalität ist vor allem in der Nachschau interessant. Immer wenn sie überraschend ansteigt, ist dies ein Hinweis auf eine neu hinzugekommene, bislang nicht erkannte Gefährdung. In Deutschland übrigens liegt die Gesamtmortalität bei ca. 11/1000 pro Jahr, also 1,1 Prozent. Über die Hälfte der Todesfälle ereignet sich dabei in der Altersklasse der über 80-Jährigen.

Die Letalität (Tödlichkeitsrate)

$$Letalität = \frac{Zahl\ der\ Verstorbenen}{Zahl\ der\ beendeten\ Erkrankungen}$$

Beispiel: Es erkranken 1000 Personen an Krankheit XY. Während 950 wieder gesund werden, führt die Erkrankung bei 50 Personen zum Tod. Die Letalität wäre demzufolge 50/1000 oder 5 Prozent.

Die Letalität gibt also an, in wie vielen Fällen eine Krankheit zum Tod führt. Berühmte Seuchen sind beispielsweise der Schwarze Tod im Mittelalter (Pest) mit einer Letalität von ca. 30 Prozent oder Ebola mit bis zu 85 Prozent. Krebs hat eine Mortalität < 1 Prozent (z. B. Basaliome) bis hin zu 99 Prozent (Glioblastome). Wichtig für die Berechnung der Letalität ist die genaue Kenntnis, wie viele Personen momentan an einer bestimmten Krankheit erkrankt sind. Da bei Infektionskrankheiten die Dunkelziffer häufig sehr hoch ist (asymptomatische Infektion, unspezifische Symptome etc.), lässt sich die Letalität oftmals nicht mit Sicherheit angeben. Deswegen behilft man sich statt der Letalität mit der Case Fatality Rate (Fallsterblichkeit). Die Idee ist im Prinzip die gleiche, nur gibt man von vorneherein zu, nicht alle Fälle zu kennen:

Die Case Fatality Rate

$$Case\ Fatality\ Rate = \frac{Zahl\ der\ Verstorbenen}{Zahl\ der\ bekannten\ Erkrankungen}$$

Bei der Inzidenz handelt es sich schlicht um die Häufigkeit, mit der eine bestimmte Erkrankung auftritt. Üblicherweise wird die Inzidenz pro 100 000/Jahr angegeben, seltener auch pro 1 000 000/Jahr oder 1000/Jahr.

Die Inzidenz

$$Inzidenz = \frac{Zahl\ der\ Neuerkrankungen}{Gesamtbevölkerung}$$

Beispiel: In einer Stadt mit 100 000 Einwohnern erkranken pro Jahr 500 an Krebs. Dann berechnet sich die Krebsinzidenz mit 500/100 000 (häufig einfach als 500 angegeben, wenn die Einheit pro 100 000 verwendet wird) oder 0,5 Prozent. Erkranken in einem kleinen Dorf mit 1000 Einwohnern 50 pro Jahr an Krebs, wäre die Inzidenz 50/1000 oder 5 Prozent.

Die Prävalenz

$$Prävalenz = \frac{Zahl\ der\ momentan\ Erkrankten}{Gesamtbevölkerung}$$

Die Prävalenz beschreibt ebenfalls die Häufigkeit einer Erkrankung, aber nicht, wie viele Neuerkrankungen hinzugekommen sind, sondern wie viele Menschen zu einem bestimmten Zeitpunkt an einer bestimmten Erkrankung erkrankt sind. Sie setzt sich also zusammen aus der Inzidenz (die neu Erkrankten) und den bereits Erkrankten. Eine hohe Prävalenz bedeutet demzufolge, dass sehr viele Menschen einer bestimmten Bevölkerung an einer bestimmten Krankheit leiden. Das ist immer dann der Fall, wenn eine Erkrankung häufig neu auftritt (hohe Inzidenz) und gleichzeitig nur selten tödlich endet (niedrige Letalität). Eine Erkrankung, die selten auftritt und schnell zum Tod führt, hat umgekehrt eine niedrige Prävalenz.

> Der R-Wert (Reproduktionszahl) beschreibt, an wie viele Personen ein Infizierter den Erreger weitergibt.

Beispiel: Bei R = 1 würde ein Infizierter eine weitere Person infizieren. Dadurch bliebe die Zahl der Infizierten konstant. Setzt man R= 2, ergibt sich ein völlig anderes Bild: Aus einem Infizierten werden vier, dann acht, dann sechzehn usw. – es kommt zu einem exponentiellen Anwachsen der Infiziertenzahl. Sinkt R unter 1, wird die Infektion immer seltener und verschwindet irgendwann aus der Bevölkerung:

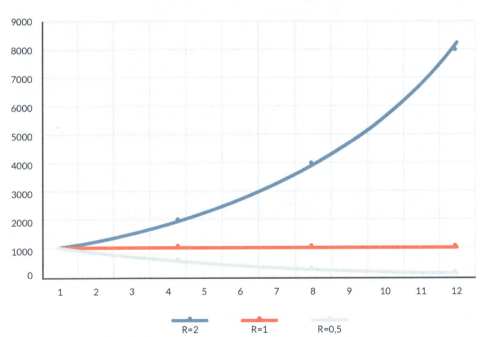

Abbildung 17:   *Entwicklung einer Infektionskrankheit abhängig von R bei einer Population von anfangs 1000 Infizierten*

R ist mit extrem hoher Unsicherheit behaftet, da im Regelfall nicht alle potenziellen Kontaktpersonen eines Infizierten untersucht werden (können). Zudem müsste zwischen einer Ansteckung (Aufnahme des Erregers) und einer Infektion (Aufnahme, Vermehrung und Möglichkeit der Weitergabe) mit dem Erreger unterschieden werden. Faktisch lässt sich der R-Wert nur im Nachhinein anhand der Anzahl neu gemeldeter Infektionen mehr oder weniger gut schätzen.

Die Zahlen und woher sie kommen

Um die Bedrohung durch eine neue Infektionskrankheit einzuschätzen, muss man optimalerweise über alle im vorigen Abschnitt genannten Zahlen verfügen. Dies ist jedoch aus mehreren Gründen nicht möglich, Ursache ist v. a. die unbekannt große Dunkelziffer der Infizierten. Man müsste z. B. lückenlos alle Einwohner Deutschlands wöchentlich auf eine Infektion testen, um die Prävalenz und Letalität von Covid-19 zuverlässig bestimmen zu können. Die Mortalität wiederum erfährt man erst nach Abschluss einer bestimmten Zeitspanne (z. B. nach einem Jahr). Erst dann kann man sie mit anderen Zeiträumen vergleichen, um eine eventuelle Veränderung zu erkennen. Wir bewegen uns also statistisch unweigerlich im Nebel. Ob wir das nun geschickt tun oder nicht, ist eine andere Frage, und die Antwort fällt nicht zu unseren Gunsten aus. Hauptgrund dafür ist der PCR-Test. Wie wir gesehen haben,

- unterscheidet er nicht zwischen einer Ansteckung (Aufnahme des Erregers) und einer Infektion (Aufnahme und anschließende Vermehrung des Virus mit den potenziellen Folgen „Erkrankung" und/oder „Weitergabe des Erregers")
- unterscheidet er nicht zwischen einer durchgemachten und erfolgreich bekämpften Ansteckung oder Infektion (weil die Trümmer der Viren noch Wochen im Körper sein können) und einer noch bestehenden Infektion
- kann er aufgrund des hohen CT-Werts die Virenlast nicht angeben und damit auch nicht, ob eine Person genügend Viren für die Ansteckung Dritter besitzt

Zudem bestehen erhebliche Zweifel, ob zielsicher nur SARS-CoV-2 oder auch andere, deutlich harmlosere Coronaviren durch die PCR identifiziert werden.[29] **Die Aussagekraft eines positiven PCR-Tests geht damit gegen null.** Ein positives Resultat bedeutet, dass eine Person das Virus hatte oder hat, eine Infektion hat oder auch nicht, immun ist oder auch nicht, ansteckend ist oder auch nicht, krank werden könnte oder auch nicht. Die einzige Möglichkeit, irgendeinen Nutzen aus dem

Testergebnis zu ziehen, wäre, gemäß den Empfehlungen der WHO und der Hersteller das Ergebnis in Zusammenhang mit der klinischen Situation des Getesteten zu setzen: Bestehen Symptome? Wenn ja, welche? Weisen andere Befunde auf eine Infektion des Atemtrakts hin (z. B. bildgebende Bestätigung einer Lungenentzündung durch Röntgen oder CT, Entzündungswerte im Blutlabor, massiv verminderte Sauerstoffsättigung)? Bestand Kontakt zu einer bewiesenermaßen infizierten Person? Können diese Fragen nicht oder nur mit Nein beantwortet werden, beweist der PCR-Test nichts – weder eine Ansteckung noch eine Infektion und schon gar nicht eine Erkrankung an Covid-19. Das RKI und Regierungsvertreter ignorieren diese Fakten und sprechen bei positiven PCR-Resultaten von „Fällen". Wenn von offizieller Seite und auch durch die meisten Medien von der Inzidenz gesprochen wird (also der Zahl der neu an Corona Infizierten bzw. Erkrankten – hier wird ebenfalls nicht sauber unterschieden), dann werden Zahlen kommuniziert, die technisch nur einen Ansteckungsverdacht begründen. *Damit sind die Inzidenzwerte, mit denen wir arbeiten, insgesamt nutzlos.* Dies betrifft auch nicht nur die Inzidenz, sondern auch alle weiteren Kennzahlen, deren Berechnung auf der Inzidenz bzw. dem PCR-Test beruht. Also beispielsweise die Case Fatality Rate, die Letalität, die Prävalenz und den R-Wert. Die Letalität kann grundsätzlich nicht sicher angegeben werden, weil nie der Infektionsstatus der gesamten Bevölkerung bekannt ist. Bei der Case Fatality Rate ergibt sich das Problem *„Tod an oder Tod mit Corona".* Gemäß der aktuellen Definition gilt jeder Todesfall als „Coronatod", wenn der Verstorbene innerhalb von 28 Tagen vor Todeseintritt mittels PCR positiv auf SARS-CoV-2 getestet wurde. Das ist eine sehr weit gespannte Definition, die den eigentlich spannenden kausalen Zusammenhang vollkommen ignoriert. Nur der zählt aber. Beispiel: Eine Person steckt sich mit SARS-CoV-2 an, das Immunsystem bekämpft den Erreger erfolgreich, und es kommt nicht zu einer Infektion. In der PCR werden dennoch die Virentrümmer nachgewiesen und die Person als „Fall" registriert. Zwei Wochen nach überstandener Ansteckung verstirbt diese Person nun an einem Herzinfarkt. Dann gilt als offizielle Todesursache nicht der Herzinfarkt, sondern eine Covid-19-Erkrankung. Gleiches gilt auch für Personen, deren Todesumstände gar nicht an Corona denken lassen, z. B. für einen 90-Jährigen im Altenheim, der stirbt. Auch wenn im Vorfeld keine Symptome bestanden, die auf eine Covid-19-Erkrankung hinwiesen, wird zum Teil post mortem (also nach dem Tod) eine PCR durchgeführt. Fällt diese positiv aus, handelt es sich trotz fehlender klinischer Belege um einen Coronatodesfall. Diese massive Verzerrung der Realität ließe sich durch zwei einfache Maßnahmen vermeiden:

1. Positive PCR-Resultate nur im Zusammenhang mit der klinischen Situation als Hinweis auf eine Infektion zu werten – so, wie es mittlerweile auch von der WHO empfohlen wird. Gab oder gibt es keine Beschwerden, Laborwerte oder bildgebende Befunde, die auf Covid-19 hinweisen, handelt es sich nicht um einen Coronafall.
2. Positiv getestete Verstorbene konsequent einer Obduktion (Leichenschau) zu unterziehen, um möglichst zweifelsfrei festzustellen, ob der Tod durch eine Infektion mit dem Virus eintrat oder aufgrund anderer Umstände und die Ansteckung (respektive Infektion) nur ein Begleitumstand war – und nicht die Ursache.

Ersteres, inklusive der Empfehlungen von Testherstellern und WHO, wird vom RKI wissentlich ignoriert,[35] die Falldefinition wird wider besseres Wissen nicht entsprechend angepasst. Letzteres, die Leichenschau positiv Getesteter, wurde vom RKI aktiv behindert, indem es gleich zu Beginn der Pandemie in Deutschland eine gegenteilige Empfehlung aussprach: *„Eine innere Leichenschau, Autopsien oder andere aerosolproduzierende Maßnahmen sollten vermieden werden. Sind diese notwendig, sollten diese auf ein Minimum beschränkt bleiben."*[36] Begründet wurde dies mit dem potenziellen Risiko einer Ansteckung des untersuchenden Arztes durch den möglicherweise infizierten Leichnam. Dabei handelt es sich um eine Scheinbegründung: Zum einen verfügen Pathologen über eine entsprechende Ausbildung und adäquate Ausstattung, um sich vor derlei Gefahren zu schützen. Zum anderen forderten gerade die Pathologen von Beginn an eine intensive und möglichst lückenlose Leichenschau bei Corona-verdächtigen Todesfällen.[37] Nicht nur,

---

[35] REITSCHUSTER, B. (2021). PCR-Test: Ignoriert Deutschland WHO-Empfehlung?. In: Reitschuster.de vom 29.01.2021. Verfügbar unter https://reitschuster.de/post/pcr-test-ignoriert-deutschland-who-empfehlung/ (zuletzt abgerufen am 01.02.2021).

[36] TAGESSCHAU.DE (2021b). Will das RKI Obduktionen verhindern?. Verfügbar unter https://www.tagesschau.de/faktenfinder/inland/corona-obduktionen-101.html (zuletzt abgerufen am 01.02.2021).

[37] KIELON, K. (2020). Pathologen fordern Obduktion von verstorbenen Covid 19-Erkrankten. In: MDR.de vom 23.04.2020. Verfügbar unter https://www.mdr.de/wissen/corona-tote-krankenhaus-obduktion-100.html (zuletzt abgerufen am 01.02.2021); DEUTSCHE GESELLSCHAFT FÜR PATHOLOGIE E. V. (2021). An Corona Verstorbene sollten obduziert werden. In: Der niedergelassene Arzt (WPV. Wirtschafts- und Praxisverlag GmbH). Verfügbar unter https://www.der-niedergelassene-arzt.de/kommcenter/coronaktuell/news-details/coronaktuell/an-corona-verstorbene-sollten-obduziert-werden (zuletzt abgerufen am 03.02.2021); BECK,

um statistisch aussagekräftige Zahlen zu gewährleisten, sondern auch, um möglichst viel über die neue und noch unbekannte Erkrankung zu lernen, um daraus Erkenntnisse für Vorsorge und Therapie ableiten zu können. Tatsächlich stellte sich ja im Verlauf der Pandemie heraus, dass bei schweren Verläufen gar nicht so sehr die primäre Infektion der Lunge, sondern andere Mechanismen zu Komplikationen führen, die Behandlungsprotokolle mussten entsprechend angepasst werden. Ein weiteres, von offizieller Stelle anhaltend ignoriertes Problem ist die Reproduzierbarkeit eines positiven PCR-Testergebnisses. Starfußballer beispielsweise müssen sich, um am Spielbetrieb teilnehmen zu dürfen, regelmäßig einem PCR-Test unterziehen. Da es sich bei diesen Personen um wertvolle Aktivposten ihrer Vereine handelt, werden bei einem positiven Resultat umgehend Nachtests angeordnet, um unnötige Ausfälle der Spieler zu verhindern. Frappierend: Die Resultate des Zweittests bestätigen im Regelfall nicht das Ergebnis des ersten Tests. So geschehen beim FC Bayern,[38] Juventus Turin,[39] bei den Würzburger Kickers, dem FC Heidenheim und zahlreichen weiteren Vereinen[40]. Das Pikante daran: Während es Profivereinen problemlos möglich ist, ein positives PCR-Ergebnis durch einen Zweittest zu entkräften, hat der Durchschnittsverbraucher diese Möglichkeit nicht. Seitens des RKI, der Bundesregierung und des Herrn Drosten wird in diesem Zusammenhang darauf verwiesen, dass Proben mit positiven PCR-Tests einem zweiten Bestätigungstest unterzogen werden würden. Dem ist allerdings mitnichten so: Verschiedene Großlabore wie Synlab oder Bioscentia bestätigten auf Nachfrage, dass ein bestätigender Zusatztest keinesfalls Routine sei und nicht standardmäßig erfolge.[41] Begründung: Der PCR-Test sei bereits ausreichend zuverlässig. Wir ha-

---

NORBERT (2020). COVID-19-Obduktionen: Harte Fakten. In: Dtsch Arztebl 2020; 117(26): A-1333 / B-1131. Verfügbar unter https://www.aerzteblatt.de/archiv/214530/COVID-19-Obduktionen-Harte-Fakten (zuletzt abgerufen am 03.02.2021).

[38] BR (2020a). „Falsch-positive" Befunde: Wie sicher sind die Corona-Tests?. Verfügbar unter https://www.br.de/nachrichten/sport/fall-serge-gnabry-falsch-positive-corona-ergebnisse-ist-es-ein-test-versagen,SEXSZgK (zuletzt abgerufen am 04.01.2021).

[39] SPORT1.DE (2021). Cristiano Ronaldo negativ auf Corona getestet - Quarantäne vorbei. Verfügbar unter https://www.sport1.de/internationaler-fussball/serie-a/2020/10/cristiano-ronaldo-negativ-auf-corona-getestet-quarantaene-vorbei (zuletzt abgerufen am 04.01.2021).

[40] FAZ (2020). Corona-Pandemie: Ärger um „falsch positive" Tests bei Fußballvereinen. In: FAZ.net vom 25.10.2020. Verfügbar unter https://www.faz.net/1.7019023 (zuletzt abgerufen am 04.01.2021).

[41] WESER-KURIER (2020). Fehlerhafte positive Ergebnisse bei ausgeweiteten Corona-Tests?. In: Weser-Kurier.de vom 02.09.2020. Verfügbar unter https://www.weser-

ben es hier also mit einer Zweiklassengesellschaft zu tun: Wer es sich leisten kann und/oder ausreichend prominent ist, entgeht dank eines (im Regelfall negativen) Bestätigungstests der Anordnung einer Isolation. Unabhängig von dieser Ungleichbehandlung fällt aber etwas anderes noch schwerer ins Gewicht: Wenn die Erfahrung aus Bestätigungstests lehrt, dass viele ursprünglich positiv getestete Proben es gar nicht sind – dann ist ein erheblicher Anteil der gemeldeten „Neuerkrankungen" nur eine Luftnummer.

Halten wir fürs Erste fest: Nicht jeder neue Fall ist tatsächlich ein Fall, und nicht jeder Coronatote verstarb an Corona. Ein weiteres Problem ist die Art und Weise, mit der die Inzidenz in vielen Medien präsentiert wird. So wird oftmals eine kumulierte Darstellung der „Coronafälle" verwendet, sprich, man addiert einfach die neu erkannten PCR-positiven zu den bereits bekannten. Folge: Die entstehende Kurve kennt nur eine Richtung – nämlich nach oben. Diese Kurve kann niemals nach unten zeigen, sondern hat inzwischen die Millionengrenze überschritten. Dies suggeriert bei den Medienkonsumenten natürlich das Bild einer unaufhaltsamen Lawine, und um sich dieser entgegenzustemmen erscheinen selbst extreme Maßnahmen als gerechtfertigt:

---

kurier.de/deutschland-welt/deutschland-welt-vermischtes_artikel,-fehlerhafte-positive-ergebnisse-bei-ausgeweiteten-coronatests-_arid,1931404.html (zuletzt abgerufen am 04.01.2021).

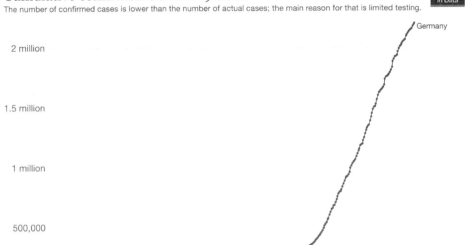

Cumulative confirmed COVID-19 cases

The number of confirmed cases is lower than the number of actual cases; the main reason for that is limited testing.

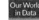

Germany

2 million

1.5 million

1 million

500,000

0

Jan 27, 2020 Mar 11   Apr 30   Jun 19   Aug 8   Sep 27   Nov 16   Jan 29, 2021

Source: Johns Hopkins University CSSE COVID-19 Data – Last updated 2 February, 09:02 (London time)

Abbildung 18:   *Die kumulierten Fallzahlen für Deutschland[42]*

Die Schlagzeilen zu solchen Grafiken lauten dann häufig: „Bereits über 2 Millionen Coronafälle in Deutschland". Hilfreicher wäre es schon, die täglichen oder wöchentlichen Inzidenzwerte zu betrachten, um einen Trend nach oben oder unten identifizieren zu können:

---

[42] RITCHIE, H. ORTIZ-OSPINA, E.; BELTEKIAN, D.; MATHIEU, E.; HASELL, J.; MACDONALD, B.; GIATTINO, C.; APPEL, C; RODÉS-GUIRAO, L.; ROSER, M. (2021). Statistics & Research: Coronavirus Pandemic (COVID-19). In: Our World in Data. Verfügbar unter https://ourworldindata.org/coronavirus (zuletzt abgerufen am 03.02.2021).

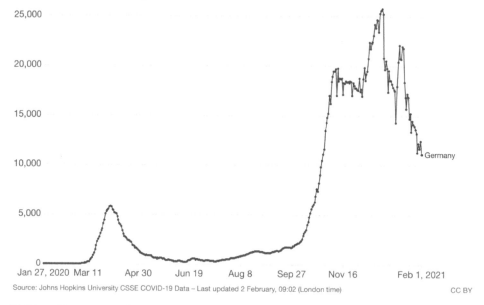

Daily new confirmed COVID-19 cases

Shown is the rolling 7-day average. The number of confirmed cases is lower than the number of actual cases; the main reason for that is limited testing.

Source: Johns Hopkins University CSSE COVID-19 Data – Last updated 2 February, 09:02 (London time)

Abbildung 19:   *Rollierender 7-Tages-Durchschnitt der Neuerkrankungen in Deutschland[42]*

Die nun gezeigte Kurve erlaubt auf den ersten Blick eine ehrlichere und aussagekräftigere Analyse des Infektionsgeschehens. Aber eben nur auf den ersten Blick. Wir stellen jetzt eine weitere Grafik daneben:

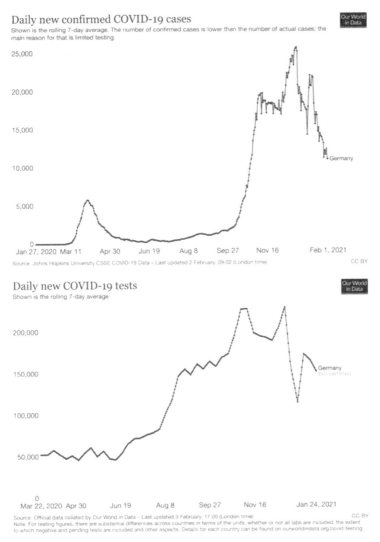

Abbildung 20: Anzahl Neuerkrankungen (oben) und Anzahl der durchgeführten Tests in Deutschland (unten)[42]

Wie wir aus dem Vergleich der beiden Kurven sehen können, gibt es einen deutlichen Zusammenhang zwischen der Inzidenz und der Anzahl der durchgeführten Tests. Einfacher formuliert: Je mehr getestet wird, desto mehr neue „Fälle" werden registriert. Sinkt die Anzahl der Tests, sinkt die Anzahl der „Neuerkrankungen". Durch Anpassung der Testaktivität lässt sich die Inzidenz damit beliebig nach oben oder unten verändern. Die Quote der Positiv-Resultate, also welcher Prozentsatz der Getesteten als „infiziert" identifiziert wird, blieb im Jahresverlauf ziemlich konstant bei 10 Prozent plus/minus 3 Prozent. Zum Höhepunkt der ersten Welle Anfang April lag die Positivquote bei 10 Prozent, zum Höhepunkt der zweiten Welle am 23.12.20 lag sie bei 13 Prozent, aktuell (Februar 2021) pendelt sie sich wieder bei 8 Prozent ein. Momentan wird von offizieller Seite das Absinken der Inzidenz seit Weihnachten dem verlängerten und verschärften Lockdown zugeschrieben nach dem Motto „Seht her, die Maßnahmen wirken". Tatsächlich aber wird mittlerweile schlicht weniger getestet: Am 23. Dezember 2020 wurden 2359 Tests pro Tag und pro 1 Million Einwohner durchgeführt, am 3.Januar 21 waren es 1376 Tests (41 Prozent weniger) und am 1.Februar 1822 Tests und damit 23 Prozent weniger als zum Höhepunkt der Welle um Weihnachten. Die Positivquote bewegte sich über den gesamten genannten Zeitraum innerhalb der bereits beschriebenen Bandbreite von 10 Prozent plus/minus. Anstatt die Inzidenz also in absoluten Zahlen zu präsentieren, müsste man exakt angeben, wie viele Personen getestet wurden und welcher Anteil von ihnen positiv war – nur diese Form der Präsentation würde einen einigermaßen ehrlichen Einblick in das Infektionsgeschehen ermöglichen. Und noch ein Problem muss in diesem Zusammenhang angesprochen werden: Wenn eine positiv getestete Person ein weiteres Mal getestet wird (z. B. nach Ablauf einer angeordneten Isolation) und das Ergebnis erneut positiv ausfällt (Stichwort Virentrümmer), dann wird dieses Ergebnis erneut gemeldet und geht ein zweites Mal in die Statistik ein – obwohl es sich um ein und dieselbe Person handelt. Wir haben es also auch noch mit Mehrfachmeldungen zu tun.

Und Gleiches gilt für die Todesfallzahlen: Statt sie zu kumulieren, sollte man Wochenzeiträume oder Monate miteinander vergleichen. Bei den Todeszahlen ergibt sich noch ein weiteres Problem: Sie sind nicht aktuell. Bedingt durch unser Meldewesen, treffen Meldungen „Tod an oder mit Corona" mit deutlichem Zeitverzug beim RKI ein. Dieser kann bei wenigen Tagen bis mehreren Wochen (!) liegen. Wenn also das RKI in seiner täglichen Pressekonferenz oder anschließend die Nachrichten die neuesten Todesfallzahlen präsentieren, sieht es immer so aus, als wären diese Menschen innerhalb der letzten 24 Stunden an Corona verstorben. Unabhängig von der Frage, woran sie denn nun in Wirklichkeit gestorben sind, setzt sich diese Zahl aus Todesfällen zusammen, die Wochen zurückreichen können – aber halt an diesem Tag das RKI erreicht haben. In den Medien wird dies unterschlagen, stattdessen berichtet man lieber: „Neuer Tagesrekord – 1200 Personen an Corona gestorben". Wir haben also in Summe ein doppeltes Problem, wenn wir an brauchbare epidemiologische Zahlen kommen wollen: Erstens ist die Erhebung der Zahlen stark fehlerbehaftet (PCR-positiv = Fall, Zahl der Neuerkrankungen abhängig von der Zahl der durchgeführten Tests, Mehrfachmeldungen, Tod an oder mit Corona) und letztlich nicht aussagekräftig. Zweitens werden die Zahlen ohne Kontext und in einer Form präsentiert, die vor allem eines erreicht: Panik und Ängste schüren.

- *Die Mortalität gibt die Anzahl Verstorbener in Bezug zur Gesamtbevölkerung an.*
- *Die Letalität beschreibt die Anzahl der Menschen, die an einer bestimmten Erkrankung versterben, in Relation zur Anzahl derer, die die Krankheit überleben.*
- *Die Case Fatality Rate (Fallsterblichkeit) gibt an, wie hoch die Wahrscheinlichkeit ist, an einer bestimmten Krankheit zu versterben.*
- *Die Inzidenz entspricht der Häufigkeit, mit der eine bestimmte Erkrankung auftritt.*
- *Die Prävalenz gibt an, welcher Anteil der Bevölkerung momentan an einer bestimmten Erkrankung leidet.*
- *Der R-Wert (Reproduktionszahl) einer Infektionskrankheit beschreibt, wie viele Menschen ein Infizierter im Schnitt ansteckt.*
- *Epidemiologische Werte im Zusammenhang mit Corona sind unzuverlässig, da sie fast ausschließlich auf PCR-Ergebnissen beruhen.*
- *Bei der Mortalität wird nicht zwischen „Tod an" und „Tod durch" Corona unterschieden, die Werte sind daher zu hoch.*
- *Bei der Inzidenz wird nicht zwischen Ansteckungsverdacht, Ansteckung, Infektion und Erkrankung unterschieden. Die Werte sind daher zu hoch.*
- *Die Letalität von Corona ist unbekannt, da repräsentative Studien fehlen.*
- *Inzidenz, Mortalität, Case Fatality Rate und R-Wert hängen entscheidend davon ab, wie viele Tests durchgeführt werden. Da ein repräsentativer Bevölkerungsquerschnitt fehlt, sind diese Zahlen momentan willkürlich. Wird mehr getestet, steigen sie, wird weniger getestet, fallen sie.*
- *Die kumulative Darstellung von positiven PCR-Test-Ergebnissen, Erkrankungen und Todesfällen ist wenig hilfreich, sinnvoller sind Angaben in Bezug zur Bevölkerungsgröße (pro 1000/100 000/1 000 000).*

Die epidemiologische Notlage nationaler Tragweite fällt aus

Tipp: Lesen kann bilden, aber hüten Sie sich vor der rosaroten Brille!

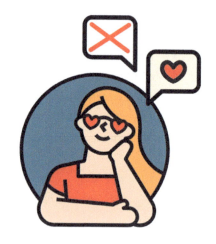

Man spricht in diesem Zusammenhang von der 4. Staatsmacht, der Presse oder den Medien. Ihre eigentliche Aufgabe ist es, Fakten zu sammeln und diese zu berichten. Am besten neutral und unparteiisch. Natürlich dürfen die Medien auch kommentieren. Das bedeutet dann, sich zu positionieren und eine Meinung zu einem bestimmten Thema zu vertreten. Passiert oft im Fernsehen und wird Kommentar genannt. Medien können Zeitungen sein, Radiosender, Fernsehsender natürlich und, in den letzten Jahren schwer auf der Übelholspur, die sozialen Medien, die Podcasts, die Internetseiten, die Apps und ganz vorne mit dabei die Messengerdienste. Medien werden heute oft klassifiziert in Mainstreammedien, finanziell unabhängige Medien, freie Presse, in Alternativmedien oder auch der Gruppe der kritischen Journalisten zugeteilt. Es gibt unendlich viele Einteilungen. Zwei davon haben in der aktuellen Lage eine besondere Stellung bekommen, und man fühlt sich bedrängt, sich einer Seite anzuschließen. Da gibt es die staatskonformen, unkritischen, Corona-Maßnahmen befürwortenden, immer mahnenden Mainstreammedien einerseits und die freiheitsliebenden, sehr kritischen, Corona-Maßnahmen ablehnenden, stets misstrauischen Alternativmedien. Hatten wir das nicht schon so oft? Gut oder böse, links oder rechts, rot oder schwarz. Auf der einen Seite die ehrlich Bemühten, auf der anderen Seite die Querdenker. Sie haben es wahrscheinlich schon mitbekommen: Ich bin weder Freund noch Feind dieser beiden Gruppen, aber deren Medieninhalte gehen mir mittlerweile ein Stück weit gehörig auf die Nerven. Kontroverse Auseinandersetzungen in den Medien sind durchaus gewünscht, kritische Stimmen notwendig, und ein offener Schlagabtausch kann ein mediales Highlight darstellen. Die Rahmenbedingungen dafür wurden 1973 durch den Deutschen Presserat vorgelegt und von Verleger- sowie Journalistenverbänden genehmigt. Der Pressekodex ist eine Zusammenstellung von journalistischen und ethischen Grundregeln mit darin formulierten publizistischen Grundsätzen (siehe auch Wikipedia). Diese freiwillige Selbstverpflichtung ist den meisten Medienakteuren allerdings inzwischen nicht mehr bekannt, zumindest halten sich viele Vertreter der Medien weder an die Regeln noch an die Grundsätze. Prüft man die Berichte der Medien, unterzieht man sie einem Faktencheck, relativiert sich ein Großteil der Berichterstattung. Doch wer hat die Zeit und die Möglichkeit, alle Medieninhalte täglich zu überprüfen und wie ein Detektiv nach dem Körnchen Wahrheit zu suchen? Aber auch hier gibt es eine Lösung:

Sortieren Sie die Medien und bilden Sie Cluster. Ich demonstriere Ihnen das anhand meiner eigenen persönlichen Cluster und fordere Sie definitiv dazu auf, sich Ihre eigene Zusammenstellung zu überlegen.

Mein Mainstreamcluster: ARD und ZDF, Süddeutsche Zeitung, FAZ und Die Zeit, Bild und Bild am Sonntag, Facebook und YouTube.com, Spiegel und Stern, Robert Koch-Institut und WHO, Nature und New England Journal of Medicine, gesund.bund.de

Mein Cluster der Mitte: Welt am Sonntag, Bio360.de, pubmed.gov, scholar.google.com

Mein Alternativcluster: Reitschuster.de, Achgut.de, Nachdenkseiten.de, Club der klaren Worte, raum&zeit, anti-spiegel.ru, Telegram, KenFM

Sollten Sie jetzt der Meinung sein, die Zuordnung stimme nicht, dann haben Sie das Ganze nicht verstanden und sollten noch mal am Anfang des Buches zu lesen beginnen. Jeder hat das Recht auf eine eigene Meinung. Bilden Sie sich bitte Ihre eigene Meinung und Ihre eigenen Cluster.

Der Zweck diese Übung ist es, unterschiedliche und sehr konträre Meinungen bei der Faktenrecherche zuzulassen; die Fähigkeit zu erlangen, das Ganze aus verschiedenen Perspektiven zu betrachten; die innere Einstellung, allen Medienakteuren erst einmal neutral und mit Wertschätzung entgegenzutreten.

Danach wird nachgedacht und dann kommentiert. Wenn Sie es richtig machen, dann haben Sie danach eine eigene Meinung und plappern nicht die Meinungen Ihres bevorzugten Medienclusters nach. Probieren Sie es aus. Es fühlt sich gut an, nicht in eine Schublade gesteckt zu werden. Nachdenken ist meditativ und einer der bestes Biohacks, um im Alter geistig fit zu bleiben.

Wie wir gesehen haben, muss den meisten epidemiologischen Zahlen mit äußerster Vorsicht begegnet werden, zumal dann, wenn sie direkt oder indirekt auf der PCR basieren. Die grundsätzlich ehrlichste Statistik ist wahrscheinlich die der Mortalität: Sind 2020 signifikant mehr Menschen in Deutschland gestorben als in den Jahren zuvor? Falls ja, läge ein Zusammenhang mit Covid-19 zumindest nahe. Beginnen wir also mit dieser Perspektive, um eine grundsätzliche Einordnung der Gefahrenlage vorzunehmen.

Gab es 2020 eine Übersterblichkeit in Deutschland – und falls ja, warum?

Die Kurzversion: Nein, jedenfalls nicht in einem Ausmaß, das statistisch signifikant wäre. Aber der Reihe nach. *„Deutliche Übersterblichkeit in Deutschland"* titelt die Ärztezeitung am 15.01.2021.[43] Der Spiegel schreibt am 29.01.2021: *„Keine deutliche Übersterblichkeit in Deutschland".*[44] Es besteht also noch nicht einmal Einigkeit über die Anzahl der Toten, geschweige denn über die jeweilige Todesursache. Woran liegt das? Zunächst einmal muss man wissen, dass die Mortalität (Sterbefälle/Gesamtbevölkerung) keine konstante Größe ist. Das hat mehrere Gründe:

- *Klimatische Faktoren*: Sehr heiße Sommer erhöhen gerade in den hohen Altersgruppen die Sterblichkeit erheblich (wie übrigens 2020 geschehen, die Sterblichkeit im August lag 7 Prozent über dem Jahresmittel der letzten Jahre), da Herz-Kreislauf-Erkrankungen die Gefährdung durch Hitze deutlich erhöhen.
- *Saisonale Faktoren*: Die alljährliche Grippewelle (echte Influenza) trägt je nach Schweregrad unterschiedlich viel zur Gesamtsterblichkeit bei – wiederum v. a. in der Altersgruppe der über 80-Jährigen. Die vom RKI und der dort angesiedelten Arbeitsgruppe Influenza (AGI) ermittelten Todes-

---

[43] ÄRZTEZEITUNG (2021). Statistisches Bundesamt: Deutliche Übersterblichkeit in Deutschland. In: ÄrzteZeitung.de vom 15.01.2021. Verfügbar unter https://www.aerztezeitung.de/Politik/Deutliche-Uebersterblichkeit-in-Deutschland-416279.html (zuletzt abgerufen am 04.01.2021).

[44] DAMBECK, H./BAUMANN, S. (2021). Corona-Jahr 2020: Keine deutliche Übersterblichkeit in Deutschland. In: Spiegel.de vom 29.01.2021. Verfügbar unter https://www.spiegel.de/wissenschaft/mensch/corona-jahr-2020-keine-deutliche-uebersterblichkeit-in-deutschland-a-e4524a2e-cc59-44ff-b63a-86ed8bbcf81d (zuletzt abgerufen am 04.01.2021).

zahlen für Influenza bewegten sich in den Jahren 2005–2019 zwischen 0 und 25 100 pro Jahr.[45]

- *Veränderte Zusammensetzung der Bevölkerung*: Hier kommen vor allem zwei Faktoren zum Tragen. Zum einen erreichen geburtenstarke Jahrgänge das Ruhestandsalter, die Zahl der über 80-Jährigen nimmt erheblich zu (plus 1 Million innerhalb der letzten 5 Jahre). Zum anderen werden weniger Kinder geboren, sodass der Anteil älterer Menschen an der Gesamtbevölkerung kontinuierlich steigt. Da die Altersgruppe > 80 überproportional zur Mortalität beiträgt, verschiebt diese demografische Veränderung auch die Gesamtmortalität. Vereinfacht gesagt: Je höher der Anteil der über 80-Jährigen in der Bevölkerung, desto höher wird die Mortalität.

Wie sieht es nun konkret für 2020 aus? Das Statistische Bundesamt veröffentlichte in einer Pressemitteilung folgende Zahlen:[46] Gegenüber 2019 stieg die Gesamtzahl der Sterbefälle um 42 969 bzw. 4,9 Prozent an. Klingt nach klarer Übersterblichkeit? Mitnichten. Die Statistiker geben nämlich gleichzeitig Folgendes zu bedenken:

1. 2020 war ein Schaltjahr. Durch den zusätzlichen Tag kamen etwa 3000 Todesfälle hinzu (das ist die normale Todesfallzahl pro Tag in Deutschland).

2. Die gestiegenen Sterbefallzahlen gehen größtenteils auf die Altersgruppe ab 80 Jahren zurück. Deren Anteil an der Gesamtbevölkerung hat sich im Vergleich zu 2019 aber um 5 Prozent erhöht.

3. Auch ohne Sonderentwicklungen wäre aufgrund der demografischen Entwicklung ein Anstieg um 2 Prozent zu erwarten gewesen.

Berücksichtigt man beide Effekte in der Betrachtung der Mortalität (Schaltjahr, demografische Entwicklung), so ergibt sich für 2020 im Vergleich mit den

---

[45] ARBEITSGEMEINSCHAFT INFLUENZA (ROBERT KOCH-INSTITUT) (2019). Influenza-Überwachung in der Saison 2018/19. Verfügbar unter https://influenza.rki.de/Saisonberichte/2018.pdf (zuletzt abgerufen am 04.01.2021).

[46] STATISTISCHES BUNDESAMT (2021b). Sterbefallzahlen im Dezember 2020: 29 % über dem Durchschnitt der Vorjahre. Pressemitteilung Nr. 044 vom 29. Januar 2021. Verfügbar unter https://www.destatis.de/DE/Presse/Pressemitteilungen/2021/01/PD21_044_12621.html (zuletzt abgerufen am 04.01.2021).

Vorjahren sogar eine Untersterblichkeit von 2,2 Prozent.[47] Sieht so eine gefährliche Pandemie aus? Selbst bei großzügiger Auslegung der demografischen Veränderungen kommt man auf eine um maximal 1,2 Prozent höhere Mortalität im Jahr 2020, verglichen mit den Vorjahren.[48] Und auch dies bedarf der Einordnung: Auch 2015 und 2018 gab es bereits eine „Übersterblichkeit" von 1 Prozent (jeweils ohne Ausrufung des Katastrophenfalls). Derlei Veränderungen bewegen sich im Rahmen der üblichen Schwankungsbreite. Dies bestätigt auch eine Auswertung der Lduwig-Maximilans-Universität München durch Prof. Kauermann am Lehrstuhl für Statistik, Zitat:[49] *„Adjustiert auf die Einwohnerzahl zeigt sich keine ausgeprägte Übersterblichkeit. Problematische Entwicklung der Fallzahlen bei Hochbetagten – die bisherigen Corona-Maßnahmen verfehlen den notewendigen Schutz der Ältesten."* Es lohnt sich, einen genaueren Blick auf die altersspezifischen Todesfallzahlen zu werfen (Die folgenden Zahlen stammen vom Statistischen Bundesamt[50]):

---

[47] PFLAUMER, P. (2021). A Graphical Analysis of Weekly Deaths in Germany during the Corona Pandemic. Verfügbar unter https://www.researchgate.net/publication/348705734 _A_Graphical_Analysis_of_Weekly_Deaths_in_Germany_during_the_Corona_Pande mic (zuletzt abgerufen am 12.07.2021).

[48] RIEßINGER, THOMAS (2021). Übersterblichkeit? „Sehr weit weg von allen Katastrophenszenarien". Eine mathematische Auswertung der Sterbefälle. In: Reitschuster.de vom 19.01.2021. Verfügbar unter https://reitschuster.de/post/auswertung-sterbefaelle-2/ (zuletzt abgerufen am 04.01.2021).

[49] KAUERMANN, G. K. H. (Lehrstuhl für Statistik und ihre Anwendungen in Wirtschafts- und Sozialwissenschaften, LMU München) (2020). CoDAG-Bericht Nr. 4 vom 11.12.2020. Verfügbar unter https://www.covid19.statistik.uni-muenchen.de/pdfs/bericht-4.pdf (zuletzt abgerufen am 12.07.2021).

[50] STATISTISCHES BUNDESAMT (2021a). Sterbefälle – Fallzahlen nach Tagen, Wochen, Monaten, Altersgruppen, Geschlecht und Bundesländern für Deutschland 2016–2021. Verfügbar unter https://www.destatis.de/DE/Themen/Gesellschaft-Umwelt/Bevoelkerung/Sterbefaelle-Lebenserwartung/Tabellen/sonderauswertung-sterbefaelle.html (zuletzt abgerufen am 05.01.2021).

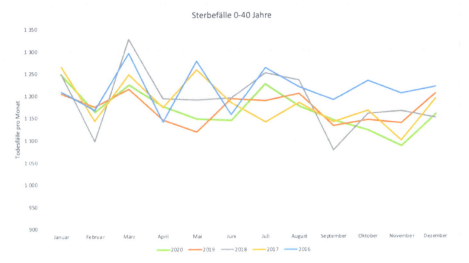

Abbildung 21: *Todesfälle 2016–2020 in der Altersgruppe 0-40 Jahre*

Wie gut zu erkennen ist, besteht für die Altersgruppe der bis 40-Jährigen (grüne Kurve) eine *Untersterblichkeit,* verglichen mit dem Zeitraum 2016–2019.

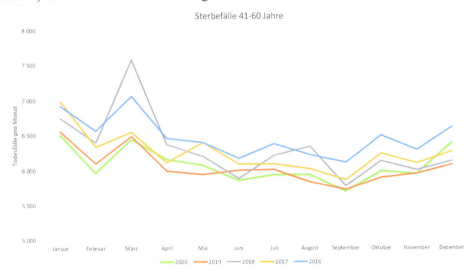

Abbildung 22: *Todesfälle 2016–2020 in der Altersgruppe 41–60 Jahre*

Auch in der Altersgruppe der 41- bis 60-Jährigen zeigt sich für 2020 eine *Untersterblichkeit,* verglichen mit den Vorjahren.

85

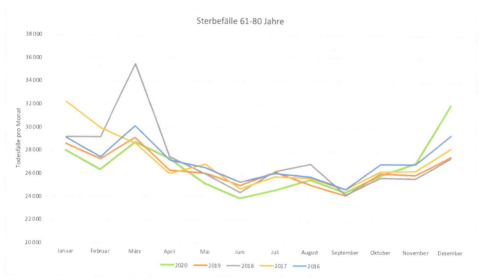

Abbildung 23:   *Todesfälle 2016–2020 in der Altersgruppe 61–80 Jahre*

Die Altersgruppe der Rentner zwischen 60 und 80 Jahren weist über das gesamte Jahr, mit Ausnahme Dezember, ebenfalls eine Untersterblichkeit auf. Dies gilt auch für die Gesamtzahl der Todesfälle dieser Altersgruppe im Jahr 2020. Erst bei Betrachtung der Hochbetagten ab 80 Jahren aufwärts verändert sich das Bild:

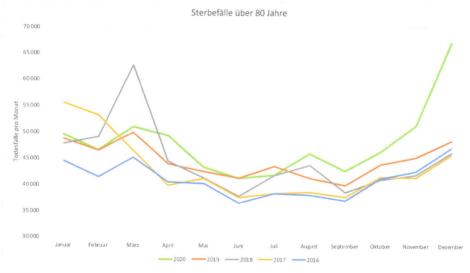

Abbildung 24:   *Todesfälle 2016–2020 in der Altersgruppe über 80 Jahren*

Hier zeichnet sich ab April eine Übersterblichkeit ab, die mit Beginn der zweiten Welle im Oktober deutlich an Fahrt aufnimmt. Fassen wir zusammen: 2020 gab es in allen Altersklassen unter 80 Jahren eine *Untersterblichkeit*. Und auch bei den Hochbetagten über 80 Jahren kommt man nur dann auf eine Übersterblichkeit, wenn man ausblendet, dass deren Anteil an der Gesamtbevölkerung seit 2016 um 20 Prozent zugenommen hat. Betrachtet man die Entwicklung der Sterbefallzahlen über einen längeren Zeitraum, wird der Einfluss der demografischen Veränderungen sehr deutlich. Da es in Deutschland immer weniger junge, dafür aber immer mehr alte Menschen gibt, wird mehr gestorben. Die folgende Grafik zeigt die Sterbefälle pro Jahr. Klar zu erkennen: Jenseits jährlicher Schwankungen gibt es einen ungebrochenen Trend hin zu mehr Sterbefällen. 2020 ist hier kein krasser Ausreißer, sondern liegt ziemlich genau innerhalb dieses Trends. Der Vergleich mit dem Vorjahr sollte beinhalten, dass 2019 ein Ausreißer nach unten war. Ein stärkerer Anstieg als zwischen 2019 und 2020 war im Übrigen 2013/2014 zu beobachten:

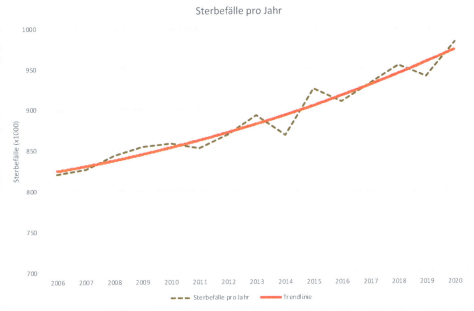

Abbildung 25:   *Anstieg der Sterbefälle durch demografische Veränderungen 2006–2020; Quelle: Statistisches Bundesamt[50]*

Gab es 2020 mehr Atemwegsinfektionen in Deutschland?

Von vielen unbemerkt, unterhält das RKI zwei Einrichtungen, deren Aufgabe die Erfassung von Atemwegsinfektionen in Deutschland ist: die *Arbeitsgruppe Influenza* (AGI) und das Webportal *GrippeWeb*. Erstere besteht aus einem Netzwerk an Praxen, deren Aufgabe die Erfassung und labordiagnostische Zuordnung von Atemwegsinfektionen ist. Diese sogenannten Sentinel-Praxen umfassen ca. 1 Prozent der Praxen in Deutschland. Alle Patienten dieser Praxen mit Symptomen einer Atemwegsinfektion werden erfasst, auf mögliche Erreger untersucht und anschließend der jeweiligen Infektionskrankheit zugeordnet. So kann festgestellt werden, welcher Erreger in welchem Jahr die meisten Probleme verursacht, ob es evtl. ein neues und gefährliches Virus gibt und wie sich die Infektionshäufigkeit auf die einzelnen Erreger verteilt. GrippeWeb dagegen ist ein Onlineportal, bei dem sich ganz normale Bürger registrieren können. Ihnen wird dann vom RKI ein Teilnehmerkonto zugewiesen, und sie müssen einmal pro Woche Angaben zu ihrem Gesundheitszustand machen. Ziel ist es, die Häufigkeit von Atemwegsinfektionen aus einer Stuchprobe der Bevölkerung zu bestimmen. Die Teilnehmerzahl schwankte in den vergangenen Jahren zwischen 5000 und 8000. Beide Instrumente haben sich seit ihrer Einrichtung hervorragend bewährt und gelten europaweit als Vorbilder. Was wissen diese, dem RKI zugeordneten Stellen nun für 2020 zu berichten? Die Kurzfassung lautet: nichts. Keine Pandemie.

Zitat des RKI: „GrippeWeb gehört zu den syndromischen Überwachungssystemen. […] Die ‚Covid-19-Wellen' (im März/April 2020 sowie im September/Oktober 2020) bilden sich bei GrippeWeb […] bisher nicht ab, da sich die COVID-19-Fallzahlen noch in einer Größenordnung bewegen, die noch unterhalb des ‚syndromischen Radars' liegt. […] Es gibt am RKI verschiedene Überwachungssysteme, die sich gegenseitig ergänzen. Wenn eine Erkrankung wie COVID-19 so häufig auftritt, dass sie auf Bevölkerungsebene wahrnehmbar ist, dann sind die Überwachungssysteme wie GrippeWeb (und auch die Arbeitsgemeinschaft Influenza) wichtig, um ihren Verlauf zu verfolgen. In der gegenwärtigen Lage ist aber zur Beobachtung der COVID-19-Erkrankungen das [IfSG/PCR-] Meldesystem am besten geeignet."[51]

Das RKI sagt hier also nichts anderes, als dass Covid-19 in der Bevölkerung so selten ist, dass es durch die etablierten Erfassungsinstrumente gar nicht gemessen werden kann („auf Bevölkerungsebene nicht wahrnehmbar")! Mangels Erkrankter wird als einzige Möglichkeit der Corona-Erfassung der PCR-Nachweis genannt.

Auch die Berichte der AGI (Arbeitsgruppe Influenza) sprechen eine deutliche Sprache:[52]

- Bericht zur KW 43 (Mitte Oktober, die zweite Welle rollt): „Die Aktivität der akuten Atemwegserkrankungen (ARE-Raten) in der Bevölkerung ist bundesweit gesunken […]. Die Werte befinden sich insgesamt im Bereich der Vorsaison […]. Die Gesamtzahl stationär behandelter Fälle mit akuten respiratorischen Infektionen (SARI-Fälle) ist stabil geglieben […]. Der Anteil an Covid-19-Erkrankungen bei SARI-Fällen liegt bei 20 % […]. In 39 % der eingesandten Sentinelproben wurden ausschließlich Rhinoviren identifiziert. In keiner der untersuchten Sentinelproben wurden Influenzaviren oder SARS-CoV-2 identifiziert."

- Bericht zur KW 51 (Die letzte Woche vor Weihnachten, die zweite Welle erreicht ihren Höhepunkt): „Die Aktivität der akuten Atemwegserkrankungen (ARE-Raten) in der Bevölkerung (GrippeWeb) ist in der 51. KW 2020 im Vergleich zur Vorwoche bundesweit gesunken […]. Die ARE-Rate liegt weiterhin deutlich unter dem Niveau der Werte der Vorsaisons […]. Im Nationalen Referenzzentrum (NRZ) für Influenzaviren wurden in der 51. KW 2020 in insgesamt 60 (40 %) der 151 eingesandten Sentinelproben respiratorische Viren identifiziert, darunter 45 (30 %) mit Rhinoviren, 15 (10 %) mit SARS-CoV-2 und eine Probe mit Parainfluenzaviren."

Auch hier: Keine nennenswerte Krankheitslast in der Bevölkerung, im Gegenteil: Die Zahl der akuten infektiösen Atemwegserkrankungen liegt unter der des Vorjahrs. Nun könnte man einwenden, dass es sich sowohl bei der AGI als auch bei

---

[51] RKI (2021a). Antworten auf häufig gestellte Fragen zum Coronavirus SARS-CoV-2 / Krankheit COVID-19. Verfügbar unter https://www.rki.de/SharedDocs/FAQ/NCOV2019/gesamt.html (zuletzt abgerufen am 04.01.2021).

[52] ARBEITSGEMEINSCHAFT INFLUENZA (ROBERT KOCH-INSTITUT) (2020). Wochenberichte der AGI. Verfügbar unter https://influenza.rki.de/Wochenberichte.aspx (zuletzt abgerufen am 04.01.2021).

GrippeWeb um Stichprobeninstrumente handelt, und Stichproben können natürlich auch immer mal danebenliegen. Gegen eine fehlerhafte Stichprobe sprechen allerdings folgende Fakten:

1. Im Prinzip sprechen alle Wochenberichte der AGI und von GrippeWeb die gleiche Sprache. Die obigen Beispiele wurden keinesfalls willkürlich herausgegriffen, sondern entsprechen gerade bekannten Hochphasen der Pandemie in Deutschland. Die Wahrscheinlichkeit, dass alle 52 Stichproben (Wochenberichte aus dem Jahr 2020) grob danebenliegen, ist verschwindend gering.

2. Die Erhebungen diverser Krankenkassen bestätigen die Berichte der AGI und von GrippeWeb. Es gab 2020 weder allgemein noch spezifisch bei akuten Atemwegsinfektionen einen erhöhten Krankenstand.[53]

3. Beide epidemiologischen Instrumente (AGI mit Sentinelpraxen und GrippeWeb) haben sich seit ihrer Einführung bewährt und sind statistisch äußerst zuverlässig.

4. Die Lage auf den Intensivstationen in Deutschland spiegelt 1:1 die Erkenntnisse aus den Berichten der AGI/GrippeWeb. Wir wollen uns diesen Aspekt als Nächstes ansehen.

---

[53] GEINITZ, C. (2021). Erhebung unter Arbeitnehmern: Normaler Krankenstand trotz Corona. In: FAZ.net vom 07.09.2020. Verfügbar unter https://www.faz.net/1.6942187 (zuletzt abgerufen am 04.01.2021); WISSENSCHAFTLICHES INSTITUT DER AOK (WIDO) (2021). Fehlzeiten in der Pandemie. Verfügbar unter https://www.wido.de/news-events/aktuelles/2020/fehlzeiten-in-der-pandemie/ (zuletzt abgerufen am 04.01.2021).

Flatten the Curve: Waren oder sind die Intensivstationen in Deutschland überlastet?

Wie wir gesehen haben, war Covid-19 laut RKI „auf Bevölkerungsebene nicht wahrnehmbar". Wie sieht es aber in den Krankenhäusern aus, speziell auf den Intensivstationen? Bei Millionen von „Fällen", die das RKI bisher registriert hat, müsste sich hier eine veritable Katastrophe abzeichnen. Tatsächlich wurde ja zu Beginn der Pandemiemaßnahmen vor allem damit argumentiert, man müsse eine Überlastung des medizinischen Systems verhindern („Flatten the Curve"). Werfen wir also einen Blick auf das Zentrale Melderegister für Intensivbetten (DIVI-Intensivregister) im Jahresverlauf 2020 (Hinweis: Das Register wurde erst im März 2020 freigeschaltet, wodurch sich der steile Anstieg im April ergibt):

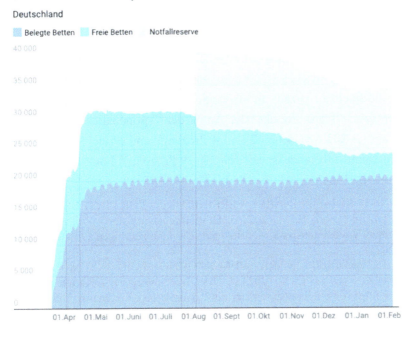

Gesamtzahl gemeldeter Intensivbetten (Betreibbare Betten und Notfallreserve)

Deutschland

Belegte Betten   Freie Betten   Notfallreserve

Stand: 04.02.2021 12:17
Quelle: DIVI-Intensivregister · Daten herunterladen · Erstellt mit Datawrapper

Hier fallen sofort folgende Punkte auf: Zum einen lag die Belegung der Intensiv-stationen im gesamten Jahresverlauf bei ca. 20 000 Patienten – mit leichten Schwankungen nach unten und oben. Das entspricht im Schnitt einer Auslastung von 70 Prozent. Entsprechend war es seit Beginn der Pandemie nicht ein einziges Mal erforderlich, die Notfallreserve von ca. 12 000 Betten zu aktivieren. Und zum anderen ist klar erkennbar, dass ab August 2020 die Intensivkapazität vermindert wurde (ca. 2500 Betten weniger). Mit Beginn der zweiten Welle Ende Oktober und des „Wellenbrecher-Lockdowns" im November wurde die Anzahl der Intensivbet-ten nochmals um ca. 4000 reduziert. Während also im ruhigen Sommer eine kon-stant hohe Anzahl an Betten vorgehalten wurde, reduzierte man deren Zahl bis zum Höhepunkt der zweiten Welle (Weihnachten 2020) um knapp 7200 oder 23 Prozent. Dank dieser vorausschauenden Maßnahme stieg die Auslastung der Intensivstationen (d. h. der Anteil der belegten Betten an der Gesamtzahl der Bet-ten) von 70 Prozent auf 80–90 Prozent.[55] Anstatt also seit Beginn der Pandemie vor fast einem Jahr die kritische Infrastruktur der Intensivmedizin auf personeller, ap-parativer, organisatorischer und finanzieller Ebene zu verbessern, wurde die Inten-sivkapazität seit Juli 2020 schrittweise vermindert – während gleichzeitig ein alternativloser Lockdown verordnet wurde. Die Maximalzahl von Covid-19-Patienten in intensivmedizinischer Betreuung überstieg zu keinem Zeitpunkt der Pandemie 6000, die höchste Anzahl an vorhandenen Intensivbetten wurde im Ju-li 2020 mit knapp über 40 000 erreicht. Der Anteil der Coronapatienten auf Inten-siv lag im Jahresmittel 2020 zwischen 2 und 4 Prozent[56] und erreichte im Februar 2021 einen Höchststand mit landesspezifisch 13–29 Prozent.[55] Laut dem Bundes-

---

[54] DEUTSCHE INTERDISZIPLINÄRE VEREINIGUNG FÜR INTENSIV- UND NOTFALLMEDIZIN (DIVI) E. V. (2021b). DIVI Intensivregister – Zeitreihen. Ver-fügbar unter https://www.intensivregister.de/#/aktuelle-lage/zeitreihen (zuletzt abgeru-fen am 04.01.2021).

[55] DEUTSCHE INTERDISZIPLINÄRE VEREINIGUNG FÜR INTENSIV- UND NOTFALLMEDIZIN (DIVI) E. V. (2021a). DIVI Intensivregister - Kartenansichten. Verfügbar unter https://www.intensivregister.de/#/aktuelle-lage/kartenansichten (zuletzt abgerufen am 04.01.2021).

[56] RWI – Leibniz-Institut für Wirtschaftsforschung, Technische Universität Berlin (2021). Analysen zum Leistungsgeschehen der Krankenhäuser und zur Ausgleichspauschale in der   Corona-Krise.   Verfügbar   unter https://www.bundesgesundheitsministerium.de/fileadmin/Dateien/3_Downloads/C/Coro navirus/Analyse_Leistungen_Ausgleichszahlungen_2020_Corona-Krise.pdf   (zuletzt abgerufen am 12.07.2021).

gesundheitsministerium waren die Intensivstationen in Deutschland seit Beginn der Pandemie zu keinem Zeitpunkt überlastet,[57] die inzwischen höhere Auslastung ergibt sich vor allem aus dem Abbau der Bettenkapazität. Wie aber kommt diese zustande? Es lassen sich mehrere Gründe ausmachen, die in Summe zu diesem Effekt führen:

- Die Intensivstationen wurden seit Beginn der Pandemie personell nicht verstärkt. Durch Überlastung und Krankheit hat sich die Zahl der Krankenpfleger und Ärzte auf Intensiv sogar verringert. Betten sind also physisch vorhanden, können aber teilweise nicht betrieben werden.
- Die Nachschulung von Fachkräften, um die Personalstärke zu erhöhen, wurde nicht forciert. Auch die Verbesserung der Arbeitsbedingungen (Bezahlung, Arbeitszeiten), um ehemaliges Personal zurückzugewinnen, wurde nicht in Angriff genommen.

Ein Expertenteam rund um den Arzt und Gesundheitsökonomen Prof. Dr. Matthias Schrappe unterzog die Entwicklung auf den Intensivstationen seit Beginn der Pandemie einer genauen Analyse. Die Ergebnisse werfen erhebliche Fragen auf[58] und lassen das Thema in einem völlig neuen Licht erscheinen:

- Aufgrund der Erfahrungen in der ersten Welle stellte die Bundesregierung 500 Millionen Euro zur Schaffung neuer und zusätzlicher Intensivbetten zur Verfügung. Diese neuen Betten wurden von den Krankenhäusern gemeldet, die Gelder abgerufen – und die Betten anschließend wieder abgemeldet. Zum Einsatz gekommen sind sie nie.

---

[57] BUNDESMINISTERIUM FÜR GESUNDHEIT (2021b). Pressemitteilung: Beirat diskutiert und verabschiedet Analyse von Prof. Augurzky und Prof. Busse zum Leistungsgeschehen der Krankenhäuser und zur Ausgleichspauschale in der Corona-Krise. Verfügbar unter https://www.bundesgesundheitsministerium.de/presse/pressemitteilungen/2021/2-quartal/corona-gutachten-beirat-bmg.html (zuletzt abgerufen am 11.05.2021).

[58] SCHRAPPE, M., FRANÇOIS-KETTNER, H., GRUHL, M., HART, D., KNIEPS, F., KNIPP-SELKE, A., MANOW, P., PFAFF, H., PÜSCHEL, K., STREECK, H., GLAESKE, G, (2021). Zur intensivmedizinischen Versorgung in der SARS-2/CoViD-19-Epidemie. Verfügbar unter thesenpapier_adhoc3_210517_endfass.doc (schrappe.com) (zuletzt abgerufen am 12.07.2021).

- Unter anderem in Abhängigkeit von der Auslastung förderte die Bundesregierung die Krankenhäuser mit knapp 10 Milliarden Ausgleichszahlungen. Prompt stieg die Auslastung – allerdings durch Abbau von Betten.
- In Deutschland werden ca. 60 Prozent der wegen Covid-19 stationär behandelten Patienten auf Intensiv betreut. In der Schweiz sind es 25 Prozent, in Italien 11 Prozent. In keinem Land der Welt liegt der Anteil intensivmedizinisch betreuter Coronapatienten so hoch wie in Deutschland. Interessanter Hintergrund: Krankenhäuser erhalten für die intensivmedizinische Betreuung von Corona-Patienten üppige Sonderzahlungen. Entweder dies ist ein entscheidender Faktor, oder Covid-19 verläuft in Deutschland viermal schwerer als in anderen europäischen Ländern.
- An manchen Tagen überstieg die Zahl der gemeldeten Coronafälle auf Intensiv die Anzahl der insgesamt im Krankenhaus behandelten Coronapatienten. Laut den Krankenhäusern lagen also mehr Covid-19-Patienten auf Intensiv als auf Intensiv und Normalstation zusammen. Ein nicht nur mathematisch seltsam anmutender Befund.

Den Verantwortlichen (sowohl in den Krankenhäusern als auch in der Regierung) sind diese Zahlen bekannt. Wenn DIVI neue Wasserstandsmeldungen zur drohenden Überlastung der Intensivstationen veröffentlicht, verschweigt der Verband geflissentlich, dass nicht mehr Patienten auf Intensiv liegen – sondern weniger Betten da sind. Das Horrorszenario einer Triage, das vor allem im Frühjahr immer wieder bemüht wurde, ist nicht annähernd eingetreten – zumindest nicht auf den Intensivstationen. Interessant in diesem Kontext ist auch die Einordnung von Covid-19 im Vergleich zur Influenzasaison 2019/2020. Das RKI gibt für diese 188 102 laborbestätigte Fälle an, davon der Großteil binnen zweieinhalb Monaten (2.–11. Kalenderwoche). Bei einer Hospitalisierungsrate von 16 Prozent bedeutet dies binnen 70 Tagen ca. 30 000 Patienten im Krankenhaus.[59] Zum Vergleich: Während der ersten Corona-Welle belief sich die Gesamtzahl der wegen Covid-19 im Krankenhaus stationär behandelten Fälle auf 28 691. Und das zwischen März und Juni, also binnen 108 Tagen. Die Influenza-Saison produzierte also von Januar

---

[59] STATISTISCHES BUNDESAMT (2021a). Sterbefälle - Fallzahlen nach Tagen, Wochen, Monaten, Altersgruppen, Geschlecht und Bundesländern für Deutschland 2016–2021. Verfügbar unter https://www.destatis.de/DE/Themen/Gesellschaft-Umwelt/ Bevoelkerung/Sterbefaelle-Lebenserwartung/Tabellen/sonderauswertung-sterbefaelle.html (zuletzt abgerufen am 05.01.2021).

bis März mehr krankenhauspflichtige Fälle als Corona von März bis Juni. Von einer gefährlichen Überlastung des Gesundheitssystems war bis März nie die Rede. Im Gegenteil: Das RKI spricht von einer moderaten Grippesaison. Interessant ist zudem ein anderer Aspekt: Ein großer Teil der Menschen, die als stationäre Coronapatienten in der Statistik geführt werden, sind keine wirklichen Coronapatienten. So berichtet beispielsweise Die Zeit, dass ca. 30 Prozent der Menschen, die als Coronafall registriert werden, gar nicht wegen Corona im Krankenhaus sind – sondern aus völlig anderen Gründen (Entbindung, Unfall etc.). Erst im Krankenhaus wird dann trotz fehlender Symptome und ausschließlich durch eine routinemäßige PCR (!) ein Covid-19-Fall daraus.[60] Es ist also auch zu differenzieren, ob jemand wegen Corona oder (zufällig) mit Corona im Krankenhaus liegt. Vor diesem Hintergrund die Auslastung der Krankenhäuser als Argument für einen alternativlosen Lockdown herzunehmen, ist mehr als fragwürdig.

---

[60] DIE ZEIT (2021). Weniger Patienten wegen Corona im Krankenhaus als bislang angenommen. Verfügbar unter https://www.presseportal.de/pm/9377/4840896 (zuletzt abgerufen am 08.03.2021).

Gemäß offizieller Darstellung und vonseiten der Befürworter harter Eindämmungsmaßnahmen besteht ein Großteil der Gefährlichkeit von SARS-CoV-2 in seiner geringen Gefährlichkeit.[61] Klingt seltsam? Ist es auch. Hier ein Zitat der Virologin Melanie Brinkmann: „Dieses Virus macht uns allen das Leben schwer. Allen. […] Es macht eben nur ein paar Leute schwerkrank, aber es verbreitet sich sehr leicht. Und dadurch, dass es viele Menschen nicht so stark erkranken lässt, bewegen die sich frei herum. Und nehmen sich natürlich nicht zurück. Warum sollten sie auch? **Sie merken ja gar nicht, dass sie infiziert sind. Und genau das macht es so schwer, dieses Virus einzudämmen. Es ist eigentlich viel gefährlicher als ein Virus, das Menschen richtig krank macht.**"[62]

Wir halten fest: Da die meisten Menschen eine Infektion mangels Beschwerden gar nicht bemerken, lässt sich das Virus schwer eindämmen. Deswegen ist es gefährlicher als ein Virus, das richtig krank macht. Nun, das kann man so sehen. Was hier vermutlich gemeint ist, ist der Zusammenhang zwischen der Gefährlichkeit einer Infektionskrankheit in Form ihrer Krankheitslast und ihrer Verbreitung. Wir hatten dieses Thema bereits bei den Grundlagen der Epidemiologie gestreift:

- Je tödlicher eine Infektionskrankheit ist, desto schlechter kann sie sich tendenziell ausbreiten, da der Wirt früh verstirbt und somit wenig Gelegenheiten hat, den Erreger weiterzugeben.

- Je mehr Beschwerden eine Infektionskrankheit verursacht, desto eher bemerkt ein Infizierter, dass er betroffen ist, und wird sich entsprechend aus dem Alltag zurückziehen (Wer krank ist, bleibt vernünftigerweise daheim).

- Ist eine Infektionskrankheit dagegen selten tödlich und verursacht wenig bis keine Beschwerden, dann können sich Betroffene mangels Kenntnis schlecht selbst isolieren und werden den Erreger daher häufiger weiterge-

---

[61] N-TV NACHRICHTENFERNSEHEN GMBH (2021). „Virus ist ein Gelegenheitstäter". RKI-Chef Wieler mahnt, weiter durchzuhalten. In: N-TV.de vom 29.01.2021. Verfügbar unter https://www.n-tv.de/mediathek/videos/panorama/RKI-Chef-Wieler-mahnt-weiter-durchzuhalten-article22324970.html (zuletzt abgerufen am 04.01.2021).

[62] MAUL, T. (2021). Corona-Wahn vollendet: Gefährlich, weil harmlos. Verfügbar unter https://www.thomasmaul.de/2020/11/corona-wahn-vollendet-gefahrlich-weil.html (zuletzt abgerufen am 04.01.2021).

ben. Der betreffende Erreger wird sich folglich schneller und leichter in der Bevölkerung ausbreiten.

So weit, so gut – nur worin besteht dann das Problem? Wenn eine Infektion so milde verläuft, dass der/die Infizierte im Regelfall nichts davon bemerkt, warum müssen wir dann den Ausnahmezustand ausrufen, um diesen Erreger einzudämmen?

Hier kann man einwenden: um die Risikogruppen zu schützen, bei denen eine Infektion schwerere Folgen haben kann. Gäbe es dafür nicht vielleicht auch andere Instrumente, die effektiver, zielgerichteter und mit weniger Kollateralschäden verbunden wären? Zumal man sich an dieser Stelle dringend mit der Frage beschäftigen muss, wer eigentlich wann in der Lage ist, das Virus auf andere zu übertragen. Sind wir alle jederzeit potenzielle Ansteckungsquellen? Hat Christian Drosten recht, wenn er sagt: *„Am besten wäre es, wir täten alle so, als wären wir infiziert und wollten andere vor Ansteckung schützen."* Es geht um die Frage, ob asymptomatische Personen (also potenziell Infizierte ohne Beschwerden) andere anstecken können. Auf dieser Idee beruht das Konzept eines Lockdowns letztlich: Wir unterstellen allen eine potenzielle Infektion, betrachten jeden Mitmenschen als mögliche Ansteckungsquelle und verhalten uns entsprechend. Diese Umkehrung der Beweislast (jeder ist potenziell virenbelastet, es sei denn, er kann das Gegenteil beweisen), mit dem die gesamte Bevölkerung unter Generalverdacht gestellt wird, hat enorme Konsequenzen für die Art und Weise, wie wir miteinander und mit der Pandemie umgehen. Eine chinesische Studie ging genau dieser Frage nach: Kann SARS-CoV-2 von asymptomatischen Personen übertragen werden? Um die Frage zu beantworten, kehrten die Forscher an den Ursprungsort des Geschehens zurück, nach Wuhan. Die knapp 10 Millionen Einwohner (!) wurden mittels PCR untersucht.[63]
Das Ergebnis ist eine schallende Ohrfeige für die deutsche Pandemiepolitik:

- Unter den 10 000 000 Teilnehmern fanden sich keine neuen, asymptomatischen Fälle.

---

[63] CAO, S., GAN, Y., WANG, C., BACHMANN, M., WEI, S., GONG, J., HUANG, Y., WANG, T., LI, L., LU, K., JIANG, H., GONG, Y., XU, H., SHEN, X., TIAN, Q., LV, C., SONG, F., YIN, X. & LU, Z. (2020). Post-lockdown SARS-CoV-2 nucleic acid screening in nearly ten million residents of Wuhan, China. Nature Communications, 2020 Nov 20; 11(1), 5917. Verfügbar unter https://pubmed.ncbi.nlm.nih.gov/33219229/ (zuletzt abgerufen am 14.07.2021).

- Das soziale Umfeld von 300 bereits bekannten asymptomatischen Fällen wurde ebenfalls getestet, keine einzige der über 1 100 Kontaktpersonen war positiv.

In einer Population von 10 Millionen Menschen ist es nicht gelungen, auch nur einen einzigen Fall von asymptomatischer Übertragung nachzuweisen. Das legt, vorsichtig formuliert, den Verdacht nahe, dass es eine asymptomatische Übertragung schlicht nicht gibt. Die von unserer Regierung und ihren Beratern gezielt geschürte Angst,[64] jeder könne jeden und jederzeit, ohne es zu wissen, anstecken, ist nichts weiter als eben genau das: eine bewusste Verängstigung der eigenen Bevölkerung, um auf dem Rücken dieser Angst ungestört „durchregieren" zu können. Es handelt sich hier um einen perfiden Akt der psychologischen Kriegsführung, der dem wissenschaftlichen Kenntnisstand diametral widerspricht. Kindern einzuschärfen, dass sie durch Kontakt ihre Großeltern töten könnten, ist nicht nur unverantwortlich, sondern grenzt an kriminelles Verhalten.

---

[64] REITER, F. (2021). „Wie bekommen wir Corona in den Griff?". Internes Papier aus Innenministerium empfahl, den Deutschen Corona-Angst zu machen. In: FOCUS Online vom 1104.2020. Verfügbar unter https://www.focus.de/politik/deutschland/aus-dem-innenministerium-wie-sag-ichs-den-leuten-internes-papier-empfiehlt-den-deutschen-angst-zu-machen_id_11851227.html (zuletzt abgerufen am 04.01.2021).

Der Lockdown: alternativlos?

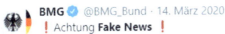

BMG ✔ @BMG_Bund · 14. März 2020   ⁰⁰⁰
❗ Achtung **Fake News** ❗
Es wird behauptet und rasch verbreitet, das Bundesministerium für
Gesundheit / die Bundesregierung **würde bald massive** weitere
Einschränkungen des öffentlichen Lebens ankündigen. Das stimmt NICHT!
Bitte helfen Sie mit, ihre Verbreitung zu stoppen.

> Es wird behauptet und rasch verbreitet,
> das Bundesministerium für Gesundheit /
> die Bundesregierung würde bald
> massive weitere Einschränkungen des
> öffentlichen Lebens ankündigen.
> **DAS STIMMT NICHT !**

▶ 1 Mio. Mal angezeigt   0:08 / 0:30 ◁× ↗

*Abbildung 27:   Mitteilung des Bundesgesundheitsministeriums, 3 Tage später erfolgte der
Lockdown*

Wissen Sie, was positive Rückkopplung ist? Man spricht davon, wenn ein Signal, oder wie in unserem Beispiel Handlungen, verstärkend auf sich selbst wirken. Eine positive Rückkopplung liegt zum Beispiel vor, wenn in der Zeitung steht: „Gestern wurde 20315 Menschen positiv auf Covid-19 getestet." Gleichzeitig wird in allen Medien darüber berichtet, wie gefährlich dieses Virus ist, dass Sie sich unbedingt schützen müssen und zeitnah testen bei den ersten Symptomen. Zusätzlich installiert man sich am besten noch eine Corona-Warn-App. Diese teilt Ihnen dann mit, wenn Sie einem positiv getesteten Menschen zu nahe gekommen sind.

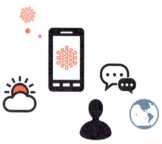

Die Konsequenz dieses Handelns ist Angst. Angst vor einer Ansteckung mit einer tödlichen Erkrankung, bei der alle Verwandten, Nachbarn und Freunde zu potenziell tödlichen Virusschleudern werden. Alle Gespräche Ihres täglichen Alltages drehen sich irgendwann nur noch um dieses eine Thema. Kommt es dann zu einem klitzekleinen Symptom in Ihrer Familie, wird Ihr Unterbewusstsein Sie sofort auf die mögliche Gefahr einer schwerwiegenden Ansteckung mit anschließender tödlicher Infektion hinweisen, die es unbedingt zu unterbinden gilt. Und natürlich laufen Sie zur nächsten Teststation und lassen sich checken. Idealerweise wird man dort einen Test verwenden, der nicht spezifisch ist auf Covid-19 und auch nicht geeignet zum Nachweis einer Infektion, aber das spielt keine Rolle mehr. Auch die Tatsache, dass der Test in vielen Fällen falsch-positiv testet, ist jetzt egal. Ihre Angst und Ihre Panik sind so stark geworden, dass Sie jede rationale Überlegung ignorieren, Sie werden ausschließlich durch ihr panisches Unterbewusstsein gesteuert. Dadurch erhöhen sich natürlich am nächsten Tag die Fallzahlen, und man bekommt diese medial auch mehrfach am Tag mitgeteilt: in den Radionachrichten, in den sozialen Medien, im Fernsehen und natürlich von den Arbeitskollegen und der Familie. 21 756 neue Fälle am nächsten Tag. Die Bedrohung wird größer, und noch mehr Menschen machen sich jetzt ernsthafte Sorgen um ihre Familien und um sich selbst.

Ich habe genügend davon in meiner Praxis mitbekommen. Da gab es Leute, die aus Angst vor einer Ansteckung bereits 15 Minuten vor der Sprechstunde vor der Praxistür standen, aus Angst, anderen Menschen zu begegnen, andere wiederum hatten Ganzkörperschutzanzüge an und sahen aus wie Marsmenschen, viele weinten in der Sprechstunde, sie wussten das Gehörte und Gesehene einfach nicht einzuordnen und machten sich große Sorgen. Viele Patienten schickten ihre Verwandten und Bekannten in die Praxis, weil sie sich nicht mehr vor die Tür trauten, und verschleppten dadurch Krankheiten. Es gab viele Patienten mit Doppelmasken im Gesicht im Wartezimmer, einige davon sind bei längeren Wartezeiten dann irgendwann kollabiert, Sauerstoffmangel!

So ungefähr funktioniert ein sich selbst verstärkendes System, das nennt man dann auch positive Rückkopplung.

Mein dringender Rat an Sie: Verabschieden Sie sich aus dem sich selbst verstärkenden medialen Angstsystem und handeln Sie eigenverantwortlich. Deinstallieren Sie die Corona-Warn-App, vermeiden Sie es, mehrmals am Tag die Berichte über Corona zu hören, informieren Sie sich maximal einmal am Tag zum aktuellen Stand. Hören Sie auf, bei jedem Niesen eine Corona-Infektion zu vermuten, und überlegen Sie genau, ob wegen unspezifischer Minimalsymptome wirklich immer ein Corona-PCR-Test notwendig ist. Im Zweifel machen Sie lieber Antigentests zu Hause, diese werden nicht automatisch an die Meldestellen gesendet und erhöhen nicht die Fallzahlen. Helfen Sie mit, den Kreislauf der Angst in der Bevölkerung zu unterbrechen. Denn Angst führt zu Stress, Stress schwächt über das Hormon Cortisol und den Neurotransmitter Adrenalin Ihr Immunsystem, und wenn Sie Pech haben führt, das wiederum zu einer leichteren Ansteckung. Negative Gedanken können Ihr Immunsystem schwächen und Sie krank machen, positive Gedanken bewirken ein stärkeres Immunsystem und verbessern Ihre Abwehrkräfte.

Bei dem Kartenhaus, auf dem die Begründung für die Lockdown-Maßnahmen aufgebaut ist, handelt es sich um ein sehr instabiles Konstrukt. Wie wir gesehen haben,

- Taugen die Fallzahlen der Neuerkrankungen wenig (PCR-positiv ist kein Fall)
- Sind die Todesfallstatistiken wenig zuverlässig (Tod an oder mit Corona, Zeitversatz)
- Ist die PCR selbst kein zuverlässiges Werkzeug, um Infektionen festzustellen (Zyklenzahl, Verwechslung mit anderen Coronaviren, fehlende Unterscheidung zwischen vermehrungsfähigen Viren und Virentrümmern, fehlende Zulassung als Diagnose-Instrument)

- Gab es 2020 keine signifikant erhöhte Mortalität
- Ist eine nennenswerte Verbreitung von Covid-19 als Krankheit in der Bevölkerung nicht feststellbar (AGI, GrippeWeb)
- Ist eine asymptomatische Übertragung des Virus nicht möglich
- Besteht die Heimtücke des Virus gerade darin, dass es so selten nennenswerte Beschwerden verursacht

Allein angesichts dieser Fakten kann von einer Alternativlosigkeit des Lockdowns keine Rede sein. Wie wir bei der Betrachtung der Mortalität bereits gesehen haben, besteht eine wirkliche Gefährdung durch Corona nur für hochbetagte Menschen im Alter von über 80 Jahren (in allen anderen Altersklassen zeigte sich 2020 eine Untersterblichkeit). Dies wird nochmals deutlich, wenn man sich die Entwicklung der Sterbezahlen für Altersstufen ab Renteneintrittsalter ansieht:

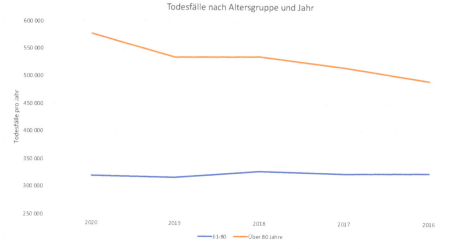

Abbildung 28:   *Entwicklung der Sterbezahlen in den Altersklassen der über 60-Jährigen 2016–2020*[50]

Pandemiemaßnahmen sollten sich sinnvollerweise auf den Schutz derjenigen Personen konzentrieren, für die tatsächlich ein erhöhtes Risiko besteht. Das bedeutet konkret, unsere Schutzmaßnahmen sollten sich vor allem an die sehr alten Menschen richten – speziell an jene, die in Heimen untergebracht sind. Durch den engen Kontakt mit anderen Personen besteht hier ein deutlich höheres Risiko der Ansteckung als bei Personen, die alleine oder zu zweit in einem Haus oder einer Wohnung leben. Genau dieser spezifische Schutz wurde bislang fast komplett vernachlässigt. Während mit Lockdown, Ausgangssperren, Kontaktsperren, Maskenpflicht, Geschäftsschließungen, Veranstaltungsverboten und ähnlich drakonischen Maßnahmen vor allem die breite Bevölkerung ins Visier genommen wird, wurde gerade für den verwundbarsten Teil der Bevölkerung nichts getan und nichts erreicht. Die Pandemiepolitik hat hier auf ganzer Linie versagt. Es ist nicht nur nicht gelungen, die Mitbürger, die dringend Schutz gebraucht hätten, zu schützen – zusätzlich wurde der Teil der Bevölkerung, der gar nicht gefährdet war, erheblichen Repressalien ausgesetzt, bis hin zum Verlust von Grundrechten. Die Politik hat als Instrument einen Vorschlaghammer gewählt, wo ein feines Skalpell angebracht gewesen wäre.

Die Befürworter restriktiver Pandemiemaßnahmen führen an dieser Stelle das Präventionsparadoxon an, um die weitestgehend unauffälligen Zahlen zu erklären: Mortalität, Krankenhausauslastung und Verbreitung der Erkrankung seien nur deswegen niedrig, weil eben zum Äußersten gegriffen worden sei, dem Lockdown. Ohne Lockdown wären die Zahlen dramatisch höher, womöglich mit Hunderttausenden von Toten. Dieses Paradoxon ließe sich nur zu 100 Prozent bestätigen oder widerlegen, wenn wir mittels Zeitreise das Jahr 2020 noch einmal durchspielen würden, nur diesmal ohne Lockdown, um dann am Jahresende Bilanz zu ziehen. Da uns diese Option noch nicht zur Verfügung steht, müssen wir nach anderen Instrumenten suchen, um das Paradoxon zu untersuchen. Eine sehr gute Möglichkeit bietet hier der Ländervergleich. Wir können die gängigen Kennzahlen der Pandemie (Mortalität, R-Wert etc.) zwischen Deutschland und vergleichbaren Ländern ohne Lockdown betrachten. „Vergleichbar" bedeutet dabei: Annähernd gleicher Lebensstandard, ähnliche Altersstruktur und eine medizinische Versorgung auf gleichem Niveau. Es würde keinen Sinn ergeben, Deutschland mit dem Tschad zu vergleichen. Industrienationen, die sich für einen solchen Vergleich anbieten, sind Japan und Schweden. Beide erfüllen die genannten Kriterien und haben zu keinem Zeitpunkt der Pandemie Lockdown-Maßnahmen verhängt. Gegen Schweden wird häufig eingewendet, dass hier eine geringere Bevölkerungsdichte als in Deutschland vorliege (SWE: 23 Einwohner/km^2; DEU: 233 Einwohner/km^2), was die Verbreitung des Virus automatisch bremse. Dem ist mitnichten so, da der Großteil der Landesfläche Schwedens unbewohnt ist – die Bevölkerung konzentriert sich in den Städten. Die Urbanisierung (d. h. der Anteil der Gesamtbevölkerung, der in Städten wohnt) liegt in Schweden deutlich über der in Deutschland. Vereinfacht gesagt: Die Schweden haben zwar theoretisch mehr Fläche pro Einwohner als Deutschland, wohnen aber trotzdem enger zusammen. In Japan ist die Urbanisierung ebenfalls höher als in Deutschland und sogar die höchste aller größeren Industrienationen.[65] Beginnen wir mit Japan. Welche Unterschiede gibt es, die bei der vergleichenden Betrachtung ins Gewicht fallen könnten? Die Bevölkerungsdichte liegt 50 Prozent über der in Deutschland, d. h., die Menschen leben deutlich enger zusammen. Auch demografisch weist Japan ein deutlich ungünstigeres Profil auf: Während in Deutschland rund 17,8 Millionen Menschen leben, die älter als 65 Jahre sind, besteht diese Altersklasse in Japan aus etwa doppelt so vielen Menschen: 34,2 Millionen. Auch ist die räumliche Nähe zu China, dem Ursprungsland der Pandemie, unvergleichlich größer. Günstig für Japan ist alleine seine Insellage: Grenzen lassen sich einfacher schließen als in Deutschland. Unterm Strich wären für Japan also eher schlechtere Zahlen als für Deutschland zu erwarten, mindestens jedoch gleichwertige. Dies umso mehr, als die japanische Regierung zu keinem Zeitpunkt einen Lockdown verhängt hat. Das höchste der Gefühle war die Empfehlung zur Einhaltung der AHA-Regeln (Abstand, Hygiene, Alltagsmaske). Das Resultat der Todesfallzahlen (an oder mit Corona) sieht folgendermaßen aus:

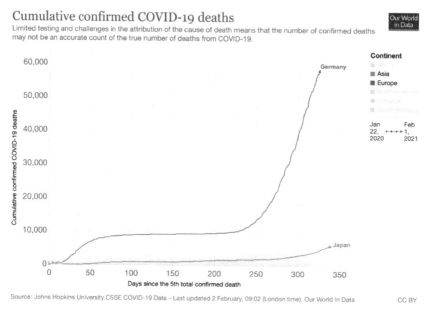

Cumulative confirmed COVID-19 deaths

Limited testing and challenges in the attribution of the cause of death means that the number of confirmed deaths may not be an accurate count of the true number of deaths from COVID-19.

Source: Johns Hopkins University CSSE COVID-19 Data – Last updated 2 February, 09:02 (London time), Our World In Data   CC BY

---

65 THE WORLD BANK GROUP (2021). Urban population (% of total population) – Oman, China, Chad, Albania, Germany | Data. Verfügbar unter   https://data. worldbank.org/indicator/SP.URB.TOTL.IN.ZS?locations=OM-CN-TD-AL-DE&year_high_desc=true (zuletzt abgerufen am 05.01.2021).

Japan hat zum jetzigen Stand (Februar 2021) 5833 Corona-Tote zu beklagen, Deutschland 58 059. Das sind fast 1000 Prozent mehr. Was die Frage nach der Gesamtsterblichkeit in Japan (und damit eine eventuelle Übersterblichkeit) angeht, ist ebenfalls nichts Auffälliges zu beobachten: Die Sterberate stieg von 10,7/1000 im Jahr 2019 auf 10,9/100 000 im Jahr 2020.[67] Dieser Anstieg um 0,2/1000 entspricht dabei 1 : 1 der demografischen Entwicklung (Zunahme der Anzahl der über 80-Jährigen analog zur Entwicklung in Deutschland). Die Lage in Japan ist also recht eindeutig. Wie sieht es aber mit dem in diesem Kontext wohl meistdiskutierten Land aus – Schweden? Was ist nicht alles über Schweden geschrieben und geredet worden! Für die einen ist Schweden das leuchtende Vorbild, dass es auch ohne Einschränkung der Bürgerrechte möglich ist, gut durch die Pandemie zu kommen, für die anderen ist Schweden ein Horrorbeispiel, wie man es auf keinen Fall machen sollte. Dabei verfügen beide Seiten über die gleichen Zahlen. Wie wir bereits mehrfach gesehen haben, sind beim Umgang mit statistischen Zahlen im Allgemeinen und epidemiologischen Statistiken im Speziellen Genauigkeit und Fingerspitzengefühl gefragt. Der Teufel steckt oft im Detail. Sogar in Schweden. Zuallererst müssen wir uns die Bevölkerungsgröße vergegenwärtigen. Schweden hat 10,3 Millionen Einwohner, Deutschland 83,1. Die deutsche Bevölkerung ist damit ziemlich genau achtmal größer als die schwedische. Das sollte man immer im Hinterkopf behalten, speziell wenn mit absoluten Zahlen hantiert wird. Besser und sicherer ist es grundsätzlich, relative Zahlenangaben zu nutzen, d. h. Zahlen, die in Bezug zur Gesamtbevölkerung stehen. Werfen wir zuerst einen Blick auf die coronabedingten Sterbefälle (an oder mit Corona).

[66]   RITCHIE, H. ORTIZ-OSPINA, E.; BELTEKIAN, D.; MATHIEU, E.; HASELL, J.; MACDONALD, B.; GIATTINO, C.; APPEL, C; RODÉS-GUIRAO, L.; ROSER, M. (2021c). Coronavirus Pandemic (COVID-19). In: Our World in Data. Verfügbar unter https://ourworldindata.org/coronavirus (zuletzt abgerufen am 05.01.2021).

[67]   KNOEMA (2021). Japan Death rate, 1950–2020 - knoema.com. Verfügbar unter, https://knoema.com//atlas/Japan/Death-rate (zuletzt abgerufen am 05.01.2021).

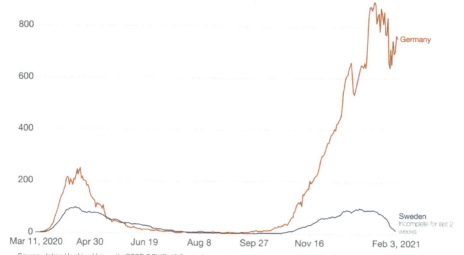

Abbildung 30:   *Todesfälle pro Tag (an oder mit Corona) in Deutschland und Schweden*[68]

Die Abbildung zeigt die täglichen Fälle der an oder mit Corona Gestorbenen, allerdings in absoluten Zahlen – nicht relativ zur Bevölkerung. Um einen fairen Vergleich zu gewährleisten, müssen wir also die schwedischen Zahlen mal acht nehmen. Zu beachten ist zudem, dass die schwedischen Zahlen für die zweite Januarhälfte 2021 nicht vollständig sind. Unsere Betrachtung wird sich daher bis Mitte Januar 2021 erstrecken. Schweden schneidet vor allem zu Beginn der Pandemie katastrophal schlecht ab: Während Deutschland zeitversetzt zum Höhepunkt der ersten Welle auf maximal 226 Todesfälle pro Tag kommt, erreicht Schweden 98. Berücksichtigt man den Faktor 8, liegt die Sterberate in Schweden bei 784 – das Dreieinhalbfache der deutschen Zahl. Dieses Phänomen zieht sich auch durch den Sommer. In Relation zur Bevölkerungsgröße liegen die coronabedingten Todesfälle in Schweden kontinuierlich über dem deutschen Niveau. Ab Ende September, und damit dem Beginn der zweiten Welle, ändert sich das Bild allerdings.

---

[68] RITCHIE, H. ORTIZ-OSPINA, E.; BELTEKIAN, D.; MATHIEU, E.; HASELL, J.; MACDONALD, B.; GIATTINO, C.; APPEL, C; RODÉS-GUIRAO, L.; ROSER, M. (2021c). Coronavirus Pandemic (COVID-19). In: Our World in Data. Verfügbar unter https://ourworldindata.org/coronavirus (zuletzt abgerufen am 05.01.2021).

Zwar steigen in beiden Ländern die Sterberaten, in Schweden aber vergleichsweise moderat (von 2 im Sommer auf 98 Mitte Januar), während sie in Deutschland regelrecht zu explodieren scheinen (von 4 im Sommer auf 894 Mitte Januar). Um den Faktor 8 bereinigt, stehen Deutschland und Schweden nun gleich gut bzw. schlecht da. Das wird auch deutlich, wenn man die Sterberaten relativ angibt, bezogen auf die Bevölkerungsgröße (Todesfälle pro 1 Million Einwohner):

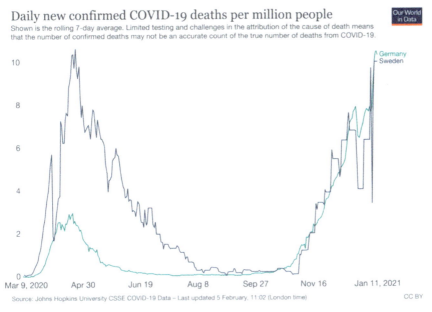

Abbildung 31:   *Todesfälle (an/mit Corona) pro 1 Million Einwohner in Deutschland und Schweden*[69]

Was unterscheidet also die erste Welle (März bis September) von der zweiten (Oktober bis Februar)? Nun, Schweden hat im Rahmen der ersten Welle etwas fertiggebracht, was gemeinhin als unmöglich galt: Es war noch schlechter als Deutschland in der Lage, seine alte Bevölkerung zu schützen. Ein Blick auf die Altersverteilung der Corona-Todesfälle in Schweden offenbart das Problem:

[69]   GLOBAL CHANGE DATA LAB (2021b). Coronavirus Pandemic Data Explorer. In: Our World in Data. Verfügbar unter https://ourworldindata.org/coronavirus-data-explorer (zuletzt abgerufen am 05.01.2021).

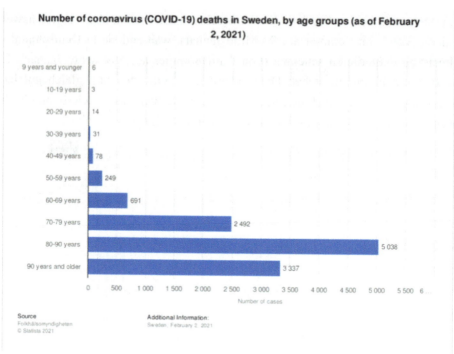

Abbildung 32:   *Altersspezifische Covid-19-Mortalität in Schweden 2020[70]*

Dies ist ein Umstand, der vom schwedischen König bitter beklagt wurde[71] und bei dem der Chefvirologe und Kopf hinter der schwedischen Strategie, Anders Tegnell, auch einräumt, dass hier massive Fehler begangen wurden[72]. Nachdem das Versäumnis erkannt worden war (91 Prozent der Todesfälle ereigneten sich in der Altersgruppe ab 70 Jahren, davon die Hälfte bei im Heim Lebenden), wurden ab April entsprechende Gegenmaßnahmen eingeleitet, u. a. ein Besuchsverbot für Altenheime und die Aufforderung an Senioren, soziale Kontakte herunterzufahren. In der Folge sanken die Todesfallzahlen um 90 Prozent.[73] Interessant ist auch die

---

[70] STATISTA GMBH (2021). Number of coronavirus (COVID-19) deaths in Sweden, by age groups. Verfügbar unter https://www.statista.com/statistics/1107913/number-of-coronavirus-deaths-in-sweden-by-age-groups/ (zuletzt abgerufen am 05.01.2021).

[71] TAGESSCHAU (2021a). Schwedens König: „Im Kampf gegen Corona gescheitert". Verfügbar unter https://www.tagesschau.de/ausland/schweden-corona-gustaf-101.html (zuletzt abgerufen am 05.01.2021).

[72] BR (2020b). Schwedens Epidemiologe: Corona-Schutz für Senioren gescheitert. Verfügbar unter https://www.br.de/nachrichten/deutschland-welt/schwedens-epidemiologe-corona-schutz-fuer-senioren-gescheitert,S2qkoak (zuletzt abgerufen am 05.01.2021).

[73] DER TAGESSPIEGEL (2021). Corona-Tote in Schweden: Jeder Zweite hat zuvor in einem Seniorenheim gelebt. In: Tagesspiegel.de vom 07.05.2020. Verfügbar unter:

Beobachtung, dass in Schweden mehr getestet wird als in Deutschland, entsprechend mehr „Fälle" gefunden werden – die relative Sterberate aber nicht höher ist. So wird die folgende Grafik gerne verwendet, um die Überlegenheit der Lockdown-Strategie zu untermauern:

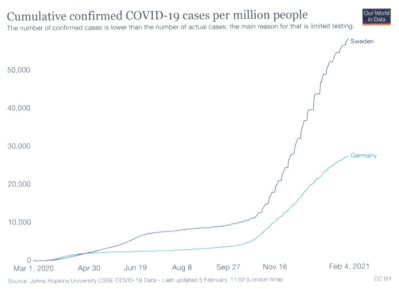

Abbildung 33:   *Kumulierte Coronafälle (positive PCR) pro 1 Million Einwohner in Deutschland und Schweden*

Zu sehen ist, wie die kumulierte Anzahl SARS-CoV-2-positiver Personen (also PCR-positiver Personen, bezogen auf 1 Million Bevölkerung seit Beginn der Pandemie) in Schweden deutlich über der in Deutschland liegt (DEU: 27 040, SWE: 57 892). Das entspräche mehr als der doppelten „Durchseuchung" der Gesamtbevölkerung als in Deutschland. Tatsächlich handelt es sich aber nicht um echte Fälle – sondern PCR-positive Testergebnisse. Und deren Anzahl hängt nun einmal sehr stark davon ab, wie viele Tests man durchführt:

---

https://www.tagesspiegel.de/wissen/corona-tote-in-schweden-jeder-zweite-hat-zuvor-in-einem-seniorenheim-gelebt/25811204.html (zuletzt abgerufen am 13.07.2021).

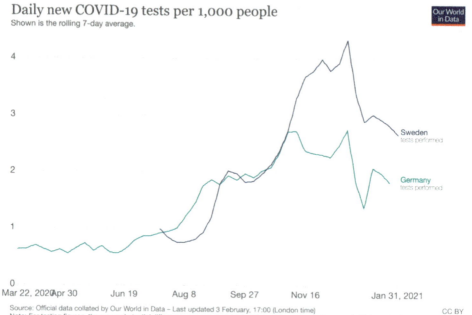

Abbildung 34:   *Anzahl durchgeführter PCR-Tests pro Tag pro 1000 Einwohner in Deutsch-*
land und Schweden. Kumulierte Coronafälle (positive PCR) pro 1 Million
Einwohner in Deutschland und Schweden

So bleibt am Ende die verblüffende Erkenntnis, dass in Schweden zwar mehr getestet wird, dass dort auch mehr „Infektionen" gefunden werden – aber nicht mehr
Menschen sterben (siehe Abbildung 31). Und das ohne Lockdown. Schweden ist
dabei im Übrigen kein Einzelfall. Blickt man in die USA, stellt man fest, dass es
auch hier bezüglich der Pandemiebekämpfung erhebliche Unterschiede zwischen
den einzelnen Bundesstaaten gibt. Während beispielsweise Kalifornien eine strikte
Lockdown-Politik verfolgte (ähnlich der in Deutschland oder Frankreich), verzichtete Florida auf Restriktionen und ging den schwedischen Weg. Beide Staaten sind
recht gut miteinander vergleichbar (ähnliches Klima, annähernd gleicher Urbani-
sierungsgrad), allerdings ergeben sich für Florida einige „Nachteile": Die Bevölkerung ist älter (Florida ist in den USA das Ruhestandsland schlechthin), und die
Einwohnerdichte ist um 20 Prozent höher als in Kalifornien. In Summe würde man
daher in Florida deutlich schlechtere Zahlen erwarten als in der Heimat Holly-
woods. Dem ist nicht so, vielmehr entspricht das Bild ziemlich genau dem Vergleich Schweden–Deutschland:

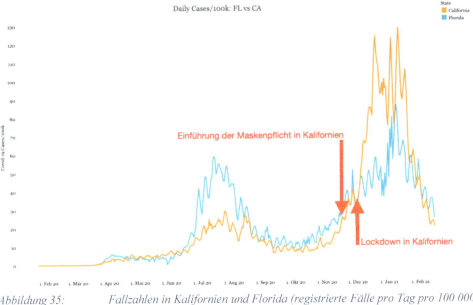

Abbildung 35: *Fallzahlen in Kalifornien und Florida (registrierte Fälle pro Tag pro 100 000 Einwohner)[74]*

Wie halten wir es also nun mit unseren nördlichen Freunden? Heißt von Schweden lernen siegen lernen? Können deren Virologen und Epidemiologen im Gegensatz zu ihren deutschen Kollegen übers Wasser gehen? Mitnichten. Auch in Schweden wurden schwere Fehler begangen (siehe Schutz der Altenheime im Frühjahr 2020), und die dortigen Politiker und ihre Berater würden die Dinge heute etwas anders angehen. Bezüglich der Sterberate steht Schweden heute nicht schlechter da als Deutschland – man könnte also verleitet sein zu sagen: „Was soll's, beide Systeme haben sich bewährt, und im Ergebnis besteht kein Unterschied." Dabei muss aber bedacht werden, zu welchem ungeheuren Preis sich Deutschland dieses Unentschieden erkauft hat. Auch das Thema „Mutanten" eignet sich eher weniger, um einen Lockdown zu begründen. Im Fokus stehen hier bislang die „Südafrika-Mutante" (B.1.351) und die „UK-Mutante" (B.1.1.7). Blickt man auf die Länder ihrer Entstehung, die gleichzeitig die stärkste Verbreitung dieser Virusmutationen aufweisen, so zeigt sich kein besonders beunruhigendes Bild:

74 PUBLIC.TABLEAU.COM (2021). Covid Cases FL vs CA. Verfügbar unter https://public.tableau.com/profile/amelia.janaskie7647#!/vizhome/LTCScatterplot/Shee t2 (zuletzt abgerufen am 02.03.2021).

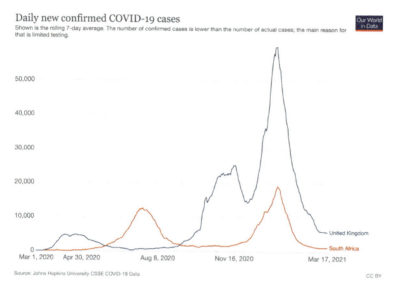

Abbildung 36:   *Entwicklung der Fallzahlen in Großbritannien und Südafrika nach Auftreten der Mutationen[75]*

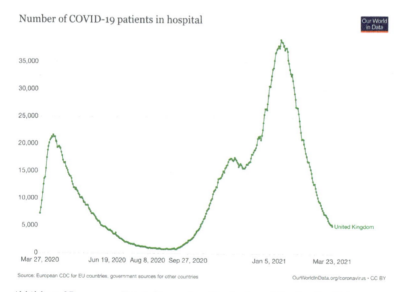

Abbildung 37:   *Entwicklung der Krankenhausfälle in Großbritannien nach Auftreten der Mutationen[76]*

[75] RITCHIE, H. ORTIZ-OSPINA, E.; BELTEKIAN, D.; MATHIEU, E.; HASELL, J.; MACDONALD, B.; GIATTINO, C.; APPEL, C; RODÉS-GUIRAO, L.; ROSER, M. (2021d). Coronavirus Pandemic (COVID-19). In: Our World in Data. Verfügbar unter https://ourworldindata.org/coronavirus (zuletzt abgerufen am 18.03.2021).

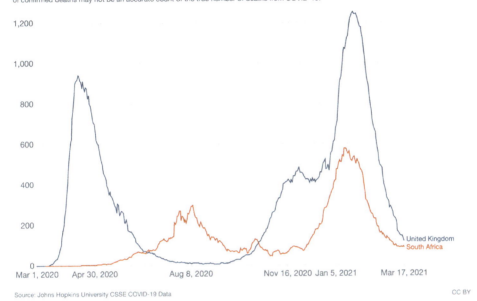

Daily new confirmed COVID-19 deaths

Shown is the rolling 7-day average. Limited testing and challenges in the attribution of the cause of death means that the number of confirmed deaths may not be an accurate count of the true number of deaths from COVID-19.

Source: Johns Hopkins University CSSE COVID-19 Data

Abbildung 38:   *Entwicklung der Sterbefälle in Großbritannien und Südafrika nach Auftreten der Mutationen[75]*

In den beiden Ländern mit der höchsten „Durchseuchung" durch die „Mutanten" sinken die Zahlen rapide und anhaltend – was die Anzahl der Coronapatienten in stationärer Behandlung angeht sowie die Anzahl der Todesfälle. „Mutanten" sind keineswegs ungewöhnlich oder ein Katastrophenfall. Viren mutieren natürlicherweise und kontinuierlich. Wir kennen das von Influenzaviren seit Jahrzehnten. Mal führen diese Genomveränderungen zu mehr Problemen, mal zu einem harmloseren Virus. Hier gleich einen Notfall auszurufen und in Panik zu verfallen, ist unbegründet und wenig zielführend. Dies zeigt sich auch in Deutschland. Während seitens der einschlägigen Experten eine dritte Welle herbeigeredet und Panik geschürt wird (*„Wir stehen vor einer völlig neuen Pandemie", „Das Virus hat einen Raketenantrieb bekommen", „Tödlichkeit des Virus hat sich verdoppelt", „Virale Atombombe", „Kritischste Phase der Pandemie"*) und zusätzliche Grundrechtsein-

---

[76] GLOBAL CHANGE DATA LAB (2021a). Statistics and Research: Coronavirus (COVID-19) Hospitalizations. In: Our World in Data. Verfügbar unter https://ourworldindata.org/covid-hospitalizations (zuletzt abgerufen am 30.03.2021).

113

schränkungen gefordert werden (Stichwort Ausgangssperre, „Totaler Lockdown"), zeichnen die Zahlen ein völlig anderes Bild:

- Was steigt, ist wieder einmal die *Anzahl positiver Testergebnisse.*
- Nach unten geht die Anzahl stationär behandelter Coronafälle, ebenso wie
- Die Anzahl der Todesfälle:

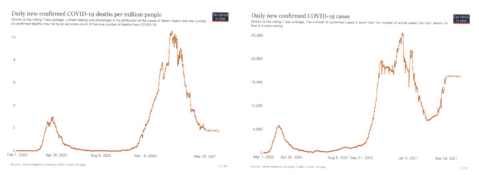

Abbildung 39:   *Entwicklung positiver Testergebnisse (rechts) und Sterbefälle (links) in Deutschland im Zuge der vermehrt auftretenden „Mutanten"[75]*

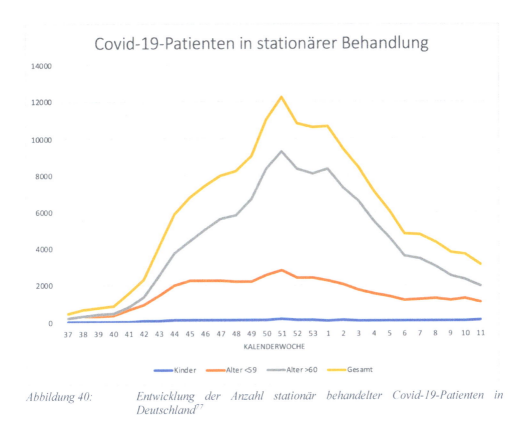

Abbildung 40:   *Entwicklung der Anzahl stationär behandelter Covid-19-Patienten in Deutschland[77]*

Das gleiche Bild findet sich auch in den USA. Dort haben zahlreiche Bundesstaaten sowohl die Maskenpflicht als auch Einschränkungen des öffentlichen Lebens komplett abgeschafft. Gemäß den Lockdown-Befürwortern müsste das in diesen Staaten zu einer Explosion der Infektions-, Kranken- und Todeszahlen führen. Das Gegenteil ist der Fall: Die betreffenden Zahlen sinken und liegen häufig *unter* denen der Bundesstaaten mit Lockdown.

---

[77] RKI (2021d). COVID-19-Fälle nach Meldewoche und Geschlecht sowie Anteile mit für COVID-19 relevanten Symptomen, Anteile Hospitalisierter und Verstorbener. Verfügbar unter https://www.rki.de/DE/Content/InfAZ/N/Neuartiges_Coronavirus/Daten/Klinische_Aspekte.html (zuletzt abgerufen am 13.07.2021).

Was lässt uns im Leben gesund und glücklich sein? Das ist eine Frage, die vor über 70 Jahren bei der wohl längsten Studie über das Glücklichsein gestellt wurde. Siehe dazu den Ted Talk von Robert Waldinger mit mittlerweile 20 Millionen Aufrufen: *„What makes a good life?"*[78] Wer kann auf diese Frage wahrscheinlich die beste Antwort geben? Wer kennt die Essenz des Lebens am ehesten? Menschen, die ihr Leben weitgehend gelebt haben, alte Menschen sozusagen, die am Ende

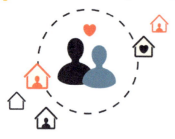

ihrer Reise angekommen sind. Genau diese Menschen wurden bei der Studie befragt, aber nicht nur im hohen Alter, sondern über fast ihr ganzes Leben, einige seit 75 Jahren! Durch diesen sehr langen Beobachtungszeitraum könnte man sehr genau eingrenzen, was uns wirklich glücklich und gesund macht. Harvard hat so eine Studie durchgeführt und 75 Jahre lang 724 Männer aus zwei verschiedenen Schichten der Gesellschaft (Studenten der Harvard-Universität und Arbeiterkinder von Boston) begleitet.[79] Jedes zweite Jahr bekamen diese Männer einen Fragebogen zu ihrer Gesundheit, zu ihrem Beruf, wenn man will, zu ihrem Wohlbefinden und aktuellen Status. 60 dieser Männer waren nach 75 Jahren Studiendauer noch immer dabei und haben weiterhin jedes Jahr den Fragebogen ausgefüllt. Die meisten der 1938 in die Studie eingeschlossenen Männer, die noch lebten, waren nach den 75 Jahren bereits über 90 Jahre alt, und man hat dann angefangen, irgendwann auch die Frauen dieser Männer und die über 2000 Kinder dieser Familien in die Studie mit aufzunehmen. Dabei wurden diese Menschen nicht nur interviewt, man hat sie in ihrem sozialen Umfeld zu Hause besucht, man hat sich ihre Krankenakten angeschaut, ihnen wurde Blut abgenommen, und ihr Gehirn wurde mittels MRT (Magnetresonanztomografie) gescannt. Welche Ergebnisse zum Glücklichsein konnten aus der mehrere Zehntausend Seiten starken Dokumentation gezogen werden?

---

[78] WALDINGER, R. (2021). What makes a good life? Lessons from the longest study on happiness. Verfügbar unter https://www.ted.com/talks/robert_waldinger_what_makes_a_good_life_lessons_from_the_longest_study_on_happiness   (zuletzt abgerufen am 13.03.2021).

[79] MINEO, LIZ (2017). Harvard study, almost 80 years old, has proved that embracing community helps us live longer, and be happier.   In: The Harvard Gazette vom 11.04.2017.   Verfügbar   unter   https://news.harvard.edu/gazette/story/2017/04/over-nearly-80-years-harvard-study-has-been-showing-how-to-live-a-healthy-and-happy-life/ (zuletzt abgerufen am 13.03.2021).

Die wichtigste Botschaft aus der 75-jährigen Studie lautet:

Gute Beziehungen machen uns glücklicher und gesünder.

Das Team von Robert Waldinger hat drei wichtige Lehren über Beziehungen gezogen. Erstens, dass soziale Beziehungen wirklich gut für die Menschen sind und dass Einsamkeit tödlich ist. Es zeigte sich, dass soziale Vernetzung mit dem Partner, mit den Kindern, aber eben auch mit Freunden und Bekannten einen wesentlichen Bestandteil eines gesunden und glücklichen Lebens darstellt und dass die Menschen, die sich einsam fühlten, deutlich früher erkrankten und verstarben.

Zweitens hat man festgestellt, dass es nicht auf die Anzahl der Freunde oder Kinder ankommt oder darauf, ob es eine feste Beziehung ist oder vielleicht nur eine Freundschaft, sondern dass der entscheidende Faktor die Qualität der Beziehung/Beziehungen ist. Toxische Beziehungen führen ebenso wie Einsamkeit zu früheren Krankheiten und Tod. Die Menschen in der Studie, die mit 50 am zufriedensten in ihren Beziehungen waren, waren die gesündesten im Alter von 80.

Drittens fand man heraus, dass gute Beziehungen nicht nur gut für unsere körperliche Gesundheit sind, sondern auch unsere geistige Vitalität davon enorm profitiert im Alter. Will heißen: Menschen in Beziehungen, in denen Respekt und Vertrauen gegeben sind, bleiben bis in das hohe Alter geistig fitter als jene, bei denen Angst und Misstrauen an der Tagesordnung sind.

Was hat das Ganze nun mit Corona zu tun? Sie wissen es bereits: Angst ist das Einzige, was Medien und Politiker in den letzten 18 Monaten geschürt haben. Angst vor dem Virus, Angst vor der Ansteckung, Angst vor der Infektion, Angst vor dem Krankenhaus, Angst vor einem schrecklichen Tod, Angst vor den Bekannten, den Schulfreunden Ihrer Kinder, Angst vor den Arbeitskollegen, Angst vor den Bekannten, mit denen man vor Corona unter der Woche zum Essen ging, Sport betrieb oder die Oper besuchte. Angst vor allem und jedem. Bleiben Sie zu Hause, hüten Sie sich vor anderen Menschen, meiden Sie Menschenansammlungen, und um Gottes willen besuchen Sie keine alten und kranken Menschen in Krankenhäusern, Pflegeheimen oder Altersheimen.

Seien Sie misstrauisch, der Virus kann Sie überall anstecken. Mensch zu Menschen, Tier zu Menschen, ja sogar Türklinken, Klobrillen, Wasserspender und Geldscheine stehen im Verdacht, coronapositiv zu sein. Treffen Sie maximal eine weitere Person aus einem anderen Haushalt (ernsthaft eine Verordnung der Behörden mit Strafandrohung)! Fahren Sie bloß nicht in den Urlaub, denken Sie am besten gar nicht darüber nach, das alleine ist schon ein Verbrechen gegen die guten

Sitten und im Kontext des guten Staatsbürgers, der sich für seine Gemeinschaft und deren Wohl interessiert, ein nicht akzeptables Vergehen.

Mein Vorschlag in dieser Sache ist ziemlich provokant, aber wenn Sie sich den Ted Talk von oben einmal angehört haben, dann verstehen Sie eventuell, was ich Ihnen mitteilen möchte.

Einsamkeit und Misstrauen machen krank und nicht gesund. Ich alleine kenne zwei Menschen, die sich in Coronazeiten wegen Einsamkeit die Pulsadern aufgeschnitten haben. Fangen Sie endlich an, Eigenverantwortung zu übernehmen. Hören Sie auf, Menschen zu meiden, treffen Sie sich wieder mit Freunden, Bekannten und Arbeitskollegen. Besuchen Sie wieder die Alten und Kranken, und lassen Sie wieder die Kinder mit deren Freunden spielen. Es gibt genügend Möglichkeiten, sich im Vorfeld mit Schnelltests abzusichern oder das Immunsystem mit guten Lebensmitteln, Sport oder Mikronährstoffen oder auch den sogenannten Biohacks zu verbessern. Natürlich werden mir jetzt genügend Leute, die es nicht verstehen können oder wollen, vorwerfen, ich würde damit die Gesundheit und das Leben anderer Menschen riskieren. Das ist halt eine Medaille mit zwei Seiten. Natürlich steigt dabei das Risiko, jemanden zu infizieren, auf der anderen Seite aber sinkt das Risiko aufgeschnittener Pulsadern, Depressionen und häuslicher Gewalt. Welchen Weg halten Sie für den richtigen? Hier muss ein jeder für sich entscheiden, wohin die Reise geht. Eigenverantwortung eben! Können Sie das noch? Der Staat weiß das auch, und er praktiziert dieses Vorgehen. Wo? Bei der Impfung gegen Corona zum Beispiel. Es ist Fakt, dass nach der Impfung mit Corona Menschen verstorben sind, und zwar wegen der Impfung. Andere Länder dokumentieren das sehr korrekt. Deutschland ist bei der Bürokratie weltweit zwar führend, in diesem Zusammenhang nimmt man es allerdings oft nicht so genau. Der Staat wägt einfach ab, wie viele Leben sich durch die Impfung retten lassen und wie viele durch die Impfung sterben. So einfach ist das. Sie glauben das nicht? Das Dümmste, was Sie tun sollten, ist, die Intelligenz des Staates zu unterschätzen. Da arbeiten auch viele clevere Leute, glauben Sie mir, nicht jeder Bürokrat oder Politiker hat seine Anstellung im Lotto gewonnen. Merken Sie sich diesen Satz, er ist vielleicht die Essenz des Lebens:

„Ein gutes und gesundes Leben besteht aus guten Beziehungen." Punkt.

Der Lockdown: die Kosten der Angst

Die Opportunitätskosten oder, weniger euphemistisch formuliert, die Kollateralschäden der Lockdown-Strategie sind immens – auf jeder Ebene.

- **Rechtlich**: Die Aufhebung von verfassungsmäßig verbrieften Grundrechten, die Übergriffe und Eingriffe des Staates in elementare Freiheiten sind in der Geschichte der Bundesrepublik einmalig und entsprechen einem Kriegszustand. Infektionsschutz als oberstes Primat ist im Grundgesetz an keiner Stelle vorgesehen. Artikel 1 GG, das Fundament, auf dem alle weiteren Artikel beruhen, besagt: „Die Würde des Menschen ist unantastbar" – nicht sein Immunsystem, sein Mund-Rachen-Raum oder Atemtrakt. Das Recht auf körperliche Unversehrtheit ist ein Abwehrrecht gegenüber dem Staat und seiner Ordnung. Diese hat Unversehrtheit in dem Sinne zu garantieren, dass sie vor Übergriffen schützt. Nicht vor Viren. Ein Primat der körperlichen Unversehrtheit über alle anderen Rechte müsste umgehend zu einem Verbot des Straßenverkehrs, des Alkoholkonsums oder des Rauchens führen. Zudem: Es handelt sich hier um Grundrechte. Grundrechte sind keine Schönwetterrechte, die in Krisenzeiten einfach ausgesetzt werden könnten. Sie sind gerade für Krisenzeiten gedacht, um auch in extremen Situationen dem staatlichen Handeln Grenzen und Richtung zu setzen. Das muss die Lehre aus zwei totalitären Diktaturen auf deutschem Boden sein. Eine derart massive Einschränkung der Grund- und Freiheitsrechte müsste von staatlicher Seite äußerst gut begründet werden. Und nur, wenn diese Begründung absolut stichhaltig und über jeden Zweifel erhaben ist, lässt sich mit ihr eine Maßnahme wie der Lockdown rechtfertigen. Und auch das nur temporär. Faktisch haben wir genau das Gegenteil. Mittels Umkehrung der Beweislast unterstellt der Staat seinen Bürgern, ein Teil des Infektionsgeschehens zu sein – und behandelt sie entsprechend. Von „Freitesten" ist die Rede und von der „Gewährung von Privilegien". Das Robert Koch-Institut wertet mittels Handy-Ortung die Bewegungsdaten der Bürger aus,[80] diese sind in der Bringschuld, ihre Ungefährlichkeit

---

80 RP DIGITAL GMBH (2020). Coronavirus: RKI prüft mit Handydaten die Bewegung der Deutschen. In: Tonightnews vom 18.03.2020. Verfügbar unter: https://www.tonight.de/aktuelles/coronavirus-rki-prueft-mit-handydaten-die-bewegung-der-deutschen_92096.html (zuletzt abgerufen am 30.03.2021).

zu belegen, um (zumindest teilweise) wieder in den Genuss ihrer Grundrechte zu kommen. Der Staat ist seiner Bringschuld im Sinne von hieb- und stichfesten Argumenten zur Begründung des Ausnahmezustands in keiner Weise nachgekommen. Schlimmer noch, wissenschaftliche Belege, die Zweifel an der aktuellen Pandemiepolitik aufkommen lassen könnten, werden ignoriert, diffamiert und totgeschwiegen.

- **Gesellschaftlich**: Die bewusste Spaltung der Gesellschaft mit Herabwürdigung Andersdenkender, ihrer Diffamierung und ihrem Ausschluss aus dem gesellschaftlichen Diskurs sind äußerst fatal. „Covidioten", „Coronaleugner", „Verschwörungstheoretiker", „Reichsbürger", „Rechtsextreme" etc. – derlei entmenschlichende, herabsetzende und disqualifizierende Begriffe vergiften den sozialen Frieden, machen eine ergebnisoffene, ehrliche und integrierende Diskussion unmöglich und leisten letztlich der Radikalisierung auf beiden Seiten Vorschub. Das Denunziantentum lebt wieder auf: Behörden stellen Musterbögen auf ihre Websites, mit denen Bürger andere Bürger wegen Verletzung der Coronaregeln anzeigen können. „Illegale Kindergeburtstage" (allein das Wort als solches ist eine Bankrotterklärung) werden von der Polizei aufgelöst. Demonstrationen werden abhängig von ihrer Intention verboten oder umgehend aufgelöst, und zwar mit polizeilichen Methoden, die an sonst gerne vielgescholtene Schurkenstaaten im Osten erinnern. Aus dem Mitbürger wird eine potenzielle Virenschleuder. Statt menschlicher Nähe herrscht Abstand. Immer mehr Menschen sehen ihre Mitmenschen grundsätzlich als verdächtig, gefährlich und Bedrohung an. Das ist ein Verdienst der Politik und ihrer willfährigen Helfer in den Medien. Im Bildungsbereich droht uns eine „Lost Generation", eine verlorene Generation. Das Recht auf Bildung und soziale Teilhabe wird Millionen Kindern und Jugendlichen auf unbestimmte Zeit verwehrt, ohne stichhaltige Daten für die Notwendigkeit dieses Vorgehens vorlegen zu können. So entstehen gebrochene Biografien.

- **Politisch**: In Krisenzeiten schlägt die Stunde der Exekutive. Dieser alte Lehrsatz hat sich 2020 wieder einmal bestätigt. Die Parlamente haben sich zeitnah mit Beginn der Pandemie selbst entmachtet und mit der Rolle des Zuschauers begnügt. Die Gerichte schauen bis auf Weiteres zu und berufen sich auf den epidemiologischen Notstand nationaler Tragweite. Folge: Die Regierungen von Bund und Ländern konnten „durchregieren" und haben das auf dem Verordnungsweg auch ausgiebig getan. Die Sehnsucht weiter

Teile der Bevölkerung nach einer starken Hand, einem starken Staat, einer starken Führungsfigur geht dabei mit der narzisstischen Veranlagung vieler Spitzenpolitiker eine verhängnisvolle Verbindung ein. Ein Wettbewerb, wer am härtesten „durchgreift", wurde in Gang gesetzt. Je drakonischer die Maßnahmen, desto höher die Umfragewerte. Gegenstimmen: Weitestgehend Fehlanzeige. Von allen etablierten Parteien hat einzig die AFD relativ frühzeitig und anhaltend Kritik an den Pandemiemaßnahmen gewagt. Diese Kritik wurde von den anderen Parteien dann auch prompt und umgehend diskreditiert („rechts außen", „Radikale" etc.) und ignoriert, ohne dass eine inhaltliche Auseinandersetzung stattgefunden hätte. Die FDP hat spät, aber immerhin, zumindest zaghafte Ansätze einer Regierungskritik formuliert. Von einer Sternstunde der Liberalen kann allerdings keine Rede sein. Dabei wäre die momentane Übergriffigkeit des Staates ein Urthema liberaler Politik. Die Außerkraftsetzung demokratischer Gewaltenteilung stellt dabei einen äußerst gefährlichen Präzedenzfall dar. Routinen werden hier eingeübt, die bei Bedarf wieder aktiviert werden können. Schon fabulieren erste Politiker darüber, dass der Klimawandel noch gefährlicher sei als das Coronavirus und dementsprechend die rabiaten Maßnahmen aus der Pandemiebekämpfung auch auf die CO_2-Krise angewandt werden müssten. Und was wird bei der nächsten Grippewelle geschehen? Wollen wir ab sofort bei jeder saisonalen Atemwegserkrankung den Notstand ausrufen und das Land in den Kriegszustand versetzen? Wenn die Kollateralschäden der Pandemiebekämpfung offenbar werden, wird der Vertrauensverlust in die Politik immens sein. Gleichzeitig hat die Politik in einem Offenbarungseid gezeigt, wie weit wir von einem demokratischen Diskurs entfernt sind.

- **Wirtschaftlich**: Der wirtschaftliche Einbruch durch die Lockdown-Maßnahmen ist ebenfalls einmalig in der Geschichte der BRD. Keine Ölkrise, kein Ost-West-Konflikt, kein Krieg, keine Naturkatastrophe, die Bankenkrise nicht und die Eurokrise ebenso wenig haben bislang zu einem solchen Einbruch der Wirtschaftsleistung geführt. Die Aussetzung der Insolvenzpflicht, Staatsbeteiligungen, die massive Ausweitung der Kurzarbeit sowie Hilfsgelder für besonders betroffene Branchen haben bislang ein Durchschlagen der Krise auf den Arbeitsmarkt verhindert. Aber der Stein ist ins Rollen gekommen. Die Investitionsbereitschaft der Unternehmen ist quasi verschwunden, Neueinstellungen werden verschoben oder gestrichen. Im Gegenteil reagieren erste Firmen mit der Freistellung von Arbeitnehmern. Die Konsumlaune ist, wenig überraschend, im Keller. Wer noch ein sicheres Einkommen hat, hält sein Geld beisammen. Die Rettungsmaßnahmen, die nicht retten, sondern nur den Untergang vieler Unternehmen und Betriebe hinauszögern, sind mit der Druckerpresse finanziert. Die Staatsverschuldung steigt global in ungeahnte Höhen, eine Stabilisierung der Zinsen ist damit endgültig unmöglich geworden. Für Sparer der Todesstoß, für alle niedrigen und mittleren Einkommen aufgrund der unweigerlich folgenden Inflation eine mittlere Katastrophe. Wie das alles refinanziert werden soll, steht in den Sternen. Ein Corona-Soli vielleicht?

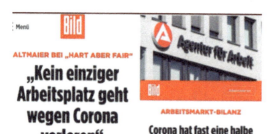

Abbildung 41: Realitäten in Zeiten des Lockdowns; Quelle: Bild

- **Gesundheitlich**: „Gesundheit ist der Zustand des vollständigen körperlichen, geistigen und sozialen Wohlbefindens (engl.: well-being) und nicht nur des Freiseins von Krankheit und Gebrechen. Sich des bestmöglichen Gesundheitszustandes zu erfreuen, ist eines der Grundrechte jedes Menschen."[81] Was heute schon beinahe wie ein revolutionärer Aufruf zum Umsturz klingt, ist die Definition von Gesundheit durch die WHO im Jahre 1948. Gesundheit definiert sich eben nicht nur durch die Abwesenheit von Krankheit, schon gar nicht durch Abwesenheit nur einer bestimmten Infektionskrankheit. Sie umfasst ebenso das geistige und soziale Wohlbefinden. Wenn wir über Gesundheitsschutz diskutieren, müssen wir diese unterschiedlichen Aspekte und Ebenen von Gesundheit miteinbeziehen. Das Gegenteil ist in der Pandemie passiert: Der Infektionsschutz wurde zum absoluten und prioritären Ziel erklärt, alle anderen Aspekte, die Gesundheit ausmachen, mussten sich dem gnadenlos unterordnen. Welche Mortalität sich daraus ergeben hat, weiß im Moment niemand und wird wahrscheinlich nie jemand mit Sicherheit wissen. Aber verschobene Operationen, Untersuchungen und Behandlungen werden ihren Tribut fordern. Bereits jetzt ist klar, dass psychische Krankheitsbilder wie Depressionen, Angststörungen und Suchterkrankungen 2020 massiv zugenommen haben. Kliniken und Krankenkassen berichten über eine Steigerung von 80 bis 100 Prozent im Vergleich zum Vorjahr.[82] bei bereits psychisch vorbelasteten Menschen hat sich die Schwere der Symptome verfünffacht[83]. In Berlin hat sich die Anzahl der Rettungseinsätze wegen Suizidversuchs um den Faktor 100 erhöht.[84] Eine Erhebung in Österreich ergab, dass sich die Zahl

---

81 WHO (2021a). Gesundheit – Definition. Verfügbar unter https://www.bfga.de/arbeitsschutz-lexikon-von-a-bis-z/fachbegriffe-c-i/gesundheit-fachbegriff/ (zuletzt abgerufen am 05.01.2021).

82 ZEIT ONLINE (2021b). Seelische Gesundheit: 80 Prozent mehr psychische Erkrankungen in Corona-Krise. In: ZEIT.de vom 03.08.2020. Verfügbar unter: https://www.zeit.de/wissen/gesundheit/2020-08/seelische-gesundheit-corona-krise-psychische-erkrankungen-studie (zuletzt abgerufen am 05.01.2021).

83 GESUNDHEITSSTADT BERLIN GMBH (2021). Corona-Krise macht Depressive noch depressiver. Verfügbar unter https://www.gesundheitsstadt-berlin.de/corona-krise-macht-depressive-noch-depressiver-14303/ (zuletzt abgerufen am 05.02.2021).

84 BERLINER VERLAG GMBH (2021b). Möglicher Suizid: Zahl der Rettungseinsätze steigt massiv an. In: Berliner Zeitung vom 10.11.2020. Verfügbar unter https://www.berliner-zeitung.de/news/berliner-feuerwehr-zahl-der-einsaetze-wegen-moeglichem-suiziden-steigt-massiv-an-li.117723 (zuletzt abgerufen am 05.02.2021).

der Patienten mit schwerer Depression seit Jahresbeginn 2020 verzehnfacht hat, 23 Prozent der Bevölkerung leiden mittlerweile an Angstsymptomen, 18 Prozent an Schlafstörungen. [85] Das alles sind schwere gesundheitliche Belastungen, die uns weit über die eigentliche Krise hinaus beschäftigen werden und deren Krankheitslast die von Covid-19 bei Weitem übersteigen wird. Was bedeutet der Lockdown für die langfristige Entwicklung unserer Kinder? Welche Lehren werden sie aus dem Jahr 2020 ziehen? Erste Zahlen weisen hier auf einen unglaublichen Horror hin, den wir den verletzlichsten Mitgliedern unserer Gesellschaft im Jahr 2020 bereitet haben: 23 Prozent mehr Gewalt gegen Kinder,[86] Online- und Telefonberatungen für Kinder und Jugendliche in Not berichten Steigerungen von 30 bis 50 Prozent[87]. Über 90 Prozent der Kinder- und Jugendpsychotherapeuten geben an, die Symptome ihrer Patienten hätten sich verschlechtert und zugenommen.[88] Das Universitätsklinikum Hamburg schätzt in einer aktuellen Studie, dass jedes dritte Kind inzwischen psychische Auffälligkeiten zeigt.[89] Hunderttausende Kinder werden nach Schätzung von Jugendärzten langfristige psychologische Therapie und Betreuung benötigen, um die traumatischen Erfahrungen aus dem Lockdown zu verarbeiten, die Zahl der Therapeuten in diesem Bereich müsste um

---

[85] DONAU-UNIVERSITÄT KREMS (2021). Psychische Gesundheit verschlechtert sich weiter. Verfügbar unter https://www.donau-uni.ac.at/de/aktuelles/news/2021/psychische-gesundheit-verschlechtert-sich-weiter0.html (zuletzt abgerufen am 11.02.2021).

[86] RBB (2021). Deutlich mehr Fälle von häuslicher Gewalt während des Lockdowns. In: Corona-Blog vom 02.07.2020. Verfügbar unter: https://www.rbb24.de/panorama/thema/2020/coronavirus/beitraege_neu/2020/07/haeusliche-gewalt-lockdown-berlin-gewaltschutzambulanz.html (zuletzt abgerufen am 09.02.2021).

[87] LUFEN, M. (2021). Flatten the Angst. Verfügbar unter https://www.achgut.com/artikel/flatten_the_angst (zuletzt abgerufen am 09.02.2021).

[88] FOCUS ONLINE (2021a). Im Lockdown beginnen Kinder, sich selbst zu verletzen: Es läuft etwas gewaltig schief. Beitrag vom 07.02.2021. Verfügbar unter https://www.focus.de/gesundheit/corona-pandemie-wie-der-lockdown-kinder-krank-macht_id_12949392.html (zuletzt abgerufen am 11.02.2021).

[89] UNIVERSITÄTSKLINIKUM HAMBURG-EPPENDORF (UKE) (2021). Child Public Health – Forschung. Verfügbar unter: https://www.uke.de/kliniken-institute/kliniken/kinder-und-jugendpsychiatrie-psychotherapie-und-psychosomatik/forschung/arbeitsgruppen/child-public-health/forschung/index.html (zuletzt abgerufen am 11.02.2021).

50 Prozent erhöht werden.[90] Das Horrorszenario einer Triage ist mittlerweile eingetreten – aber nicht auf den Intensivstationen, sondern in psychiatrischen Praxen und Kliniken (speziell für Kinder und Jugendliche). Wie viel Leid wurde verursacht, indem Angehörigen verweigert wurde, ihre sterbenden Verwandten zu sehen? Wie viele Traumata werden da bei Millionen von Menschen verursacht, deren langfristige Folgen völlig unabsehbar sind? Dabei ist bekannt, dass Vereinsamung, fehlende soziale Kontakte und Isolation erhebliche Mortalitätsfaktoren sind: Groß angelegte Studien belegen eine Steigerung der Mortalität durch dieses soziale Phänomen im Bereich von 40 bis 50 Prozent![91] Der Mensch ist ein soziales Wesen, und die zwischenmenschliche Nähe ist gerade in Zeiten der Krise von enormer Bedeutung.

Die Erkenntnis, dass der Lockdown ein extremes Instrument ist, dessen Kosten-Nutzen-Verhältnis äußerst zweifelhaft ist, wird auch von wissenschaftlicher Seite gestützt: In der größten bislang durchgeführten Studie zu diesem Thema kommt eine Forschergruppe um Prof. Ioannidis an der Stanford Universität zu dem Schluss: „Während kleine Vorteile nicht ausgeschlossen werden können, gibt es keine signifikanten Verbesserungen durch restriktive Maßnahmen. Ähnliche Senkungen der Fallzahlen wären auch mit weniger restriktiven Maßnahmen machbar."[92] Das ist das Fazit aus der Analyse weltweiter Daten: keine signifikanten Vorteile durch Lockdowns. Das deckt sich mit den Erkenntnissen der Ludwigs-Maximilians-Universität München, die in ihrer Analyse ebenfalls „kaum positive Effekte" durch den Lockdown feststellen konnte – speziell in der Hauptrisikogruppe der über 80-Jährigen.[49] Die beiden Universitäten sind mit dieser Analyse nicht allein. Eine Publikation in Nature kommt zu einem identischen Ergebnis: In

---

[90] FOCUS ONLINE (2021a). Im Lockdown beginnen Kinder, sich selbst zu verletzen: Es läuft etwas gewaltig schief. Beitrag vom 07.02.2021. Verfügbar unter: https://www.focus.de/gesundheit/corona-pandemie-wie-der-lockdown-kinder-krank-macht_id_12949392.html (zuletzt abgerufen am 10.03.2021).

[91] HOLT-LUNSTAD, J., SMITH, T. B. & LAYTON, J. B. (2010). Social relationships and mortality risk: a meta-analytic review. PLoS medicine, 2010 Jul 7; 27(7), e1000316. Verfügbar unter https://pubmed.ncbi.nlm.nih.gov/20668659/ (zuletzt abgerufen am 13.07.2021).

[92] BENDAVID, E., OH, C., BHATTACHARYA, J. & IOANNIDIS, J. P. A. (2021). Assessing mandatory stay-at-home and business closure effects on the spread of COVID-19. European Journal of Clinical Investigation, n/a, 2021 Apr; 51(4), e13484. Verfügbar unter https://pubmed.ncbi.nlm.nih.gov/33400268/ (zuletzt abgerufen am 13.07.2021).

98 Prozent der weltweit untersuchten Regionen war kein signifikanter Zusammenhang zwischen restriktiven Lockdown-Maßnahmen und der Entwicklung der Fallzahlen nachweisbar.[93] Dutzende Forschungsgruppen weltweit bestätigen diese Erkenntnisse.[94] Die globale Beweislage spricht recht eindeutig gegen Lockdowns, Belege für die Effektivität dieser Strategie sind dagegen Mangelware. Wir nehmen also massive Begleiterscheinungen und gesundheitliche Schäden in Kauf, ohne damit die Menschen zu schützen, die tatsächlich Schutz benötigen. Schließlich *rät sogar die WHO selbst von Lockdowns ab*. Vielmehr müsse man lernen, „mit dem Virus zu koexistieren".[95] Während unsere Regierung also die wissenschaftliche Datenlage und die klare Empfehlung der WHO tapfer und anhaltend ignoriert, ist sie selbst nicht in der Lage, die Notwendigkeit und Effektivität eines Lockdowns mit wissenschaftlichen Fakten zu belegen. Ein vierseitiges Papier der Leopoldina ist dazu kaum geeignet. Dieser Umstand wurde von Angela Merkel auch eingeräumt: Der Lockdown sei eine politische Entscheidung.[96]

Spätestens aus einer globalen Perspektive offenbaren sich das ganze Elend und die verheerenden Folgen der Lockdown-Politik. Anstatt von „coronabedingten" Effekten zu sprechen, sollte man ehrlicherweise von lockdownbedingten Folgen reden. Und diese sind enorm:

- Weltweit gingen 332 Millionen Jobs verloren, 162 Millionen und damit überproportional viele in den armen und ärmsten Ländern der Welt.[97]

---

[93] SAVARIS, R. F., PUMI, G., DALZOCHIO, J. & KUNST, R. (2021). Stay-at-home policy is a case of exception fallacy: an internet-based ecological study. Scientific Reports, 11, 5313. Verfügbar unter https://www.researchgate.net/publication/349822374_Stay-at-home_policy_is_a_case_of_exception_fallacy_an_internet-based_ecological_study (zuletzt abgerufen am 13.07.2021).

[94] AMERICAN INSTITUTE FOR ECONOMIC RESEARCH (AIER) (2020). Lockdowns Do Not Control the Coronavirus: The Evidence. Verfügbar unter https://www.aier.org/article/lockdowns-do-not-control-the-coronavirus-the-evidence/ (zuletzt abgerufen am 11.03.2021).

[95] DAVID, N. (2020). The Week in 60 Minutes #6 - with Andrew Neil and WHO Covid-19 envoy David Nabarro | SpectatorTV. Verfügbar unter https://www.youtube.com/watch?v=x8oH7cBxgwE (zuletzt abgerufen am 13.07.2021).

[96] 2020NEWS UG (2021b). Merkel: Harter Lockdown ist politische Entscheidung. Beitrag vom 22.01.2021. Verfügbar unter https://2020news.de/harter-lockdown-politische-entscheidung/ (zuletzt abgerufen am 11.02.2021).

[97] INTERNATIONAL LABOUR ORGANIZATION (2020). ILO Monitor: COVID-19 and the world of work. 6th edition. Verfügbar unter

- 115 Millionen Menschen sind in extreme Armut abgerutscht mit einem Einkommen von weniger als 1,90 $ pro Tag.[98]
- *Pro Tag sterben pandemiebedingt 6000 Kinder*: Nicht an Covid-19 wohlgemerkt, sondern an vermeidbaren Ursachen, die sich aus der Pandemiebekämpfung ergeben. Sechstausend pro Tag.[99]
- 120 Millionen Menschen mehr sind akut vom Hungertod bedroht.[100]

Angesichts dieser Zahlen sind Politikeraussagen zur Pandemie wie „Jedes Leben zählt" jenseits jeder ethischen Vorstellung. Um das Überleben der ärmsten 10 Prozent weltweit zu sichern und die Folgen der Pandemiebekämpfung abzufedern, schätzen Hilfsorganisationen einen Bedarf von 90 Milliarden Dollar. Das entspricht nicht einmal 1 Prozent der Summe, die von den Industriestaaten aufgewendet wurde, um die eigene Wirtschaft in der Krise zu schützen. Die Hilfspakete, Garantien, Kredite und Staatsbeteiligungen summieren sich mittlerweile auf 11,7 Billionen Dollar.[101] Das sind Zahlen, die unser Vorstellungsvermögen sprengen. 11,700 Billionen Dollar. Oder ausgeschrieben: 11.700.000.000.000 $. Damit könnte man *jedem* Menschen auf diesem Planeten 1.500 Dollar auszahlen. Bar, auf die Hand.

https://www.ilo.org/global/topics/coronavirus/impacts-and-responses/WCMS_755910/lang--en/index.htm (zuletzt abgerufen am 17.02.2021).

[98] THE WORLD BANK GROUP (2021). Poverty and Shared Prosperity 2020. Verfügbar unter https://www.worldbank.org/en/publication/poverty-and-shared-prosperity (zuletzt abgerufen am 17.02.2021).

[99] UNITED NATIONS OFFICE FOR THE COORDINATION OF HUMANITARIAN AFFAIRS (UNOCHA) (2020). OCHA AND COVID-19. Verfügbar unter https://www.unocha.org/covid19 (zuletzt abgerufen am 17.02.2021).

[100] UNO (2018). Reports of the Secretary-General on the Work of the Organization. Verfügbar unter: https://www.un.org/sg/en/content/reports-secretary-general-work-organization (zuletzt abgerufen am 17.02.2021).

[101] INTERNATIONAL MONETARY FUND (IMF) (2021). Fiscal Monitor, October 2020 – Policies for the Recovery. Verfügbar unter https://www.imf.org/en/Publications/FM/Issues/2020/09/30/october-2020-fiscal-monitor (zuletzt abgerufen am 17.02.2021).

Wir brauchen mehr Angst und Schock

Kann man für den Beginn der Pandemie unseren Entscheidungsträgern und Politikern noch zugutehalten, dass es sich zum damaligen Zeitpunkt um eine neue Gefahr unbekannter Größenordnung handelte und entsprechend eher zu viel als zu wenig Vorsicht angezeigt war, so muss man inzwischen konsterniert einsehen, dass hier nicht nur keine Fehlereinsicht vorhanden ist, sondern bewusst und kalkuliert die Angst und Verunsicherung der Menschen instrumentalisiert wurde. Bereits im März 2020 beauftragte das Bundesinnenministerium verschiedene Wissenschaftler damit, Rechenmodelle und Worst-Case-Szenarien zu erstellen, mit denen sich „Maßnahmen repressiver Natur" gegenüber der Bevölkerung rechtfertigen ließen.[102] Die ausgewogene und unabhängige Beratung durch externe Expertise, die Anhörung gegensätzlicher wissenschaftlicher Positionen oder das Ausloten von Alternativen zu repressiven Maßnahmen wurden dagegen von vorneherein verworfen. In einem internen Papier des Innenministeriums werden im Gegenteil Strategien skizziert, um *in der Bevölkerung eine maximale Schockwirkung zu erzielen.*[103] Die folgenden Absätze sind original aus diesem Dokument:

„Worst case verdeutlichen! [...] Um die gewünschte Schockwirkung zu erzielen, müssen die konkreten Auswirkungen einer Durchseuchung auf die menschliche Gesellschaft verdeutlicht werden:

Viele Schwerkranke werden von ihren Angehörigen ins Krankenhaus gebracht, aber abgewiesen, und sterben qualvoll um Luft ringend zu Hause. Das Ersticken oder nicht genug Luft kriegen ist für jeden Menschen eine Urangst. *Die Situation, in der man nichts tun kann, um in Lebensgefahr schwebenden Angehörigen zu helfen, ebenfalls. Die Bilder aus Italien sind verstörend.*

---

[102] DOWIDELT, A./NABERT, A. (2021). Innenministerium spannte Wissenschaftler für Rechtfertigung von Corona-Maßnahmen ein. In: Welt.de vom 07.02.2021. Verfügbar unter https://www.welt.de/politik/deutschland/article225864597/Interner-E-Mail-Verkehr-Innenministerium-spannte-Wissenschaftler-ein.html (zuletzt abgerufen am 09.02.2021).

[103] BUNDESMINISTERIUM DES INNERN, FÜR BAU UND HEIMAT (BMI) (2021b). Wie wir COVID-19 unter Kontrolle bekommen. Verfügbar unter http://www.bmi.bund.de/SharedDocs/downloads/DE/veroeffentlichungen/2020/corona/szenarienpapier-covid19.pdf?__blob=publicationFile&v=6 (zuletzt abgerufen am 09.02.2021).

‚Kinder werden kaum unter der Epidemie leiden‛: Falsch. Kinder werden sich leicht anstecken, selbst bei Ausgangsbeschränkungen, z. B. bei den Nachbarskindern. Wenn sie dann ihre Eltern anstecken, und einer davon qualvoll zu Hause stirbt und sie das Gefühl haben, schuld daran zu sein, weil sie z. B. vergessen haben, sich nach dem Spielen die Hände zu waschen, ist es das Schrecklichste, was ein Kind je erleben kann.

Folgeschäden: [...] jederzeit Rückfälle erleben, die dann ganz plötzlich tödlich enden, durch Herzinfarkt oder Lungenversagen, weil das Virus unbemerkt den Weg in die Lunge oder das Herz gefunden hat. Dies mögen Einzelfälle sein, werden aber ständig wie ein Damoklesschwert über denjenigen schweben, die einmal infiziert waren [...] Außerdem sollte auch historisch argumentiert werden, nach der mathematischen Formel: 2019 = 1919 + 1929. "

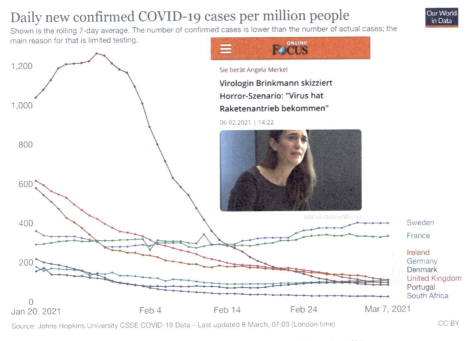

Abbildung 42:   *Politisch-mediale Kommunikation und Datenlage[104]*

---

[104] GLOBAL CHANGE DATA LAB (2021d). Daily new confirmed cases of COVID-19 per million people. In: Our World in Data vom 25.01.2020. Verfügbar unter https://ourworldindata.org/grapher/rate-of-daily-new-confirmed-cases-of-covid-19-positive-rate (zuletzt abgerufen am 17.03.2021).

Anstatt also an Vernunft und Solidarität der Menschen zu appellieren, werden gezielt Urängste adressiert, Schuldgefühle kreiert und diffuse Binnenängste aufgebaut. Ein entgegengesetztes Strategiepapier aus der Abteilung für Krisenmanagement und Bevölkerungsschutz vom Mai 2020 wurde dagegen als unqualifizierte Privatmeinung eines einzelnen Beamten abgetan.[105] Dabei hatte das Schreiben, in dem die wissenschaftlich fundierte Vermutung geäußert wird, dass die Coronapanik und die Politik der Regierung mehr Todesopfer und Leiden verursachen könnten als Corona selbst, intern im Vorfeld viel Lob bekommen und war von Vorgesetzten und Abteilungsleitern wohlwollend aufgenommen worden.[106] Dem Oberregierungsrat Stephan Kohn, der das Papier in Zusammenarbeit mit zahlreichen externen Wissenschaftlern erstellt hatte, wurde nach Bekanntwerden des Schreibens die Führung der Dienstgeschäfte verboten. Das entspräche in der freien Wirtschaft einer sofortigen und fristlosen Kündigung.

Wie anders ist da das Bild in Schweden! Regierung und Seuchenschutzbehörde appellierten an die Besonnenheit und Vernunft der Bürger, anstatt Ängste zu schüren und auf maximale Schockwirkung abzuzielen. Die Freiheits- und Grundrechte wurden zu keinem Zeitpunkt in vergleichbarer Weise eingeschränkt, Fehler offen benannt und entsprechende Konsequenzen gezogen. Das Resultat: Ohne die Wirtschaft, die Gesellschaft und die Gesundheit der Menschen auch nur annähernd in der Dimension zu schädigen, wie es in Deutschland der Fall ist, sind die Zahlen in Schweden nicht schlechter als hierzulande. Während Deutschland Jahre und vielleicht Jahrzehnte brauchen wird, um das vergangene Jahr aufzuarbeiten und die entstandenen Schäden zu begutachten und zu reparieren, kann die schwedische Gesellschaft ohne Traumata, aber mit Stolz auf das Erreichte nach vorne blicken. Darin liegt der Sieg des schwedischen Modells: Nicht in geringeren Infektionszahlen, Sterberaten oder Krankenhausaufenthalten – sondern im solidarischen und

---

[105] BUNDESMINISTERIUM DES INNERN, FÜR BAU UND HEIMAT (BMI) (2021a). Pressemitteilung vom 10.05.2020: Mitarbeiter des BMI verbreitet Privatmeinung zum Corona-Krisenmanagement. Verfügbar unter http://www.bmi.bund.de/SharedDocs/pressemitteilungen/DE/2020/05/mitarbeiter-bmi-verbreitet-privatmeinung-corona-krisenmanagement.html?nn=9390260 (zuletzt abgerufen am 09.02.2021).

[106] MAXEINER, D. (2021). Das Corona-Papier: So war es wirklich, Herr Seehofer. In: Achgut.com vom 11.05.2020. Verfügbar unter https://www.achgut.com/artikel/das_corona_papier_so_war_es_wirklich_herr_seehofer (zuletzt abgerufen am 09.02.2021).

besonnenen Durchstehen der Krise als Gemeinschaft verantwortungsbewusster Bürger. Am Ende unserer Analyse soll hier noch Prof. Rainer Mausfeld zu Wort kommen, der bereits lange vor der jetzigen Krise unserer Gesellschaft vor genau den Mechanismen gewarnt hat, derer sich unsere Medien und Politiker inzwischen bedienen:

„Das Ziel politischer Angsterzeugung liegt gerade darin, Realängste in Binnenängste zu verwandeln, weil sie sich dann nicht mehr bewältigen lassen. Was sind die Folgen von Binnenängsten? Binnenängste kreisen in der Person und haben eine destruktive Wirkung auf die Psyche. Die Folgen sind Depression, psychosomatische Reaktionen, innere Unruhe, dann Verschiebungen in Richtung Aggression, Suchtverhalten [...]. All diese Faktoren steigen, wenn die Binnenangst steigt. Was auch steigt, wenn sie die Binnenangst erhöhen, ist die Status-quo-Neigung. Die Status-quo-Neigung ist die wichtigste Variable der politischen Manipulation, wenn die Leute kein Interesse mehr daran haben, etwas zu ändern – das heißt ja gerade Status-quo-Neigung –, dann sind sie politisch neutralisiert [...]. Die Status-quo-Neigung muss hochgehen, das tut sie durch Binnenangst, das ist für Machtzwecke nützlich. Hoch geht auch die gesellschaftliche Apathie, das ist auch nützlich, runter gehen Empathie und Solidarität. Das fördert soziale Spaltung und macht Menschen auch leichter beherrschbar, weil sie sich nicht mehr in Gruppen zusammenschließen. Auch das ist für Machtzwecke nützlich. Hoch gehen autoritäre Neigungen und Sehnsüchte nach einem schützenden Führer, auch das ist natürlich nützlich. Hoch geht auch die Dämonisierung ‚der Anderen‘, der Feind, der uns bedroht, und damit natürlich Rassismus, Sozialrassismus, Kulturdarwinismus usw. Auch diese Dinge sind für Machtzwecke ausgesprochen nützlich.“[107]

Dem möchte ich eine fiktive Ansprache von Kanzlerin Merkel gegenüberstellen, die sie so leider nie gehalten hat – aber hätte halten können. Der folgende Text ist ein Auszug aus einem unter dem Pseudonym Vera Sandström veröffentlichten Artikel, der im März 2021 Boris Reitschusters Blog eingestellt wurde.[108] Das Phä-

---

[107] TELE-AKADEMIE, SWR FERNSEHEN (2021). Angst und Macht – Rainer Mausfeld. Sendung vom 19.04.2021. Verfügbar unter https://www.swr.de/wissen/tele-akademie/angst-und-macht-rainer-mausfeld-100.html (zuletzt abgerufen am 12.07.2021).

[108] SANDSTRÖM, VERA (2021). Lockdown: Es hätte eine nicht-autoritäre Alternative gegeben. In: Reitschuster.de vom 10.03.2021. Verfügbar unter

nomen der vermehrten anonymen Publikation bei von der offiziellen Linie abweichender Meinung spricht im Übrigen Bände:

„Die Kernpunkte ihrer Botschaft an die Bürger: Deutschland und Europa stehen vor einer großen Herausforderung, wobei man noch nicht allzu viel über das Virus weiß. Wir müssen lernen, mit der neuen Situation umzugehen. Dazu müssen alle, auch wir Politiker, ein Maß an Ungewissheit aushalten, das wir im Alltag nicht gewohnt sind. Vor allem müssen wir uns der Corona-Gefahr als offene Demokratie entgegenstellen und wir werden ganz bewusst nicht den offensichtlich gescheiterten und autoritären chinesischen Weg gehen. China wird sich vor der Welt für den Ausbruch und die anfängliche Verschleierung ohnehin später verantworten müssen, da bin ich bei allen sonstigen Differenzen voll und ganz beim amerikanischen Präsidenten. Bei uns in Deutschland ist das Volk der Souverän, wir sind Individuen und keine Herde, wir haben unverhandelbare persönliche Grundrechte und müssen Tag für Tag, Stunde für Stunde abwägen, ob Maßnahmen verhältnismäßig sind. Das werden wir tun. Das ist auch eine Lehre aus unserer Geschichte. […] Wir sind eine starke Gesellschaft und müssen jetzt zusammenhalten, sehr respektvoll miteinander umgehen. Die Bundesregierung und das RKI verpflichtet [sic] sich deshalb, die Bevölkerung umfangreich und vorurteilsfrei über jeden weltweiten Erkenntnisgewinn zu Corona und die Handlungsempfehlungen daraus zu informieren. Es wird außerdem ein Beratungsgremium eingerichtet, das wöchentlich und fachlich ausgewogen dem Bundestag berichten wird. Dazu werden Experten verschiedener Fachrichtungen eingeladen, u. a. Virologen, Epidemiologen, Psychologen, Pädagogen, Verfassungsrechtler, Ökonomen und Informatiker, um in dieser Krise möglichst viele Lebensbereiche abzudecken. Sicherstellen müssen wir, dass unsere Maßnahmen möglichst konkret und zielgenau wirken und die unvermeidbaren Nebenwirkungen für die Gesellschaft, vor allem für die Schwächeren, möglichst gering ausfallen. Als wichtigste Maßnahme brauchen wir nun schnell eine möglichst breite Basis an Testmöglichkeiten, um zu erkennen, wer krank und wer gesund ist. Die Kranken werden bestmöglich behandelt, in unser Gesundheitssystem kann man vertrauen, es ist eines der stärksten der Welt, Verhältnisse wie in Teilen Italiens werden wir vermeiden können. […] Haben Sie Vertrauen in sich und in die Krisenfestigkeit unseres demokratischen Rechtsstaats. Und glauben Sie mir: Wir schaffen auch das!"Dem ist nichts mehr hinzuzufügen.

---

https://reitschuster.de/post/lockdown-es-haette-eine-nicht-autoritaere-alternative-gegeben/ (zuletzt abgerufen am 17.03.2021).

- *Es gab im Jahr 2020 keine signifikante Übersterblichkeit in Deutschland.*
- *Die Zahl der Atemwegsinfektionen im Jahr 2020 in Deutschland lag unter der der Vorjahre. Bei klinischen Erhebungen war Corona als nennenswerter Krankheitsfaktor nicht feststellbar.*
- *Es gab seit der Pandemie zu keinem Zeitpunkt eine Überlastung der Intensivstationen. Die Anzahl der Intensivbetten wurde während der Pandemie verringert.*
- *Die Übertragung von SARS-CoV-2 durch Menschen ohne Symptome (asymptomatische Übertragung) ist eine Theorie, die in groß angelegten Bevölkerungs-Studien nicht bestätigt werden konnte.*
- *Ein Lockdown ist nach aktuellem Stand der Wissenschaft kein geeignetes Mittel zur Bekämpfung von SARS-CoV-2. Die WHO rät entsprechend von dieser Maßnahme ab.*
- *Länder ohne Lockdown weisen bessere oder zumindest gleichwertige Zahlen auf wie Länder mit Lockdown.*
- *Die Begleitschäden durch die Lockdown-Strategie sind erheblich – auf nationaler und erst recht auf globaler Ebene. Die Todesfälle durch Lockdowns übersteigen die Todesfälle durch Corona um ein Vielfaches.*
- *Die Krankheitslast in Folge der Lockdown-Maßnahmen – speziell auf psychiatrischer Ebene – übersteigt die durch Corona bei Weitem.*
- *Die Politik bemühte sich von Anfang an um eine möglichst Angst schürende Kommunikation.*
- *Die Einschränkung der Grundrechte steht in keinem Verhältnis zur Bedrohungslage, Belege für die Notwendigkeit und Wirksamkeit der Grundrechtseinschränkungen wurden bislang nicht erbracht.*

Rechtsbeugung ist die vorsätzlich falsche Anwendung des Rechtes durch Richter oder Amtsträger bei der Entscheidung einer Rechtssache zugunsten oder zum Nachteil eines Beteiligten. Ein Amtsträger ist wiederum eine Person, die im öffentlich-rechtlichen Raum eine Position bekleidet und hier Entscheidungsgewalt innehat. Was hat das mit Corona zu tun? Teile der Bevölkerung unterstellen den deutschen Behörden, bei der Bekämpfung der Pandemie mit unlauteren Mitteln zu agieren und im Einzelfall auch Rechtsbeugung zur Anwendung zu bringen. Die Zahlen sprechen aber eine andere Sprache. Allein im Jahr 2020 hat es über 10 000 Gerichtsverfahren im Zusammenhang mit Corona gegeben. In der überwiegenden Mehrzahl davon haben die Richter und Richterinnen die Maßnahmen der Behörden zur Eindämmung der Pandemie gebilligt und für rechtens erachtet. Bei der Vielzahl der Urteile zeigen sich jedoch einzelne Tendenzen, denen besondere Beachtung geschenkt werden sollte. So begründen die meisten Gerichte ihre Entscheidungen, dass der Eindämmung der Infektionsgefahr und dem Schutz der Bevölkerung Vorrang zu gewähren sei, gleichzeitig aber wird zu einer stärkeren Betrachtung des Einzelfalls gemahnt.

Es geht also um den Gesundheitsschutz der Bevölkerung, der höher zu bewerten ist als die Einschränkungen des Einzelnen. Grundsätzlich finde ich dieses Vorgehen richtig. Der Schutz des Lebens sollte eine hohe Priorität genießen, und viele existierende Gesetze sind darauf ausgerichtet: Alkoholverbot für Kinder, Tempolimit auf den Straßen, Pflicht zur Kranken-, Pflege- und Rentenversicherung und viele mehr. Es ist also sogar unser Recht, vom Gesetzgeber behütet und vor Gefahren beschützt zu werden. Und es ist die Pflicht der Richter und Richterinnen, diese Gesetze und Verordnungen in ihren Urteilen zu bestätigen.

Warum hat das Ganze für viele Menschen trotzdem einen negativen Beigeschmack, der nicht so recht ins Bild passt?

Es ist die Dissonanz zwischen kommunizierter und tatsächlicher Gefahr. Es geht wie so oft im Leben um Kommunikation, mangelnde und falsche Kommunikation. Es geht um Meinungsfreiheit, um das Recht auf ungefilterte Informationen. Darum, nicht belogen und betrogen zu werden. Es geht um Interpretationsfreiheit. Es geht darum, von Behörden und Amtsträgern nicht verarscht zu werden. Leider haben die deutschen Behörden kommunikativ auf allen Ebenen versagt. Nicht nur, dass sie Falschaussagen zur Gefährlichkeit des Virus im Rahmen gefälschter Studien in die Öffentlichkeit gebracht haben, sie haben die Presse und die Medien weitestgehend gleichgeschaltet, kritische Stimmen denunziert, auf sozialen Medien Zensurmaßnahmen gefördert und sich wie diktatorische Regimes aufgeführt, Demonstrationen untersagt und irregulär aufgelöst. Und wen wundert es? Wer zweimal lügt, dem glaubt man nicht. Sie haben ihre Glaubwürdigkeit komplett verspielt und jede Chance auf eine vernünftige Lösung der Pandemie unmöglich gemacht. Und unsere Richter und Richterinnen sind in diesem perfiden Spiel genauso unter die Räder gekommen wie viele normale Bürger, die sich im Kommunikationschaos nicht mehr zurechtfinden und nicht mehr wissen, was glaubwürdig ist und was nicht.

Freie und ungefilterte Information ist die Chance, etwas zu ändern. Die wichtigste Aufgabe aus meiner Sicht ist das Zurverfügungstellen ungefilterter Informationsquellen. Das höchste Gut eines Staates ist die Bildung seiner Mitbürger. In Zeiten von Corona ist diese Aufgabe des Staates außer Kraft gesetzt worden. Stattdessen ist eine Politik der Informations-manipulation gesellschaftsfähig geworden. Hier liegt nun Ihre Chance, etwas zu verbessern. Teilen Sie dieses Buch mit Ihren Mitmenschen. Stellen Sie es Ihren Verwandten, Ihren Nachbarn, Ihren Mitmenschen zur Verfügung. Geben Sie es an Amtsträger wie Richter, Polizisten, Beamte und Politiker weiter. Nur durch Aufklärung und nur durch das Vermitteln von Wissen lassen sich solch unzumutbare Zustände, wie wir sie augenblicklich haben, verändern. Bleiben Sie gerade, bleiben Sie umfassend informiert und filtern Sie Ihr Wissen selber.

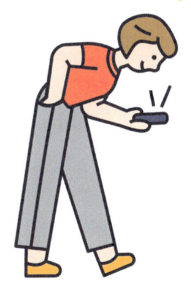

Infektion und Immunität

Nachdem wir uns mit den Grundlagen des Virus, dem PCR-Nachweis und der Epidemiologie beschäftigt haben, wollen wir uns in diesem Kapitel das menschliche Immunsystem, seine Arbeitsweise und den Ablauf einer Infektion genauer ansehen. In der gesamten Diskussion über die Pandemiemaßnahmen kommt unser Immunsystem ständig zu kurz. Während Berichte über potenzielle Horrormutationen des Virus einen breiten Raum einnehmen, leisten unsere Medien bemerkenswert wenig, wenn es um die Verbreitung von Wissen über unser Immunsystem geht. Dabei schadet es in Zeiten einer Pandemie nicht, hier über gewisse Basiskenntnisse zu verfügen. Zwar ist das Immunsystem zusammen mit dem Nervensystem das wohl komplexeste Organ unseres Organismus. Und ein guter Teil der großen Fragen in der Medizin dreht sich gerade um das Immunsystem. Dennoch können wir uns so weit orientieren, um den Ablauf einer Infektion, die darauffolgende Immunreaktion und im Erfolgsfall die resultierende Immunität zu verstehen.

Das Immunsystem – eine kurze Einführung

Unser Immunsystem lässt sich grob aus zwei Perspektiven gliedern:
- Strukturell: zelluläre Abwehr und nicht zelluläre Abwehr
- Funktional: angeborene Abwehr und erlernte Abwehr

Die Abwehrzellen in ihrer Gesamtheit bezeichnet man in der Medizin als Leukozyten, zu Deutsch: weiße Blutkörperchen. Ihr Gegenpart, die nicht zelluläre (Synonym: humorale) Abwehr besteht aus Immunproteinen – speziellen Eiweißen, die ebenfalls in der Lage sind, Gegner abzuwehren. Die angeborene (Synonym: unspezifische) Abwehr steht uns dabei sofort nach der Geburt und über unser gesamtes Leben zur Verfügung, sie ist aber in ihrer Leistungsfähigkeit begrenzt. Leistungsfähiger, aber erst durch jahrelanges und lebenslanges Training verfügbar: die erlernte (Synonym: spezifische) Abwehr.

Tabelle 2: Strukturelle (horizontal) und funktionale (vertikal) Einteilung des Immunsystems

	Angeboren (= Unspezifisch)	Erlernt (= Spezifisch)
Zellulär	• Fresszellen (Granulozyten und Makrophagen) • Natürliche Killerzellen	Lymphozyten • (T-Lymphozyten, • B-Lymphozyten)
Nicht zellulär	• Umweltbarrieren (Schleimhäute, Haut) • Komplementsystem	• Antikörper

Alle Teile des Immunsystems haben dabei ihre besondere Funktion und Rolle, bauen aufeinander auf und ergänzen sich gegenseitig. Nur das Zusammenspiel aller Teile (erlernt und angeboren, zellulär und nicht zellulär) gewährleistet die Nutzung seiner vollen Kraft und erlaubt *Immunität*. Unter Immunität versteht man dabei die Fähigkeit, sich gegen einen Fremdorganismus (Erreger jeder Art – egal ob Bakterie, Virus, Parasit oder Pilz) so zur Wehr setzen zu können, dass es nach Ansteckung mit demselben nicht zu einer Infektion kommt. Zur Erinnerung: Infektion war die Aufnahme eines Erregers mit seiner anschließenden Vermehrung im Körper. An die Infektion anschließen können sich das Auftreten von Beschwerden bis hin zum Tod. Immunität bedeutet also, dass unser Immunsystem nach Aufnahme eines Erregers denselben erkennt, bekämpft und erfolgreich eliminiert, bevor es zu weiteren Problemen kommen kann.

Grundsätzlich schützen uns diverse Umweltbarrieren vor der Ansteckung mit einem Erreger. Dazu zählen die Haut als äußere Oberflächenbegrenzung und die Schleimhäute als innere. Die Fläche der Schleimhaut, also unsere innere Grenzfläche mit der Umwelt, ist dabei um ein Vielfaches größer als die Fläche unserer Haut. So summiert sich alleine die Darmschleimhaut eines Erwachsenen auf etwa 300 Quadratmeter, unsere Bronchialschleimhaut in den Atmungsorganen kommt ebenfalls auf beachtliche 100 Quadratmeter. Auf den Schleimhäuten befinden sich zusätzliche Schutzfaktoren, die das Festsetzen oder Eindringen eines Erregers verhindern sollen. Dazu zählen der Schleim selbst, spezielle Abwehrproteine (Antikörper), aber auch harmlose Bakterien. Wir halten uns diese Bakterien quasi als Wachhunde gegen ihre bösen Vettern. Man bezeichnet die Gesamtheit der im menschlichen Körper wohnenden Bakterien als Mikrobiom. Jedes Organ hat dabei sein eigenes, spezifisch auf seine Bedürfnisse zugeschnittenes Mikrobiom, inklusive unserer Atmungsorgane.[109] Schäden im Mikrobiom treten beispielsweise nach der Einnahme von Antibiotika oder Chemotherapeutika ein und erleichtern potenziell schädlichen Keimen das Eindringen in unseren Organismus. Darüber hinaus fungiert das Mikrobiom als Sparringspartner für unser Immunsystem: Unsere Abwehrzellen halten sich durch Training mit den ungefährlichen Bakterien fit und in Form.[110] Betrachten wir nun den Fall, dass es einem Erreger gelungen ist, sich in unserem Körper festzusetzen, und sehen uns an, wie unser Immunsystem darauf reagiert.

---

[109] LYNCH, S. V. (2016). The Lung Microbiome and Airway Disease. Annals of the American Thoracic Society, 2016 Dec; 13(Suppl 5), S462–S465. Verfügbar unter https://www.ncbi.nlm.nih.gov/pmc/articles/PMC5291470/ (zuletzt abgerufen am 14.07.2021).

[110] KIM, C. H. (2018). Immune regulation by microbiome metabolites. Immunology, 154, 220-229. Verfügbar unter https://pubmed.ncbi.nlm.nih.gov/29569377/ (zuletzt abgerufen am 14.07.2021).

Ablauf einer Immunreaktion

Wir müssen hier grundsätzlich zwei Fälle unterscheiden: Ein Erreger ist bereits bekannt (Immunität), oder es handelt sich um einen neuen, bis dato unbekannten Gegner. Im Kontext von Corona interessiert uns natürlich vorrangig die Neuinfektion mit einem bislang unbekannten Erreger, deswegen werden sich die folgenden Betrachtungen darauf fokussieren.

In unsere Schleimhäute eingelagert sind zahlreiche Abwehrzellen (Leukozyten). Werden nun Schleimhautzellen durch einen Erreger geschädigt, setzen sie Botenstoffe frei und signalisieren den Abwehrzellen, dass hier ein Problem vorliegt. Diese wandern an den Ort des Geschehens und nehmen das Problem in Augenschein. Regelmäßig als Erste vor Ort sind dabei die Fresszellen (Granulozyten, Makrophagen und dendritische Zellen). Ihr Name ist dabei Programm: Sowohl die Trümmer beschädigter Zellen als auch der eingedrungene Erreger werden gefressen und verdaut. Im Gegensatz zu Makrophagen und dendritischen Zellen gehen die Granulozyten bei diesem Vorgang zugrunde. Ihr Tod ist aber keineswegs sinnlos, sondern lockt weitere Abwehrzellen an. Die Makrophagen und dendritischen Zellen wiederum, nachdem sie sich satt gefressen haben, wandern in die nächstgelegenen Lymphknoten ein und präsentieren dort stolz das verdaute Material. Das Publikum hier besteht vor allem aus Lymphozyten – den Zellen der spezifischen (erlernten) Abwehr. Darunter befinden sich Spezialisten, bereits fertig ausgebildete und auf einen bestimmten Gegner trainierte Zellen (T-Killerzellen und Plasmazellen), die vergleichen, ob das präsentierte Material ihrem speziellen Fachgebiet entspricht. Falls ja, erfolgt umgehend eine spezifische Immunreaktion – mit massiver Bildung von Killerzellen und Antikörpern. Falls nicht, kommen die jungen und unerfahrenen Lymphozyten im Publikum zum Zug. Sie spezialisieren sich jetzt auf die unbekannten Objekte und entwickeln sich zu Fachleuten auf diesem Gebiet. Dieser Ausbildungsvorgang nimmt allerdings einige Zeit in Anspruch: Nach 10–14 Tagen Crashkurs werden die ersten aus der Ausbildung entlassen (auf molekularbiologischer Ebene eine halbe Ewigkeit), nach ca. 14–21 Tagen steht dann die erste Generation echter Spezialisten bereit. Die Absolventen des Crashkurses teilen sich in zwei Gruppen:

- T-Killerzellen (Synonym: zytotoxische Zellen): Sie sind in der Lage, infizierte Zellen zu erkennen und anschließend ihrem Namen Ehre zu machen – sie zerstören die infizierten Zellen und verhindern so eine weitere Ausbreitung des Virus. Strukturell gehören sie zu den T-Lymphozyten.

- Plasmazellen: Sie beginnen umgehend mit der Produktion von Abwehrproteinen, sogenannten Antikörpern, vom Typ IgM. Diese sind in der Lage, nach dem Schlüssel-Schloss-Prinzip an den Erreger anzudocken, ihn direkt anzugreifen sowie andere Abwehrzellen auf den Erreger aufmerksam zu machen („Zum-Abschuss-freigegeben-Markierung"). Strukturell zählen sie zu den B-Lymphozyten.

Der Hauptunterschied zwischen den beiden: Während Antikörper die Viren nur angreifen und neutralisieren können, *bevor* diese in unsere Zellen eindringen, erkennen und bekämpfen zytotoxische Zellen die Viren, *nachdem* sie in eine unserer Zellen eingedrungen sind. Aufgabe der Antikörper ist es also, zu verhindern, dass die Viren unsere Zellen befallen. Aufgabe der Killerzellen ist es, befallene Zellen zu finden und zu eliminieren. Da zu dem Zeitpunkt, zu dem beide Spezialisten das Schlachtfeld betreten, mit absoluter Sicherheit bereits Zellen infiziert sind, ist eine Antikörperantwort alleine nicht erfolgreich. Tatsächlich hängt die nachhaltige Elimination des Virus wesentlich von den T-Killerzellen ab.[111] Die Antikörper können ihre Stärken bei einem erneuten Kontakt mit dem Erreger ausspielen, da sie dann die schnelle Infektion vieler Zellen frühzeitig unterbinden können. Grundsätzlich aber bleibt es auch langfristig bei dieser Aufgabenteilung: Die Antikörper bilden die erste Frontlinie der spezifischen Abwehr, während die zytotoxischen Zellen die „Last line of defense" darstellen, also die zweite Frontlinie, an der der Gegner endgültig aufgehalten wird.

Im weiteren Verlauf werden nun zusätzliche Spezialisten ausgebildet:

- T-Helferzellen, die in der Lage sind, die Abwehrreaktion zu verstärken – was die Bildung von weiteren zytotoxischen Zellen angeht (Th1-Helferzellen) sowie die Bildung von Antikörpern (Th2-Helferzellen).
- Plasmazellen, die nun aber Antikörper vom Typ IgG produzieren anstelle von IgM. IgG-Antikörper sind wirksamer und genauer, brauchen aber länger, bis sie gebildet werden können. Im Normalfall treten erst IgM-Antikörper auf (10–14 Tage nach Beginn der Infektion), IgG-Antikörper

---

[111] SCHMIDT, M. E. & VARGA, S. M. (2018). The CD8 T Cell Response to Respiratory Virus Infections. Frontiers in Immunology, 2018 Apr 9, 9: 678, doi: 10.3389/fimmu.2018.00678. eCollection 2018. Verfügbar unter https://pubmed.ncbi.nlm.nih.gov/29686673/ (zuletzt abgerufen am 14.07.2021).

sind nach 14–21 Tagen zu erwarten. IgM-Antikörper haben eine relativ kurze Haltbarkeit und spielen nur in der frühen Erstreaktion auf eine Infektion eine Rolle, während IgG-Antikörper über Wochen im Körper zirkulieren und ein Leben lang gebildet werden.

Studien belegen eindrucksvoll, dass der Verlauf einer SARS-CoV-2-Infektion wesentlich von den T-Killerzellen abhängt. Sind diese bereits vorher niedrig und/oder treten im Anschluss an die Infektion nur spärlich auf, ist das Risiko für einen schweren oder komplizierten Verlauf massiv erhöht.[112]

Bis es allerdings so weit ist, muss das angeborene Immunsystem vor Ort durchhalten und versuchen, den Virus so weit in Schach zu halten, dass die Situation nicht eskaliert, bevor die Spezialisten eingreifen können. Diese Zeitspanne ist also kritisch und entscheidet ebenfalls wesentlich darüber, ob eine Infektion zu einem schweren Krankheitsverlauf eskaliert oder beschwerdefrei (asymptomatisch) verläuft. Die Hauptlast bei diesem hinhaltenden Gefecht tragen die Fresszellen (Granulozyten und Makrophagen) sowie eine sehr spezielle Zellgattung – die natürlichen Killerzellen (NK-Zellen). Sie sind nicht zu verwechseln mit den T-Killerzellen (zytotoxischen Zellen), da sie im Gegensatz zu diesen zur angeborenen Abwehr zählen. Sie können sich nicht wie ihre Cousins aus der Lymphozytenfamilie auf einen bestimmten Gegner spezialisieren. Aber sie sind ebenfalls in der Lage, infizierte Zellen zu erkennen und zu vernichten. Daneben haben sie die Aufgabe, die Ausbildung und Produktion spezialisierter Lymphozyten anzuregen und zu beschleunigen. Sie sind somit ein extrem wichtiges Bindeglied zwischen dem angeborenen und dem erlernten Immunsystem. Von ihrer Leistungsfähigkeit hängt in dieser Situation sehr viel ab. Sind sie gut in Form, kann sowohl die Anzahl infizierter Zellen niedrig gehalten als auch die Ausbildung einer Immunität beschleunigt werden. Sind sie in einem schlechten Zustand, verlagert sich die Hauptlast auf die Fresszellen – und das kann mit erheblichen Problemen einhergehen, wie wir sehen werden.

Tabelle 3:   *Übersicht wichtiger Zelltypen im Immunsystem*

Zelltyp	Angeboren/	Funktion

---

[112] MDR.DE (2021b). T-Killerzellen: Räumen auf und schlagen Alarm. Beitrag vom 11. Juni 2020. Verfügbar unter https://www.mdr.de/wissen/t-killer-zellen-frueherkennung-vorhersage-impfung-corona100.html (zuletzt abgerufen am 10.02.21).

	Spezifisch	
Granulozyten	Angeboren	Fresszellen, die nach Aktivierung zugrunde gehen und weitere Abwehrzellen anlocken. Granulozyten sind in der Regel als Erste vor Ort und setzen die weitere Abwehrreaktion in Gang.
Makrophagen	Angeboren	Fresszellen, die das verdaute Erregermaterial Zellen des spezifischen Immunsystems präsentieren. Ist der Gegner bereits bekannt, wird so eine spezifische Immunantwort ausgelöst.
Dendritische Zellen	Angeboren	Fresszellen, die das verdaute Erregermaterial Zellen des spezifischen Immunsystems präsentieren. Ist der Gegner noch nicht bekannt, werden die Ausbildung und Spezialisierung von Lymphozyten eingeleitet.
T-Killerzelle	Erlernt	Auf einen bestimmten Gegner spezialisierte T-Lymphozyten, die infizierte Zellen erkennen und zerstören

T-Helferzellen	Erlernt	Auf einen bestimmten Gegner speziali- sierte T-Lymphozyten, die eine Ab- wehrreaktion massiv verstärken: Th1- Helferzellen stimulieren T-Killerzellen, Th2-Helferzellen stimulieren die Bil- dung von Antikörpern.
Plasmazellen	Erlernt	Auf einen bestimmten Gegner speziali- sierte B-Lymphozyten, die Antikörper produzieren. Diese greifen den Gegner vor dessen Eindringen in unsere Zellen an. IgM werden zuerst gebildet, erst anschließend die effektiveren und nach- haltigeren IgG.

Der zeitliche Ablauf der Immunreaktion, angefangen von der Schädigung erster Zellen durch einen neuen Erreger bis hin zur Entwicklung einer Immunität, sieht in etwa so aus:

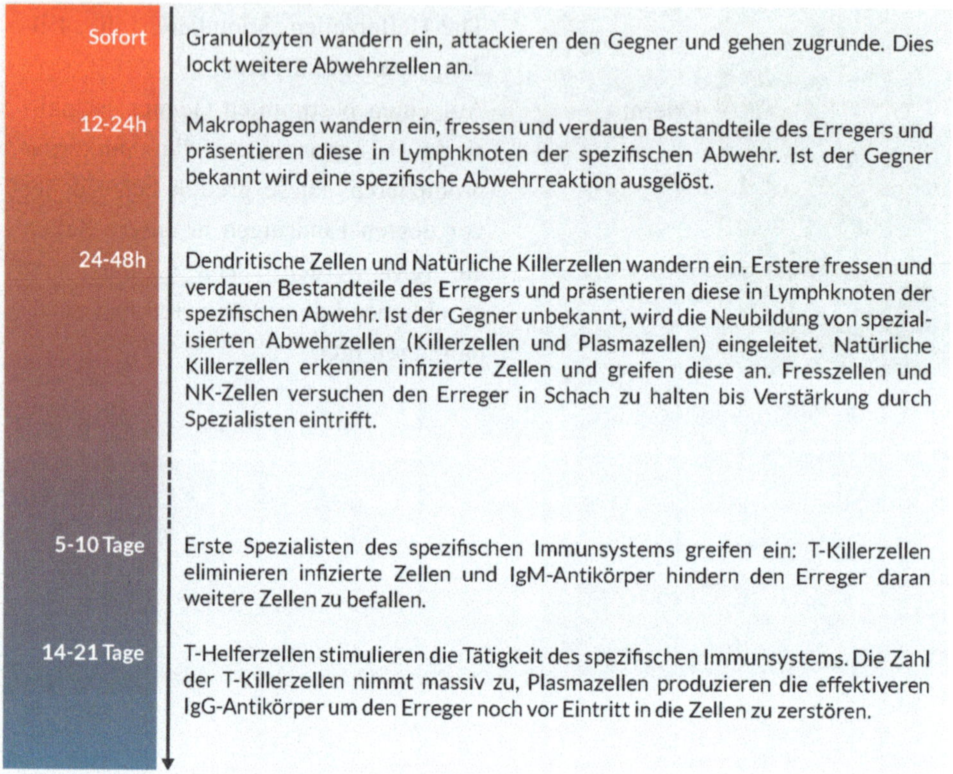

Sofort	Granulozyten wandern ein, attackieren den Gegner und gehen zugrunde. Dies lockt weitere Abwehrzellen an.
12-24h	Makrophagen wandern ein, fressen und verdauen Bestandteile des Erregers und präsentieren diese in Lymphknoten der spezifischen Abwehr. Ist der Gegner bekannt wird eine spezifische Abwehrreaktion ausgelöst.
24-48h	Dendritische Zellen und Natürliche Killerzellen wandern ein. Erstere fressen und verdauen Bestandteile des Erregers und präsentieren diese in Lymphknoten der spezifischen Abwehr. Ist der Gegner unbekannt, wird die Neubildung von spezialisierten Abwehrzellen (Killerzellen und Plasmazellen) eingeleitet. Natürliche Killerzellen erkennen infizierte Zellen und greifen diese an. Fresszellen und NK-Zellen versuchen den Erreger in Schach zu halten bis Verstärkung durch Spezialisten eintrifft.
5-10 Tage	Erste Spezialisten des spezifischen Immunsystems greifen ein: T-Killerzellen eliminieren infizierte Zellen und IgM-Antikörper hindern den Erreger daran weitere Zellen zu befallen.
14-21 Tage	T-Helferzellen stimulieren die Tätigkeit des spezifischen Immunsystems. Die Zahl der T-Killerzellen nimmt massiv zu, Plasmazellen produzieren die effektiveren IgG-Antikörper um den Erreger noch vor Eintritt in die Zellen zu zerstören.

Abbildung 43:   Grober zeitlicher Ablauf einer Immunreaktion nach Eindringen eines neuen, unbekannten   Erregers

Granulozyten: unerlässliche Helfer, aber nicht ohne Risiken

Granulozyten (genauer gesagt: neutrophile Granulozyten – gemäß ihrem Färbeverhalten unter einem Mikroskop) bilden die erste Welle, mit der unser Immunsystem vor Ort eingreift. Ihre Aufgabe liegt nicht so sehr in der umfangreichen Vernichtung des Gegners – dafür reicht ihre Leistungsfähigkeit bei Weitem nicht aus. Ihr Vorteil ist, dass sie ständig und leicht verfügbar sind, günstig in der Herstellung und schnell vor Ort. Ihre eigentlichen Aufgaben sind:

- Anlocken von weiteren, leistungsfähigeren Abwehrzellen (vor allem durch Signale, die sie bei ihrem Selbstmord freisetzen)
- „Platz schaffen" für die nachrückenden Immunzellen: Das Gewebe vor Ort wird chemisch und enzymatisch zerstört.
- Erleichterter Antransport weiterer Abwehrzellen: Steigerung der Durchblutung, Weitung der Gefäße und Erhöhung ihrer Durchlässigkeit

Je länger und je umfangreicher die Granulozyten das Geschehen dominieren, desto größer fallen die Kollateralschäden im betroffenen Gewebe aus. Granulozyten allein können einen viralen Infekt nicht erfolgreich bekämpfen, dafür sind sie auch nicht gedacht. Deswegen ist es wichtig, dass diese Phase zügig beendet und auf ein zielgerichteteres Vorgehen umgeschwenkt wird. Dauert das Nachrücken der zweiten und dritten Welle zu lange, können die Granulozyten nicht nur erhebliche Schäden vor Ort verursachen, sondern im gesamten Körper ein massives Entzündungsgeschehen lostreten, das dann unter Umständen außer Kontrolle gerät (Hyperinflammation, Zytokinsturm, Sepsis). Zwei Laborwerte, die wir bereits kennengelernt haben, repräsentieren diese Phase recht gut: CRP und IL-6. Dass beide anfangs deutlich steigen, ist normal. Setzt sich dies jedoch weiter fort, kann es darauf hinweisen, dass die Situation nicht unter Kontrolle ist und die Granulozyten über die Stränge schlagen. Entsprechend wurden diese Laborwerte auch als Risikomarker für einen schweren oder komplizierten Verlauf identifiziert. Granulozyten sind, wie bereits erwähnt, recht anspruchslose Zeitgenossen. Ihr begrenztes Repertoire an Fähigkeiten erfordert auch nur begrenzte Ressourcen. Dazu zählen vor allem:

Tabelle 4: Wichtige Mikronährstoffe für die Funktion der Granulozyten; zur Anwendung siehe Kapitel „Risikofaktoren und Prävention"

Mikronährstoff	Funktion
Arginin	Diese **Aminosäure** ist Ausgangsmaterial für die Synthese von Stickoxiden (**NO-Gas**). Mit diesem Kampfgas werden die Gegner attackiert. Ein Mangel setzt die Leistungsfähigkeit der Granulozyten massiv herab und begünstigt die schnelle Vermehrung eines Erregers.
BH4	**BH4** (Tetrahydrobiopterin) ist ein wichtiger Co-Faktor für die Bildung von NO-Gas. Es kommt so nicht in der Nahrung vor und wird vom Körper aus **Nukleotiden** gebildet. Es ist sehr empfindlich gegenüber Radikalen, vor denen es durch **Vitamin C** geschützt wird.
Vitamin B2	**Riboflavin** ermöglicht den Granulozyten die massive Bildung von Radikalen, die zusammen mit NO die Bekämpfung eines Gegners ermöglichen.
Nukleotide	**Nukleotide** werden benötigt, um mit Hilfe von BH4 NO-Gas zu produzieren. Sie sind ebenfalls entscheidend, um in kurzer Zeit in großem Umfang weitere Abwehrzellen im Knochenmark zu produzieren.

Das Vorgehen der Granulozyten bei der Gegnerbekämpfung folgt einem einfachen Schema: Nachdem sie eingetroffen sind, werden potenziell körperfremde Strukturen (z. B. virales Erbgut) und Zelltrümmer zerstörter Körperzellen gefressen (Phagozytose). Anschließend beginnt ein Verdauungsprozess, in dessen Verlauf der Granulozyt massiv Sauerstoffradikale und NO-Gas bildet (beides sind sogenannte freie Radikale) und mit deren Hilfe sowohl das gefressene Objekt als auch sich selbst zerstört. Können nicht ausreichend Radikale gebildet werden, verpufft die erste Welle, und die erste Phase der Infektion geht an den Erreger. Bleiben die Granulozyten zu lange aktiv und dominieren das Geschehen, kann sich ein erheblicher Radikalenstress entwickeln. Dieser führt zu ausufernden Schäden vor Ort und begünstigt einen schweren Verlauf. [113] Ein funktionierendes antioxidatives

---

[113] CECCHINI, R. & CECCHINI, A. L. (2020). SARS-CoV-2 infection pathogenesis is related to oxidative stress as a response to aggression. Medical Hypotheses, 2020 Oct;

Schutzsystem ist extrem wichtig, um dies zu verhindern. Wir werden auf diesen Aspekt genauer eingehen, wenn wir uns mit präventiven Maßnahmen beschäftigen.

143: 110102. Verfügbar unter https://pubmed.ncbi.nlm.nih.gov/32721799/ (zuletzt abgerufen am 14.07.2021).

Makrophagen: Wo gehobelt wird, da fallen Späne

Damit wir uns richtig verstehen: Makrophagen sind zuallererst einmal unsere Freunde, und ohne ihre unermüdliche Aktivität wäre jede Infektion eine verlorene Schlacht für das Immunsystem. Aber ähnlich wie bei den Granulozyten liegt in ihrer Tätigkeit eine gewisse Gefahr: Eine verlängerte oder über die Maßen starke Aktivierung kann enorme Schäden verursachen und Komplikationen wie Hyperinflammation, Zytokinsturm und Sepsis auslösen. Ihre Aktivität lässt sich recht gut an dem Zytokin TNF-α und dem Protein Ferritin ablesen. Ferritin haben wir bereits kennengelernt, sein starker Anstieg ist ein prognostisch ungünstiger Marker bei Covid-19. Als Teil der angeborenen Abwehr sind Makrophagen zwar bereits deutlich effektiver als die erste Welle, aber immer noch nicht ausreichend kompetent, um die Situation auf eigene Faust zu bereinigen. Ihre Hauptaufgaben sind:

- Unterstützung der Granulozyten: Wie diese sind sie Fresszellen und gehen entsprechend vor.
- Informationsweitergabe an die spezifische Abwehr: Makrophagen präsentieren das verdaute Material in den nächstgelegenen Lymphknoten. Für den Fall, dass bereits eine erlernte Immunität vorliegt, wird diese aktiviert.
- Aktivierung von natürlichen Killerzellen

Die Makrophagen erkaufen uns also direkt und indirekt Zeit. Direkt durch ihre Fresstätigkeit, indirekt durch das Rekrutieren der natürlichen Killerzellen. Zudem haben sie eine wichtige Scharnierfunktion: Ohne sie wäre es nicht möglich, eine bereits vorhandene Immunität abzurufen und in die Tat umzusetzen. Während die Fresstätigkeit technisch zunächst ähnlich funktioniert wie bei den Granulozyten, besitzen Makrophagen zusätzliche Fähigkeiten und Aufgaben, die auch etwas höhere Ansprüche an die Mikronährstoffversorgung stellen. Zusätzlich zu den bereits genannten Stoffen (vgl. Tabelle 4, S. 146) werden benötigt:

Mikronährstoff	Funktion
Analog zu den Granulozyten	Arginin, BH4, Vitamin C, Nukleotide, Vitamin B2
Vitamin D	Vitamin D steigert die Aktivität und Leistungsfähigkeit der Makrophagen, zudem wird es benötigt, um Abwehrproteine zu bilden (**AMP: antimikrobielle Peptide**).
Vitamin A	Vitamin A fungiert als **Co-Faktor** für Vitamin D, nur beide gemeinsam gewährleisten die Bildung der AMP.
Glutathion (NAC/ACC)	Schwefelhaltige Verbindungen wie Glutathion oder N-Acetyl-Cystein (ACC, NAC) sind wichtig für die Funktion der Makrophagen und erhöhen ihre Effektivität. Zugleich minimieren sie die Kollateralschäden durch die Entzündung.
Vitamin-D-Bindeprotein	Vitamin-D-Bindeproteine verbessern die Wirksamkeit von Vitamin D dramatisch und erhöhen die Bildung von AMP.

Makrophagen bilden in großem Umfang Abwehrproteine, die in der Lage sind, eingedrungene Erreger zu zerstören. Dies betrifft Bakterien, Viren und sogar Parasiten. Diese *antimikrobiellen Peptide* (AMP) wirken wie körpereigene Antibiotika oder *Virustatika* (= Substanzen, die die Vermehrung von Viren unterbinden). Sie sind extrem effektiv und erleichtern den Fresszellen ihre Aufgabe enorm. Dadurch können sowohl eine schnelle Vermehrung des Erregers unterbunden als auch die Aktivierung der spezifischen Abwehr beschleunigt werden. Um diese Proteine bauen zu können, werden Vitamin D und Vitamin A (sowie in vielen Fällen Vitamin-D-Bindeprotein) benötigt. Nur wenn diese Co-Faktoren vorliegen, ist eine ausreichende AMP-Produktion gewährleistet. Vitamin D wirkt zudem allgemein stimulierend auf Makrophagen und erhöht ihre Leistungsfähigkeit. Ein Vitamin-D-Mangel kann sich an dieser Stelle äußerst ungünstig bemerkbar machen: Erreger können sich besser vermehren, und das Eingreifen des spezifischen Immunsystems wird verzögert. Beides erhöht das Risiko für einen ungünstigen Verlauf der Infektion. Ebenfalls von enormer Bedeutung für die Funktion des Immunsystems im Allgemeinen und der Makrophagen im Besonderen: die Versorgung mit Glutathion. Ein Mangel an diesem wichtigsten körpereigenen Antioxidans steigert die Wahrscheinlichkeit eines schweren oder komplizierten Verlaufs dramatisch:[114] Die Entzündungstätigkeit fällt massiver aus, wird aber weniger produktiv – das Risiko für Hyperinflammation nimmt zu. Wir werden uns im Abschnitt zu Risikofaktoren und Prävention genauer damit befassen, warum Glutathion fehlen könnte und wie man seine Versorgung damit verbessern kann.

---

[114] POLONIKOV, A. (2020). Endogenous Deficiency of Glutathione as the Most Likely Cause of Serious Manifestations and Death in COVID-19 Patients. ACS infectious diseases, 2020 Jul 10; 6(7), 1558–1562. Verfügbar unter https://pubmed.ncbi.nlm.nih.gov/32463221/ (zuletzt abgerufen am 14.07.2021).

Natürliche Killerzellen: ein Freund in der Not

Wie wir bereits gesehen haben, ist es die Aufgabe der NK-Zellen, die Zeit zu überbrücken, bis spezifische Abwehrzellen zur Verfügung stehen. Sie treten nach den Fresszellen auf den Plan und kümmern sich um infizierte Zellen. Dabei gehen sie anders vor als ihre Namensvettern, die T-Killerzellen (die zytotoxischen Zellen). Jede Zelle unseres Körpers trägt eine Art Ausweis mit sich, den MHC-1-Rezeptor. Dieser zeigt an, womit sich die jeweilige Zelle gerade beschäftigt. T-Lymphozyten können diesen Ausweis kontrollieren und so auffällige Zellen identifizieren (z. B. virusinfizierte Zellen oder Krebszellen). Bedauerlicherweise entgehen nicht wenige Problemzellen der Ausweiskontrolle, indem sie schlicht gar keinen Ausweis vorzeigen. Die Lymphozyten kontrollieren zwar, *was* ihnen da gezeigt wird, nicht jedoch, *ob* ihnen überhaupt ein Ausweis präsentiert wird. Diese Lücke schließen die NK-Zellen. Sie interessieren sich wenig für den Inhalt des Ausweises, sondern nur dafür, ob einer vorgezeigt wird. Nur im Zusammenwirken zwischen beiden Arten von Killerzellen ist eine möglichst lückenlose und fehlerfreie Überwachung gewährleistet. Da die NK-Zellen zur angeborenen Abwehr zählen und nicht aufwendig ausgebildet werden müssen, stehen sie von Anfang an zur Verfügung, lange bevor neu ausgebildete Lymphozyten und Antikörper produziert werden können. Zusammen mit den Makrophagen tragen sie in den ersten zehn Tagen die Hauptlast der Abwehrreaktion. Von ihrem Können und ihrer Aktivität hängt es entscheidend ab, ob die Infektion beherrschbar bleibt oder eskaliert.[115] Dementsprechend ist eine Erschöpfung oder unzureichende Aktivierung dieser Zellen ein ungünstiger prognostischer Marker bei Covid-19.[116] Verbreitete Faktoren, die den NK-Zellen zusetzen und ihre Kondition verschlechtern, sind Toxine (z. B. Zigarettenrauch – dies ist einer der Gründe, warum Raucher eine höhere Infektanfälligkeit

---

[115] JEWETT, A. (2020). The Potential Effect of Novel Coronavirus SARS-CoV-2 on NK Cells; A Perspective on Potential Therapeutic Interventions. Frontiers in immunology, 2020 Jul 10; 11: 1692–1692. Verfügbar unter https://pubmed.ncbi.nlm.nih.gov/32754162/ (zuletzt abgerufen am 14.07.2021).

[116] LI, M., GUO, W., DONG, Y., WANG, X., DAI, D., LIU, X., WU, Y., LI, M., ZHANG, W., ZHOU, H., ZHANG, Z., LIN, L., KANG, Z., YU, T., TIAN, C., QIN, R., GUI, Y., JIANG, F., FAN, H., HEISSMEYER, V., SARAPULTSEV, A., WANG, L., LUO, S. & HU, D. (2020). Elevated Exhaustion Levels of NK and CD8(+) T Cells as Indicators for Progression and Prognosis of COVID-19 Disease. Frontiers in immunology, 2020 Oct 14; 11: 580237. Verfügbar unter https://pubmed.ncbi.nlm.nih.gov/33154753/ (zuletzt abgerufen am 14.07.2021).

aufweisen),[117] chronische Entzündungen und ein gestörtes Darm-Mikrobiom[118]. Glücklich, wer eine gesunde Darmflora besitzt. Eine spezielle Unterart der NK-Zellen kann mit Antikörpern interagieren, was zu einer gefährlichen Überreaktion des Immunsystems mit Hyperinflammation führen kann.[119] Dieses als ADE (Antibody-Dependent-Enhancement, zu Deutsch „infektionsverstärkende Antikörper") bekannte Phänomen wird uns nochmals beim Thema Impfen beschäftigen. Auch hier gilt also: Zu wenig ist schlecht, zu viel aber auch. Die Hauptaufgaben der NK-Zellen umfassen:

- Erkennung und Bekämpfung infizierter Zellen
- Hemmung des viralen Wachstums: Schlüsselmolekül ist hier das Interferon-Gamma (IFN-y, ein Zytokin), anhand dessen Spiegel im Blut sich auch Rückschlüsse auf die Aktivität der NK-Zellen ziehen lassen.
- Stimulation der Lymphozyten (und damit der spezifischen Abwehr)

[117] MIAN, M. F., LAUZON, N. M., STÄMPFLI, M. R., MOSSMAN, K. L. & ASHKAR, A. A. (2008). Impairment of human NK cell cytotoxic activity and cytokine release by cigarette smoke. J Leukoc Biol. 2008 Mar; 83(3): 774–84. Verfügbar unter https://pubmed.ncbi.nlm.nih.gov/18055568/ (zuletzt abgerufen am 14.07.2021).

[118] GANAL, S. C., SANOS, S. L., KALLFASS, C., OBERLE, K., JOHNER, C., KIRSCHNING, C., LIENENKLAUS, S., WEISS, S., STAEHELI, P. & AICHELE, P. (2012). Priming of natural killer cells by nonmucosal mononuclear phagocytes requires instructive signals from commensal microbiota. Immunity, 2012 Jul 27; 37(1): 171–86. Verfügbar unter https://pubmed.ncbi.nlm.nih.gov/22749822/ (zuletzt abgerufen am 14.07.2021).

[119] ALRUBAYYI, A. (2020). NK cells in COVID-19: protectors or opponents? Nature Reviews Immunology, 2020 Sep; 20(9): 52020, 520–520. Verfügbar unter https://pubmed.ncbi.nlm.nih.gov/32732951/ (zuletzt abgerufen am 14.07.2021).

Wichtige Mikronährstoffe, die von NK-Zellen benötigt werden, umfassen:

Tabelle 6:   Wichtige Mikronährstoffe, die von NK-Zellen benötigt werden[120]

Mikronährstoff	Funktion
Glutathion (NAC/ACC)	Schwefelhaltige Verbindungen wie Glutathion oder N-Acetyl-Cystein (ACC, NAC) sind wichtig für die Aktivität der NK-Zellen[121] und erhöhen ihre Effektivität. Zugleich minimieren sie die Kollateralschäden durch die Entzündung.
Vitamin A	Ein Mangel an Vitamin A vermindert die Anzahl und Effektivität der NK-Zellen.
Vitamin C	Vitamin C erhöht die Aktivität der NK-Zellen.
Vitamin E	Das „Königsvitamin" der NK-Zellen: Es erhöht sowohl ihre Anzahl als auch Aktivität.

[120] ERICKSON, K. L., MEDINA, E. A. & HUBBARD, N. E. (2000). Micronutrients and Innate Immunity. The Journal of Infectious Diseases, 2000 Sep; 182 Suppl. 1182, S5–S10. Verfügbar unter https://pubmed.ncbi.nlm.nih.gov/10944478/ (zuletzt abgerufen am 14.07.2021).

[121] MORRIS, D., KHURASANY, M., NGUYEN, T., KIM, J., GUILFORD, F., MEHTA, R., GRAY, D., SAVIOLA, B. & VENKETARAMAN, V. (2013). Glutathione and infection. Biochimica et Biophysica Acta (BBA) - General Subjects, 2013 May; 1830(5): 3329–3349. Verfügbar unter https://pubmed.ncbi.nlm.nih.gov/23089304/ (zuletzt abgerufen am 14.07.2021).

Zytotoxische Zellen: Die Kavallerie kommt

Nachdem Lymphozyten auf den neuen Gegner spezialisiert wurden, werden nach ca. zehn Tagen zytotoxische Zellen (T-Killerzellen) in das Geschehen eingreifen – und das mit aller Macht. Sie übertreffen die bisher beteiligten Zellen bezüglich Durchschlagskraft, Genauigkeit und Nachhaltigkeit bei Weitem. Die hochpräzise Erkennung und Zerstörung infizierter Zellen entzieht dem Virus die Lebensgrundlage und kann die Infektion zügig beenden. Ihr Auftreten ist häufig im Blutbild des Patienten zu sehen: Es kommt zu einem Anstieg der Lymphozyten (Lymphozytose) und einem relativen Abfall der Granulozyten. Covid-19 ist, was die Lymphozyten angeht, allerdings ein Spezialfall. Aus bislang noch nicht im Detail bekannten Gründen führt die Infektion mit SARS-CoV-2 zu einer Abnahme der Lymphozytenanzahl im Körper. Dieses Phänomen wurde vor allem bei schweren Verläufen beobachtet. Neben den Lymphozyten können auch die NK-Zellen von diesem Phänomen betroffen sein.[122] Es ist wenig verwunderlich, dass sich dieses Phänomen sehr ungünstig auf die Prognose der Erkrankung auswirkt. Die NK-Zellen werden benötigt, um die Zeit bis zum Eintreffen der T-Killerzellen und Antikörper zu überbrücken, und nur diese wiederum sind in der Lage, die Infektion abschließend zu besiegen. Interessant ist in diesem Zusammenhang, was bei einer Abnahme der Lymphozyten beobachtet werden kann: Die Anzahl der Granulozyten nimmt zu, und das Entzündungsniveau steigt.[123] Mangels der effektiveren T- und B-Lymphozyten verlässt sich der Körper notgedrungen wieder auf die unspezifischen Fresszellen, frei nach dem Motto „Besser wenig Effektivität als gar keine". Diese Strategie hat allerdings fatale Konsequenzen: Da die Granulozyten nicht in der Lage sind, das Virus zu beherrschen, werden immer mehr dieser wenig kompetenten Zellen in den Kampf geschickt, während das Virus sich exponentiell vermehrt. Ein Teufelskreis. Wie wir bereits gelernt haben, bewirken aktivierte Granulozyten

---

[122] ZHENG, M., GAO, Y., WANG, G., SONG, G., LIU, S., SUN, D., XU, Y. & TIAN, Z. (2020). Functional exhaustion of antiviral lymphocytes in COVID-19 patients. Cellular & Molecular Immunology, 2020 May;17(5): 533–535. Verfügbar unter https://pubmed.ncbi.nlm.nih.gov/32203188/ (zuletzt abgerufen am 14.07.2021).

[123] URRA, J., CABRERA, C., PORRAS, L. & RÓDENAS, I. (2020). Selective CD8 cell reduction by SARS-CoV-2 is associated with a worse prognosis and systemic inflammation in COVID-19 patients. Clinical Immunology, 2020 Aug; 217: 108486. Verfügbar unter https://pubmed.ncbi.nlm.nih.gov/32479985/ (zuletzt abgerufen am 14.07.2021).

vor allem zwei Dinge: Sie zerstören das lokale Gewebe und setzen proentzündliche Botenstoffe frei. Letzteres führt dann relativ schnell zu einer massiven systemischen Entzündung, die das Risiko einer Hyperinflammation und damit eines kritischen Verlaufs drastisch erhöht.[15] Erkennbar ist dieses Problem durch einen Anstieg der CRP und der Granulozyten im Blutlabor bei gleichzeitigem Abfall der Lymphozyten. Es ist daher von entscheidender Bedeutung, dass die zytotoxischen Zellen so früh wie möglich in das Geschehen eingreifen. Wie das Virus hier zu unseren Ungunsten agiert, ist noch nicht geklärt. Aber welche Faktoren können diesen Ablauf beeinflussen? Zumindest sollten wir uns bemühen, vermeidbare Hindernisse auszuschalten und Maßnahmen zu ergreifen, die geeignet sind, die Lymphozyten zu unterstützen:

- Grundsätzlich benötigt die Bildung neuer Zellen (und hier müssen viele Zellen in kürzester Zeit gebildet werden) bestimmte Mikronährstoffe. Die wichtigsten sind Vitamin B9 und B12 sowie Nukleotide.
- Für die Ausbildung der Lymphozyten ist es unabdingbar, dass die Informationsgewinnung über den Gegner funktioniert. Hierfür sind die Makrophagen und dendritischen Zellen zuständig. Deren Funktion ist also sicherzustellen.
- Psychischer Stress setzt die Funktion der Lymphozyten erheblich herab,[124] Gleiches gilt für Depressionen[125]. Sich dieser Probleme beizeiten aktiv anzunehmen und Hilfe zu suchen, ist wichtig – wenn auch nicht einfach. Die psychischen Folgen der Lockdown-Politik sind hier ein negativer und nicht zu unterschätzender Faktor.
- Bestimmte Medikamente (Immunsuppressiva) unterdrücken das Immunsystem. Betroffen sind Patienten mit Autoimmunerkrankungen oder nach Organtransplantation. Soweit möglich, sollte Rücksprache mit dem behandelnden Arzt gehalten und versucht werden, auf Wirkstoffe umzustellen, die ein günstigeres Nebenwirkungsprofil bezüglich Covid-19 haben. So hat sich z. B. der Einsatz von Cortisol klinisch bewährt.

---

[124] BIOPRO Baden-Württemberg GmbH (Gesundheitsindustrie BW) (2021). Wie psychischer Stress das Immunsystem schwächt. Verfügbar unter https://www.gesundheitsindustrie-bw.de/fachbeitrag/aktuell/wie-psychischer-stress-das-immunsystem-schwaecht (zuletzt abgerufen am 11.02.2021).

[125] KIECOLT-GLASER, J. K. & GLASER, R. (2002). Depression and immune function: central pathways to morbidity and mortality. Journal of psychosomatic research, 2002 Oct; 53(4): 873–876.

- Polyphenole sind in der Lage, die Bildung, Reifung und Funktionalität von Lymphozyten zu verbessern.[126] Ihre gezielte Zufuhr in Zeiten erhöhter Beanspruchung oder Gefährdung ist simpel und kostengünstig.

Ein funktionierender Vitamin-D-Haushalt ist ebenfalls von großer Bedeutung. Dabei geht es nicht primär um die quantitative Versorgung, sondern um die Frage, ob unser Organismus mit Vitamin D wie gewünscht arbeiten kann. Stichwort hier ist die Vitamin-D-Ratio (Für Details siehe Vitamin D im Kapitel „Risikofaktoren und Prävention". Auch für die Funktion der Lymphozyten ist ein ausgeglichener Redoxstatus wichtig. Die Zufuhr von N-Acetylcystein zur Verbesserung der Versorgung mit Glutathion konnte in klinischen Studien zeigen, dass Anzahl und Funktion der T-Killerzellen sowie der T-Helferzellen deutlich zunehmen.[127] Aufgrund dieser bekannten positiven Effekte wurde die Gabe von NAC oder ACC bereits als therapeutische Maßnahme zur Prävention und Behandlung von Covid-19 vorgeschlagen.[128] (Für Details siehe Glutathion im Kapitel „Risikofaktoren und Prävention".)

Wir sehen also: Es gibt so einiges, was wir tun können, um unseren zytotoxischen Zellen das Leben leichter zu machen und stärker von ihrem Schutz zu profitieren.

---

[126] HAN, X., SHEN, T. & LOU, H. (2007). Dietary Polyphenols and Their Biological Significance. International Journal of Molecular Sciences, 2007 Sep; 8(9): 950–988.

[127] KINSCHERF, R., FISCHBACH, T., MIHM, S., ROTH, S., HOHENHAUS-SIEVERT, E., WEISS, C., EDLER, L., BÄRTSCH, P. & DRÖGE, W. (1994). Effect of glutathione depletion and oral N-acetyl-cysteine treatment on CD4+ and CD8+ cells. The FASEB Journal, 1. April 1994, 8, 448-451. Verfügbar unter https://faseb.onlinelibrary.wiley.com/doi/abs/10.1096/fasebj.8.6.7909525 (zuletzt abgerufen am 14.07.2021).

[128] POE, F. L. & CORN, J. (2020). N-Acetylcysteine: A potential therapeutic agent for SARS-CoV-2. Medical Hypotheses, 2020 Oct; 143: 109862143. Verfügbar unter https://pubmed.ncbi.nlm.nih.gov/32504923/ (zuletzt abgerufen am 14.07.2021).

Mikronährstoff	Funktion
Glutathion (NAC/ACC)	Schwefelhaltige Verbindungen wie **Glutathion** oder N-Acetyl-Cystein (**ACC, NAC**) sind wichtig für die Aktivität der zytotoxischen Zellen und erhöhen ihre Effektivität. Zugleich minimieren sie die Kollateralschäden durch die Entzündung.
Polyphenole	**Polyphenole** unterstützen Bildung und Funktion der Lymphozyten. Sie beugen zudem einer überschießenden Entzündungsreaktion vor.
Zellbildung	Ganz allgemein werden hier **Vitamin B9, B12 sowie Nukleotide** benötigt.

Plasmazellen und Antikörper: eher zweite Wahl?

Gerade mit Einführung der ersten Impfungen gegen Covid-19 waren die Antikörper omnipräsent in Funk und Fernsehen. Ihre Produktion anzustoßen, ist das Ziel einer Impfung und soll langfristige Immunität gewährleisten. Dabei ist gerade bezüglich dieses Parts unseres Immunsystems und Covid-19 die Situation alles andere als klar. Aber der Reihe nach. Was sind Antikörper, wer bildet sie, und was bewirken sie? Wir erinnern uns an die dendritischen Zellen, die in nahe gelegenen Lymphknoten den neuen Feind präsentieren. Im Publikum saßen junge und noch nicht ausgebildete Lymphozyten, die dann entschieden, sich auf diesen Gegner zu spezialisieren. Die T-Lymphozyten müssen sich entscheiden: zwischen einer Karriere als zytotoxische Zellen oder einer als Helferzellen, deren Aufgabe es ist, die Gesamtreaktion des Immunsystems zu koordinieren und zu verstärken. Bei den B-Lymphozyten ist der Berufsweg vorgegeben. Sie wandeln sich durch die Spezialisierung in Plasmazellen um und beginnen dann mit der Produktion von Antikörpern. Zuerst IgM-Antikörpern (10–14 Tage), gefolgt von IgG-Antikörpern (14–21 Tage). Während Erstere schneller verfügbar sind, zeichnen sich Letztere durch eine höhere Spezifität, Effektivität und Haltbarkeit aus. Während IgM-Antikörper nur nach dem Erstkontakt gebildet werden, können IgG-Antikörper, sobald der Gegner einmal bekannt ist, theoretisch für den Rest des Lebens bei Bedarf immer wieder produziert werden. Antikörper sind spezielle Eiweiße (Proteine), die ihrem Ziel

(Antigen) exakt angepasst werden. So können sie nach dem Schlüssel-Schloss-Prinzip an ihre spezifische Zielstruktur andocken und ihre Wirkung entfalten.

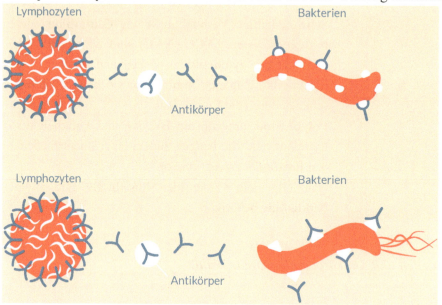

Abbildung 44:   *Antikörper, die an spezifisch an ihre Zielstruktur (Antigen) andocken*

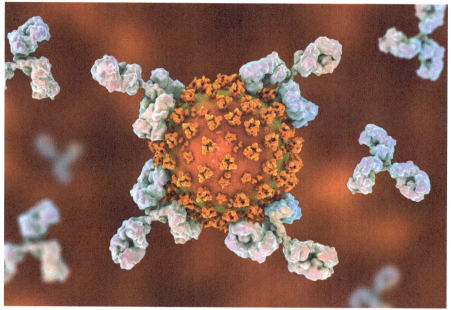

Abbildung 45:   *IgG-Antikörper   binden   an   das   Coronavirus;   Quelle:*
www.shutterstock.com/Kateryna Kon

Diese ist vielfältig und umfasst u. a.:

- *Markierung* des Gegners für Immunzellen („Zum Abschuss freigegeben"): So kann die Effektivität von NK-Zellen und Fresszellen deutlich erhöht werden.
- Aktivierung weiterer Immunproteine: Das *Komplementsystem,* das aus hochreaktiven Eiweißen besteht, wird durch gebundene Antikörper aktiviert und kann markierte Gegner zerstören.
- Direkte *Neutralisation*: Durch die Bindung des Antikörpers an den Gegner wird dieser in seiner Funktion und Aktivität behindert (z. B. das Eindringen eines Virus in eine Zelle).
- *Verkleben*: Mehrere Antikörper, die an einen Gegner gebunden haben, können miteinander verkleben und den Gegner so in seiner Mobilität einschränken.

Wichtig: Im Gegensatz zu zytotoxischen Zellen können Antikörper ihr Ziel nur *außerhalb* unserer Zellen erkennen und attackieren. Ist der Erreger einmal in eine Zelle eingedrungen, können nur noch die Killerzellen Abhilfe schaffen. Die große Stärke von Antikörpern ist daher nicht die Bekämpfung eines Virus oder einer Bakterie beim Erstkontakt. Hier kommen die Antikörper speziell bei viralen Infektionen häufig zu spät, da der Feind bereits genügend Zeit hatte, in unsere Zellen einzudringen. Ihre Stärke spielen die Antikörper bei einem erneuten Kontakt mit dem Erreger aus. Da die Antikörper ständig in unserem Körper zirkulieren, können sie in dieser Situation einen Erreger erkennen und bekämpfen, *bevor* dieser die Gelegenheit hat, unsere Zellen zu befallen. Der Schutz und die Immunität durch T-Zellen sind daher umfassender und nachhaltiger, der Schutz durch Antikörper dafür bei erneutem Kontakt schneller. Vollständige Immunität umfasst beide Wirkungsweisen des Immunsystems – Antikörper und zytotoxische Zellen. Wird nur eine von beiden ausgebildet, handelt es sich um eine Teilimmunität:

- Stehen nur Antikörper zur Verfügung und gelingt es dem Erreger, sich in den Zellen festzusetzen, droht eine chronische Infektion.
- Stehen nur zytotoxische Zellen zur Verfügung, dauert es bei erneuter Infektion etwas länger, bis der Erreger vernichtet wird. Das Auftreten leichter Beschwerden wird dadurch wahrscheinlicher.

Ähnlich wie die zytotoxischen Zellen sind auch die Plasmazellen und damit die Antikörper auf eine gute Vorarbeit der Makrophagen und dendritischen Zellen angewiesen. Darüber hinaus gibt es eine Gruppe von Mikronährstoffen, die geradezu durchschlagend sind, wenn es um die schnelle Produktion von Antikörpern geht: *Nukleotide*.

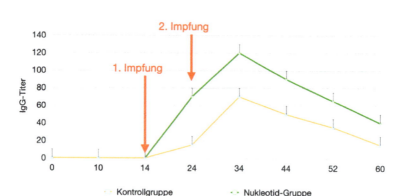

Abbildung 46 zeigt den Antikörpern-Titer im Anschluss an eine Impfung (Titer = Konzentration von bestimmten Antikörpern im Blut). Dabei wird eine Kontrollgruppe (normale Diät) und eine Gruppe von Probanden, die parallel Nukleotide erhielten, verglichen. Eine Impfung ist dabei analog zu einer Infektion mit einem neuen Erreger: Das Immunsystem bekommt einen bislang unbekannten Feind präsentiert und muss nun durch Ausbildung einer Immunität reagieren. Wie zu sehen ist, bestehen deutliche Unterschiede zwischen beiden Gruppen. Unter Nukleotidgabe steigen die Antikörper a) deutlich schneller an (10 vs. 20 Tage) und erreichen b) insgesamt ein höheres Niveau (120 vs. 70). Die Ausbildung einer Immunität wird also um 50 Prozent verkürzt, und sie fällt um 70 Prozent stärker aus. Das sind Werte, die bei einer echten Infektion den Unterschied zwischen unbemerkter Ansteckung und schweren Beschwerden ausmachen können.

Abgesehen von diesen grundsätzlichen Aspekten, gibt es bei Covid-19 einige Besonderheiten der Antikörper. Eine davon ist der Zusammenhang zwischen der Schwere des Krankheitsverlaufs und der Menge der gebildeten Antikörper. Grob gesagt, gilt hier: Je schwerer die Infektion, desto mehr Antikörper werden gebildet.[129] Verblüffenderweise korreliert die Menge der Antikörper dabei nicht mit der Fähigkeit, Viren zu eliminieren, was die zweite Besonderheit darstellt: Je höher der Titer, desto geringer die virale Clearance (also die Virusinaktivierung).[130] Dies ist ein möglicher Hinweis, dass die Hauptlast der Virenabwehr auf der zellulären Abwehr liegt und Antikörper eher eine unterstützende Funktion haben. Dementsprechend würden sie v. a. dann extrem steigen, wenn die zytotoxischen Zellen die Situation nicht in den Griff bekämen. Die letzte Besonderheit: Vor allem bei Personen mit mildem Verlauf oder asymptomatischer Infektion sind bei fast der Hälfte bereits 1–2 Monate nach der Infektion keine Antikörper mehr nachweisbar.[131] Auch bei Patienten mit schwererem Verlauf kommt es bei über 90 Prozent zu einem schnellen Absinken des Antikörper-Titers, bei über 10 Prozent sind binnen 3 Monaten ebenfalls keine Antikörper mehr nachweisbar.[132]

Diese teils rasche Abnahme der Antikörper basierenden Immunität wirft natürlich Fragen auf: Wie lange hält der Schutz durch Antikörper vor einer Reinfektion an? Was bedeutet dies für die Antikörper, die nach einer Impfung gebildet werden? Sind sie länger haltbar? Wie sicher kann man mit einem Antikörpertest eine Infek-

---

[129] POLAND, G. A., OVSYANNIKOVA, I. G. & KENNEDY, R. B. (2020). SARS-CoV-2 immunity: review and applications to phase 3 vaccine candidates. The Lancet, 2020 Nov 14;396(10262): 1595–1606396. Verfügbar unter https://pubmed.ncbi.nlm.nih.gov/33065034/ (zuletzt abgerufen am 14.07.2021).

[130] TAN, W., LU, Y., ZHANG, J., WANG, J., DAN, Y., TAN, Z., HE, X., QIAN, C., SUN, Q., HU, Q., LIU, H., YE, S., XIANG, X., ZHOU, Y., ZHANG, W., GUO, Y., WANG, X.-H., HE, W., WAN, X., SUN, F., WEI, Q., CHEN, C., PAN, G., XIA, J., MAO, Q., CHEN, Y. & DENG, G. (2020). Viral Kinetics and Antibody Responses in Patients with COVID-19. medRxiv, 2020.03.24.20042382. Verfügbar unter https://www.medrxiv.org/content/10.1101/2020.03.24.20042382v1 (zuletzt abgerufen am 14.07.2021).

[131] IBARRONDO, F. J., FULCHER, J. A., GOODMAN-MEZA, D., ELLIOTT, J., HOFMANN, C., HAUSNER, M. A., FERBAS, K. G., TOBIN, N. H., ALDROVANDI, G. M. & YANG, O. O. (2020). Rapid decay of anti–SARS-CoV-2 antibodies in persons with mild Covid-19. New England Journal of Medicine, 2020 Sep 10; 383(11): 1085–1087. Verfügbar unter https://pubmed.ncbi.nlm.nih.gov/32706954/ (zuletzt abgerufen am 14.07.2021).

[132] LONG, Q.-X., TANG, X.-J., SHI, Q.-L., LI, Q., DENG, H.-J., YUAN, J., HU, J.-L., XU, W., ZHANG, Y., LV, F.-J., SU, K., ZHANG, F., GONG, J., WU, B., LIU, X.-M., LI, J.-J., QIU, J.-F., CHEN, J. & HUANG, A.-L. (2020). Clinical and immunological assessment of asymptomatic SARS-CoV-2 infections. Nature Medicine, 2020 Aug; 26(8): 1200–1204. Verfügbar unter https://pubmed.ncbi.nlm.nih.gov/32555424/ (zuletzt abgerufen am 14.07.2021).

tion feststellen? Um diese Fragen abschließend zu beantworten, wird es noch einiger Zeit und mehr Erfahrungen mit SARS-CoV-2 bedürfen.

Zytokine: die Sprache des Immunsystems

Die vorangegangenen Kapitel zeigen, dass es sich beim Immunsystem um ein komplexes, vielfach verzahntes und interagierendes System handelt. Eine derart komplizierte Maschinerie benötigt auch ein entsprechendes Kommunikationssystem, um ein möglichst reibungsloses Funktionieren zu gewährleisten. Ein Großteil der Kommunikation im Immunsystem findet über spezielle Proteine statt, die als Botenstoffe dienen: *Zytokine*. Ihre Aufgaben sind vielfältig, jedes Zytokin überbringt eine bestimmte Information und stellt somit ein Signal dar. In Summe entscheiden die Signale, die an einer bestimmten Immunzelle ankommen, wie sich verhalten wird – z. B. Aktivierung, Hemmung, Verlassen des Blutstroms und Einwandern an den Ort der Entzündung, neue Abwehrzellen bilden usw. Die Zytokine unterteilen sich nochmals in mehrere Untergruppen, aber diese Klassifikation ist für uns an dieser Stelle nicht entscheidend. Entscheidend ist zu verstehen, wie Zytokine entstehen und was sie bewirken. Gebildet und ausgeschüttet werden sie von geschädigten Körperzellen (z. B. Schleimhautzellen des Atemtrakts) oder Immunzellen (z. B. um Verstärkung zu rufen und weitere Komponenten des Immunsystems in die Abwehrreaktion einzubinden). Dabei unterscheidet man aktivierende (also proentzündliche) und hemmende (also antientzündliche) Zytokine. Jede Entzündungsreaktion muss schließlich auch kontrolliert und beizeiten wieder beendet werden. Während am Anfang einer Abwehrreaktion die proentzündlichen Zytokine überwiegen und eine schnelle, umfassende Aktivierung des Immunsystems einleiten, werden im weiteren Verlauf und nach erfolgreicher Beseitigung des ursprünglichen Gegners die antientzündlichen Zytokine dominieren und die Immunaktivierung herunterfahren. So weit die Theorie. Bei Covid-19 nun ist zu beobachten, dass

- Die Produktion proentzündlicher Zytokine teilweise viel zu stark ausfällt und deutlich zu lange anhält
- Antientzündliche Zytokine nicht oder nur in geringem Maß gebildet werden
- Im Ergebnis eine zu starke, zeitlich zu lang anhaltende Immunaktivierung zustande kommt. Folge: Hyperinflammation, Zytokinsturm, ARDS.

Wir haben dieses Phänomen bereits kurz kennengelernt, im Kapitel „

Das Krankheitsbild: Covid-19" (speziell Abbildung 8, S. 43). Bei schweren und komplizierten Verläufen dominiert nicht das Virus das Geschehen, sondern die außer Kontrolle geratene Entzündungsreaktion des Immunsystems. Im Kapitel „Immunologische Risikofaktoren" werden wir uns näher mit der Frage beschäftigen, warum bei bestimmten Menschen diese überschießende Reaktion stattfindet, wie man dieses Risiko im Vorfeld erkennen und minimieren kann und welche Konsequenzen für die Therapie sich daraus ableiten lassen. Hier noch eine kleine Übersicht über die wichtigsten Zytokine (tatsächlich gibt es von ihnen Hunderte unterschiedliche), die in unserem Kontext von Bedeutung sind:

Tabelle 8:   *Wichtige Zytokine und ihre Wirkung auf Entzündungsprozesse*

Zytokin	Wirkung
IL-2	Proentzündlich
IL-6	Proentzündlich
IL-17	Proentzündlich
TNF-α	Proentzündlich
Interferon γ	Proentzündlich
IL-4	Antientzündlich
IL-10	Antientzündlich
TGF-ß	Antientzündlich

Mittels Messung dieser Botenstoffe können ansonsten unerkannte Entzündungen identifiziert werden (Chronic Inflammation, Silent Inflammation). Diese finden sich häufig bei Erkrankungen wie MS (Multiple Sklerose), CFS (Chronisches Müdigkeitssyndrom), MCS (Multiple Chemikaliensensitivität), Depression, Fibromyalgie, aber auch vielen anderen. Klassische Entzündungsmarker wie BSG, CRP oder Blutbild sind häufig nicht in der Lage, diese subtilen Dauerentzündungen zu detektieren. Im Kontext Corona könnten durch eine Zytokinbestimmung (vgl. „Chronische Entzündungen", S. 187) frühzeitig Risikokandidaten für einen schweren Verlauf identifiziert werden. Im Therapieverlauf würden sich diese Werte auch eignen, um Erfolg oder Misserfolg der eingesetzten Maßnahmen frühzeitig abzuschätzen und so die Behandlung zügig zu optimieren und anzupassen.

Der Immunitätsnachweis: gewusst wie

Wie wir in diesem Kapitel gesehen haben, ist die Immunologie von Covid-19 nicht unterkomplex. Daraus ergibt sich u. a., dass der Nachweis einer Immunität gegen SARS-CoV-2 nicht ganz einfach zu führen ist. Wir erinnern uns: In vielen Fällen lassen sich Antikörper bereits nach wenigen Monaten nicht mehr nachweisen – obwohl eine Infektion stattgefunden hat. Es gibt einige gute Gründe, warum man einen solchen Immunitätsnachweis haben möchte: Der offensichtlichste ist, dass es sich dann besser schläft. Wenn ich weiß, „Ich bin immun", kann ich dem ganzen Geschehen deutlich entspannter entgegentreten. Ein weiterer Grund könnte sein, herauszufinden, ob man für besonders gefährdete Angehörige (z. B. Eltern oder Großeltern im Pflegeheim) noch ein potenzielles Risiko darstellt oder nicht. Nicht zuletzt mag es für manche auch eine Rolle bei der Impfentscheidung spielen: Warum sich impfen, wenn man bereits immun ist? Bezüglich dieser Frage wird abzuwarten sein, ob der Gesetzgeber bzw. die Regierung alleine den Impfpass oder auch den Immunitätsnachweis als „Unbedenklichkeitsbescheinigung" gelten lassen wird. Die Perspektive ist hier wenig rosig. So hat beispielsweise die WHO mit Zulassung der ersten Impfstoffe ihre Definition von Immunität geändert: Wurde bisher auch eine natürlich erworbene Immunität nach durchgemachter Infektion anerkannt, so ist Immunität seit Oktober 2020 nur noch durch eine Impfung herstellbar.[133] Wie können wir also mit hoher Sicherheit feststellen, ob eine Infektion stattgefunden und sich eine Immunität entwickelt hat?
Indem man wir uns folgende Punkte nochmals klarmachen:

1. Immunität besteht nicht nur durch Antikörper, sondern auch durch zytotoxische Zellen (T-Killerzellen).

2. Auch wenn Antikörper nicht gebildet werden oder schnell wieder verschwinden, kann eine zelluläre Immunität vorhanden sein.

Da, wie bereits geschildert, Antikörper im Anschluss an eine Infektion mit SARS-CoV-2 nicht immer sicher Auskunft geben, ist es wichtig, bei einer Immunitätsprü-

---

[133] MAYER, P. F. (2020). WHO ändert Definition von Herdenimmunität auf Pharmafreundliche Version. In: TKP.at vom 25.12.2020. Verfügbar unter https://tkp.at/2020/12/25/who-aendert-definition-von-herdenimmunitaet-auf-pharma-freundliche-version/ (zuletzt abgerufen am 11.02.2021).

fung immer beide Arme des spezifischen Immunsystems zu prüfen: die T-Zellen und die Antikörper der Plasmazellen.

- Zelluläre Immunität: zytotoxische Zellen (T-Zell-Immunität)
- Humorale Immunität: Antikörper

Wichtig auch: Zwar handelt es sich bei SARS-CoV-2 wahrscheinlich um ein neues Virus – aber es ist seinen Cousins und Cousinen nicht unähnlich. Unser Immunsystem kennt Coronaviren bereits seit Jahren und Jahrzehnten. Es gibt zahlreiche Hinweise darauf, dass unser Immunsystem aufgrund dieser Tatsache eine sogenannte *Kreuzreaktivität* aufweisen kann. Darunter versteht man eine Art Grundimmunität gegen SARS-CoV-2 aufgrund seiner Ähnlichkeit mit anderen Viren. Diese Immunität ist zwar schwächer als eine spezifische nach Kennenlernen des Virus, aber – sie ist eine Basis. Unser Immunsystem ist dann nicht komplett hilflos im Angesicht des neuen Virus und kann wesentlich schneller reagieren. Diese Grundimmunität findet sich bei 35 bis 81 Prozent (!) der Menschen.[134] So vollkommen neu ist das neuartige Coronavirus also gar nicht. Wenn wir nun den Immunitätsnachweis führen, dann sollten wir auch auf diese Grundimmunität prüfen, um die Situation möglichst vollständig abzubilden. Die Grundimmunität wird geprüft, indem man auf Reaktionen gegen die gesamte Familie der Coronaviren testet. Dies wird auch als Pan-Corona-Test bezeichnet. Wir benötigen also:

- Spezifische zelluläre Immunität: SARS-CoV-2-spezifische T-Zellen (zytotoxische Zellen)
- Spezifische humorale Immunität: SARS-CoV-2-spezifische Antikörper (IgG und IgM)
- Grundimmunität: Pan-Corona-T-Zellen

---

[134] BRAUN, J., LOYAL, L., FRENTSCH, M., WENDISCH, D., GEORG, P., KURTH, F., HIPPENSTIEL, S., DINGELDEY, M., KRUSE, B., FAUCHERE, F., BAYSAL, E., MANGOLD, M., HENZE, L., LAUSTER, R., MALL, M. A., BEYER, K., RÖHMEL, J., VOIGT, S., SCHMITZ, J., MILTENYI, S., DEMUTH, I., MÜLLER, M. A., HOCKE, A., WITZENRATH, M., SUTTORP, N., KERN, F., REIMER, U., WENSCHUH, H., DROSTEN, C., CORMAN, V. M., GIESECKE-THIEL, C., SANDER, L. E. & THIEL, A. (2020). SARS-CoV-2-reactive T cells in healthy donors and patients with COVID-19. Nature, 2020 Nov; 587(7833): 270–274. Verfügbar unter https://pubmed.ncbi.nlm.nih.gov/32726801/ (zuletzt abgerufen am 13.07.2021); DEUTSCHER ÄRZTEVERLAG GMBH, R. D. Ä. (2020e). T-Zellen gegen saisonale Coronaviren erkennen auch SARS-CoV-2. In: Ärzteblatt.de vom 31.07.2020. Verfügbar unter https://www.aerzteblatt.de/nachrichten/115217/T-Zellen-gegen-saisonale-Coronaviren-erkennen-auch-SARS-CoV-2 (zuletzt abgerufen am 11.02.2021).

Die Messung der Antikörper ist dabei eine klare Sache, aber wie weisen wir eine zelluläre Immunität nach? Man geht folgendermaßen vor: Aus einer Blutprobe werden T-Lymphozyten isoliert und in zwei Kulturen angelegt. Anschließend setzt man einer Kultur Bestandteile von SARS-CoV-2 und einer anderen einen „Corona-Mix" zu. Nach einer definierten Zeit wird jetzt die Aktivität der Lymphozyten bestimmt, indem man zwei Zytokine misst: Interferon-Gamma und Interleukin 2. Steigen eines oder beide deutlich an, besteht eine entsprechende Immunität. Hier einige Beispiele, die freundlicherweise vom Labor Biovis[135] zur Verfügung gestellt wurden:

Test	Ergebnis	Einheit	Normbereich		Vorwert	Probenmaterial Methode
Infektionsdiagnostik						
Coronavirus Serologie						
SARS-CoV-2 IgG	negativ		negativ			S NA! ELISA
SARS-CoV-2 IgM	negativ		negativ			S NA! ELISA
Nachweis SARS-CoV-2-spezifischer T-Zellen						
EliSpot SARS-CoV-2						
EliSpot SARS-CoV-2 IFN-	11,0	SI	< 2,0			CPDA NA! ELI
EliSpot SARS-CoV-2 IL2	2,7	SI	< 2,0			CPDA NA! ELI
			SI zwischen 2 und 3: grenzwertiges Ergebnis			
EliSpot PAN-Corona						
EliSpot PAN-Corona IFN-	7,0	SI	< 2,0			CPDA NA! ELI
EliSpot PAN-Corona IL2	1,0	SI	< 2,0			CPDA NA! ELI
			SI zwischen 2 und 3: grenzwertiges Ergebnis			

Abbildung 47:   Zelluläre Immunität gegen SARS-CoV-2, aber keine Antikörper; Quelle: Biovis[135]

Abbildung 47 zeigt einen äußerst typischen Befund: Die Antikörper (sowohl IgM als auch IgG) sind negativ, d. h., es besteht keine humorale Immunität. Bei den T-Zellen allerdings sieht man eine deutliche Reaktion auf Pan-Corona und noch stärker auf SARS-CoV-2. Es besteht also nicht nur eine Grundimmunität gegen Coronaviren im Allgemeinen, sondern eine hervorragende spezifische Immunität gegen SARS-CoV-2. Hätte man hier nur auf Antikörper geprüft, wäre das Ergebnis falsch-negativ: Man hätte die bestehende Immunität übersehen.

---

[135] BIOVIS (2021). Biovis Diagnostik MVZ GmbH. Verfügbar unter https://www.biovis-diagnostik.eu/de/ (zuletzt abgerufen am 18.02.2021).

Test	Ergebnis	Einheit	Normbereich	Vorwert	Probenmaterial Methode
Infektionsdiagnostik					
Coronavirus Serologie					
SARS-CoV-2 IgG	positiv		negativ		S NA) ELISA
SARS-CoV-2 IgM	negativ		negativ		S NA) ELISA
Nachweis SARS-CoV-2-spezifischer T-Zellen					
EliSpot SARS-CoV-2					
EliSpot SARS-CoV-2 IFN-	1,0	SI	< 2,0		CPDA NA) ELI
EliSpot SARS-CoV-2 IL2	1,0	SI	< 2,0		CPDA NA) ELI

SI zwischen 2 und 3: grenzwertiges Ergebnis

EliSpot PAN-Corona					
EliSpot PAN-Corona IFN-	1,0	SI	< 2,0		CPDA NA) ELI
EliSpot PAN-Corona IL2	1,0	SI	< 2,0		CPDA NA) ELI

SI zwischen 2 und 3: grenzwertiges Ergebnis

Abbildung 48:   *Humorale, aber keine zelluläre Immunität gegen SARS-CoV-2; Quelle: Biovis[135]*

In dieser Abbildung sehen wir den umgekehrten Fall: Während eine Antikörper-Immunität auf SARS-CoV-2 besteht (IgG), wurde keine Immunität auf zellulärer Ebene ausgebildet – weder gegen Coronaviren im Allgemeinen noch SARS-CoV-2 im Speziellen.

Test	Ergebnis	Einheit	Normbereich	Vorwert	Probenmaterial Methode
Infektionsdiagnostik					
Coronavirus Serologie					
SARS-CoV-2 IgG	positiv		negativ		NA) ELISA
SARS-CoV-2 IgM	negativ		negativ		S NA) ELISA

Abbildung 49:   *Immunität durch Antikörper, Quelle: Biovis[135]*

In Abbildung 49 wurde nur auf Antikörper gegen SARS-CoV-2 untersucht. Während die Akut-Antikörper vom Typ IgM bereits wieder negativ sind, lassen sich die IgG-Antikörper noch nachweisen. Es besteht also eine Immunität gegen SARS-CoV-2.

Wie wir sehen, ist es bei Weitem nicht ausreichend, nur auf IgG-Antikörper zu testen, um eine durchgemachte Infektion oder gar eine Immunität festzustellen. Bei SARS-CoV-2 gilt: Die zelluläre Immunität ist häufiger und effektiver als die humorale durch Antikörper. Wer nur auf Antikörper untersucht, erhält häufig ein falsch-negatives Ergebnis (d. h. eine durchgemachte Infektion und bestehende Immunität wird nicht erkannt).

- *Das Immunsystem gliedert sich in angeborene und erlernte Abwehr. Erstere wird vor allem durch Fresszellen repräsentiert (Granulozyten, Makrophagen, Monocyten), Letztere durch die Lymphozyten.*

- *Die Lymphozyten unterteilen sich in T-Lymphozyten und B-Lymphozyten.*

- *T-Lymphozyten bilden u. a. Helfer- und Gedächtniszellen, die das Immunsystem lenken und koordinieren, sowie zytotoxische Zellen (T-Killerzellen), die in der Lage sind, infizierte Zellen zu erkennen und zu eliminieren.*

- *B-Lymphozyten wandeln sich in Plasmazellen um und produzieren dann Antikörper. Diese erkennen und bekämpfen Erreger außerhalb unserer Zellen.*

- *Das Darm-Mikrobiom ist ein wichtiger Sparringspartner für das Immunsystem.*

- *Bei einer Infektion reagiert zuerst das angeborene Immunsystem, erst zeitversetzt nach 5–10 Tagen greift die spezifische Abwehr in das Geschehen ein.*

- *Je länger das angeborene Immunsystem auf sich allein gestellt ist, desto stärker fallen die Entzündung und die Kollateralschäden aus.*

- *Die natürlichen Killerzellen haben bei einer Infektion eine Schlüsselrolle, da sie das angeborene Immunsystem mit der lernfähigen Abwehr verzahnen.*

- *Wichtige Mikronährstoffe, die das Immunsystem unterstützen, sind u. a. Glutathion, N-Acetylcystein, Vitamin D und Vitamin-D-Bindeprotein, die Vitamine A, C und E, Polyphenole, Arginin, Vitamin B2 und Nukleotide.*

- *Um Zustand und Funktion des Immunsystems zu beurteilen, können Immunbotenstoffe gemessen werden – die Zytokine. Diese Untersuchung eignet sich auch hervorragend, um versteckte Entzündungen zu erkennen, ist jedoch nicht Bestandteil der üblichen Routineuntersuchungen.*

- *Der Körper reagiert auf eine Infektion mit SARS-CoV-2 häufig mit zellulärer Immunität, während die Antikörperantwort nur gering ausfällt bzw. schnell wieder verschwindet. Im Rahmen eines Immunitätsnachweises sollte daher immer auf beide Immunitätsvarianten geprüft werden.*

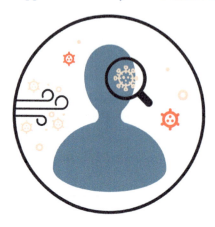

Ihr Immunsystem ist ein Alleskönner, ein Leben ohne ein vernünftiges Immunsystem nicht denkbar. Zu viele Gefahren lauern da draußen, deren man dich ständig erwehren muss. Pilze, Parasiten, Bakterien und Viren können einen befallen und in echte Bedrängnis bringen. Dann gibt es da noch die Schwermetalle, die Pestizide, Herbizide und Insektizide, ach ja, und Tausende verschiedenen Chemikalien, denen wir tagaus, tagein ausgesetzt sind. Dazu kommen Stress, Ärger und körperliche Belastungen verschiedenster Art. Wie soll man sich da noch auskennen? Brauche ich überhaupt in Zeiten von Corona ein gutes Immunsystem? Ich denke, diese Frage kann mit Ja beantwortet werden. Wann und wie schütze ich mein Immunsystem, und wann und wie schade ich ihm? Eine kleine Bestandsaufnahme:

Mit der Verordnung Nr.1924/2006 der Europäischen Union hat diese gesundheitsbezogenen Angaben für bestimmte Lebensmittel zugelassen, um es den Verbrauchern zu ermöglichen, fundierte und sinnvolle Entscheidungen treffen zu können. Folgende Aussagen sind zugelassen worden:
- Zink trägt zu einer normalen Funktion des Immunsystems bei.
- Selen trägt zu einer normalen Funktion des Immunsystems bei.
- Kupfer trägt zu einer normalen Funktion des Immunsystems bei.
- Eisen trägt zu einer normalen Funktion des Immunsystems bei.
- Vitamin D trägt zu einer normalen Funktion des Immunsystems bei.
- Vitamin C trägt zu einer normalen Funktion des Immunsystems bei.
- Vitamin A trägt zu einer normalen Funktion des Immunsystems bei.
- Vitamin B6 trägt zu einer normalen Funktion des Immunsystems bei.
- Folsäure oder Vitamin B9 tragen zu einer normalen Funktion des Immunsystems bei.
- Vitamin B12 trägt zu einer normalen Funktion des Immunsystems bei.
Ich fasse einmal zusammen: Eine große Menge von Spurenelementen und Vitaminen trägt zu einer normalen Funktion des Immunsystems bei, also schützen Sie

sich vor einem schweren Verlauf einer Corona-Infektion, indem Sie Ihr Immunsystem normalisieren – mit Mikronährstoffen.

Sport und Immunsystem. Ein Dauerbrenner. Ist Sport Mord, oder ist Sport gut für das Immunsystem? Einen kleinen Konsens gibt es im Bereich der sportimmunologischen Forschung zu dieser Diskussion. Moderates Training stärkt Ihr Immunsystem, solange nach dem Sport ein ausreichend großes Fenster für regenerative Prozesse eingeplant wird. Kein Training und sehr intensives Training schwächen tendenziell Ihr Immunsystem, insbesondere dann, wenn nach dem intensiven Training nicht genügend Zeit für Regeneration zur Verfügung steht. Fazit: Treiben Sie zwei- bis dreimal pro Woche moderat Sport mit genügend Regenerationszeit, stärkt dies Ihr Immunsystem.

Übrigens, das Gleiche gilt für Sex!

Kennen Sie noch Bitterstoffe? Diese waren mal in unseren Lebensmitteln enthalten. Inzwischen oft herausgezüchtet, leider. Wissen Sie noch? „Medizin muss bitter schmecken, wenn sie wirken soll." Und das hat einen Grund: In unserem Körper gibt es Rezeptoren für Bitterstoffe, vor allem auf der Zunge, in der Nase, den Nasennebenhöhlen, im Darm und in vielen anderen Organen. Diese Rezeptoren sind Teil unseres angeborenen Immunsystems und regen dieses an. Außerdem besitzen viele Bitterstoffe direkte antibakterielle und antivirale Eigenschaften, zum Beispiel sehr gut belegt für das Allicin aus der Zwiebel oder dem Knoblauch. Also essen Sie bitter, Sie stärken dadurch Ihr Immunsystem.

Chronischer Stress schwächt das Immunsystem. Müssen wir darüber noch reden? Eigentlich nicht. Bei chronischem Stress wird sowohl das unspezifische als auch das spezifische Immunsystem runterreguliert. Daher Vorsicht! Vermeiden Sie chronischen Stress und vermeiden Sie Angst. Denn Angst führt zu chronischem Stress, und zwar zu einer massiven Zunahme und damit zu einer Schwächung des Immunsystems. Angst vor Corona gehört auch dazu, Angst vor der Ansteckung, Angst vor anderen Menschen, Angst vor dem Arztbesuch.

Desinfektionsmittel schützen Sie vor Corona. Am besten haben Sie immer eine kleine Flasche in Ihrer Jackentasche; und desinfizieren Sie jede Türklinke, jeden Stuhl, jeden Tisch, jeden Kugelschreiber, der Ihnen über den Weg läuft. Mal ehrlich, haben Sie die Desinfektionswut einmal hinterfragt? Sollten Sie tun! Desinfektionsmittel sind Stoffe, die totes oder lebendiges Material in einen Zustand versetzen, bei dem dieser nach der Desinfektion nicht mehr ansteckend ist. Das mag bei einer Operation sinnvoll sein, aber die tägliche mehrfache Desinfektion der eigenen Haut bringt gleich mehrere Probleme. Zu einem töten Sie nicht nur pathogene Erreger ab, sondern zerstören auch die guten Bakterien auf Ihrer Haut und schädigen somit nachhaltig Ihre Hautflora. Zum zweiten dringen viele dieser Stoffe durch die Hautbarriere in Ihr Blut vor und belasten Sie mit toxisch-chemischen Substanzen, und drittens ist die Belastung der Umwelt und der Kläranlagen immens. Sie werden, wie wir alle, die Rechnung dafür irgendwann bezahlen müssen: mit Krebserkrankungen, Autoimmunerkrankungen und vielen mehr. Vermeiden Sie diese chemisch-toxischen Substanzen so weit wie möglich. Schützen Sie sich mit natürlichen Mitteln wie zum Beispiel den ätherischen Ölen, stellen Sie selber Pflegecremes mit ätherischen Ölen her, das ist sogar gut für Ihre Haut, fast genauso gut im Kampf gegen ungeliebte Bakterien und Viren und nicht schädlich für die Umwelt. Vertrauen Sie der Kraft der Natur!

Glücklich sein stärkt das Immunsystem, wissenschaftlich bewiesen. Oft verliert man sein Glück und lässt es irgendwo liegen. Man kann es aber wiederfinden! Wie? „Hectors Reise oder die Suche nach dem Glück" ist ein fantastischer Film, den ich Ihnen ans Herz legen möchte.

Risikofaktoren und Prävention: Gefahren erkennen und reduzieren

Tipp: Vorsorge statt Nachsorge!

Als es im Winter 2020 so langsam ernst wurde und die Coronazahlen sich ihrem nächsten Höhepunkt näherten, da kamen etwas zögerlich die ersten Anfragen meiner Patienten, was man denn jetzt machen sollte, um sich vor der Ansteckung bzw. vor einer Infektion zu schützen. Eigentlich eine legitime Frage, könnte man meinen, schließlich ist ein Virus keine völlig unbekannte Größe in der Medizin, und im 21. Jahrhundert könnte es doch Wege und Möglichkeiten geben, die sinnvoll und zielführend sind. Die Überlegung ist einfach: Wenn ein Virus mit einer definierten Viruslast zu einer Ansteckung führt, dann werden diese Viren, bevor sie die körpereigenen Zellen erreichen, früher oder später mit dem Immunsystem Kontakt aufnehmen. Und wer kennt nicht Menschen, die von sich erzählen, nie oder nur ganz selten krank zu sein? Ich kenne einige. Ergo, ein gut funktionierendes Immunsystem sollte zumindest teilweise in der Lage sein, eindringende Viren unschädlich zu machen. Ich kann mich nicht beschweren über meine medizinische Grundausbildung an der TU München. Schon im Studium der Medizin hatte man uns beigebracht, welche Maßnahmen hilfreich sind. Und selbst wenn ich nicht aufgepasst hätte, so könnte man sich an die EU halten, die hat in den letzten Jahren mit der EU-Health-Claim-Verordnung Mikronährstoffe mit einem Prädikat ausgezeichnet. Die EU hat einzelnen Vitaminen und Mineralstoffen Wirksamkeit bei der Unterstützung des Immunsystems zugesprochen. Andere Maßnahmen wie Stressreduktion, eine abwechslungsreiche und ausgewogene Ernährung und regelmäßiger moderater Sport sind mehr als ausreichend dokumentiert und beschrieben worden, sodass ich mir spare, darauf einzugehen.

Kommen wir noch mal auf die Mikronährstoffe zu sprechen. Haben Sie in den letzten 18 Monate was davon mitbekommen? Nicht wirklich, oder? Ein paar zaghafte Versuche von Schweizer Professoren zum Beispiel wurden postwendend wieder einkassiert. Wie dreist von den Medizinern der bekanntesten Schweizer Universitäten, Mikronährstoffe zur Prophylaxe einzufordern! Hatte doch unsere beliebte EU-Kommissions-Präsidentin 2020 ganz klar in einer Videobotschaft mitgeteilt, dass Vitamin C und Zwiebeln bei Corona nicht hilfreich seien.

Okay, damals wusste Sie noch nicht, dass mittlerweile Dutzende hochrangiger Studien die Wirksamkeit von Vitamin C und auch anderen Vitaminen und Spurenelementen sowie von sekundären Pflanzenstoffen nachgewiesen haben. So ein kleiner Fauxpas kann einer Präsidentin der EU-Kommission schon mal im Eifer des Gefechtes passieren. Sie muss schließlich darauf achten, dass die Geschäftemacherei mit den Nahrungsergänzungsmitteln nicht ständig auf dem Rücken der armen Patienten stattfindet. Ist so ähnlich wie mit „made in Germany", wurde damals von den Engländern eingeführt, um minderwertige deutsche Ware nach dem Ende des Zweiten Weltkrieges zu kennzeichnen. So dachte man sich das wahrscheinlich auch bei den Health Claims (den erlaubten Gesundheitsaussagen der EU) wie zum Beispiel „Vitamin C unterstützt die Funktion eines normalen Immunsystems". Klingt irgendwie sehr bürokratisch und kein bisschen sexy. Trotzdem hat es den Verkauf der Nahrungsergänzungsmittel massiv begünstigt, weiß man doch jetzt immerhin, dass Naturstoffe eine Funktion haben. Manch einer glaubt immer noch, dass für die Gesundheit ausschließlich chemisch hergestellte Medikamente wirksam wären. Was wäre, wenn die kleinen Hersteller der Vitaminpillen sich für ein Jahr die Lobby der Pharmaindustrie ausleihen könnten?

Daher mein Tipp für Sie: Schützen und Stärken Sie präventiv Ihre Gesundheit mit Mikronährstoffen, die nachweislich das Immunsystem bei seiner normalen Funktion unterstützen. Und zwar, bevor Sie Kontakt bekommen mit dem „SARS-CoV-2". Glauben Sie nicht länger das Märchen von den gesunden, mikronährstoffreichen Lebensmitteln, die bei einer ausgewogenen Ernährung komplett ausreichen würden, um Ihren Bedarf an Mikronährstoffen zu decken. Wachen Sie endlich auf! Niemals in der Mensch-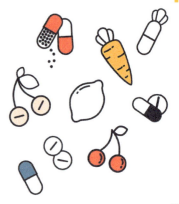heitsgeschichte gab es so minderwertige Lebensmittel wie heute im 21. Jahrhundert. Außen hui, innen pfui. Über die Qualität unserer aktuellen Lebensmittel wurden ganze Bücher geschrieben. Informieren Sie sich. Passende Literatur finden Sie ganz leicht im Internet. Wenn Sie dann die Notwendigkeit erkannt haben, finden Sie die sinnvollen Mikronährstoffe und ihre Dosierungen im nachfolgenden Kapitel.

Wir haben bei Betrachtung der Epidemiologie bereits einen der markantesten Risikofaktoren kennengelernt: ein hohes Lebensalter. Dabei gibt es jedoch keinen Automatismus: So können einerseits junge Menschen schwer erkranken und andererseits sehr alte Menschen ohne größere Probleme eine Infektion durchstehen. Wir werden sehen, was sich hinter dem Faktor „Alter" tatsächlich verbirgt. Inzwischen sind auch mehrere Grunderkrankungen bekannt, die das Auftreten eines schweren oder gar komplizierten Verlaufs wahrscheinlicher machen. Darunter befinden sich Krankheiten, die spontan einleuchten (z. B. chronische Lungenerkrankungen wie COPD), aber auch Krankheiten, bei denen der Zusammenhang erklärungsbedürftig ist (z. B. Adipositas). Wir wollen im Folgenden die Hintergründe und Mechanismen ausleuchten, die hier eine Rolle spielen. Nur so versetzen wir uns in die Lage, unser eigenes Risikoprofil zu erkennen und entsprechende Schritte einzuleiten, um die erkannten Risiken zu minimieren. Das folgende Kapitel ist das umfangreichste und wahrscheinlich auch anspruchsvollste des vorliegenden Buches. Nur Mut – es ist auch das, von dem Sie am meisten profitieren werden. Die hier angesprochenen Inhalte sind nicht nur im Kontext Corona interessant, sondern ermöglichen ganz allgemein, die eigene Gesundheit dramatisch zu verbessern. Und auch, wenn man den ein oder anderen Abschnitt vielleicht zweimal lesen muss: Es ist der Mühe wert, Sie werden sehen.

Alter: keine Entschuldigung, aber eine gute Erklärung

Analysiert man die demografischen Besonderheiten der bisher an Covid-19 er-krankten und verstorbenen Personen, so gelangt man sehr schnell und sehr eindeu-tig zu dem Ergebnis, dass die Gefahr, nach einer Infektion mit SARS-CoV-2 schwer zu erkranken mit steigendem Alter stark zunimmt:

- Die Altersgruppe der Menschen ab 80 Jahren macht 10 Prozent der gemel-deten Fälle aus,[136] aber 89 Prozent der an oder mit Covid-19 Verstorbe-nen![137]

- Der Altersmedian der an oder mit Corona Verstorbenen liegt bei 82 Jahren.[138]

- Todesfälle in den Altersgruppen von 0 bis 39 Jahren sind extrem selten (0,095 Prozent aller Todesfälle) und auch bei Personen zwischen 40 und 69 Jahren eher rar gesät (3,2 Prozent aller Todesfälle).

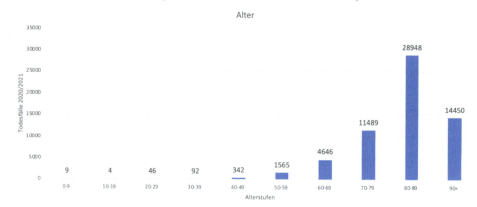

Abbildung 50:   *Altersverteilung der Todesfälle durch Covid-19 in Deutschland 2020/2021*

[136] RKI (2021b). COVID-19-Fälle nach Altersgruppe und Meldewoche. Verfügbar unter https://www.rki.de/DE/Content/InfAZ/N/Neuartiges_Coronavirus/Daten/Altersverteilun g.html (zuletzt abgerufen am 15.02.2021).

[137] RKI (2021g). Situationsbericht des Robert-Koch-Instituts zu Covid-19. Verfügbar unter https://www.rki.de/DE/Content/InfAZ/N/Neuartiges_Coronavirus/Situationsberichte/Fe b_2021/Archiv_Feb_2021.html (zuletzt abgerufen am 15.02.2021).

[138] RKI (2021f). Neuartiges Coronavirus: Steckbrief. Verfügbar unter   https://www. rki.de/DE/Content/InfAZ/N/Neuartiges_Coronavirus/Steckbrief.html (zuletzt abgerufen am 15.02.2021).

Es geht also nicht nur darum, dass das Risiko mit dem Alter zunimmt, da die Risikozuwächse bis zu einem Alter von 69 Jahren eher moderat sind. Gefährlich ist Covid-19 vor allem für Menschen über dem 80. Lebensjahr. Dies hat im Wesentlichen drei Gründe:

1. Im hohen Alter nimmt die Leistungsfähigkeit des Immunsystems deutlich ab, man bezeichnet dieses Phänomen als Immunseneszenz. Das betrifft nicht nur die Fähigkeit, auf Infektionen zu reagieren, sondern auch die Fähigkeit, im Anschluss an Impfungen erfolgreich eine Immunität auszubilden.

2. Je älter wir werden, desto größer ist die Wahrscheinlichkeit, dass chronische Krankheiten auftreten. Diese können den Organismus erheblich schwächen, zu einer verschlechterten Immunfunktion beitragen und das Risiko für Komplikationen erhöhen.

3. Die Unterbringung in Gemeinschaftseinrichtungen (in Altenheimen, Pflegeheimen, Wohngemeinschaften etc.) erhöht durch den engen und permanenten Kontakt mit zahlreichen anderen Personen das Risiko für Infektionen.

Die Ursachen der Immunseneszenz sind nach wie vor Gegenstand intensiver Forschung und nicht abschließend geklärt. Ein bekanntes Problem ist die Degeneration der Thymusdrüse bis zum 6. Lebensjahrzehnt. Dadurch sinkt die Fähigkeit, neue Lymphozyten zu bilden und zu trainieren, erheblich. Auch die Gesamtzahl der Lymphozyten nimmt im hohen Alter ab (altersbedingte Leukopenie). Ein nicht zu unterschätzender Faktor sind zudem chronische Entzündungen, die im Alter zunehmen und selbst das Altern beschleunigen (auch als Inflammaging bezeichnet, ein Neologismus aus Inflammation und Aging).[139] Diese anhaltenden Entzündungen schwächen das Immunsystem, führen zu Vorschäden an diversen Organen und Geweben und erhöhen das Risiko von Komplikationen im Falle einer Infektion dramatisch (vgl. Kapitel „Chronische Entzündungen"). Wie können wir diesen Problemen begegnen? Die biologische Uhr lässt sich nicht zurückdrehen, aber dennoch gibt es einiges, was getan werden kann, um hier gegenzusteuern:

---

[139] FRANCESCHI, C., GARAGNANI, P., VITALE, G., CAPRI, M. & SALVIOLI, S. (2017). Inflammaging and 'Garb-aging'. Trends in Endocrinology & Metabolism, 2017 Mar; 28(3): 199–212. Verfügbar unter https://pubmed.ncbi.nlm.nih.gov/27789101/ (zuletzt abgerufen am 14.07.2021).

- Chronische Entzündungen (vgl. auch „Chronische Entzündungen: eine Volkskrankheit", S. 187) frühzeitig erkennen und ihnen entgegenwirken – beispielsweise durch die kontinuierliche Einnahme entzündungshemmender Wirkstoffe: Polyphenole (z. B. EGCG, Quercetin, Resveratrol), Pflanzenextrakte (z. B. Weidenrinde, Weihrauch) oder Omega-3-Fettsäuren sind hier schonende und dennoch effektive Optionen.
- Die Bildung von Abwehrzellen im Knochenmark durch Mikronährstoffe unterstützen: Neben den Klassikern (B6, B9, B12) spielen hier Vitamin D und Nukleotide eine große Rolle.[140] Gerade Letztere fristen dabei ein Nischendasein als „vergessene Nährstoffe", lassen sich jedoch sehr einfach und sehr effektiv oral zuführen. Vitamin D wiederum ist ein etwas komplexeres Thema – neben dem reinen Mangel kann es hier zu Störungen im Stoffwechsel kommen, die eine effektive Nutzung dieses Vitamins verhindern. Wir werden uns diesem Thema etwas später noch ausführlicher widmen (Vgl. die Kapitel „Vitamin D" und „Melatonin"), einer moderaten Zufuhr im Bereich bis 2000 IU/Tag (das entspricht 50 µg) steht aber im Regelfall nichts entgegen.

---

[140] GIL, A. (2002). Modulation of the immune response mediated by dietary nucleotides. European Journal of Clinical Nutrition, 2002 Aug; 56 Suppl 3: S1–S4. Verfügbar unter https://pubmed.ncbi.nlm.nih.gov/12142952/ (zuletzt abgerufen am 14.07.2021).

Generell ist mit steigendem Alter in erhöhtem Maß auf die Risikofaktoren zu achten, die im Weiteren genannt werden. Für die angesprochenen Mikronährstoffe können folgende Näherungswerte als Empfehlung herangezogen werden:

Mikronährstoff	Empfehlung (pro Tag)
Vitamin D	< 2000 IU
Nukleotide	500 mg
Vitamin B6	10 mg
Vitamin B9	500 µg
Vitamin B12	100–200 µg
Quercetin	100–200 mg
Resveratrol	80–100 mg
EGCG	80–100 mg
Weidenrinde	200–400 mg
Weihrauch	500 mg
Omega-3-Fettsäuren	250 mg

Abbildung 51: *Wichtige Mikronährstoffe bei altersbedingter Immunseneszenz*

Grundsätzlich gilt bei der Arbeit mit Mikronährstoffen, dass auf möglichst bioverfügbares Material in hochwertiger Qualität zurückgegriffen werden sollte. Es hat wenig Sinn, entzündungshemmende Pflanzenextrakte einzunehmen, wenn die Kapseln mit potenziell entzündungsfördernden Füllstoffen angereichert sind. Bei den aufgelisteten Mikronährstoffen sollte auf diese Punkte geachtet werden:

- Vitamin B9 in Form von *Folat* (z. B. Tetrahydrofolat, Methylfolat etc.), nicht als *Folsäure*
- Vitamin B12 als Methylkobalamin oder Adenosylkobalamin, nicht als Hydroxy- oder Cyanokobalamin
- Weidenrinde enthält Salicylsäure. Wenn eine Unverträglichkeit von Aspirin bekannt ist, sollte auf Weidenrinde verzichtet werden.
- Bei Omega-3-Fettsäuren ist es wichtig, die Omega-6-Zufuhr aus der Nahrung möglichst zu senken, da beide um die Aufnahme im Darm miteinander konkurrieren.

Relevante Vorerkrankungen: Hintergründe und mögliche Gegenmaßnahmen

Das RKI klassifiziert aktuell folgende Vorerkrankungen als Risikofaktoren für einen schweren oder komplizierten Verlauf von Covid-19:[138]

- Adipositas (Fettleibigkeit), und zwar ab einem BMI (Body Mass Index) von 30
- Herz-Kreislauf-Erkrankungen wie Bluthochdruck (Hypertonie) oder KHK (koronare Herzkrankheit, d. h. Herzinfarkt oder Angina pectoris in der Vergangenheit)
- Chronische Lungenerkrankungen (z. B. COPD, Emphysem, Fibrose, Asthma)
- Diabetes mellitus (Zuckerkrankheit)
- Krebs
- Immunschwäche (entweder durch Erkrankung oder bedingt durch eine immunsuppressive Medikation)
- Chronische Nieren- oder Lebererkrankungen

Manche dieser Pathologien leuchten spontan ein: dass chronische Lungenerkrankungen bei einer akuten Atemwegsinfektion nicht hilfreich sind beispielsweise. Auch Krebs als eine schwere und den Körper auszehrende Erkrankung ergibt Sinn, zumal auch die Krebsbehandlung in Form von Chemo- oder Strahlentherapie den Organismus erheblich schädigen und das Immunsystem geradezu ausradieren kann. Selbiges gilt für eine chronische Immunschwäche – sei sie nun direkt durch eine Krankheit verursacht oder indirekt durch eine immunsuppressive Therapie. Letztere kommt bei Autoimmunerkrankungen zum Einsatz, um das verrücktspielende Immunsystem davon abzuhalten, den eigenen Körper anzugreifen. Klassische Beispiele sind hier rheumatische Erkrankungen oder Multiple Sklerose. Aber wie verhält es sich mit Herz-Kreislauf-Erkrankungen, Diabetes, Adipositas, Leber- oder Nierenerkrankungen? Wie stehen sie im Zusammenhang mit einer akuten Atemwegsinfektion? Wie wir sehen werden, gibt es hier drei Mechanismen, die im Hintergrund arbeiten und den Organismus anfälliger machen:

- Chronische Entzündung (Silent Inflammation, Chronic Inflammation): Sie ist mit einem klassischen Blutlabor nicht zu sehen, schädigt den Körper und speziell das Immunsystem aber auf vielfältige Art und Weise.

- Oxidativer Stress: Hierunter versteht man die verstärkte Produktion freier Radikale, hochreaktiver Moleküle, die vor allem langfristig ein enormes Schadpotenzial besitzen.
- (Multi-)Organversagen: Die erhebliche Vorbelastung lebenswichtiger Organe (wie Leber, Nieren und Herz) steigert das Risiko eines komplizierten Verlaufs dramatisch. Eine akute Atemwegsinfektion kann dem Organismus so einiges abverlangen – wenn die Leistungsreserven zu diesem Zeitpunkt bereits erschöpft sind, droht Gefahr.

Betrachtet man die allgemein anerkannten Risikofaktoren vor diesem Hintergrund, stellt sich die Situation folgendermaßen dar:

Tabelle 9:   Risiko-Grunderkrankungen und ihre Mechanismen

Grunderkrankung	Chronische Entzündung	Oxidativer Stress	(Multi-)Organ-versagen
Adipositas[141]	✓	✓	
Bluthochdruck[142]	✓	✓	
Koronare Herzkrankheit[142]			✓
Diabetes mellitus[143]		✓	✓
Chronische Nierenerkrankung			✓
Chronische Lebererkrankung[144]	✓		✓

Covid-19 zeichnet sich bei schweren und komplizierten Verläufen durch Eigenschaften aus, die perfekt zu diesen Hintergründen passen: massive, unkontrollierte

[141] FERNÁNDEZ-SÁNCHEZ, A., MADRIGAL-SANTILLÁN, E., BAUTISTA, M., ESQUIVEL-SOTO, J., MORALES-GONZÁLEZ, Á., ESQUIVEL-CHIRINO, C., DURANTE-MONTIEL, I., SÁNCHEZ-RIVERA, G., VALADEZ-VEGA, C. & MORALES-GONZÁLEZ, J. A. (2011). Inflammation, Oxidative Stress, and Obesity. International Journal of Molecular Sciences, 2011; 12(5): 3117–3132. Verfügbar unter https://pubmed.ncbi.nlm.nih.gov/21686173/ (zuletzt abgerufen am 14.07.2021).

[142] SENONER, T. & DICHTL, W. (2019). Oxidative Stress in Cardiovascular Diseases: Still a Therapeutic Target? Nutrients, 2019 Sep 4; 11(9): 2090. Verfügbar unter https://pubmed.ncbi.nlm.nih.gov/31487802/ (zuletzt abgerufen am 14.07.2021); MIGUEL, C. DE, RUDEMILLER, N. P., ABAIS, J. M. & MATTSON, D. L. (2014). Inflammation and Hypertension: New Understandings and Potential Therapeutic Targets. Current Hypertension Reports, 2015 Jan; 17(1): 507. Verfügbar unter https://pubmed.ncbi.nlm.nih.gov/25432899/ (zuletzt abgerufen am 14.07.2021).

[143] TURKMEN, K. (2017). Inflammation, oxidative stress, apoptosis, and autophagy in diabetes mellitus and diabetic kidney disease: the Four Horsemen of the Apocalypse. International Urology and Nephrology, 49, 837–844. Verfügbar unter https://link.springer.com/article/10.1007/s11255-016-1488-4 (zuletzt abgerufen am 14.07.2021).

[144] REYES-GORDILLO, K., SHAH, R. & MURIEL, P. (2017). Oxidative Stress and Inflammation in Hepatic Diseases: Current and Future Therapy. Oxidative Medicine and Cellular Longevity, 2017: 3140673. Verfügbar unter https://pubmed.ncbi.nlm.nih.gov/28203318/ (zuletzt abgerufen am 14.07.2021).

Entzündung (Hyperinflammation, Zytokinsturm), massive Oxidose[145] (oxidativer Stress, freie Radikale) und systemische Schädigung lebenswichtiger Organe. Den Herz-Kreislauf-Erkrankungen kommt hier eine besondere Rolle zu. Nicht nur vereinen sie alle drei Mechanismen: Wenn im Rahmen einer akuten Atemwegsinfektion der Gasaustausch in der Lunge erschwert ist (weniger Sauerstoff rein, weniger Kohlendioxid raus), versucht der Organismus, diesen Mangel durch eine gesteigerte Durchblutung der Lunge zu kompensieren. Dies stellt hohe Ansprüche an die Leistungsfähigkeit des Herzens. Bei entsprechender Vorbelastung stößt der Körper hier schnell an Grenzen. Kommen noch Mikrothromben und Embolien dazu, ist der Maximalschadensfall perfekt. Umgekehrt bietet die Kenntnis dieser Mechanismen auch die Möglichkeit gegenzusteuern. Wir können chronische Veränderungen an Herz, Leber oder Niere nicht rückgängig machen. Aber: Wir können sehr wohl versuchen, unsere Immunfunktion zu verbessern, freie Radikale zu neutralisieren und chronische Entzündungen abzustellen. Diesen Aspekten gilt daher im Folgenden unsere besondere Aufmerksamkeit.

---

[145] SCHÖNRICH, G., RAFTERY, M. J. & SAMSTAG, Y. (2020). Devilishly radical NETwork in COVID-19: Oxidative stress, neutrophil extracellular traps (NETs), and T cell suppression. Advances in Biological Regulation, 2020 Aug; 77: 100741. Verfügbar unter https://pubmed.ncbi.nlm.nih.gov/32773102/ (zuletzt abgerufen am 14.07.2021).

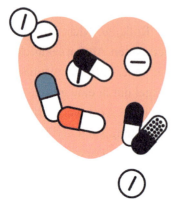

Vitamine und Mineralstoffe oder auch Mikronährstoffe im Allgemeinen sind nicht sinnvoll und oft gefährlich (liest und hört man des Öfteren) – egal, schlucken Sie sie trotzdem!

Der Spiegel hat es so oft schon geschrieben, aber es hört einfach keiner zu. Es ist wie mit den kleinen Kindern: Man gibt ihnen zeitlebens gute Ratschläge mit, und am Ende des Tages machen sie meistens, was sie wollen. *„Vitamine sind böse"* (Der Spiegel 19/2014) oder *„Die Vitamin-Lüge"* (Der Spiegel 3/2012) oder auch der Artikel *„Vitamin D - Gesunde Sonne"* vom 4.9.2014 (Der Spiegel)! Nicht, dass Sie denken, es gäbe nur eine Zeitschrift, die an Aufklärung in Sachen Mikronährstoffen interessiert wäre, nein, bestimmt nicht. Auch andere namhafte Blätter wie Focus, Stern oder die Süddeutsche Zeitung versuchen Sie seit Jahren auf die Gefahren der Vitamine, Mineralstoffe, Spurenelemente, Omega-3-Fettsäuren und vieler weitere potenter Mikronährstoffe hinzuweisen, und hören Sie zu? Nein, nicht wirklich, die Umsätze der Branche steigen unaufhörlich. Nicht nur in der EU. In Amerika beginnt die Pharmaindustrie bereits, Nahrungsergänzungsmittelhersteller aufzukaufen und sich zu positionieren. Zu Recht, denn diese kleinen Helfer in den Lebensmitteln sind wahre Alleskönner. Für unser Presse sind daher mal wieder alle schuld, die Pharmalobby sowieso, die kleinen, unbedeutenden Unternehmer mit ihren Kapseln ebenso und natürlich unsere Politiker, die sollten endlich den Markt anständig regulieren, Zulassungen für Vitamine und Mineralstoffe wie bei den Medikamenten einführen. Es gibt nicht wenige Menschen, die tatsächlich die Schuld immer bei den Politiken suchen, aber ich möchte die hier auch mal in Schutz nehmen. Wären Sie nicht auch manchmal überfordert, wenn Sie als Minister oder Ministerin sich um den gesamten Gesundheitsmarkt kümmern müssten? Wenn es blöd läuft, haben Sie eine Ausbildung als Handwerker gemacht oder vielleicht Jura studiert, egal, Ahnung haben Sie auf jeden Fall nicht, und da das Gesundheitsresort keinen anderen haben will, müssen Sie jetzt ran. Wirklich, manchmal habe ich sogar Mitleid mit den Politikern. Von der Presse kann ich das dagegen nicht sagen. Hier könnte man mehr Wissen erwarten und weniger Polemik einfordern, wenn es um Gesundheitsthemen geht. Hier geht es schließlich um die Gesundheit von Menschen. Was liest man jedoch die ganze

Zeit? „Vitamin sind böse und gefährlich." Echt jetzt? Nein, nicht im Apfel, son-dern nur in der Kapsel! Ist das Studium der Journalistik inzwischen so geistig re-duziert, dass eine differenzierte Darstellung nicht mehr möglich ist? „Vitamine sind böse" hat einen Impactfaktor von null, bedeutet: Da ist jeder auf Chinesisch geschriebene Artikel interessanter. Auch wenn ich ihn nicht lesen kann, da der chinesischen Sprache nicht mächtig, so gibt es doch grafisch tolle Zeichen zu be-wundern. Inhaltlich sind solche gedruckten Artikel bestenfalls als Klopapier zu gebrauchen, mehr aber auch nicht.

Eine differenzierte Darstellung der Thematik wäre sinnvoll und hilfreich. Unsere Presse brauchen Sie aktuell jedenfalls zu dem Thema nicht zu lesen, da müssen Sie sich schon andere Quellen suchen wie zum Beispiel das Bundesinstitut für Risiko-bewertung oder bei der EU mal nachforschen. Da bekommen Sie zum Beispiel Angaben darüber, wie viele Menschen in Deutschland von einem Jodmangel oder einem Vitamin-D-Mangel betroffen sind. Oder greifen Sie zum Äußersten und gehen Sie auf PubMed oder zu Google Scholar, und finden Sie selbst heraus, wie viele Studien es zu einem Thema gibt. Zum Beispiel zu Vitamin D. Angeblich gibt es ja zu Vitaminen keine Evidenz, nein, nur knapp 10 000 (!) Studien allein zu Vitamin D. Ich bin mir sicher, dass jeder Journalist, der zu dem Thema eine Mei-nung hat, die meisten dieser Studien gelesen hat.

Genug Polemik, lassen Sie uns ernsthaft das Thema Mikronährstoffe beleuchten. Diese gilt es mit Bedacht zu nehmen, so viel wie nötig, so wenig wie möglich. Mikronährstoffe sind unglaublich mächtige Werkzeuge, wenn es um die Regulie-rung des Stoffwechsels geht, und weil sie so wichtig sind und die Natur sich schon vor Millionen von Jahren gedacht hat, dass es dem Dinosaurier nicht möglich sein wird, seinen B-Vitamin-Spiegel zu messen, hat sich die Natur etwas einfallen las-sen, um den Dinosaurier vor einer Vergiftung durch Überfressen zu schützen. Ach-tung, der Satz ist jetzt wichtig: Mikronährstoffe zeichnen sich dadurch aus, dass fast alle, in höheren Dosen zu sich genommen, nicht unmittelbar toxisch sind.

Natürlich gilt das nicht uneingeschränkt. Zu lange und zu viel kann gefährlich sein. Eine Überdosierung von Vitamin A zum Beispiel kann toxisch sein. Besonders gefährlich wäre in diesem Zusammenhang der Verzehr einer Eisbärleber. Eine Überdosierung von Vitamin D kann zu Kreislaufstörungen, Nierensteinen und vielen Problemen mehr führen. Eine Überdosierung von Jod kann eine Schilddrü-senkrise hervorbringen. Und eine Überdosierung von Wasser, so ab 6–8 Liter, kann der Niere ernsthaften Schaden beibringen und tödlich sein. „Die Dosis macht das Gift", schon mal gehört? Ist eine alte und immer noch gültige Weisheit zu diesem Thema. Sollen wir also jetzt kein Wasser mehr trinken, oder brauchen wir auf den Wasserflaschen in Zukunft Warnhinweise? Für einige unter uns ist das leider ein denkbares Ziel. Diese Menschen werden irgendwann auch noch regulieren wollen, wie viel Klopapier wir pro Stuhlgang benützen dürfen.

Ich plädiere ernsthaft, auch bei diesem Thema, für mehr Aufklärung und zu mehr Eigenverantwortung. Ich für meinen Teil habe die Bevormundung in diesem Land wirklich satt.

Meine Ideen für einen sinnvollen Umgang mit Mikronährstoffen: Fragen Sie Ihren Arzt, Heilpraktiker, Therapeuten oder Apotheker. Stellen Sie aber sicher, dass Ihr Therapeut eine Ausbildung zu dem Thema durchlaufen hat. Hat er ein Zertifikat der funktionellen Medizin erworben? Ist er in einer Fachgesellschaft Mitglied, die sich mit Mikronährstoffen beschäftigt, zum Beispiel der Deutschen Gesellschaft für Naturstoffmedizin, funktionelle Medizin und Epigenetik (www.dgname.de)? Geht er regelmäßig auf naturheilkundliche Fortbildungen? Oft kann man das auf den Internetseiten oder bei den sozialen Medien nachlesen und sich dort informieren. Im Zweifel fragen Sie Ihren Therapeuten direkt. Bekommen Sie die Antwort „Vitamine sind böse, gefährlich oder unnütz", ziehen Sie einfach weiter. Dann war es der falsche Arzt oder Therapeut. Informieren Sie sich bei Freunden und Bekannten. Irgendjemand kennt immer einen Arzt mit erweitertem Horizont. Die besten Therapeuten sind solche, die Schulmedizin, wissenschaftliche Medizin und Erfahrungsmedizin miteinander in Einklang bringen. Nutzen Sie die sozialen Netzwerke. Inzwischen gibt es ein Dutzend Biohacker und Podcaster oder YouTuber mit einem wahren Fundus an medizinischem Wissen. Zu empfehlen sind zum Beispiel Max Gotzler mit seinem Buch „Der tägliche Biohacker", aber auch Podcastreihen wie „bio360.de". Das sind nur zwei Beispiele, und nicht alles, was dort gesagt und getan wird, ist sinnvoll und richtig. Wenn man sich aber den ganzen Tag nur die Meinung der Vitaminleugner anhört, bleibt man auf jeden Fall uninformiert. Ein Richter beim Prozess hört sich immer beide Parteien während des Rechtsstreites an. Machen Sie es genauso, denn nur so haben Sie eine Grundlage, mit der Sie eine Entscheidung für sich treffen können.

Immunologische Risikofaktoren: Der Teufel steckt im Detail

Chronische Entzündungen: eine Volkskrankheit

Speziell die schweren und komplizierten Verläufe zeichnen sich durch zwei Charakteristika aus: Zum einen ist die Virenlast zu diesem Zeitpunkt eher gering, zum anderen besteht das Hauptproblem nicht aus der Infektion als solcher, sondern einer überschießenden Immunreaktion (Hyperinflammation, Zytokinsturm). Zahlreiche Forscher und Mediziner kamen dementsprechend auf die Idee, bei den betroffenen Patienten nach einer schon vor der Infektion bestehenden, und zwar chronischen Entzündung zu suchen. Diese könnte erklären, warum im Falle einer akuten Infektion das Geschehen aus dem Ruder läuft: Während sowohl die chronische als auch die akute Entzündung für sich genommen jeweils nicht ausreichend wären, um eine Hyperinflammation zu bewerkstelligen, können sich beide aufaddieren und in diesem Zusammenwirken eine explosive Situation hervorrufen:[146]

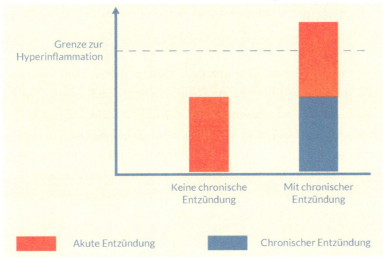

Abbildung 52:　　　*Chronische Entzündung und akute Entzündung addieren sich zu einer kritischen Hyperinflammation*

[146] SCHETT, G., STICHERLING, M. & NEURATH, M. F. (2020). COVID-19: risk for cytokine targeting in chronic inflammatory diseases? Nature Reviews Immunology, 2020 May; 20(5): 271–272. Verfügbar unter https://pubmed.ncbi.nlm.nih.gov/32296135/ (zuletzt abgerufen am 14.07.2021).

Dieser kumulative Effekt konnte bereits bei den bekannten Risiko-Erkrankungen nachgewiesen werden, z. B. bei Adipositas mit erhöhten Spiegeln von IL-6, TNF-α und CRP.[147] Diese unterschwelligen, chronischen Entzündungen begünstigen das Auftreten einer akuten Infektion und deren Eskalation, da sie das Immunsystem bei der Abwehr von Infekten direkt behindern. Speziell die Aktivität der spezifischen zellulären Abwehr in Form der T-Lymphozyten wird in Mitleidenschaft gezogen[148] und damit der effektivste und nachhaltigste Teil unseres Immunsystems. Wir müssen bei chronischen Entzündungen also mehrere Schadensebenen berücksichtigen:

1. Die anhaltende Entzündung reduziert die Leistungsfähigkeit des Immunsystems (eine Art Abnutzungseffekt).
2. Die Entzündung führt zu progressiven Schäden in diversen Organen und Geweben. Diese Vorbelastung erhöht das Risiko akuter Komplikationen, da die Reserven gering sind.
3. Die Entzündung führt zu anhaltend erhöhten Spiegeln von proentzündlichen Botenstoffen (IL-6, TNF-α, CRP etc.). Eine weitere Erhöhung im Rahmen einer zusätzlichen akuten Infektion kann das Fass zum Überlaufen bringen und eine Hyperinflammation auslösen: Die Entzündung gerät außer Kontrolle.

Wie bereits erwähnt, sind die chronischen Entzündungen, von denen wir hier sprechen, in einem herkömmlichen Blutlabor nur sehr schwierig und selten identifizierbar. Das gilt auch für das sogenannte „Große Blutbild". Im Gegenteil: Da derlei Untersuchungen häufig unauffällig ausfallen, wird zu häufig eine chronische Entzündung nicht nur nicht erkannt, sondern als unwahrscheinlich verworfen. Tatsächlich ist dieser Zustand gut mess- und darstellbar, allerdings benötigt man hierfür spezielle Parameter. Hier eine Übersicht, welche Laborwerte angezeigt wären und welche eher ungeeignet sind, um dieses Thema abzuklären:

[147] CHIAPPETTA, S., SHARMA, A. M., BOTTINO, V. & STIER, C. (2020). COVID-19 and the role of chronic inflammation in patients with obesity. International Journal of Obesity, 2020 Aug; 44(8): 1790–1792. Verfügbar unter https://pubmed.ncbi.nlm.nih.gov/32409680/ (zuletzt abgerufen am 14.07.2021).

[148] MIOSSEC, P. (2020). Understanding the cytokine storm during COVID-19: Contribution of preexisting chronic inflammation. European journal of rheumatology, 2020 Aug; 7(Suppl 2): S97–S987. Verfügbar unter https://pubmed.ncbi.nlm.nih.gov/32412405/ (zuletzt abgerufen am 14.07.2021).

Tabelle 10:   Entzündungsmarker bei akuten und chronischen Entzündungen[149]

Gruppe	Parameter	Akute Entzündung	Chronische Entzündung
Klassisches Entzündungslabor	Leukozytose	✓	
	BSG	✓	
	CRP	✓	(✓) Teilweise positiv
Spezielle Entzündungswerte	Ferritin		✓
	Fibrinogen	✓	✓
	IL-1	✓	✓
	IL-6	✓	✓
	TNF-α	✓	✓
	IDO / KMO		✓
	Kynurenin		✓

Wer also wissen will, ob er selbst von dem Thema „Chronische Entzündungen"
betroffen ist, der sollte sich beizeiten um die Messung der Parameter unter „Spezielle Entzündungswerte" (Tabelle 10, S. 189) bemühen. Hier ist unter Umständen
etwas Geduld erforderlich, da viele niedergelassene Ärzte diese Werte nicht anbieten. Es kann durchaus notwendig werden, einige Praxen im Umkreis telefonisch zu
kontaktieren, um eine geeignete zu identifizieren. Die Kontaktdaten einiger Privat-
labore, die sich auf derlei Themen spezialisiert haben, finden sich am Ende dieses
Kapitels (vgl. S. 252). Ein typischer Befund sieht z. B. so aus:

---

[149] FESTA, A., D'AGOSTINO JR, R., WILLIAMS, K., KARTER, A. J., MAYER-DAVIS,
E. J., TRACY, R. P. & HAFFNER, S. M. (2001). The relation of body fat mass and dis-
tribution to markers of chronic inflammation. International Journal of Obesity, 2001
Oct; 25(10): 1407–1415. Verfügbar unter https://pubmed.ncbi.nlm.nih.gov/11673759/
(zuletzt abgerufen am 14.07.2021); PAHWA, R., GOYAL, A., BANSAL, P. &
JIALAL, I. (2020). Chronic inflammation. StatPearls [Internet]. Treasure Island (FL):
StatPearls Publishing; 2021 Jan. 2020 Nov 20. Verfügbar unter
https://pubmed.ncbi.nlm.nih.gov/29630225/ (zuletzt abgerufen am 14.07.2021).

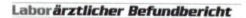 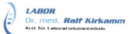
Untersuchung	Ergebnis		Vorwert	Referenzbereich

Immunologie

Proinflammatorischer Zytokin-Status:

Untersuchung	Ergebnis		Referenzbereich
Interleukin 1-beta**	1790 pg/ml		65 - 762
Interleukin 6**	>10000 pg/ml		2879-5956
Interleukin 8**	>5000 pg/ml		> 5000
Interleukin 10**	139 pg/ml		51 -370
Interleukin 12**	0.0 pg/ml		0.0 - 5.9
Tumor-Nekrose-Faktor alpha**	2731 pg/ml		255 - 1248

Die Zellen wurden mit Lipopolysacchand (LPS) stimuliert

Abbildung 53:   *Typischer Zytokinstatus bei Vorliegen einer Entzündung (Labor: GanzImmun[150])*

Deutlich zu sehen sind in Abbildung 53 die Erhöhung von Interleukin 1, Interleukin 6 und TNF-α. Dies würde eindeutig für das Vorliegen einer anhaltenden Entzündungsreaktion sprechen.

Die Ursachen für chronische Entzündungen sind sehr vielfältig, und es würde den Rahmen dieses Buches sprengen, sich diese im Detail anzusehen. Sollte eine chronische Entzündung festgestellt werden, ist es Aufgabe der betreuenden Therapeuten, die Ursachen weiter abzuklären. Auf eine der häufigsten sei dennoch schon hier verwiesen: Eine chronische Entzündung der Darmschleimhaut in Form eines *Leaky Gut*. Hierunter versteht man eine Störung der Darm-Blut-Barriere im mikroskopischen Bereich. Die Durchlässigkeit der Darmwand nimmt zu (erhöhte Permeabilität), und dadurch können diverse entzündungsfördernde Faktoren und Moleküle in die Blutbahn gelangen. Folge ist ein anhaltendes, subakutes Entzündungsgeschehen im Körper, das über lange Zeit keine spezifischen Symptome verursacht. Irgendwann kommt es dann zu unterschiedlichen Beschwerden, die einzeln oder in Kombination auftreten können. Dies umfasst unter anderem die Verdauungsorgane, Entzündungen an Geweben und Organen außerhalb des Darms[151] (z. B. Gelenke, Haut), chronische Müdigkeit,[152] Nahrungsmittelallergien,

---

[150] GANZIMMUN DIAGNOSTICS AG (2021). GanzImmun. Verfügbar unter https://www.ganzimmun.de/start/ (zuletzt abgerufen am 17.02.2021).

[151] GUERREIRO, C. S., CALADO, Â., SOUSA, J. & FONSECA, J. E. (2018). Diet, microbiota, and gut permeability—the unknown triad in rheumatoid arthritis. Frontiers in medicine, 2018 Dec 14; 5: 349. Verfügbar unter https://pubmed.ncbi.nlm.nih.gov/30619860/ (zuletzt abgerufen am 14.07.2021).

Depression,[153] Autoimmunerkrankungen[154] etc. Leaky Gut und die assoziierten Entzündungen scheinen bei einer Vielzahl chronischer Krankheiten eine wichtige Rolle zu spielen, von A wie Autismus bis Z wie Zöliakie.[155] Zusehends verdichten sich auch die Hinweise, dass Leaky Gut und die damit einhergehenden Mikrobiom-Veränderungen eine wichtige Rolle bei schweren und komplizierten Covid-19-Verläufen spielen.[156] Derlei Veränderungen wurden bereits im Winter 2019 von chinesischen Ärzten und Forschern festgestellt.[157]

Ursachen, Ausprägung und Verlauf eines Leaky Gut sind mitunter sehr divers und komplex. Deswegen wollen wir es an dieser Stelle bei zwei Punkten belassen. Ers-

---

[152] MAES, M., COUCKE, F. & LEUNIS, J.-C. (2007). Normalization of the increased translocation of endotoxin from gram negative enterobacteria (leaky gut) is accompanied by a remission of chronic fatigue syndrome. Neuroendocrinology Letters, 2007 Dec; 28(6): 739–744. Verfügbar unter https://pubmed.ncbi.nlm.nih.gov/18063928/ (zuletzt abgerufen am 14.07.2021).

[153] OHLSSON, L., GUSTAFSSON, A., LAVANT, E., SUNESON, K., BRUNDIN, L., WESTRIN, Å., LJUNGGREN, L. & LINDQVIST, D. (2019). Leaky gut biomarkers in depression and suicidal behavior. Acta Psychiatrica Scandinavica, 2019 Feb; 139(2): 185–193. Verfügbar unter https://pubmed.ncbi.nlm.nih.gov/30347427/ (zuletzt abgerufen am 14.07.2021).

[154] MU, Q., KIRBY, J., REILLY, C. M. & LUO, X. M. (2017). Leaky Gut As a Danger Signal for Autoimmune Diseases. Frontiers in Immunology, 2017 May 23; 8: 5988. Verfügbar unter https://pubmed.ncbi.nlm.nih.gov/28588585/ (zuletzt abgerufen am 14.07.2021).

[155] FASANO, A. (2020). All disease begins in the (leaky) gut: role of zonulin-mediated gut permeability in the pathogenesis of some chronic inflammatory diseases. F1000Research, 2020 Jan 31; 9, F1000 Faculty Rev-69. Verfügbar unter https://pubmed.ncbi.nlm.nih.gov/32051759/ (zuletzt abgerufen am 14.07.2021).

[156] KIM, H. S. (2021). Do an Altered Gut Microbiota and an Associated Leaky Gut Affect COVID-19 Severity? mBio, 2021 Jan 12; 12(1): e03022–20. Verfügbar unter https://pubmed.ncbi.nlm.nih.gov/33436436/ (zuletzt abgerufen am 14.07.2021); KAGEYAMA, Y., AKIYAMA, T. & NAKAMURA, T. (2020). Intestinal Dysbiosis and Probiotics in COVID-19. J Clin Trials, 10(4): 2167–0870.20. Verfügbar unter https://www.longdom.org/open-access/intestinal-dysbiosis-and-probiotics-in-covid19.pdf (zuletzt abgerufen am 14.07.2021); BELANČIĆ, A. (2020). Gut microbiome dysbiosis and endotoxemia - Additional pathophysiological explanation for increased COVID-19 severity in obesity. Obesity Medicine, 2020 Dec; 20: 100302. Verfügbar unter https://pubmed.ncbi.nlm.nih.gov/32984641/ (zuletzt abgerufen am 14.07.2021).

[157] XU, K., CAI, H., SHEN, Y., NI, Q., CHEN, Y., HU, S., LI, J., WANG, H., YU, L. & HUANG, H. (2020). Management of corona virus disease-19 (COVID-19): the Zhejiang experience. Journal of Zhejiang University (medical science), 2020 Feb 21; 49(1): 147–157. Verfügbar unter https://pubmed.ncbi.nlm.nih.gov/32096367/ (zuletzt abgerufen am 14.07.2021).

tens: Leaky Gut ist mit die häufigste Ursache chronischer Entzündungen, verursacht aber selbst keine spezifischen und lokalen Symptome. Deswegen ist es notwendig, spezifische Diagnostik zu betreiben, wenn man dieses Problem abklären will. Zweitens: Aufgrund seiner komplexen Natur sollte man sich hierbei nie auf nur einen Parameter verlassen, da das Risiko für falsch-negative Befunde dann dramatisch steigt. Sehr geeignete Parameter sind:

Tabelle 11:   *Geeignete Parameter zum Nachweis eines Leaky Gut*

Parameter	**Nachweis aus**	**Positiv bei**
Zonulin	Serum, Stuhl	▲
Alpha-1-Antitrypsin	Stuhl	▲
sIgA	Stuhl	▼ und ▲
LPS	Serum	▲

Gerade das LPS hat dabei Beweischarakter: Als Membranbestandteil gramnegativer Bakterien hat es in unserer Blutbahn nichts verloren (diese ist physiologischerweise steril). Wird es dennoch gefunden, ist ein Leaky Gut die häufigste Ursache. Was aber nun tun, sollte diese Störung vorliegen? Für eine nachhaltige Sanierung müssen mehr Hintergründe bekannt sein und eine umfassende Analyse der Situation durchgeführt werden. Dies gehört in die Hände erfahrener Therapeuten. Wer sich selbst zu dieser Thematik informieren will, dem sei das Buch Prof. Nowaks empfohlen: „Das hilft bei Leaky Gut". Als Sofortmaßnahme hat sich eine Kombination aus Glutamin, antimikrobiellen Pflanzenextrakten, Präbiotika (v. a. Akazienfaser) und Probiotika bewährt. Um die Entzündungstätigkeit schnell zu senken, ist Salutosil das Mittel der Wahl. Ein Erste-Hilfe-Programm könnte so aussehen:

Produkt/ Wirkstoff	Dosierung	Bezugsquelle	Bemerkung
Salutosil	2–3 × 1 EL/Tag	Löwenapotheke Gießen	Dichtet schnell ab und reduziert die Entzündung
Glutamin	2 × 500 mg/Tag	Beliebig	Schleimhaut-regeneration
Flora Total	2 × 1 EL/Tag	Mitocare.de	Schleimhaut-schutz und Rege-neration
Dysbiosan	2 × 150ml/Tag	Mitocare.de	Reduktion uner-wünschter Keime, Probiotik

Auch das Mikrobiom ist ein potenzielles Problem. Während ein gesundes Mikrobiom hilft, das Immunsystem zu trainieren und zu kontrollieren, kann eine Dysbiose (d. h. eine fehlerhafte, problematische Zusammensetzung des Mikrobioms) gegenteilige Effekte haben: Kontrollverlust und Leistungsabnahme des Immunsystems sowie proentzündliche Stimuli.[158] Die Untersuchung des intestinalen Mikrobioms kann hier hilfreich sein, um Defizite oder Wildwuchs zu erkennen und Strategien zu entwickeln, diese gezielt anzugehen. Probiotik ohne Kenntnis des aktuellen Biotops im Darm ist unsinnig und ggf. kontraproduktiv. Es gibt schlicht nicht das Probiotikum für alle in allen Lebenslagen. Vielmehr muss zuerst ein etwaig vorhandener Wildwuchs beseitigt werden, erst so können neu zugeführte Keime anwachsen. Eine metagenomische Bestimmung der Darmflora ist diesbezüglich inzwischen der Goldstandard und gewährleistet wesentlich mehr Informationen als eine klassische Untersuchung per Kultur. Ein gesundes Mikrobiom besteht aus 500–1200 unterschiedlichen Bakterien – von denen sich weniger als 30 Prozent in einer Kultur anzüchten lassen. Insofern muss diese Untersuchungsmethode als veraltet angesehen werden. Die Prüfung auf Parasiten und Pilze sollte

---

[158] FERREIRA, C. M., VIEIRA, A. T., VINOLO, M. A. R., OLIVEIRA, F. A., CURI, R. & MARTINS, F. D. S. (2014). The Central Role of the Gut Microbiota in Chronic Inflammatory Diseases. Journal of Immunology Research, 2014; 2014: 689492. Verfügbar unter https://pubmed.ncbi.nlm.nih.gov/25309932/ (zuletzt abgerufen am 14.07.2021).

dabei nicht vernachlässigt werden, da auch diese *makroskopischen Parasiten* nicht selten erhebliche Probleme verursachen können und häufiger vorkommen, als gemeinhin angenommen wird. So testen ca. 45 Prozent der Patienten mit Reizdarmsyndrom in unseren Breiten positiv auf Parasiten.[159] Diese können in erheblichem Umfang entzündliche Reaktionen auslösen.

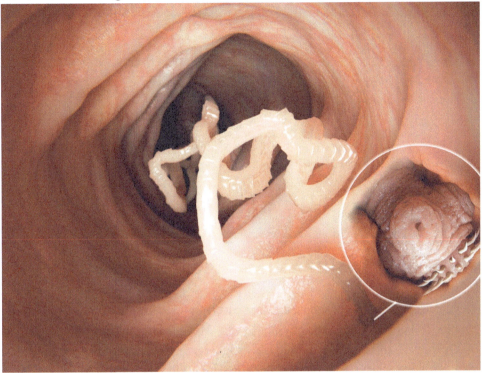

Abbildung 54:   *Bandwurm im menschlichen Darm[160]*

Während langfristig nur ein kausaltherapeutischer Ansatz nachhaltigen Erfolg verspricht (und dieser sich individuell nach der Ursache richten muss), kann bereits kurzfristig einiges getan werden, um das Entzündungsniveau – und damit das Risiko für einen schweren Covid-19-Verlauf – zu senken.

---

[159] ENGSBRO, A. L., STENSVOLD, C. R., NIELSEN, H. V. & BYTZER, P. (2014). Prevalence, incidence, and risk factors of intestinal parasites in Danish primary care patients with irritable bowel syndrome. Scandinavian Journal of Infectious Diseases, 17 Dec 2013, 46(3): 204–209. Verfügbar unter https://europepmc.org/article/med/24344761 (zuletzt abgerufen am 14.07.2021).

[160] GAERTNER, J. (2021). Bandwurm im menschlichen Darm. Verfügbar unter https://www.shutterstock.com/de/image-illustration/tapeworm-human-intestine-magnification-head-attached-666810028 (zuletzt abgerufen am 17.02.2021).

Einige der infrage kommenden Wirkstoffe haben wir bereits beim Thema „Immun-seneszenz" kennengelernt:

Tabelle 13:   *Häufig eingesetzte antientzündliche Mikronährstoffe und Pflanzenextrakte*

Mikronährstoff/Extrakt	Empfehlung (pro Tag)
Vitamin D	< 2000 IU
EGCG	2–4 × 500 mg
Weidenrinde	2 × 200 mg
Weihrauch	500 mg
Omega-3-Fettsäuren	2 × 250 mg
Curcumin	200 mg
Quercetin	200 mg
Resveratrol	15 mg
Astaxanthin	1–2 × 200 µg
OPC	< 2000 mg
Berberis	300 mg
Ling Zhi	50–100 mg
Agaricus balzei	100m–200 mg

Es empfiehlt sich eher, auf eine breitere Streuung zu setzen und weniger auf eine Hochdosistherapie mit einzelnen Substanzen. Mittlerweile stehen zahlreiche Kombipräparate[161] zur Verfügung, was die Einnahme erheblich erleichtert. Optimal wäre es, nach einer gewissen Zeit der Einnahme die Entzündungswerte der Ausgangslage erneut zu bestimmen, um den Erfolg zu verifizieren (bzw. das Vorgehen anzupassen und zu optimieren). Für wen mehrere der folgenden Punkte zutreffen, der sollte sich unbedingt mit dem Thema „Chronische Entzündungen" befassen:

- Migräne
- Gelenkschmerzen
- Hautausschläge

---

[161] MITOCARE GMBH & CO. KG (2021e). SILENT IMMUNE. Verfügbar unter https://mitocare.de/Produkte/CL08-Immunsystem/MITOcare-Silent-Immune.aspx (zuletzt abgerufen am 17.02.2021); MITOCARE GMBH & CO. KG (2021d). POLYPHENOLE. Verfügbar unter https://mitocare.de/Produkte/CL05-Redoxsystem-sekundaere-Pflanzenstoffe/Polyphenole.aspx (zuletzt abgerufen am 17.02.2021); TISSO NATURPRODUKTE GMBH (2021). Pro Sirtusan von Tisso. Verfügbar unter https://shop.tisso.de/Pro_Sirtusan_von_Tisso (zuletzt abgerufen am 17.02.2021).

- Müdigkeit, Abgeschlagenheit
- Häufig Kopfschmerzen
- Chronische Schmerzzustände

Zu beachten ist zudem, dass jede Entzündung *prooxidativ* wirkt: Sie erhöht die Bildung von freien Radikalen. Bei chronischen Entzündungen ist deshalb häufig auch erheblicher oxidativer Stress zu finden. Beide gehen Hand in Hand und begünstigen einander. Radikale können Entzündungen auslösen und verstärken, Entzündungen wiederum fördern die Bildung freier Radikaler.[162] Wir werden diesen Aspekt etwas später aufgreifen und genauer betrachten (vgl. „Freie Radikale und oxidativer Stress"). Zuvor aber schließen wir die Diskussion immunologischer Risiken fürs Erste ab – mit der Betrachtung der NK-Zellen.

- *Schwere Corona-Erkrankungen zeichnen sich durch eine geringe Viruslast, aber ein extrem hohes Entzündungsniveau aus. Besteht bereits im Vorfeld einer Infektion eine chronische Entzündung, erhöht dies das Risiko für schwere und komplizierte Verläufe.*
- *Chronische Entzündungen schwächen das Immunsystem.*
- *In vielen Fällen wird eine chronische oder versteckte Entzündung (Silent Inflammation) durch ein Routinelabor nicht entdeckt. Spezielle Entzündungswerte wie Zytokine, Ferritin oder Fibrinogen können diese Lücke schließen.*
- *Entzündungen im Darm können zu systemischen Entzündungen im gesamten Körper führen. Die häufigste Ursache ist ein Leaky-Gut-Syndrom.*

---

162 ZUO, L., PRATHER, E. R., STETSKIV, M., GARRISON, D. E., MEADE, J. R., PEACE, T. I. & ZHOU, T. (2019). Inflammaging and Oxidative Stress in Human Diseases: From Molecular Mechanisms to Novel Treatments. International Journal of Molecular Sciences, 20(18), 4472. Verfügbar unter https://www.mdpi.com/1422-0067/20/18/4472 (zuletzt abgerufen am 15.07.2021).

NK-Aktivität: extrem wichtig – und häufig vergessen

Wie wir bereits früher gesehen haben, sind die NK-Zellen bei einer akuten Infektion, speziell mit bislang unbekannten Erregern, von enormer Bedeutung. Sie füllen die zeitliche und funktionale Lücke zwischen den unspezifischen Fresszellen und den Lymphozyten der spezifischen Abwehr (vgl. „Natürliche Killerzellen: ein Freund in der Not", S. 151). Ihre Aufgaben sind dabei die Erkennung und Vernichtung infizierter Zellen sowie die Aktivierung von Lymphozyten. Eine Spezialität ist die massive Produktion von Interferon-Gamma (IFN-ɣ), das wiederum eine starke antivirale Wirkung besitzt. Versagen die NK-Zellen, können drei Dinge passieren:

1. Mangels IFN-ɣ steigt die Viruslast rasant an, ein schwerer Verlauf bzw. die Ansteckung Dritter wird wahrscheinlicher.

2. Die Hautplast der Abwehrreaktion verlagert sich auf die Fresszellen. Dadurch werden mehr proentzündliche Zytokine gebildet, das Risiko für eine Hyperinflammation nimmt zu.

3. Die Stimulation der Lymphozyten fällt geringer aus. Dadurch verlängert sich die Zeitspanne, in der die unspezifische Abwehr die Situation beherrschen muss. Die Viruslast steigt, ebenso das Risiko einer Hyperinflammation.

Wenig verblüffend ist eine verminderte Leistungsfähigkeit dieser Zellen – ein ungünstiger prognostischer Marker bei Covid-19.[116] Im Sinne der Prävention bzw. Risikoabschätzung kann man nun Anzahl und Aktivitätsgrad der NK-Zellen labortechnisch bestimmen. Während die Quantität im Regelfall kein Problem darstellt, steht es um die Aktivität häufig schlecht. Dabei geht man folgendermaßen vor: Zuerst wird die Grundaktivität der NK-Zellen geprüft, indem man sich anschaut, wie viele Krebszellen die NK-Zellen des Patienten in einer bestimmten Zeit vernichten können. Dieser Wert wird in Prozent angegeben. Anschließend werden die Zellen in der Probe mit Interleukin-2 stimuliert (ein körpereigenes stimulierendes Zytokin, das auch im Falle einer Infektion ansteigen würde) und beobachtet, in welchem Maß die Aktivität zunimmt. Das ist dann sozusagen die Leistungsreserve für den Ernstfall. In einem dritten Schritt kann man nun verschiedene Substanzen zusetzen und sehen, ob eine oder mehrere davon in der Lage sind, die Aktivität der NK-Zellen signifikant zu erhöhen. Diese Substanz könnte man dann verwenden, um eine Immunstimulation an dieser Stelle durchzuführen. Wir sehen hier einen durchaus typischen Befund, der freundlicherweise vom Labor Biovis zur Verfügung gestellt wurde:

Test	Ergebnis	Einheit	Normbereich	Vorwert
Immunologie und Hämatologie				
Tumor killing test Standardpanel				
Standard-Panel NK-Funktion				
Grundaktivität der nat. Killerzellen	12,0	%	15 - 25	
Interleukin-2	68,6	%	> 25	
Aspirin i.v.	20,0	%		
Selenase	10,0	%		
Faktor AF2	1,0	%		
Vitamin C	43,7	%		
Lektinol	42,5	%		

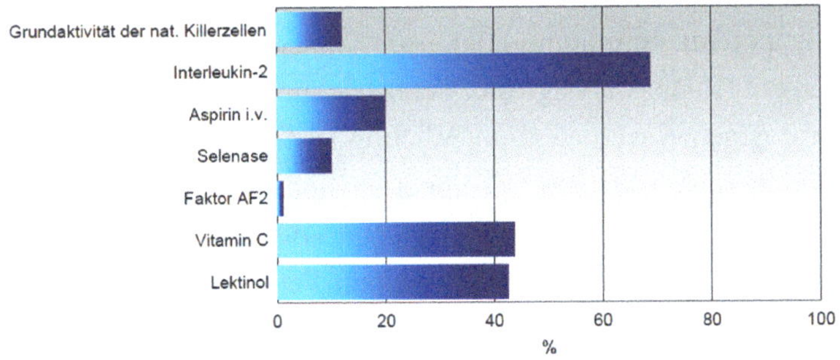

Abbildung 55:   *Aktivitätsmessung der NK-Zellen (Grundaktivität, Reaktion auf IL-2 und verschiedene Stimulantien)*

Wir bekommen mit diesem Befund mehrere wichtige Informationen:

- Die Grundaktivität ist vermindert (12 Prozent statt mindestens 15 Prozent – ein guter Wert läge bei mindestens 20 Prozent), das Immunsystem also hier nicht optimal aufgestellt.
- Die Reaktion auf Interleukin-2 ist gut (Mindestwert plus 25 Prozent, erreicht wurden plus 69 Prozent).

Demzufolge ginge es darum, die Grundaktivität zu erhöhen. Hier bieten sich von den getesteten Substanzen vor allem Vitamin C (+ 44 Prozent) und Lektinol (+ 43 Prozent) an. Von diesen beiden wäre Vitamin C die einfachere, kostengünstigere und nebenwirkungsärmere Variante. Lektinol besteht aus Mistellektinen – diese sind zwar häufig potente Immunmodulatoren, können aber auch relevante Nebenwirkungen erzeugen. Zudem erfolgt die Verabreichung mittels Injektionen, während Vitamin C oral gegeben werden kann. Wichtig in diesem Zusammenhang ist aber Folgendes: Welche(r) Wirkstoff(e) geeignet ist/sind, um die Aktivität der NK-Zellen signifikant zu erhöhen, ist sehr individuell. Allgemein verbindliche Empfehlungen sind daher schwierig. Was bei der einen Person sehr gut funktioniert, kann bei einer anderen vollkommen versagen. Es gibt zwar einige Favoriten, die in der Prüfung überdurchschnittlich häufig gut abschneiden – aber das ist eher ein kreativer Input denn eine konkrete Empfehlung. Klassiker sind Vitamin C, Colostrum, Vitamin D, Selen, Mistellektine und Arabinoxylan (Handelsname Biobran). Vor allem Letzteres stellt eine relativ sichere Wahl dar und weist eine sehr günstige Studienlage auf.[163] Erhältlich ist es in jeder Apotheke, Ausgangsmaterial ist Reiskleie, und die Einnahme erfolgt oral. Positiver Nebeneffekt: Wer seine NK-

---

[163] ZERBES, P. (2012). Untersuchung zum Einfluss des Nahrungsergänzungspräparates Biobran/MGN-3 auf die Zytotoxizität von Natürlichen Killerzellen. Dissertation. Tübingen: Medizinische Fakultät. Verfügbar unter https://publikationen.uni-tuebingen.de/xmlui/handle/10900/45971 (zuletzt abgerufen am 15.07.2021); MEMORIAL SLOAN KETTERING CANCER CENTER (2021). MGN-3. Verfügbar unter https://www.mskcc.org/cancer-care/integrative-medicine/herbs/mgn-3 (zuletzt abgerufen am 17.02.2021); GHONEUM, M. & AGRAWAL, S. (2014). MGN-3/Biobran Enhances Generation of Cytotoxic CD8+ T Cells VIA Upregulation of DEC-205 Expression on Dendritic Cells. International Journal of Immunopathology and Pharmacology, Oct–Dec 2014; 27(4): 523–530. Verfügbar unter https://pubmed.ncbi.nlm.nih.gov/25572732/ (zuletzt abgerufen am 15.07.2021).

Zellen in Schwung bringt, verbessert gleichzeitig auch seinen Schutz vor Krebs.[164] Gängige Dosierungsbereiche typischer Wirkstoffe zur Steigerung der NK-Aktivität sind:

Tabelle 14:   *Dosierungsbereiche typischer Wirkstoffe zur Steigerung der NK-Aktivität*

Wirkstoff	Dosierung	Bemerkung
Vitamin C	1,0–1,5 g/Tag	Tatsächlicher Bedarf kann aufgrund weiterer Faktoren deutlich höher liegen
Selen	200 µg/Tag	
Colostrum	250–500 mg/Tag	
Vitamin D	1000–5000 IU/Tag	VDR-Funktion beachten (vgl. S. 245)
Arabinoxylan	250 mg/Tag	
Lektinol	1–2 × 0,5 ml/Woche	Verabreichung erfolgt per Injektion (subkutan oder intravenös); im Vorfeld allergische Reaktionen ausschließen

- *NK-Zellen sind wichtig, um am Anfang einer Infektion die schnelle Vermehrung eines Virus zu unterbinden. Zudem besitzen sie eine Scharnierfunktion zwischen angeborener und erlernter Abwehr.*
- *Durch Entzündungen und mit steigendem Alter nimmt die Leistungsfähigkeit der NK-Zellen ab. Durch Laboruntersuchungen können geeignete Wirkstoffe identifiziert werden, um die Aktivität der NK-Zellen wieder zu normalisieren.*
- *Häufig gut funktionierende Substanzen sind Vitamin C, Arabinoxylan und Mistellektine.*

---

[164] WALDHAUER, I. & STEINLE, A. (2008). NK cells and cancer immunosurveillance. Oncogene, 2008 Oct 6; 27(45): 5932–5943. Verfügbar unter https://pubmed.ncbi.nlm.nih.gov/18836474/ (zuletzt abgerufen am 15.07.2021).

Freie Radikale und oxidativer Stress

In diesem Kapitel werden wir uns zwangsläufig etwas mit Chemie beschäftigen müssen. Dieser Aufwand lohnt sich aber, da das Redoxsystem bei Corona eine enorm wichtige Rolle spielt – sowohl bei Entstehung und Prävention der Erkrankung als auch bei deren Verlauf hin zu schweren und komplizierten Varianten.

Tipp: Die schwarz oder die grüne – welche Banane wollen Sie sein?

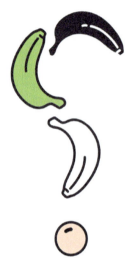

Haben Sie schon mal eine grüne Banane gegessen? Schmeckt nicht. Ist schrecklich hart, kaut sich nicht besonders, und am Ende hat man oft so ein pelziges Gefühl im Mund. Die schwarze Banane ist deutlich weicher, kann man nicht mehr kauen, ist faktisch eher ein Brei zum Schlürfen, schmeckt zwar deutlich süßer, aber irgendwie definitiv ebenso kein Genuss. Beide Bananen sind Extrembeispiele der Redoxregulation. Reduktion ist eine chemische Reaktion, bei der ein oder mehrere Elektronen von der Banane aufgenommen werden. Man kann auch sagen: Je mehr Elektronen eine Banane besitzt, desto grüner ist sie. Oxidation ist dementsprechend der Vorgang, wenn die grüne Banane ein oder mehrere Elektronen abgibt und über die Zeit zur gelben, dann zur gelben Banane mit schwarzen Punkten und dann zur schwarzen Banane wird. Die schwarze oder die grüne oder vielleicht doch lieber die gelbe? Welche Bananen wollen Sie sein? Ich habe mich für die gelbe Banane entschieden, die gerade nicht mehr grün aussieht und richtig bissfest ist.

Was hat das alles bitte mit Corona zu tun? Menschen unterliegen dem gleichen Schicksal wie die Banane. Als Mensch wird man in einer reduzierten Form geboren, um dann im Laufe des Lebens über den Normalzustand zum Verfallszustand in oxidierter Form zu gelangen, was dann oft mit erheblichen Einschränkungen bei der Leistung einhergeht und kein Prädikat für Gesundheit darstellt. Und genau da gibt es jetzt eine riesige Schnittstelle zu Corona. Die Evidenz im Zusammenhang mit Ansteckung, Erkrankung und Schwere der Verläufe bei einer Infektion mit Corona auf der einen Seite sowie dem Redoxstatus auf der anderen Seite ist schlichtweg phänomenal und riesig. Die besten Studien wurden genau zu diesem Thema publiziert, und die Ergebnisse sind eindeutig und lassen sich auch nicht mehr von Vitaminleugnern und gekauften Schwurblern der Minimalpresse zerreden. Je reduktiver das Milieu im Körper ist, je weniger oxidiert der Körper ist, desto höher ist die Wahrscheinlichkeit, ohne große Verluste den Kampf gegen SARS-CoV-2 zu gewinnen.

Daraus ergibt sich eine wirklich wichtige Konsequenz: Essen Sie bunt. Die schönen Farben der Lebensmittel, solange sie von der Natur und nicht von der Lebensmittelindustrie erzeugt werden, sind in der Regel voller Antioxidantien, also Moleküle, die in der Lage sind, oxidierte Stoffe wieder zu reduzieren oder oxidierten Stoffen das fehlende oder die fehlenden Elektronen zurückzugeben, also die schwarze Banane wieder gelb zu machen. Was bei der gepflückten Banane nicht klappt, ist in Ihrem Körper möglich. Sie müssen, wenn Sie sich schützen wollen, für eine hohe Dichte an Antioxidantien in Ihrer Ernährung sorgen. Und genau da gibt es natürlich ein paar Probleme, mit der Qualität der heutigen Lebensmittel zum Beispiel. Eine frühreif geerntete, im Kühlhaus bedampfte und ewig gelagerte, mit Pestiziden und sonstigen Chemikalien besprühte, sagen wir mal, Tomate wird trotz ihrer roten Farbe eher als Lebensmittelsondermüll zu bezeichnen sein und hat mit einer hochwertigen Ernährung nichts mehr zu tun. Essen Sie bunt, aber biologisch. Demeter, Bioland, Ökoland sind Bio-Erzeugergemeinschaften, die mit ihren Siegeln für biologische Qualität bei der Lebensmittelerzeugung garantieren. Biologische erzeugte Lebensmittel erhöhen die Chance auf eine bessere Mikronährstoffversorgung. Achten Sie im täglichen Leben auf eine hohe Zufuhr von Antioxidantien. In diese Gruppe fallen alle Vitamine, viele Spurenelemente und viele sekundäre Pflanzenstoffe. Vermeiden Sie Oxidantien, also schützen Sie sich vor Elektronenräubern. Sie möchten wissen, welche täglichen Elektronenräuber man in Coronazeiten besser vermeiden sollte? Da wären zum Beispiel das Rauchen, exzessiver Sport, Zucker, Stress und Medikamente zu nennen.

Grundlagen: Radikale, Elektronen und Antioxidantien

Radikale sind, vereinfacht gesprochen, Moleküle mit akutem Elektronenmangel. Je akuter der Mangel, desto reaktiver. Umgekehrt: Je stärker ein Molekül oder Atom mit Elektronen gesättigt ist, desto träger und stabiler wird es. Wir können uns das vorstellen wie den Gegensatz zwischen Ausgehungertsein und dem Bedürfnis nach einem Schläfchen im Anschluss an ein üppiges Gelage. Radikale entstehen dabei vor allem auf folgende Arten:

- Durch physikalische Einflüsse (z. B. UV-Strahlung)
- Durch „Chemie-Unfälle" im Zellstoffwechsel (hauptsächlich in der Atmungskette der Mitochondrien)
- Durch gezielte Produktion: Das Immunsystem beispielsweise generiert Radikale, um damit Erreger zu bekämpfen und zu zerstören.

In der Chemie bezeichnet man Moleküle mit Elektronenmangel auch als Oxidantien, den Prozess der Elektronenwegnahme als Oxidation. Das hat historische Gründe und geht nicht zwingend mit der Reaktion von Sauerstoff einher. Bis zu einem gewissen Grad sind Radikale etwas vollkommen Normales und gehören zum biochemischen Alltag unseres Körpers. Um mit ihnen einigermaßen gefahrlos zurechtzukommen, verfügt unser Organismus über verschiedene Instrumente, die es erlauben, Radikale unschädlich zu machen. Die Gegenmaßnahmen fasst man unter dem Begriff Antioxidation zusammen. Dazu zählen selbst produzierte (endogene) auf der einen und von außen zugeführte (exogene) Antioxidantien auf der anderen Seite. Die endogenen unterteilen sich nochmals in molekulare und enzymatische Faktoren. Erstere sind antioxidativ wirkende Moleküle (z. B. Glutathion). Letztere sind antioxidative Enzyme, deren katalysierte Reaktionen Radikale abbauen oder neutralisieren können:

Tabelle 15:   *Wichtige Bestandteile des antioxidativen Schutzsystems*

	Endogen	**Exogen**
Molekular	Glutathion Q10 Alpha-Liponsäure	Vitamin C Vitamin E Polyphenole Carotinoide
Enzymatisch	SOD GPX CAT GR	

Unter bestimmten Bedingungen kann entweder die Konzentration an Radikalen massiv zunehmen und/oder die der Antioxidantien abnehmen. Diese Situation bezeichnet man als oxidativen Stress oder Oxidose. Dann entfalten diese instabilen, hochreaktiven Moleküle eine enorme Schadwirkung. Das reicht von der Schädigung von Gewebestrukturen bis hinunter zur Schädigung unserer DNA und ihrer Gene. Eine Sonderform stellt nitrosativer Stress dar. Während es bei oxidativem Stress um radikale Sauerstoffverbindungen geht, handelt es sich bei Nitrostress um radikale Stickstoffverbindungen. Bezüglich der potenziellen Schadwirkung kann man Radikale anhand ihres Elektronenhungers einordnen. Je größer die positive Ladung (angegeben als Potenzial in mV), desto reaktiver ist die Verbindung:

Tabelle 16:   *Redoxpotenziale häufig auftretender Radikale*[165]

Klassifikation	Radikal	Potenzial (mV)
Sauerstoffradikale	Superoxid ($O_2^{\cdot-}$)	+ 81
	Wasserstoffperoxid (H_2O_2)	+ 68
	Hydroxyl ($OH^{\cdot}$)	+ 2730
Stickstoffradikale	Stickstoffmonoxid (NO)	+ 96
	Peroxynitrit (ONOO)	+ 2466

Um Radikale zu neutralisieren, muss man ihren Elektronenhunger stillen. Antioxidation bedeutet nichts anderes als die Bereitstellung von Elektronen. Die Aufnahme dieser Elektronen durch das Radikal bezeichnet man als Reduktion, die Elektronenspender selbst als Reduktionsmittel. Der Elektronenüberschuss und damit die Fähigkeit, Radikale zu neutralisieren, wird als negatives Potenzial angegeben:

---

[165] LUMITOS AG (2021). Redoxpotentiale in der Biochemie. In: Chemie.de. Verfügbar unter
https://www.chemie.de/lexikon/Redoxpotential.html#Redoxpotentiale_in_der_Biochemie (zuletzt abgerufen am 18.02.2021); ARMSTRONG, D., HUIE, R., LYMAR, S., KOPPENOL, W., MERÉNYI, G., NETA, P., STANBURY, D., STEENKEN, S. & WARDMAN, P. (2013). Standard Electrode Potentials Involving Radicals in Aqueous Solution: Inorganic Radicals. BioInorganic Reaction Mechanisms, 9(1–4). Verfügbar unter
https://www.researchgate.net/publication/272140510_Standard_Electrode_Potentials_Involving_Radicals_in_Aqueous_Solution_Inorganic_Radicals (zuletzt abgerufen am 15.07.2021).

Tabelle 17:   *Redoxpotenziale wichtiger Antioxidantien[166]*

Antioxidans	Potenzial (mV)
Ascorbat (Vitamin C)	–8
Q10	–38
Vitamin E	–90
Glutathion	–240
NADH/NADPH	–315
Alpha-Liponsäure	–320

Vergleicht man die Potenziale bestimmter Radikale und häufiger Antioxidantien, mit denen unser Organismus arbeitet, stellt sich heraus, dass dies ein ungleicher Kampf ist. Wir sehen in der folgenden Tabelle, in welchem Verhältnis Antioxidans und Radikal vorliegen müssen, um oxidativen Stress zu vermeiden:

Tabelle 18:   *Benötigte Antioxidantien, um bestimmte Radikale zu neutralisieren*

	NO	ONOO	OH[·]	$O_2^{·-}$
Ascorbat (Vitamin C)	12:1	308:1	341:1	10:1
Q10	5:2	65:1	72:1	2:1
Vitamin E	1:1	27:1	30:1	1:1
Glutathion	2:5	10:1	11:1	1:3
NADH/NADPH	1:3	8:1	9:1	1:4
Alpha-Liponsäure	1:3	8:1	9:1	1:4

[166] KRIZMAN, P. J., SMIDOVNIK, A., WONDRA, A. G., CERNELIC, K., KOTNIK, D., KRIZMAN, M., PROSEK, M., VOLK, M., HOLCMAN, A. & SVETE, A. N. (2012). Quantitative determination of low molecular weight antioxidants and their effects on different antioxidants in chicken blood plasma. Journal of Biomedical Science and Engineering, 2012 Dec, 5(12), 12: 743–754. Verfügbar unter https://www.scirp.org/journal/paperinformation.aspx?paperid=25777 (zuletzt abgerufen am 15.07.2021); SILVA, D. H. S., PEREIRA, F. C., YOSHIDA, M. & ZANONI, M. V. B. (2005). Electrochemical evaluation of lipophilic antioxidants from Iryanthera juruensis fruits (Myristicaceae). Eclética Química, 2005 Sept., 30(3): 15–21. Verfügbar unter https://www.scielo.br/j/eq/a/JP3PQTrNRbtrJsybdTMZMFd/abstract/?lang=en (zuletzt abgerufen am 15.07.2021).

Treten also starke Radikale wie Peroxynitrit (ONOO) oder Hydroxyl (OH$^-$) auf, steigt der Bedarf an Antioxidantien dramatisch an. Die körpereigenen Schutzsysteme können dann schnell überfordert werden.

Wird oxidativer Stress festgestellt, gilt es zwar zunächst, die Radikalen zu bekämpfen. Langfristig ist aber die Frage zu beantworten, ob vermehrt Radikale produziert werden oder ob zu wenig Antioxidation zur Verfügung steht – oder beides. Die Antwort entscheidet dann wesentlich über die Strategie, mit der vorgegangen wird. Die Bestimmung des *Redoxstatus* (d. h. das Verhältnis zwischen Radikalen und Elektronenspendern) erfordert ein labordiagnostisches Vorgehen, ist aber insgesamt unkompliziert und relativ kostengünstig. Problematisch ist eher, dass mittlerweile eine Vielzahl an Parametern existiert, von denen nicht alle gleich aussagekräftig sind. Für eine zuverlässige und auf das Immunsystem abgestimmte Analyse empfehlen sich die folgenden Untersuchungen:

Tabelle 19:   Laborparameter zur Prüfung auf Radikalenstress

Parameter	Zuordnung	Nachweis aus
oxLDL	Oxidativer Stress	Serum
Lipidperoxide		Serum
Nitrophenylessigsäure	Nitrosativer Stress	Urin
Methylmalonsäure		Urin
Citrullin		Urin
8-OHDG	Nitrosativer und oxidativer Stress	Urin
GSH/GSSG		Serum

8-OHDG ist insofern ein spezieller Parameter, als er sowohl nitrosativen als auch oxidativen Stress abbilden kann. Er ist nicht besonders sensitiv (d. h., ein negativer Befund schließt Radikalenstress nicht aus), dafür aber sehr signifikant (ein Positivbefund ist quasi beweisend): Er weist die radikalische Schädigung der DNA nach – was die maximalen Eskalationsstufe einer Radikalenbelastung darstellt. GSH/GSSG beschreibt das Verhältnis zwischen reduziertem und oxidiertem Glutathion. Dieser Wert ist extrem spannend, da die abgebildete Ratio großen Einfluss auf das Immunsystem hat. Optimalerweise sollte das Verhältnis bei mindestens 10 : 1 liegen. Je höher, desto besser. Bei Werten unter 10 : 1 besteht bereits ein Elektronenmangel, der zu einer proentzündlichen Konfiguration des Immunsystems führt. Leider arbeiten viele Labore mit großzügigeren Referenzbereichen, daher ist Vorsicht bei der Interpretation der Ergebnisse angezeigt. Die Prüfung, ob bei einem selbst Radikalenstress vorliegt, hat unbedingt Sinn und sollte fester Bestandteil der individuellen Prävention sein. Dies gilt umso mehr, wenn prooxidative Grunderkrankungen vorliegen (dazu zählen v. a. Adipositas, Bluthochdruck, Diabetes und chronisch-entzündliche Erkrankungen). Bei positivem Befund sollte umgehend mit einer entsprechenden antioxidativen Therapie begonnen werden. Welche Antioxidantien hier am sinnvollsten sind, hängt ab von:

- Dem quantitativen Ausmaß der Radikalenbelastung
- Der Frage, ob es sich um oxidativen oder nitrosativen Stress handelt
- Dem Zustand der körpereigenen antioxidativen Enzyme

Bei den Enzymen gilt es zwei Punkte zu beachten: Zum einen kann deren Funktion durch eine genetische Disposition vermindert sein. Dies betrifft ca. 10 Prozent der Bevölkerung. Hier ist also ein Defizit vorprogrammiert und muss entsprechend kompensiert werden. Zum anderen benötigen diese Enzyme bestimmte Co-Faktoren, um ordnungsgemäß zu funktionieren:

Tabelle 20:   *Co-Faktoren unserer antioxidativen Enzyme*

Enzym	Co-Faktoren
SOD	Kupfer, Mangan, Zink
CAT	Eisen, NADPH
GPX	Selen, Glutathion
GR	NADPH

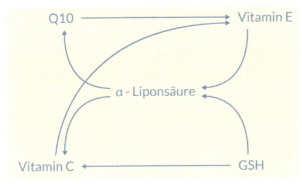

Abbildung 56:   *Recycling oxidierter Antioxidantien*

Bei diesen Co-Faktoren handelt es sich größtenteils um Spurenelemente (Eisen, Kupfer, Mangan, Selen und Zink), aber auch um antioxidative Moleküle wie Glutathion und NADPH. Letzteres muss im Zellstoffwechsel aus Niacin (Vitamin B3) oder Tryptophan gebildet werden. Mit Glutathion werden wir uns später noch etwas eingehender befassen (vgl. „Der Thiol-Status: Schwefel, Schwefel und nochmals Schwefel", S. 214). Spurenelementmangel ist leider verbreiteter, als gemeinhin angenommen wird. Zudem können toxische Schwermetalle die Bindungsstellen blockieren und so die Funktion beeinträchtigen. So ist vor allem Quecksilber problematisch. Als letzten Punkt lohnt es sich noch, die Wiederverwertung verbrauchter Antioxidantien zu betrachten. Nachdem sie reagiert und Elektronen verloren haben, sind die ehemaligen Antioxidantien nun selbst oxidiert. Unser Organismus verfügt jedoch über die Fähigkeit, diese oxidierten Moleküle zu recyceln. Dabei ist zu beachten, dass nicht jedes Antioxidans für diesen Vorgang geeignet ist: Vitamin E beispielsweise regeneriert überhaupt keine Antioxidantien, während Glutathion Vitamin C regeneriert und selbst von NADH und NADPH regeneriert wird, Vitamin C und Q10 wiederum recyceln Vitamin E, und Alpha-Liponsäure regeneriert alle anderen Antioxidantien. Es ist daher meistens sinnvoll, eine Mischung all dieser Elektronenspender zuzuführen, um eine ausgeglichene Versorgung sicherzustellen. Dies ist wichtig, da nicht jedes Antioxidans für jedes Radikal geeignet ist. Zudem gibt es für einige Antioxidantien Dosierungsgrenzen, oberhalb derer Probleme entstehen können. Betroffen sind hiervon Alpha-Liponsäure (häufige Obergrenze: 2×600 mg/Tag), Vitamin E (300 mg/Tag über einen längeren Zeitraum) und Vitamin C (wirkt ab ca. 5000 mg prooxidativ). Abgesehen davon wirken auch diverse Pflanzenextrakte antioxidativ. Zu nennen sind hier vor allem die Polyphenole (u. a. Quercetin, Resveratrol, EGCG und Curcumin). Bei nitrosativem Stress sind Curcumin und Methylkobalamin anderen Oxidantien häufig überlegen. Bei Curcumin ist zu beachten, dass die Aufnahme im Darm sehr niedrig ist (1 Prozent bei natürlichem Curcumin, bis zu 5 Prozent, wenn Piperin/Pfefferextrakt zugesetzt wird). Die beste Lösung für eine orale Einnahme ist liposomales Curcumin, hier liegt die Aufnahme bei über 30 Prozent. Übliche Dosierungsbereiche zur allgemeinen Unterstützung sind in der folgenden Tabelle aufgeführt:

Tabelle 21:   *Übliche Dosierungsbereiche zur antioxidativen Unterstützung*

Mikronährstoff	Standard-Tagesdosis	Hochdosis
Vitamin C	1–1,5 g	< 7500 mg (oral) > 15 g (i. v.)
Vitamin E	10–15 mg	100 mg
Q10	20–60 mg	120 mg
Alpha-Liponsäure	300–1200 mg	2400 mg
Glutathion (Auch als Vorstufe: ACC/NAC)	25 mg/kg Körpergewicht	50 mg/kg Körpergewicht
Selen	50–200 µg	1 mg (i. v.)
Mangan	2 mg	5 mg
Zink	10 mg	20 mg
Kupfer	1 mg	5 mg
Eisen	10–15 mg	30 mg
Quercetin	100–200 mg	500 mg
Resveratrol	80–100 mg	500 mg
EGCG	80–100 mg	500 mg
Curcumin (liposomal)	100–200 mg	1000 mg

- *Radikale sind aggressive Moleküle, die alle körpereigenen Strukturen und Zellen schädigen können.*

- *Um sich vor ihnen zu schützen, nutzt unser Organismus spezielle Enzyme und Antioxidantien. Manche können von uns selbst produziert werden, andere müssen mit der Nahrung aufgenommen werden.*

- *Ein Überschuss an freien Radikalen bezeichnet man als oxidativen Stress. Handelt es sich um Radikale, die ein Stickstoffatom enthalten, spricht man von nitrosativem Stress.*

- *Freie Radikale lassen sich durch geeignete Laborparameter nachweisen.*

- *Unsere antioxidativen Schutzenzyme können durch Mikronährstoffmangel oder genetische Veränderungen beeinträchtigt sein.*

- *Die wichtigsten körpereigenen Antioxidantien sind Glutathion, Q10, Alpha-Liponsäure und NADH.*

- *Die wichtigsten von außen zugeführten antioxidativen Mikronährstoffe sind Vitamin C und E, verschiedene Spurenelemente (Selen, Mangan, Zink) und Polyphenole (Quercetin, Resveratrol, Curcumin).*

Entzündung und Radikale

Zwischen Entzündung und oxidativem Stress besteht eine direkte, wechselwirkende Beziehung. Jede Entzündung führt zur Produktion von Radikalen, und oxidativer Stress begünstigt das Entstehen und Fortschreiten von Entzündungen. Wo das eine ist, da ist auch das andere. Woran liegt das? Radikale zerstören körpereigene Strukturen. Deren Untergang alarmiert das Immunsystem, das dann mit Entzündung auf die Situation reagiert. Umgekehrt nutzt das Immunsystem Radikale, um identifizierte Gegner anzugreifen. Das können Erreger sein, aber auch infizierte Zellen. Und hier wird die ganze Sache kritisch. Wenn das Immunsystem massiv reagiert, kann es passieren, dass eine unglaubliche Radikalenflut entsteht. Diese führt zu ausufernden Schäden im Körper, die dann wieder entzündungsfördernd wirken. Ab einem bestimmten Kipppunkt kann das Geschehen außer Kontrolle geraten, und das Ergebnis ist eine Hyperinflammation. Man könnte diesen Begriff etwas schreierisch mit Megaentzündung oder Monsterentzündung übersetzen. Und genau die ist es, die uns bei Covid-19 Kopfschmerzen bereitet. Die allermeisten Personen, die an Covid-19 versterben, versterben nicht am eigentlichen Virus oder der Lungenentzündung. Sie versterben an einer vollkommen außer Kontrolle geratenen Megaentzündung. Daher liegt es nahe, eine Gegenstrategie zu entwerfen, die genau hier ansetzt: Wenn Oxidation und Inflammation Hand in Hand gehen und sich gegenseitig hochschaukeln, dann hat es ab einem gewissen Zeitpunkt Sinn, sowohl antientzündlich als auch antioxidativ vorzugehen. Dann kann der gefürchtete Entzündungstsunami vielleicht vermieden werden. Auf keinen Fall sollten entzündungsfördernde oder prooxidative (d. h. mehr Radikale produzierende) Maßnahmen ergriffen werden. Die Entzündungshemmung ist dabei etwas kniffliger: Beginnt man zu früh damit, würgt man im dümmsten Fall eine eigentlich sinnvolle und potenziell erfolgreiche Immunreaktion ab. Folge: Die Viruslast explodiert. Beginnt man zu spät, rollt bereits der Tsunami heran, und die Entzündung explodiert. Schwierig. Hier ist gutes Timing gefragt, und das setzt professionelle Diagnostik voraus. Antioxidation ist da einfacher. Sie kann präventiv betrieben und im Falle einer Infektion stufenweise ausgebaut werden. Ein Risiko, das Immunsystem zu sabotieren, besteht hier nicht. Schlimmstenfalls ist man „unteroxidiert" – ein Zustand, der nicht akut gefährlich ist.

Thiole umfassen organische Moleküle, die eine Schwefelgruppe beinhalten. Diese Schwefelgruppen sind ein Schlüsselfaktor in unserem antioxidativen Schutzsystem. Das wichtigste schwefelhaltige Antioxidans ist Glutathion. Es wird von unserem Organismus sowohl zur Entgiftung als auch zur Neutralisierung von Radikalen verwendet. Glutathion ist ein kleines Eiweiß (Peptid), bestehend aus drei nicht essenziellen Aminosäuren: Glutaminsäure, Glycin und Cystein. Es ist in dieser Form nicht in der Nahrung enthalten, sondern muss von unseren Zellen aus den einzelnen Aminosäuren synthetisiert werden. Die orale Gabe von Glutathion ist problembehaftet, da das Peptid im Magen-Darm-Trakt zerstört und in die einzelnen Aminosäuren zerlegt wird. Diese können dann resorbiert und wieder zu Glutathion zusammengesetzt werden. Vor diesem Hintergrund ist es effizienter, gleich eine Vorstufe einzunehmen: N-Acetyl-Cystein (Handelsname: NAC[167] oder ACC). Das ist deutlich günstiger und hat quasi den gleichen Effekt. Alternativ könnte man das Glutathion so verpacken, dass es nicht verdaut, sondern direkt resorbiert wird. Eine Möglichkeit wäre hier liposomales Glutathion.[168] Diese Variante ist allerdings technisch anspruchsvoller und entsprechend kostenträchtiger. Noch aufwendiger wird es, wenn man das Glutathion direkt intravenös injiziert. Ein erhöhter Homocystein-Wert ist ein möglicher Hinweis auf eine gestörte Glutathion-Synthese,[169] am besten aber kann der Glutathion-Status mit der GSH/GSSG-Ratio abgebildet werden. GSH ist die reduzierte (d. h. antioxidative) Form von Glutathion, GSSG die oxidierte. Das Verhältnis zwischen beiden sollte mindestens 10 : 1 zugunsten des reduzierten GSH betragen, optimal wären 100 : 1.[170] Unter GSH-

---

[167] VITAMINVERSAND24 DE GMBH (2021). NAC – N-Acetyl L-Cystein 180 Kapseln mit je 750 mg. Verfügbar unter https://vitaminversand24.com/NAC180 (zuletzt abgerufen am 18.02.2021).

[168] PMC LABS & DISTRIBUTION B. V. (2021). Liposomales Glutathion (reduziert, GSH). Verfügbar unter https://www.actinovo.com/de/liposomales-glutathion (zuletzt abgerufen am 18.02.2021).

[169] HERNANZ, A., FERNÁNDEZ-VIVANCOS, E., MONTIEL, C., VAZQUEZ, J. J. & ARNALICH, F. (2000). Changes in the intracellular homocysteine and glutathione content associated with aging. Life Sciences, 67(11): 1317–1324. Verfügbar unter https://pubmed.ncbi.nlm.nih.gov/10972200/ (zuletzt abgerufen am 15.07.2021).

[170] MEISTER, A. (1988). Glutathione metabolism and its selective modification. Journal of biological chemistry, 1988 Nov 25; 263(33): 17205–17208. Verfügbar unter https://pubmed.ncbi.nlm.nih.gov/3053703/ (zuletzt abgerufen am 16.07.2021).

Mangel steigt das Risiko für virale Infektionen generell deutlich an,[171] umgekehrt verbessert die Gabe von Glutathion oder NAC als antivirale Therapie die Prognose bei zahlreichen viralen Erkrankungen, u. a. HIV.[172] Bei SARS-CoV-2 kommt noch ein besonderer Umstand hinzu: Das Eindringen des Virus in unsere Zellen hängt ganz entscheidend vom Redoxstatus vor Ort ab. Je oxidativer das Milieu, desto leichter kann das Virus eindringen.[173] Dies ist ein entscheidender Schritt, um aus einer Ansteckung eine Infektion zu machen, denn nur in unseren Zellen kann sich das Virus vermehren. Gleichzeitig stimuliert das Virus die Bildung von Radikalen und schafft so mit steigender Viruslast ein oxidatives Milieu. Aus dieser Perspektive sind grundsätzlich zwei Szenarien denkbar:

- Steht in der Ausgangslage ein großer Vorrat an GSH zur Verfügung, kann das Virus schlechter in unsere Zellen eindringen. Eine schnelle Vermehrung wird so unterbunden, und das Immunsystem hat mehr Zeit einzugreifen. Die Wahrscheinlichkeit für eine asymptomatische Ansteckung ist hoch.

- Besteht allerdings bereits zu Beginn ein Mangel an GSH oder gar oxidativer Stress, kommt es zum umgekehrten Effekt: Viren dringen leichter in die Zellen ein, was die Aufgabe des Immunsystems deutlich erschwert und gleichzeitig ein stärkeres und schnelleres Wachstum der Virenlast ermöglicht. Diese wiederum erhöht die Radikalenproduktion, und es kann ein Teufelskreis entstehen. Jetzt ist die Wahrscheinlichkeit für eine symptomatische Infektion hoch.

---

[171] FRATERNALE, A., PAOLETTI, M. F., CASABIANCA, A., OIRY, J., CLAYETTE, P., VOGEL, J.-U., JR CINATL, J., PALAMARA, A., SGARBANTI, R. & GARACI, E. (2006). Antiviral and immunomodulatory properties of new pro-glutathione (GSH) molecules. Current medicinal chemistry, 2006; 13(15): 1749–1755. Verfügbar unter https://pubmed.ncbi.nlm.nih.gov/16787218/ (zuletzt abgerufen am 16.07.2021).

[172] FRATERNALE, A., PAOLETTI, M. F., CASABIANCA, A., NENCIONI, L., GARACI, E., PALAMARA, A. T. & MAGNANI, M. (2009). GSH and analogs in antiviral therapy. Molecular Aspects of Medicine, Feb–Apr 2009; 30(1–2): 99–110. Verfügbar unter https://pubmed.ncbi.nlm.nih.gov/18926849/ (zuletzt abgerufen am 16.07.2021).

[173] SUHAIL, S., ZAJAC, J., FOSSUM, C., LOWATER, H., MCCRACKEN, C., SEVERSON, N., LAATSCH, B., NARKIEWICZ-JODKO, A., JOHNSON, B., LIEBAU, J., BHATTACHARYYA, S. & HATI, S. (2020). Role of Oxidative Stress on SARS-CoV (SARS) and SARS-CoV-2 (COVID-19) Infection: A Review. The Protein Journal, 2020 Dec 1; 39(6): 644–656. Verfügbar unter https://covid19.elsevierpure.com/de/publications/role-of-oxidative-stress-on-sars-cov-sars-and-sars-cov-2-covid-19 (zuletzt abgerufen am 16.07.2021).

Zu bedenken ist zudem, dass auch die Antwort des Immunsystems stark prooxidative Effekte nach sich zieht: Sowohl die Produktion von Sauerstoff- als auch von Stickstoffradikalen steigt. Dies gilt umso mehr, je stärker die Makrophagen und Granulozyten aktiv sind (also in der unspezifischen Phase der Entzündung).[174] Erkennbar ist dies an einer verstärkten Lipidperoxidation[175] sowie einem Anstieg des Citrullins (vgl. Tabelle 19, S. 208). Tragischerweise verstärken diese Oxidationsprodukte die Bildung proentzündlicher Zytokine, ein selbstverstärkender Mechanismus kommt in Gang.[176] Abgesehen von diesen Zusammenhängen wirken Glutathion und Radikale grundsätzlich modulierend auf das Immunsystem: Ein Mangel an GSH oder oxidativer Stress erhöhen die Bildung stark proentzündlicher Makrophagen (sogenannte M1-Makrophagen) und steigern damit das Risiko einer Hyperinflammation. Erkennbar ist eine verstärkte M1-Polarisierung u. a. an einem Anstieg von Ferritin.[177]

Durch die Gabe von Antioxidantien kann dieser Effekt umgekehrt werden, und es entstehen mehr der antientzündlich wirkenden M2-Makrophagen.[178] Eine ausgegli-

---

[174] CHANG, M.-K., BERGMARK, C., LAURILA, A., HÖRKKÖ, S., HAN, K.-H., FRIEDMAN, P., DENNIS, E. A. & WITZTUM, J. L. (1999). Monoclonal antibodies against oxidized low-density lipoprotein bind to apoptotic cells and inhibit their phagocytosis by elicited macrophages: evidence that oxidation-specific epitopes mediate macrophage recognition. Proceedings of the National Academy of Sciences, 1999 May 25; 96(11): 6353–6358. Verfügbar unter https://pubmed.ncbi.nlm.nih.gov/10339591/ (zuletzt abgerufen am 16.07.2021).

[175] LAFORGE, M., ELBIM, C., FRÈRE, C., HÉMADI, M., MASSAAD, C., NUSS, P., BENOLIEL, J.-J. & BECKER, C. 2020. Tissue damage from neutrophil-induced oxidative stress in COVID-19. Nature Reviews Immunology, 2020 Sep; 20(9): 515–516. Verfügbar unter https://pubmed.ncbi.nlm.nih.gov/32728221/ (zuletzt abgerufen am 16.07.2021).

[176] DELGADO-ROCHE, L. & MESTA, F. (2020). Oxidative Stress as Key Player in Severe Acute Respiratory Syndrome Coronavirus (SARS-CoV) Infection. Arch Med Res, 2020 Jul; 51(5): 384–387. Verfügbar unter https://pubmed.ncbi.nlm.nih.gov/32402576/ (zuletzt abgerufen am 16.07.2021).

[177] RECALCATI, S., LOCATI, M., MARINI, A., SANTAMBROGIO, P., ZANINOTTO, F., DE PIZZOL, M., ZAMMATARO, L., GIRELLI, D. & CAIRO, G. (2010). Differential regulation of iron homeostasis during human macrophage polarized activation. European journal of immunology, 2010 March; 40(3): 824–835. Verfügbar unter https://onlinelibrary.wiley.com/doi/epdf/10.1002/eji.200939889 (zuletzt abgerufen am 16.07.2021).

[178] ZHANG, Y., CHOKSI, S., CHEN, K., POBEZINSKAYA, Y., LINNOILA, I. & LIU, Z.-G. (2013). ROS play a critical role in the differentiation of alternatively activated macrophages and the occurrence of tumor-associated macrophages. Cell research, 2013

chene Verteilung von M1- und M2-Makrophagen ist wichtig, um eine kontrollierte, aber effektive Entzündungsreaktion zu gewährleisten. Die enorme Bedeutung von Glutathion im Kontext von Covid-19 ist inzwischen durch zahlreiche Studien belegt. GSH-Mangel ist ein globaler Risikofaktor für schwere und komplizierte Verläufe,[114] während die Gabe von GSH den Verlauf einer Corona-Pneumonie günstig beeinflusst[179]. Alpha-Liponsäure, ein Schwefeldonator (also eine Substanz, die den Thiolvorrat auffüllen und den GSH-Spiegel stabilisieren kann), reduzierte in einer klinischen Studie die Mortalität von Covid-19 um 40 Prozent![180] Vor allem NAC wurde bereits in zahlreichen Studien zur Behandlung von ARDS (Acute Respiratory Distress Syndrome, akutes Lungenversagen bei Atemwegsinfektionen) erfolgreich eingesetzt: Verbesserte Prognose, geringere Komplikationsrate (speziell, was das Herz-Kreislauf-System angeht), günstigerer Verlauf und weniger Lungenschäden wurden beobachtet. [181] Außerdem verbesserte sich der Glutathionspiegel um das Vierfache und die antioxidative Kapazität insgesamt um

---

Jul; 23(7): 898–914. Verfügbar unter https://pubmed.ncbi.nlm.nih.gov/23752925/ (zuletzt abgerufen am 16.07.2021).

[179] HOROWITZ, R. I., FREEMAN, P. R. & BRUZZESE, J. (2020). Efficacy of glutathione therapy in relieving dyspnea associated with COVID-19 pneumonia: A report of 2 cases. Respiratory Medicine Case Reports, 2020 Apr 21; 30: 101063. Verfügbar unter https://pubmed.ncbi.nlm.nih.gov/32322478/ (zuletzt abgerufen am 16.07.2021).

[180] ZHONG, M., SUN, A., XIAO, T., YAO, G., SANG, L., ZHENG, X., ZHANG, J., JIN, X., XU, L., YANG, W., WANG, P., HU, K., ZHANG, D. & GE, J. (2020). A Randomized, Single-blind, Group sequential, Active-controlled Study to evaluate the clinical efficacy and safety of α-Lipoic acid for critically ill patients with coronavirus disease 2019(COVID-19). medRxiv, 2020.04.15.20066266. Verfügbar unter https://www.medrxiv.org/content/10.1101/2020.04.15.20066266v1 (zuletzt abgerufen am 16.07.2021).

[181] BERNARD, G. R., WHEELER, A. P., ARONS, M. M., MORRIS, P. E., PAZ, H. L., RUSSELL, J. A., WRIGHT, P. E. & GROUP, A. I. A. S. (1997). A trial of antioxidants N-acetylcysteine and procysteine in ARDS. Chest, 1997 Jul; 112(1): 164–172. Verfügbar unter https://pubmed.ncbi.nlm.nih.gov/9228372/ (zuletzt abgerufen am 16.07.2021); SADEGH SOLTAN-SHARIFI, M., MOJTAHEDZADEH, M., NAJAFI, A., REZA KHAJAVI, M., REZA ROUINI, M., MORADI, M., MOHAMMADIRAD, A. & ABDOLLAHI, M. (2007). Improvement by N-acetylcysteine of acute respiratory distress syndrome through increasing intracellular glutathione, and extracellular thiol molecules and anti-oxidant power: evidence for underlying toxicological mechanisms. Human & experimental toxicology, 2007 Sep; 26(9): 697–703. Verfügbar unter https://pubmed.ncbi.nlm.nih.gov/17984140/ (zuletzt abgerufen am 16.07.2021); ORTOLANI, O., CONTI, A., DE GAUDIO, A. R., MASONI, M. & NOVELLI, G. (2000). Protective effects of N-acetylcysteine and rutin on the lipid peroxidation of the lung epithelium during the adult respiratory distress syndrome. Shock (Augusta, Ga.), 2000 Jan; 13(1): 14–18. Verfügbar unter https://pubmed.ncbi.nlm.nih.gov/10638663/ (zuletzt abgerufen am 16.07.2021).

260 Prozent, während die Radikalenbelastung massiv zurückging. Andere Untersuchungen belegen klinische Verbesserungen und Abnahme von Entzündungsmarkern (CRP und Ferritin) bei 90 Prozent der behandelten Covid-19-Patienten.[182] NAC reduziert zudem unabhängig von seiner antioxidativen Wirkung die Bildung proentzündlicher Zytokine[183] und beugt damit einer Hyperinflammation vor. Kurzum – es gibt sehr viele gute Gründe, NAC zur Vorsorge und auch zur Therapie bei eingetretener Infektion zu nutzen, und sehr wenig, was dagegenspricht. Dank seines äußerst günstigen Toxizitätsprofils kann NAC problemlos auch in höheren Dosen eingesetzt werden. Das sollte es allerdings auch: Die häufig gebrauchte Tagesdosis von 600 mg eignet sich bestenfalls zur Vorsorge für ansonsten gesunde Personen. Zahlreiche der zitierten Studien verwendeten Dosierungen von 50 bis 150 mg *pro Kilogramm Körpergewicht alle 8 Stunden*. Entsprechend sollten wir beim Einsatz dieses Wirkstoffs und insgesamt beim Thema Glutathion großzügig verfahren. Die folgenden Dosierungsempfehlungen beziehen sich auf Milligramm pro Kilogramm Körpergewicht:

[182] IBRAHIM, H., PERL, A., SMITH, D., LEWIS, T., KON, Z., GOLDENBERG, R., YARTA, K., STANILOAE, C. & WILLIAMS, M. (2020). Therapeutic blockade of inflammation in severe COVID-19 infection with intravenous N-acetylcysteine. Clinical Immunology, 2020 Oct; 219: 108544. Verfügbar unter https://www.ncbi.nlm.nih.gov/pmc/articles/PMC7374140/ (zuletzt abgerufen am 16.07.2021).

[183] FLORA, S. DE, BALANSKY, R. & LA MAESTRA, S. (2020). Rationale for the use of N-acetylcysteine in both prevention and adjuvant therapy of COVID-19. The FASEB Journal, 2020; 34(10), 13185–13193. Verfügbar unter https://faseb.onlinelibrary.wiley.com/doi/10.1096/fj.202001807 (zuletzt abgerufen am 16.07.2021).

Tabelle 22:   *Dosierungsbereiche zur Verbesserung des Thiolstatus. Dosierungen sind angegeben in mg pro kg Körpergewicht, Bezugsquellen siehe Fußnoten*

	Allgemeine Vorsorge	Oxidativer Stress	Akute Infektion
Glutathion oral[184] NAC/ACC[185]	1 × 10–25 mg/Tag	1 × 50 mg/Tag	2 × 50 mg/Tag
Glutathion intravenös[186]	–/–	2 × 50 mg/Woche	100 mg/Tag
Alpha-Liponsäure[187]	0,25–0,5 mg	1–2 × 1 mg	2–4 × 1 mg

Grundsätzlich sollte bei Schwefelverbindungen immer mit einer niedrigen Dosis begonnen werden, da in seltenen Fällen eine Störung des Schwefelstoffwechsels vorliegen kann. Diese äußert sich mit unterschiedlichen Beschwerden nach der Einnahme von Thiolen (u. a. möglich sind Kopfschmerzen, Hautausschläge, Herzrasen, Blutdruckabfall und Übelkeit). Während bei oraler Zufuhr nicht mit größeren Schwierigkeiten zu rechnen ist, sollten intravenöse Gaben erst nach einer Testdosis in vollem Umfang erfolgen. Bei Alpha-Liponsäure ist zu beachten, dass die meisten erhältlichen Präparate eine oxidierte Version enthalten. Diese muss im Körper erst wieder reduziert werden, bevor sie als Antioxidans zur Verfügung steht. Zudem wird oxidierte Liponsäure schlechter vertragen. Es ist daher besser, ein bisschen mehr Geld zu investieren und sich stabilisierte Alpha-Liponsäure zu besorgen.

---

[184] FAIR & PURE (o. J.a). L-Glutathion 750 mg 60 Tabletten. Verfügbar unter https://www.fair-pure.com/de/vitalstoffe/aminosaeuren/l-glutathion-750mg-60-tabletten-hochdosiert-vegan (zuletzt abgerufen am 18.02.2021).

[185] VITAMINVERSAND24 DE GMBH (2021). NAC - N-Acetyl L-Cystein 180 Kapseln mit je 750 mg. Verfügbar unter https://vitaminversand24.com/NAC180 (zuletzt abgerufen am 18.02.2021).

[186] STADTAPOTHEKE STERZING (DR. WALTER MAIR) (2016). Tationil kaufen. Verfügbar unter: https://www.apothekesterzing.com/produkt/tationil/ (zuletzt abgerufen am 18.02.2021).

[187] SUNDAY NATURAL PRODUCTS GMBH (2021). R-Alpha Liponsäure Kapseln Bioaktiv Stabilisiert. Verfügbar unter https://www.sunday.de/r-alpha-liponsaeure-bioaktiv-vegan-hochdosiert.html (zuletzt abgerufen am 18.02.2021).

- *Radikale und Entzündungen gehen Hand in Hand – sie fördern sich gegenseitig.*
- *Covid-19 zeichnet sich durch Hyperinflammation und massive Radikalenfreisetzung aus.*
- *Wird die Entzündungshemmung zu früh begonnen, besteht die Gefahr, das Immunsystem abzuwürgen. Kommt sie zu spät, kann sich ein komplizierter Verlauf herausbilden.*
- *Thiole sind schwefelhaltige Verbindungen. Das wichtigste Thiol in unserem Körper ist Glutathion.*
- *Ein Mangel an Glutathion führt zu einer stärkeren Entzündungsbereitschaft und kann schwere Corona-Verläufe begünstigen.*
- *Der Glutathion-Spiegel kann durch die Einnahme von NAC/ACC (Acetylcystein), liposomalem Glutathion, Alpha-Liponsäure oder Glutathion-Injektionen erhöht werden.*
- *Viele Menschen haben einen Mangel an Glutathion, der sich aber nicht durch spezifische Beschwerden bemerkbar macht. Die Untersuchung der Glutathion-Ratio zeigt den aktuellen Thiol-Status.*

Stickoxide: das körpereigene Kampfgas

Es wurde ja bereits angesprochen, dass unser Immunsystem Radikale nutzt, um eingedrungene Erreger anzugreifen und zu vernichten. Das betrifft nicht nur Sauerstoffradikale wie z. B. Wasserstoffperoxid, Superoxid oder Hydroxyl, sondern auch Stickstoffradikale. Das wichtigste nitrosative Molekül ist hier das Stickstoffmonoxid, chemisch als NO bezeichnet. NO wird im Körper auf vielfältige Weise eingesetzt: Es ist der wichtigste Blutdruckregulator, wobei es den Blutdruck senkt. Ein Mangel wird entsprechend bei erhöhtem Blutdruck beobachtet[188] und spielt auch bei Entstehung und Fortschreiten von Arteriosklerose (Gefäßverkalkung) eine wichtige Rolle[189]. Daneben nutzt unser Organismus NO auch als Neurotransmitter im Nervensystem – und eben als „Kampfgas" bei Immunreaktionen. Verwendet wird es dabei hauptsächlich von Zellen der unspezifischen Abwehr: Fresszellen (Granulozyten und Makrophagen), NK-Zellen und dendritischen Zellen. Ohne an dieser Stelle zu tief in die Biochemie des NO-Stoffwechsels einzutauchen, wollen wir uns doch so weit mit der Materie beschäftigen, um die folgenden Fragen beantworten zu können:

- Wie wird NO hergestellt, und was wird dazu benötigt?
- Was kann die Produktion von NO blockieren?
- Wie können wir den NO-Stoffwechsel optimieren und im Falle einer Blockade wieder nutzbar machen?

Es lohnt sich, diesen Aufwand zu betreiben, da NO eine wichtige Säule unseres Immunsystems ist. Gerade in der frühen Phase einer Infektion oder beim Kontakt mit einem bis dato unbekannten Erreger ist es von unschätzbarem Wert. Darüber hinaus kann eine Fehlfunktion im NO-System zu erheblichen Problemen führen – aus einem Freund wird ein Feind, und das Risiko für Infektionen steigt ebenso an wie die Gefahr, dass eine Infektion außer Kontrolle gerät.

---

[188] FORTE, P., COPLAND, M., SMITH, L. M., MILNE, E., SUTHERLAND, J. & BENJAMIN, N. (1997). Basal nitric oxide synthesis in essential hypertension. The Lancet, Mar 22; 349(9055): 837–842. Verfügbar unter https://pubmed.ncbi.nlm.nih.gov/9121259/ (zuletzt abgerufen am 16.07.2021).

[189] HIGASHI, Y., NOMA, K., YOSHIZUMI, M. & KIHARA, Y. (2009). Endothelial Function and Oxidative Stress in Cardiovascular Diseases. Circulation Journal, 2009 Mar; 73(3): 411–418. Verfügbar unter https://pubmed.ncbi.nlm.nih.gov/19194043/ (zuletzt abgerufen am 16.07.2021).

Die Synthese von NO erfolgt enzymatisch aus der Aminosäure Arginin. Das Enzym heißt NOS (NO-Synthase):

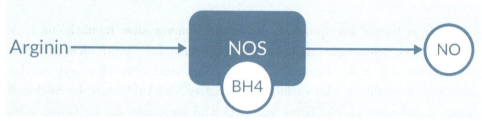

Abbildung 57:   *Enzymatische NO-Produktion durch die NOS*

Die NOS benötigt zwingend einen Co-Faktor, um planmäßig zu funktionieren: BH4 (Tetrahydrobiopterin). Fehlt dieses BH4, stellt das Enzym seine Arbeitsweise um. Anstelle von NO werden nun eher nutzlose Radikale produziert, die erhebliches Schadpotenzial besitzen. Zudem zerstören diese Radikale weiteres BH4 – wodurch die Radikalenproduktion steigt und die NO-Produktion sinkt. Dieser Teufelskreis wird als *Uncoupling* bezeichnet[190] und ist bei Bluthochdruck ein bekanntes (wenn auch wenig beachtetes) Phänomen[191].

---

[190] LUO, S., LEI, H., QIN, H. & XIA, Y. (2014). Molecular mechanisms of endothelial NO synthase uncoupling. Current pharmaceutical design, 2014; 20(22): 3548–3553. Verfügbar unter https://pubmed.ncbi.nlm.nih.gov/24180388/ (zuletzt abgerufen am 16.07.2021).

[191] LANDMESSER, U., DIKALOV, S., PRICE, S. R., MCCANN, L., FUKAI, T., HOLLAND, S. M., MITCH, W. E. & HARRISON, D. G. (2003). Oxidation of tetrahydrobiopterin leads to uncoupling of endothelial cell nitric oxide synthase in hypertension. The Journal of Clinical Investigation, 2003 Apr; 111(8): 1201–1209. Verfügbar unter https://pubmed.ncbi.nlm.nih.gov/12697739/ (zuletzt abgerufen am 16.07.2021).

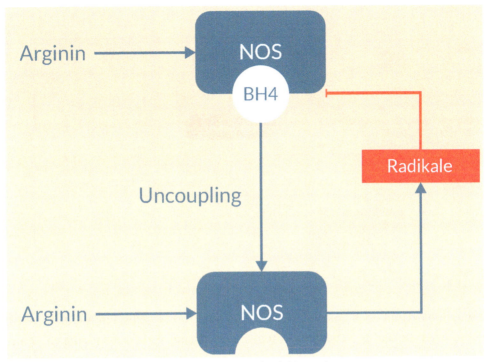

Abbildung 58:   *Funktionsänderung der NOS durch Uncoupling*

Ausgelöst wird das Uncoupling durch einen Mangel an BH4. Dieser entsteht, wenn freie Radikale dieses Molekül in einem Ausmaß zerstören, das die Produktionskapazität übersteigt. Vereinfacht gesagt: Oxidativer Stress ist für dieses Phänomen verantwortlich. Um hier gegenzusteuern und das Uncoupling zu verhindern, benötigt man zwei Helferlein:

- Vitamin C schützt das BH4 vor freien Radikalen.[192]
- Glutathion neutralisiert freie Radikale, bevor diese das BH4 schädigen können.

---

[192] TADDEI, S., VIRDIS, A., GHIADONI, L., MAGAGNA, A. & SALVETTI, A. (1998). Vitamin C Improves Endothelium-Dependent Vasodilation by Restoring Nitric Oxide Activity in Essential Hypertension. Circulation, 1998 Jun 9; 97(22): 2222–2229. Verfügbar unter https://pubmed.ncbi.nlm.nih.gov/9631871/ (zuletzt abgerufen am 16.07.2021).

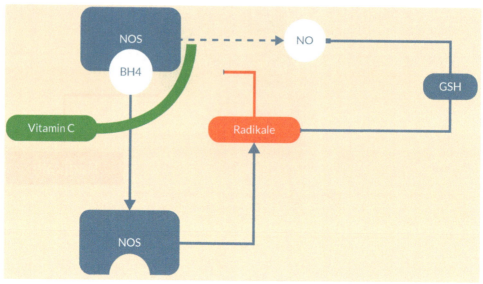

Abbildung 59: *Vitamin C und Glutathion (GSH) verhindern die Schädigung des BH4*

Glutathion erfüllt noch eine zusätzliche Funktion: NO ist selbst ein Radikal, das im Falle einer Anhäufung ebenfalls erhebliche Probleme verursachen kann (u. a. die Bildung von Peroxynitrit, einem der gefährlichsten Radikale überhaupt; vgl. Tabelle 16, S. 206). Um das zu verhindern, wird Glutathion an NO gebunden, es entsteht GS-NO. Der Redoxstatus im Allgemeinen und der Thiol-Status im Besonderen sind daher von überragender Bedeutung für den NO-Stoffwechsel. Damit wären die wesentlichen Faktoren bekannt, die darüber entscheiden, ob ausreichend NO zur Verfügung steht und ob dieses gefahrlos genutzt werden kann:

- Zur Bildung wird Arginin benötigt. Fehlt dieses, kann nicht genügend NO produziert werden (Arginin-Depletion). Leider ist Argininmangel ein weitverbreitetes Problem, das nicht einfach zu erkennen ist. Niedrige Spiegel an Citrullin (vgl. Tabelle 19, S. 208) und/oder Arginin wären mögliche Hinweise. Gegenmaßnahme ist die Einnahme von Arginin.

- BH4 wird durch Radikale zerstört. Dies führt zur verminderten Produktion von NO bei gleichzeitig erhöhter Bildung von Radikalen (Uncoupling). Um BH4 zu schützen, werden Glutathion und Vitamin C benötigt (vgl. „Der Thiol-Status: Schwefel, Schwefel und nochmals Schwefel", S. 214).

- Zur Neubildung von BH4 braucht der Organismus Nukleotide.

- Menschen mit oxidativem Stress und/oder Bluthochdruck haben ein sehr hohes Risiko für eine Funktionsstörung im NO-Stoffwechsel.

Je nach Ausgangslage sollte man die entsprechenden Mikronährstoffe kombinieren, um ein NO-Defizit zu beheben:

Tabelle 23:   Mikronährstofftherapie bei NO-Mangel oder NOS-Fehlfunktion

	Tagesdosis	Bemerkung
NAC	25 mg/kg Körpergewicht	Bei oxidativem Stress
Vitamin C	20 mg/kg Körpergewicht	Bei oxidativem Stress
Arginin	500 mg	Falls Citrullin vermindert ist
Nukleotide	300 mg	Bei Verdacht auf BH4-Mangel

Unerkanntes und unbehandeltes Uncoupling kann sich gleich doppelt rächen: Der Mangel an NO führt zu einem immunologischen Defizit, während die verstärkte Radikalenproduktion oxidativen Stress und Hyperinflammation begünstigt.

- *Stickoxide (NO) sind eine wichtige Komponente der angeborenen Abwehr.*
- *Durch Radikale oder Arginin-Mangel kann die Produktion von NO stark vermindert sein, die Fähigkeit, sich gegen eine Infektion zu wehren, sinkt dramatisch.*
- *Vor der Gabe von Arginin sollte nitrosativer Stress ausgeschlossen werden.*
- *Vitamin C und Nukleotide unterstützen und schützen die NO-Produktion.*

Vitamin C: der Klassiker

Der Einsatz von Vitamin C zur Prävention und Behandlung von Atemwegsinfektionen mag banal klingen, hat aber speziell bei Covid-19 seine absolute Berechti-
gung. Weltweit berichten Ärzte von positiven Effekten bei Coronapatienten nach
Gabe von Vitamin C. Beispielsweise zeigte eine chinesische Studie eine Reduktion
der Mortalität bei Intensivpatienten mit schwerem Verlauf (18 Prozent vs.
50 Prozent in der Placebogruppe).[193] In den USA konnte gezeigt werden, dass Vitamin C bei Patienten mit schwerem oder kompliziertem Verlauf das D-Dimer und
Ferritin deutlich senkt – Ersteres der Marker für Thrombosen, Letzteres ein Marker
für eine Hyperinflammation.[194] Diesbezüglich besitzt Vitamin C eine weitere wertvolle Eigenschaft: Es kann proentzündliche Zytokine senken, allen voran Interleu-
kin-6 und Interleukin-1.[195] Aber damit nicht genug: Die Funktion der T-
Lymphozyten wird verbessert, was zumindest teilweise deren Absinken im Verlauf
der Erkrankung kompensieren kann. Zudem ist bekannt, dass Vitamin C das Risiko
für virale Infektionen im Allgemeinen und Atemwegsinfektionen im Speziellen
senkt.[196] Eine der wichtigsten Aufgaben von Vitamin C haben wir im vorigen Kapitel kennengelernt: der Schutz von BH4 und damit die Aufrechterhaltung der NO-
Produktion.

Vor diesem Hintergrund ist es nicht verblüffend, dass weltweit klinische Studien
zum Einsatz von Vitamin C bei Covid-19 durchgeführt werden und die ersten Er-

---

[193] LIU, F., ZHU, Y., ZHANG, J., LI, Y. & PENG, Z. (2020). Intravenous high-dose vitamin C for the treatment of severe COVID-19: study protocol for a multicentre randomised controlled trial. BMJ open, 2020 Jul 8; 10(7): e039519. Verfügbar unter
https://pubmed.ncbi.nlm.nih.gov/32641343/ (zuletzt abgerufen am 16.07.2021).

[194] HIEDRA, R., LO, K. B., ELBASHABSHEH, M., GUL, F., WRIGHT, R. M.,
ALBANO, J., AZMAIPARASHVILI, Z. & PATARROYO APONTE, G. (2020). The
use of IV vitamin C for patients with COVID-19: a case series. Expert Review of Anti-
infective Therapy, 2020 Dec; 18(12): 1259–1261. Verfügbar unter https://pubmed.ncbi.
nlm.nih.gov/32662690/ (zuletzt abgerufen am 17.07.2021).

[195] FEYAERTS, A. F. & LUYTEN, W. (2020). Vitamin C as prophylaxis and adjunctive
medical treatment for COVID-19? Nutrition, Nov–Dec 2020; 79–80: 110948. Verfügbar unter https://pubmed.ncbi.nlm.nih.gov/32911430/ (zuletzt abgerufen am
17.07.2021).

[196] ABOBAKER, A., ALZWI, A. & ALRAIED, A. H. A. (2020). Overview of the possible
role of vitamin C in management of COVID-19. Pharmacological Reports, 2020 Dec;
72(6): 1517–1528. Verfügbar unter https://pubmed.ncbi.nlm.nih.gov/33113146/ (zuletzt
abgerufen am 17.07.2021).

gebnisse vielversprechend sind.[197] Zudem weisen Patienten mit schwerem oder kompliziertem Verlauf häufig sehr niedrige Vitamin-C-Spiegel auf.[198] Dies hat im Wesentlichen zwei Gründe: Zum einen gehen die klassischen Risiko-Erkrankungen regelmäßig mit Vitamin-C-Mangel einher (Diabetes, Adipositas, Rauchen, chronisch-entzündliche Erkrankungen). Zum anderen führt Covid-19 im Verlauf zu einem massiv erhöhten Vitamin-C-Verbrauch. Bei 90 Prozent der schwer kranken Covid-19-Patienten mit ARDS (akutem Lungenversagen) ist Vitamin C überhaupt nicht mehr nachweisbar![199] Es gibt also viele gute Gründe, Vitamin C im Kontext Corona einzusetzen. Wichtig ist dabei, dass sich Dosis und Art der Einnahme je nach Zielsetzung unterscheiden:

- **Niedrige Dosen** (bis 1,5 g/Tag oral) eignen sich als Basismaßnahe zum Schutz von BH4 und als Bestandteil eines präventiven antioxidativen Programms.
- **Mittlere Dosen** (2–5 g/Tag oral) sind vor allem für Personen mit relevanten Grunderkrankungen, nachgewiesener Radikalenbelastung oder Immundefiziten interessant.
- **Hochdosis-Anwendungen** (mehr als 10 g Einmaldosis) sollten nur bei akuter Erkrankung durchgeführt werden, und hier so früh wie möglich. Für diese Anwendungsform ist eine intravenöse Gabe am sinnvollsten und effektivsten.

Grundsätzlich ist Vitamin C nach oraler Einnahme gut resorbierbar, allerdings nimmt die Aufnahme ab 2 g und mit steigender Dosierung stark ab:

---

[197] CARR, A. C. & ROWE, S. (2020). The Emerging Role of Vitamin C in the Prevention and Treatment of COVID-19. Nutrients, 2020 Oct 27; 12(11): 3286. Verfügbar unter https://pubmed.ncbi.nlm.nih.gov/33121019/ (zuletzt abgerufen am 17.07.2021).

[198] ARVINTE, C., SINGH, M. & MARIK, P. E. (2020). Serum Levels of Vitamin C and Vitamin D in a Cohort of Critically Ill COVID-19 Patients of a North American Community Hospital Intensive Care Unit in May 2020: A Pilot Study. Medicine in Drug Discovery, 2020 Dec; 8: 100064. Verfügbar unter https://pubmed.ncbi.nlm.nih.gov/32964205/ (zuletzt abgerufen am 17.07.2021).

[199] CHISCANO-CAMÓN, L., RUIZ-RODRIGUEZ, J. C., RUIZ-SANMARTIN, A., ROCA, O. & FERRER, R. (2020). Vitamin C levels in patients with SARS-CoV-2-associated acute respiratory distress syndrome. Critical Care, 2020 Aug 26; 24(1): 522. Verfügbar unter https://pubmed.ncbi.nlm.nih.gov/32847620/ (zuletzt abgerufen am 17.07.2021).

Tabelle 24: Vitamin-C-Aufnahme abhängig von der eingenommenen Dosis

Zieldosis/g	Einnahme/g
2	2,5
3	4,5
4	6,5
5	8,5
7,5	13,5
10	18,5
15	28,5
20	38,5
25	48,5
30	58,5
35	68,5
40	78,5
45	88,5
50	98,5

Zudem kann die Einnahme größerer Mengen Vitamin C zu Darmbeschwerden führen und z. B. Durchfall auslösen. Die intravenöse Hochdosisgabe besitzt ein sehr gutes Sicherheitsprofil und sollte ab 7,5 g bevorzugt werden. Die meisten Studien verwenden mindestens 12 g als Einmaldosis, wobei auch deutlich höhere Dosierungen erprobt und sicher sind: Bei Krebspatienten werden bis zu 1–1,5 g pro Kilogramm Körpergewicht eingesetzt mit einer Infusionsgeschwindigkeit von 1 g/Minute.[200] Während Infusionspräparate apothekenpflichtig sind, kann für die orale Anwendung auf Nahrungsergänzungsmittel zurückgegriffen werden. Empfehlenswert ist die Zufuhr unterschiedlicher Vitamin-C-Varianten, um ein möglichst breites Aufgabenspektrum abzudecken. Konkret bedeutet dies, sowohl wasserlösliches als auch fettlösliches Vitamin C einzusetzen, jeweils in direkt aktiver und Retard-Form (zeitversetzte Wirkstofffreisetzung). Zu beachten ist außerdem, dass Vitamin C eine Säure ist. Wird es in größerem Umfang zugeführt, sollte

---

[200] HIGASHI, Y., NOMA, K., YOSHIZUMI, M. & KIHARA, Y. (2009). Endothelial Function and Oxidative Stress in Cardiovascular Diseases. Circulation Journal, 2009 Mar; 73(3): 411–418. Verfügbar unter https://pubmed.ncbi.nlm.nih.gov/19194043/ (zuletzt abgerufen am 16.07.2021).

dies immer gemeinsam mit alkalisierenden Puffersubstanzen erfolgen. Intravenös bedeutet dies die Zugabe von Bicarbonat (Faustregel: 1 mmol pro Kilogramm Körpergewicht), oral bieten sich Magnesium oder die Aminosäuren Lysin und Prolin an. Geeignete Kombinationspräparate stehen kostengünstig zur Verfügung.[201]

- *Vitamin C hat sich nicht nur bei Infektionen im Allgemeinen bewährt, sondern zeigt in klinischen Studien zu Corona eine hohe Wirksamkeit. Patienten mit schweren Verläufen weisen häufig einen Mangel an Vitamin C auf.*
- *Bei der Einnahme von Vitamin C ist es wichtig, auf die geeignete Dosis zu achten. Hoch dosierte Anwendungen (10 g Einmaldosis) sollten nur unter therapeutischer Aufsicht erfolgen.*

---

[201] MITOCARE GMBH & CO. KG (2021f). VITAMIN C KOMPLEX. Verfügbar unter https://mitocare.de/Produkte/CL01-Vitamine-Provitamine/Vitamin-C-Komplex.aspx (zuletzt abgerufen am 18.02.2021).

Melatonin: das Wundermolekül aus der Zirbeldrüse

Wir haben jetzt die wichtigsten Antioxidantien und Co-Faktoren kennengelernt, die benötigt werden, um freie Radikale zu neutralisieren, Radikalenstress zu vermeiden und das Immunsystem zu unterstützen. Darunter sind Klassiker wie Vitamin C und E, Glutathion und NAC, Q10 und Alpha-Liponsäure. Es gibt aber noch ein weiteres, extrem wichtiges Antioxidans, das aber bei diesem Thema gerne vergessen wird: Melatonin. Dieses Hormon wird in der Zirbeldrüse (Epiphyse) gebildet, zumindest in der Theorie. Tatsächlich sind die Zirbeldrüse bei Erwachsenen in der Regel verkümmert und der Melatoninspiegel entsprechend niedrig. Ein wesentlicher Grund hierfür dürfte sein, dass die Epiphyse nicht von der Blut-Hirn-Schranke geschützt und gleichzeitig stark durchblutet ist. Als Folge können sich Xenobiotika (körperfremde Substanzen) und Toxine sehr leicht in der Zirbeldrüse ablagern. Besonders kritisch ist in diesem Zusammenhang Fluor. Untersuchungen zeigen, dass die Epiphyse von allen Organen und Geweben im Körper die höchste Konzentration an Fluorid aufweist.[202] Die dramatische Abnahme der Melatoninproduktion ist also keineswegs „normal", sondern in der Regel die Folge der modernen Umweltbedingungen[203], speziell, was Fluoride angeht[204]. Da diese bereits ab der frühen Kindheit zugeführt werden (Osteomalazieprophylaxe, Zahnpasta, Speisesalz), ist es wenig verwunderlich, wenn bereits mit Abschluss der Pubertät die Sekretionsleistung der Zirbeldrüse steil abfällt:

---

[202] CHLUBEK, D. & SIKORA, M. (2020). Fluoride and Pineal Gland. Applied Sciences, 2020, 10(8), 2885. Verfügbar unter https://www.mdpi.com/2076-3417/10/8/2885 (zuletzt abgerufen am 17.07.2021).

[203] LUKE, J. (2001). Fluoride Deposition in the Aged Human Pineal Gland. Caries Research, Mar-Apr 2001; 35(2): 125–128. Verfügbar unter https://pubmed.ncbi.nlm.nih.gov/11275672/ (zuletzt abgerufen am 17.07.2021); LUKE, J. A. (1997). The effect of fluoride on the physiology of the pineal gland. University of Surrey.

[204] MRVELJ, A. & WOMBLE, M. D. (2020). Fluoride-Free Diet Stimulates Pineal Growth in Aged Male Rats. Biological Trace Element Research, 2020 Sep; 197(1): 175–183. Verfügbar unter https://pubmed.ncbi.nlm.nih.gov/31713773/(zuletzt abgerufen am 17.07.2021).

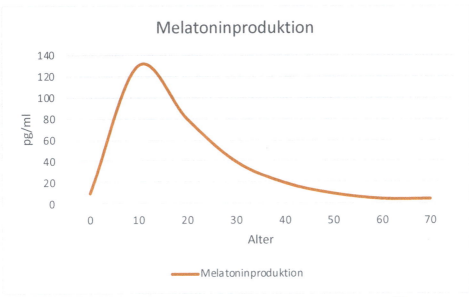

Abbildung 60:   Abnahme der Melatoninproduktion mit zunehmendem Alter[205]

Das ist in Anbetracht der weitreichenden Eigenschaften von Melatonin hochproblematisch. Diese lassen sich grob in drei Hauptbereiche gliedern:

1. Melatonin steuert maßgeblich den **Tag-Nacht-Rhythmus** im Körper (zirkadianer Rhythmus). Dieser ist für alle Vitalfunktionen von enormer Bedeutung – sei es das vegetative Nervensystem (Sympathikus – Parasympathikus), sei es der Hormonhaushalt, die Verdauung, der Stoffwechsel oder das Immunsystem. Melatonin wird vor allen nachts ausgeschüttet und trägt entscheidend zur nächtlichen Regeneration bei. Wenig erholsamer Schlaf, verkürzte Schlafdauer und Schlafstörungen sind mögliche Hinweise auf ein Melatonin-Defizit.

2. Melatonin ist ein extrem potentes **Antioxidans**: Nicht nur kann es die stärksten Radikale direkt neutralisieren (Hydroxyl, Peroxynitrit; vgl. Tabelle 16, S. 206), es stimuliert zusätzlich alle antioxidativen Enzyme (u. a. SOD, GPX, GR), reduziert die Bildung freier Radikale und erhöht die Produktion von Glutathion und NADH.[206] Melatonin ist das absolute Königs-

---

[205] GRIVAS, T. & SAVVIDOU, O. (2007). Melatonin the "light of night" in human biology and adolescent idiopathic scoliosis. Scoliosis, 2, 6. Verfügbar unter https://www.ncbi.nlm.nih.gov/pmc/articles/PMC1855314/ (zuletzt abgerufen am 17.07.2021).

[206] REITER, R. J., TAN, D. X., CABRERA, J., D'ARPA, D., SAINZ, R. M., MAYO, J. C. & RAMOS, S. (1999). The Oxidant/Antioxidant Network: Role of Melatonin. Neuro-

antioxidans, und ein Redoxsystem ohne ausreichend Melatonin ist wie ein Auto, das auf drei Reifen fährt.

3. Melatonin ist ein umfassender Steuerungsfaktor des **Immunsystems**: Während es unter Normalbedingungen das Immunsystem stimuliert, wirkt es bei überschießender Entzündung oder Autoimmunerkrankungen anti-entzündlich:[207] So werden im Grundzustand die NK-Zellen stimuliert, ebenso die Antigenpräsentation durch Makrophagen, deren Fressleistung und die Bildung von T-Helferzellen. Umgekehrt hemmt Melatonin im Falle einer außer Kontrolle geratenen Entzündungsreaktion die Bildung von Radikalen, die Aktivität der Fresszellen sowie die Bildung proentzündlicher Zytokine.

Speziell für Erwachsene stellen virale Infektionen mit Blick auf Melatonin ein großes Problem dar. Die Melatoninsekretion ist spätestens ab dem 40. Lebensjahr ohnehin schon unzureichend. Erschwerend kommt hinzu, dass Viren die Bildung von Melatonin sabotieren.[208] Durch die entstehenden Defizite in Immun- und Redoxsystem wird das Virenwachstum begünstigt, gleichzeitig steigt das Risiko für Hyperinflammation und massiven oxidativen Stress steil an. Virale Infektionen verlaufen damit tendenziell ungünstiger, schwerer und mit mehr Beschwerden und Komplikationen. Obwohl ein spannendes und lohnenswertes Thema, würde es zu weit führen, hier in die Details des Melatoninstoffwechsels einzutauchen. Für unsere Zwecke wichtig zu wissen sind folgende Punkte: Erstens vermindern Entzündungen im Allgemeinen die Produktion von Melatonin. Jeder Mensch, bei dem

signals, 1999 Jan–Apr, 8(1–2): 56–63. Verfügbar unter https://www.karger.com/Article/Abstract/14569 (zuletzt abgerufen am 17.07.2021); LIMÓN-PACHECO, J. H. & E. GONSEBATT, M. (2010). The Glutathione System and its Regulation by Neurohormone Melatonin in the Central Nervous System. Central Nervous System Agents in Medicinal ChemistryChemistry - Central Nervous System Agents), 2010 Dec 1; 10(4): 287–297. Verfügbar unter https://pubmed.ncbi.nlm.nih.gov/20868358/ (zuletzt abgerufen am 17.07.2021).

[207] CARRILLO-VICO, A., LARDONE, P. J., ÁLVAREZ-SÁNCHEZ, N., RODRÍGUEZ-RODRÍGUEZ, A. & GUERRERO, J. M. (2013). Melatonin: Buffering the Immune System. International Journal of Molecular Sciences, 2013 Apr 22; 14(4): 8638–8683. Verfügbar unter https://pubmed.ncbi.nlm.nih.gov/23609496/ (zuletzt abgerufen am 17.07.2021).

[208] ANDERSON, G. & REITER, R. J. (2020). Melatonin: Roles in influenza, Covid-19, and other viral infections. Reviews in Medical Virology, 2020 May; 30(3): e2109. Verfügbar unter https://pubmed.ncbi.nlm.nih.gov/32314850/ (zuletzt abgerufen am 17.07.2021).

chronische Entzündungen vorliegen, läuft automatisch Gefahr, viel zu wenig Melatonin zu bilden (vgl. „Chronische Entzündungen: eine Volkskrankheit", S. 187). Man kann diesen Sachverhalt durch die Messung von Kynurenin im Urin nachweisen – erhöhte Werte bedeuten eine entzündungsbedingt verminderte Melatoninproduktion. Zweitens: Das Ausgangsmaterial zur Bildung von Melatonin ist die Aminosäure Tryptophan. Diese wird in mehreren Schritten in Melatonin umgewandelt:

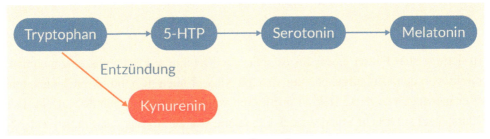

Abbildung 61:   *Bildung von Melatonin aus Tryptophan*

Ein typisches Zeichen für Tryptophanmangel ist der Heißhunger auf Süßes. Um zu verhindern, dass das Tryptophan von einer Entzündung konsumiert wird, sollte man zur Unterstützung der Melatoninsynthese immer 5-HTP (5-Hydroxytryptophan) verwenden. Wichtige Mikronährstoffe, die hier als Co-Faktoren dienen, sind BH4, Vitamin B6 und SAMe (S-Adenosyl-Methionin). BH4 haben wir bereits beim Thema „Stickoxide und Uncoupling" kennengelernt (vgl. „Stickoxide: das körpereigene Kampfgas", S. 221), SAMe ist ein extrem wichtiger Co-Faktor in über 200 Stoffwechselwegen und liefert Methylgruppen. Erhöhte Homocysteinwerte weisen häufig auf einen Mangel an SAMe hin. Ist auch Serotonin zu niedrig, sollte man mit 5-HTP und SAMe arbeiten. Ansonsten empfiehlt sich zur schnellen und sicheren Steigerung des Melatoninspiegels die direkte Einnahme von Melatonin:

Tabelle 25:   *Maßnahmen zur Erhöhung des Melatoninspiegels, Bezugsquellen siehe Fußnoten*

Wirkstoff	Dosierung/Bemerkung
5-HTP	200 mg/Tag (nüchtern, am besten vor dem Zubettgehen)
SAMe[209]	50–100 mg/Tag

Melatonin
   –   Kapsel[210]
   –   Creme[211]
	Basis-Prävention: 1–5 mg/Tag
	Alter > 40 Jahren: 5–10 mg/Tag
	Akute Infektion: 10–20 mg/Tag
	(jeweils vor dem Zubettgehen)

In den meisten Fällen empfiehlt es sich, das Melatonin spätabends einzunehmen, direkt vor dem Zubettgehen, um den physiologischen Rhythmus nachzuahmen. Wer ganztags von den Effekten profitieren will, sollte die Einnahme staffeln. Der Blutspiegel sinkt acht Stunden nach Einnahme wieder auf das Ausgangsniveau ab, daher müsste man zu diesem Zweck die Gesamtdosis auf drei Einnahmen verteilen. Auch zu beachten ist ein beachtlicher First-Pass-Effekt: Zwischen 50 und 90 Prozent des eingenommenen Melatonins werden in der Leber abgebaut, bevor sie im Körper wirken können.[212] Um dies zu vermeiden, kann Melatonin in Form von Salben verabreicht werden, um so die Leber zu umgehen.

[209] MITOCARE GMBH & CO. KG (2021a). METHYLATION MASTER. Verfügbar unter https://mitocare.de/Produkte/CL06-Vitamin-D-Zellteilung/Methylation-Master.aspx (zuletzt abgerufen am 19.02.2021).

[210] SWANSON HEALTH PRODUCTS EUROPE (2021). Triple Strength Melatonin. Verfügbar unter https://swansoneurope.com/de/swanson-Melatonin-mit-dreifacher-Wirkung.html (zuletzt abgerufen am 18.02.2021).

[211] EUROVITAL (2021). Eurovital Deutschland – MELATONIN CREME 57 g. Verfügbar unter https://www.eurovital.com/de/product_detail.aspx?PID=20881&NAME=melatonin-creme-57g (zuletzt abgerufen am 18.02.2021).

[212] TORDJMAN, S., CHOKRON, S., DELORME, R., CHARRIER, A., BELLISSANT, E., JAAFARI, N. & FOUGEROU, C. (2017). Melatonin: Pharmacology, Functions and Therapeutic Benefits. Current neuropharmacology, 2017 Apr; 15(3): 434–443. Verfügbar unter https://pubmed.ncbi.nlm.nih.gov/28503116/ (zuletzt abgerufen am 17.07.2021).

- *Melatonin ist das mächtigste körpereigene Antioxidans.*
- *Die Bildung von Melatonin erfolgt in der Epiphyse (Zirbeldrüse). Eine seiner Hauptaufgaben ist die Regulation des Tag-Nacht-Rhythmus.*
- *Daneben wirkt es regulierend auf das Immunsystem. Die Leistungsfähigkeit bei Infekten wird verbessert, während überschießende Immunreaktionen gehemmt werden.*
- *Leider ist die Produktion bei vielen Erwachsenen nur noch sehr niedrig.*
- *Für die Bildung von Melatonin werden Tryptophan (bzw. 5-HTP), BH4, SAMe und Vitamin B6 benötigt.*
- *Melatonin kann einfach und sicher oral zugeführt werden.*

Vitamin D: moderne Mythen und unbequeme Wahrheiten

In puncto Vitamin D haben sich unter anderem diese zwei Punkte herumgesprochen: Die meisten Menschen haben nicht genug davon, und es ist wichtig für das Immunsystem. Das ist beides nicht falsch, aber auch nicht die volle Wahrheit. Tatsächlich ist der Stoffwechsel dieses Mikronährstoffs sehr komplex, und der Teufel steckt häufig im Detail. Insofern ist es schwierig bis unmöglich, hier pauschale und für alle gültige Empfehlungen abzugeben. Die Empfehlung lautet vielmehr, den eigenen Vitamin-D-Status bestimmen zu lassen und dann entsprechend der Resultate und der eigenen medizinischen Vorgeschichte das Vorgehen festzulegen. Wir werden daher in diesem Kapitel in Grundzügen besprechen, was es bei Vitamin D zu beachten gibt, wie man einen aussagekräftigen Vitamin-D-Status erhebt und aus welchen Vorgehensweisen gewählt werden muss. Unsere Motivation, sich diesem Thema zu widmen, sollte hoch sein: In einer gigantischen Bevölkerungsstudie wurde in Israel an über 1 Million Teilnehmern der Zusammenhang zwischen Vitamin-D-Spiegeln und Covid-19 untersucht.[213] Das Ergebnis ist eindeutig und erschreckend: Nicht nur hatten bis zu 85 Prozent der untersuchten Bevölkerungsgruppen einen Vitamin-D-Mangel (und das in Israel, das in puncto Sonneneinstrahlung um Längen günstiger gelegen ist als Deutschland), das Risiko, an Covid-19 zu erkranken, war bei diesen Menschen etwa doppelt so hoch wie bei Menschen mit einem guten Vitamin-D-Spiegel. Als Mangel wurden dabei Werte < 50 nmol/l (Nanomol pro Liter) definiert, als Referenzbereich wurden 50–75 nmol/l angesetzt. In anderen Worten: *Durch eine Optimierung des Vitamin-D-Spiegels lässt sich das Erkrankungsrisiko halbieren.* Leider wird in unseren Medien sowie seitens der staatlichen Stellen, die mit der Volksgesundheit und dem Pandemiemanagement betraut sind, auf diesen einfachen und wichtigen Umstand in keiner Form hingewiesen. Es wäre so einfach und kosteneffizient, jedem Bundesbürger eine Jahresration Vitamin D zur Verfügung zu stellen und so das Erkrankungsrisiko zu halbieren. Man stelle sich den Effekt auf die Pandemiezahlen vor! Eine Halbierung der Erkrankungszahlen – ganz ohne Lockdown und mit Kosten

---

[213] ISRAEL, A., CICUREL, A., FELDHAMER, I., DROR, Y., GIVEON, S. M., GILLIS, D., STRICH, D. & LAVIE, G. (2020). The link between vitamin D deficiency and Covid-19 in a large population. medRxiv, 2020.09.04.20188268. Verfügbar unter https://www.medrxiv.org/content/10.1101/2020.09.04.20188268v1 (zuletzt abgerufen am 17.07.2021).

von ca. 5 €/Monat pro Bürger. Es grenzt an Fahrlässigkeit, dass diesem Thema seitens unserer Pandemiebekämpfer so gar keine Aufmerksamkeit geschenkt wird. Dabei sind die Probleme mit Vitamin D in Mitteleuropa seit Längerem bekannt. Unser Organismus kann Vitamin D unter Sonneneinwirkung in der Haut selbst herstellen. Theoretisch. Je nach Breitengrad ist die Sonneneinstrahlung aber so gering, dass dieser Vorgang nur wenige Monate im Jahr stattfinden kann. Die restliche Zeit scheint zu wenig Sonne, und warme Kleidung stellt ein zusätzliches Hindernis dar. Für unsere Breiten bedeutet dies, dass nur zwischen Mai und September eine einigermaßen ausreichende Eigenproduktion stattfinden kann. Die restlichen sieben Monate sind wir auf eine ausreichende Zufuhr angewiesen. Interessanterweise treten die klassischen Erkältungskrankheiten exakt in dem Zeitraum auf, in dem der Vitamin-D-Spiegel der Bevölkerung am niedrigsten ist:

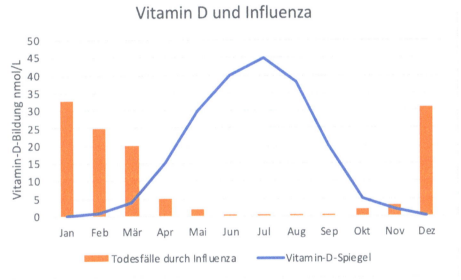

Abbildung 62:   *Vitamin-D-Bildung und Influenza-Mortalität im Jahresverlauf[214]*

Dies wird auch durch die Probe aufs Exempel bestätigt. Eine Studie aus dem Jahr 2006 untersuchte den Effekt einer Vitamin-D-Gabe im niedrigen und moderaten Bereich (800 IU/Tag und 2000 IU/Tag) auf die Häufigkeit der Influenza-

---

[214] MOAN, J., DAHLBACK, A., MA, L. & JUZENIE NE, A. (2009). Influenza, solar radiation and vitamin D. Dermato-endocrinology, 2009 Nov; 1(6): 307–91. Verfügbar unter https://pubmed.ncbi.nlm.nih.gov/21572876/ (zuletzt abgerufen am 17.07.2021).

Erkrankung.[215] Während in den Vitamin-D-Gruppen praktisch keine Fälle auftraten, traf für die Placebogruppe das Gegenteil zu:

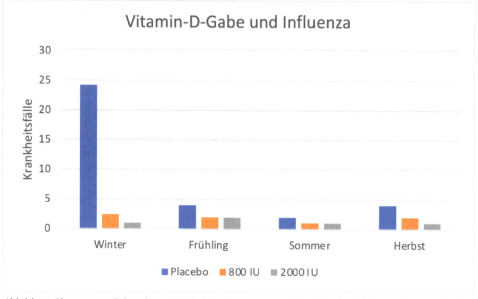

Abbildung 63:   *Erkrankungshäufigkeit abhängig von der Vitamin-D-Zufuhr in einer Studiengruppe aus 203 Teilnehmern*

Da die körpereigene Bildung offensichtlich nicht ausreichend ist, bleibt nur die Zufuhr von außen. Über Lebensmittel wird aber auch das schwierig. Vitamin D ist grundsätzlich nur in tierischen Nahrungsmitteln enthalten, und auch hier nicht in Mengen, mit denen ohne weiteres 800 IU/Tag zu erreichen sind, geschweige denn 2000 IU/Tag:

---

[215] CANNELL, J., VIETH, R., UMHAU, J., HOLICK, M. & GRANT, W. (2006). Epidemic influenza and vitamin D. Epidemiol Infect. 2006 Dec; 134(6): 1129–1140. Verfügbar unter https://pubmed.ncbi.nlm.nih.gov/16959053/ (zuletzt abgerufen am 17.07.2021).

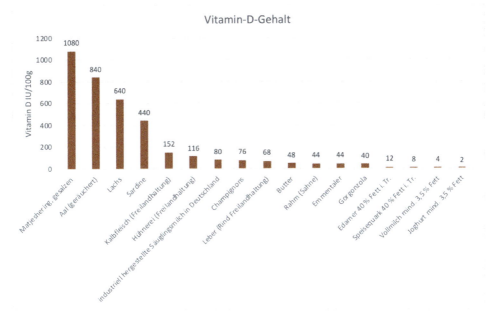

Vitamin-D-Gehalt

Abbildung 64:　　　*Vitamin-D-Gehalt verschiedener Lebensmittel[216]*

Es läuft also alles auf eine Substitution hinaus, sprich bewusste Einnahme von Vitamin D mittels entsprechender Präparate. Man kann sich natürlich über die optimale Dosis streiten, und letztlich ist diese individuell – aber wie wir gesehen haben, machen bereits 800 IU/Tag einen großen Unterschied. Und Hand aufs Herz: Wer will schon jeden Tag Hering, Lachs oder Aal essen?

---

[216] SOUCI, F. & FACHMANN, W. Kraut (2008): Die Zusammensetzung der Lebensmittel. Nährwert-Tabellen. Medpharm GmbH Scientific Publishers, Stuttgart, Germany, 367–397.

Der Vitamin-D-Status

Um eine sinnvolle Dosierung für sich zu finden, ist es unabdingbar, vor Einnahmebeginn den eigenen Status zu bestimmen. Wer das nicht kann oder will, sollte zumindest versuchen, die genannten 800 IU pro Tag sicherzustellen. Das schließt eine Überdosierung aus, stellt aber bei Weitem noch nicht sicher, dass der Vitamin-D-Stoffwechsel in Ordnung ist. Tatsächlich leiden nicht wenige Menschen an einer Störung des Vitamin-D-Stoffwechsels, die eine effektive Nutzung dieses Mikronährstoffs verhindert: einer Vitamin-D-Rezeptor-Blockade. Aber der Reihe nach. Das meiste Vitamin D in unserem Körper ist die Speicherform Calcidiol: $25(OH)D_2$ und $25(OH)D_3$. Diese ist biologisch nicht aktiv und muss daher bei Bedarf in die aktive Form umgewandelt werden: Calcitriol ($1.25(OH)_2D_2$ und $1.25(OH)_2D_3$). Wir werden der Einfachheit halber von 25 OH und 1,25 OH sprechen. Die erste Frage bei einem Vitamin-D-Status muss sein: Sind die Speicher gefüllt? Zu diesem Zweck wird das 25 OH gemessen. Es ist quasi unser Vitamin-D-Kontostand. Die zweite Frage muss aber sein: Wie viel des vorhandenen Vitamins D wird genutzt (d. h. ist aktiv)? Um dies zu erfahren, müssen wir 1,25 OH messen. Das entspricht der Frage, wie viel von unserem Konto üblicherweise abgehoben wird. Ist das Konto leer, gibt es drei mögliche Erklärungen:

  a)   Es wird zu wenig eingezahlt: Die Zufuhr an 25 OH ist zu niedrig.
  b)   Es wird zu viel abgehoben: Die Umwandlung in 1,25 OH ist erhöht.
  c)   Beides trifft zu.

Variante a) ist banal und leicht zu beheben: Man führt einfach mehr 25OH zu. Das kann man sehr langsam machen, mit maximal 2000 IU/Tag. Oder schnell, indem man die tägliche Dosis für einige Wochen auf bis zu 20 000 IU erhöht. Keine Angst, dadurch entstehen keine Probleme, da es sich nur um die inaktive Speicherform handelt. Variante b) ist komplizierter. Unter bestimmten Bedingungen bildet der Körper mehr aktives Vitamin D, allerdings ist das kein normaler Zustand und deutet auf ein ernstes Problem hin: Einen blockierten Vitamin-D-Rezeptor. Wenn dieser nicht ausreichend auf aktives Vitamin D reagiert, bildet unser Organismus immer mehr aktives Vitamin D in der stillen Hoffnung, es möge doch endlich auch wirken. Tut es aber nicht, sondern verursacht Probleme. Zu hohes aktives Vitamin D kann entzündungsfördernd wirken und die Produktion von Radikalen erhöhen. In dieser Situation ist es nicht ratsam, zusätzlich Vitamin D zuzuführen.

Stattdessen muss die Funktionsfähigkeit des Vitamin-D-Rezeptors wiederherge-stellt werden. Trifft c), also beides, zu – niedriger Speicherwert und erhöhter Wert der aktiven Form –, so müssen sowohl 25 OH zugeführt als auch die Rezeptor-funktion verbessert werden. Ansonsten befinden wir uns mit unserem Vitamin-D-Konto im Dispo, und das ist langfristig nicht zu empfehlen. Vor diesem Hinter-grund wird klar, warum es unbedingt erforderlich ist, beide Vitamin-D-Formen zu prüfen. Leider wird in vielen Praxen standardmäßig nur 25 OH gemessen, eine Rezeptorblockade kann so nicht erkannt werden. Im Bestfall arbeitet Vitamin D dann nicht, wie es soll, im Schlimmstfall würde eine Vitamin-D-Einnahme entzün-dungsfördernd wirken.[217] Ein aussagekräftiger Vitamin-D-Status besteht aus drei Komponenten:

(1) 25-OH-Spiegel
(2) 1,25-OH-Spiegel
(3) Verhältnis von 1,25 OH zu 25 OH (Vitamin-D-Ratio)

Dabei gelten jetzt folgende Regeln für die Interpretation der Ergebnisse:

- Immer wenn 25 OH zu niedrig ist, sollte Vitamin D zugeführt werden, je niedriger, desto mehr.
- Immer wenn 1,25 OH zu hoch ist, sollten statt Vitamin D Wirkstoffe ein-genommen werden, die den Vitamin-D-Rezeptor unterstützen.
- Die Vitamin-D-Ratio (1,25 OH/25 OH) sollte immer kleiner als 1 sein. Zwischen 1 und 1,5 liegt eine Grauzone, Werte größer als 1,5 bedeuten ei-ne Rezeptorblockade und bedürfen definitiv einer Behandlung (vgl. S. 245).

Die Normwerte stellen sich wie folgt dar:

---

[217] SCHILLING, F. (2021). Vitamin D - Moderne Mythen und ambivalente Immunologie. Verfügbar unter https://deutsche-gesellschaft-fuer-naturstoffmedizin-und-epigenetik.de/wp-content/uploads/DGName_VDR_Artikel_dt.pdf (zuletzt abgerufen am 18.02.2021).

	Mol	Gramm
Calcidiol (25 OH)	50–200 nmol/l	20–80 ng/l
Calcitriol (1,25 OH)	75–115 pmol/l	30-45 pg/l
Vitamin-D-Ratio	< 1	< 1

Die Vitamin-D-Ratio erhält man, indem man den 1,25-OH-Wert durch den 25-OH-Wert teilt. Dabei ist darauf zu achten, dass entweder beide in Gramm angegeben sind oder beide in Mol. Eine Umrechnung von „piko" auf „nano" ist nicht erforderlich.

Vitamin D und das Immunsystem

Die Wechselwirkungen zwischen Vitamin D und dem Immunsystem sind vielfältig und komplex. Vereinfacht kann man folgendes sagen: Vitamin D erhöht die Leistungsfähigkeit der unspezifischen, angeborenen Abwehr (v. a. der Makrophagen und NK-Zellen), während es die spezifische, lernfähige Abwehr toleranter (also weniger reaktionsfreudig) macht. Ersteres ist von großer Bedeutung in der frühen Phase eines Infekts, speziell mit einem neuen, unbekannten Erreger. Letzteres spielt eine wichtige Rolle beim Schutz vor überschießenden Immunaktivitäten wie z. B. bei Allergien oder Autoimmunerkrankungen.

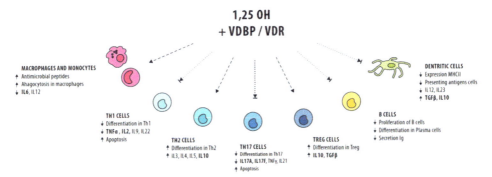

Abbildung 65:   *Wirkung von Vitamin D auf die verschiedenen Abwehrzellen*

Eine zwingende Voraussetzung, dass diese Wirkungsweise auch so stattfindet, ist allerdings, dass der Vitamin-D-Rezeptor funktioniert. Wie wir am Anfang dieses Kapitels gesehen haben, ist ein 25-OH-Wert unter 50 mmol/l mit einem signifikant erhöhten Infektionsrisiko verbunden. Grund ist, dass die Abwehrzellen, die während der ersten Tage der Infektion die Situation unter Kontrolle halten sollen, stark von Vitamin D abhängig sind. Das ist jetzt aber nicht automatisch ein Grund, hoch dosiert Vitamin D einzunehmen. Liegt eine vermehrte Umwandlung in 1,25 OH vor (zu erkennen an einer erhöhten Vitamin-D-Ratio), kann dieses überschießende Vitamin D negative Effekte entfalten:

- Es wirkt dann proentzündlich, indem es entsprechende Zytokine erhöht – Stichwort Hyperinflammation (IL-6, TNF-α, IL-1).
- Es wirkt prooxidativ, sodass mehr Radikale entstehen – Stichwort oxidativer Stress.

- Es hemmt die spezifische Abwehr – die ist aber entscheidend, um das Virus nachhaltig zu besiegen.

Für ein ausgewogenes, effektives und kontrolliertes Immunsystem benötigen wir volle Speicher und eine ausreichende Aktivierung des Vitamins D zu 1,25 OH. Liegen die Werte des Vitamin-D-Status innerhalb der Norm und die Ratio unter 1, kann davon ausgegangen werden, dass alles so funktioniert wie es soll. Dann ist eine tägliche Zufuhr von 800 bis 2000 IU vollkommen ausreichend, und es sind keine weiteren Maßnahmen erforderlich.

Vitamin-D-Rezeptorblockade

Liegt die Vitamin-D-Ratio deutlich über 1, so besteht der dringende Verdacht, dass der Vitamin-D-Rezeptor nicht ausreichend funktioniert. Die Gründe hierfür können vielfältig sein und liegen nicht selten in Kombination vor: chronische Infektionen (z. B. EBV, Herpes, Borrelien), nitrosativer Stress, Leaky Gut (LPS!) oder Schwermetallbelastungen (v. a. Quecksilber), um nur einige zu nennen. Auch weisen ca. 15 Prozent der Bevölkerung genetische Veränderungen im VDR-Gen auf, die zu einer verminderten Produktion des Rezeptors führen. All diese Faktoren lassen sich nicht so ohne Weiteres beseitigen. Was also tun, wenn Eile geboten ist und der Rezeptor streikt? Die einfachste und schnellste Möglichkeit besteht darin, den Körper zu veranlassen, mehr Rezeptorproteine zu produzieren. Mehr Rezeptoren verbessern in jedem Fall die Funktion, auch wenn die eigentliche Ursache für einen Rezeptormangel (noch) nicht beseitigt ist. Hier eine kleine Auswahl an wertvollen Helfern, wenn die Ratio erhöht ist:

Tabelle 27:   *Wirkstoffe zur Erhöhung des Vitamin-D-Rezeptors*

Wirkstoff	Dosierung
Butyrat[218]	1–2 × 500 mg/Tag
Quercetin[219]	500 mg/Tag
Olmesartan	2 × 10 mg/Tag
	Der Wirkstoff ist rezeptpflichtig.
Retinol	400 µg/Tag

Als sehr effektiv hat sich auch unser **BODI-Protokoll** erwiesen. Diese Kombination aus verschiedenen Mikronährstoffen deckt die häufigsten Ursachen einer Vitamin-D-Rezeptorblockade ab und ermöglicht so schonend und nachhaltig die Sanierung des Vitamin-D-Stoffwechsels:

---

[218] CENTROSAN B. V. (2021). Butyrate (Sodium) BodyBio 100 Kps. Verfügbar unter https://www.centrosan-shop.com/butyrate-sodium-bodybio-100-kps.html (zuletzt abgerufen am 18.02.2021).

[219] VITAMINVERSAND24 DE GMBH (2021). Quercetin – 500 mg – 120 Kapseln. Verfügbar unter https://vitaminversand24.com/Quercetin (zuletzt abgerufen am 18.02.2021).

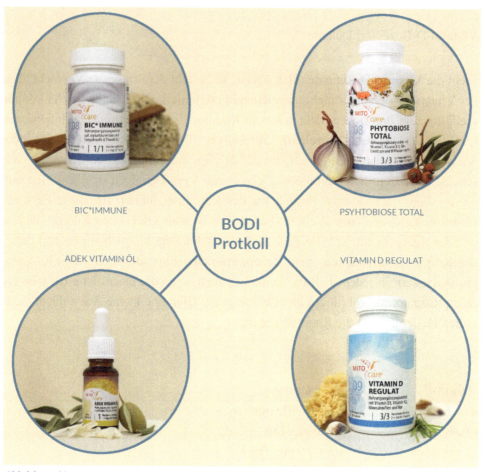

Abbildung 66: *Die Komponenten des BODI-Protokolls*

Die Dosierungen der einzelnen Präparate folgen üblicherweise diesem Schema:

Tabelle 28: Dosierung des BODI-Protokolls

Präparat	Dosierung
BIC Immun	2 × 1/Tag
Phytobiose Total	2 × 3/Tag
ADEK	1 × 1 Tropfen/Tag
Vitamin D Regulat	2 × 3/Tag

Egal welche Vorgehensweise man wählt – die Sanierung einer Vitamin-D-Rezeptorblockade benötigt Zeit (2–5 Monate) und kann gerade in den ersten 1–2 Wochen zu leichten Beschwerden führen – vor allem wenn chronische Infektionen die Ursache der Blockade sind. Mögliche Symptome umfassen Zeichen der Immunaktivierung, u. a. Husten und Schnupfen, Kopfschmerzen und leichte Temperaturerhöhung. Das Auftreten dieser Symptome ist keine Kontraindikation, sondern ein Beleg, dass eine chronische Rezeptorblockade vorgelegen hat. Die Behandlung sollte in jedem Fall so lange weitergeführt werden, bis die Vitamin-D-Ratio unter 1 gesunken ist.

Einnahme von Vitamin D

Aus den vorherigen Ausführungen wird klar, dass die Optimierung des Vitamin-D-Stoffwechsel eine individuelle Vorgehensweise erfordert. Das betrifft die Auswahl der Wirkstoffe ebenso wie deren Dosierung. Im Zweifelsfall gehört eine Vitamin-D-Therapie in die Hände fachkundiger Therapeuten. Nicht fachkundige Therapeuten erkennen sie leicht daran, dass diese nur 25 OH messen werden und keinen vollständigen Status erheben. Dann ist es Zeit, die Praxis zu wechseln. Um möglichst viel Sicherheit bei diesem so wichtigen Thema zu gewährleisten, wollen wir die wesentlichen Grundsätze der Arbeit mit Vitamin D im Folgenden nochmals zusammenfassen:

(1) Die **tägliche Zufuh**r von 800 IU ist grundsätzlich jedem zu empfehlen, eigentlich über das ganze Jahr, mindestens aber von Oktober bis Mai. Selbst wenn Sie im Winter nackt in der Sonne baden – die Eigenproduktion wird nicht reichen. Alternativ kann täglich Aal, Hering oder Lachs gegessen werden. Diese Dosis reicht, um einen gesunden Minimalspiegel zu *halten*, nicht aber, um ihn *herzustellen*.

(2) Eine **höhere Zufuhr** als 800 IU ist immer dann sinnvoll, wenn der 25-OH-Spiegel zu niedrig ist. Hier ist es sinnvoll, die Dosierung abhängig vom Mangel zu gestalten:

Tabelle 29:   *Dosierungen bei Vitamin-D-Mangel*

25-OH-Spiegel	Dosierung	Dauer
< 50 nmol	10 000 IU/Tag	3 Wochen, dann Kontrolle
< 30 nmol	20 000 IU/Tag	3 Wochen, dann Kontrolle
< 15 nmol	50 000 IU/Tag dann 5000 IU/Tag	4 Tage 2 Wochen, dann Kontrolle

(3) Sollte **1,25 OH erhöht** sein (> 115 nmol), ist das Problem nicht zu wenig Vitamin D, sondern eine Funktionsstörung des Rezeptors. Die Vitamin-D-Einnahme sollte dann 2000 IU nicht übersteigen.

(4) Im Falle einer **Rezeptorstörung** (erhöhtes 1,25 OH und/oder eine Vitamin—D-Ratio > 1,5) wirkt Vitamin D proentzündlich. Die Sanierung der Rezeptorblockade ist Voraussetzung für eine Normalisierung der Vitamin-D-Funktion. Wirkstoffe siehe Tabelle 27, S. 244 und Tabelle 28, S 246.

Dies sind grobe Richtwerte. Der individuelle Bedarf an Vitamin D kann aus diversen Gründen höher oder niedriger ausfallen. Um für sich den optimalen Einnahmeplan zu finden, muss man wiederholt den Vitamin-D-Status bilden und Erfahrungswerte sammeln. Das klingt vielleicht etwas ernüchternd und mühsam, aber es ist den Aufwand wert. Versprochen.

- *Vitamin-D-Mangel ist in Deutschland ein weitverbreitetes Phänomen. Zwischen September und Juni reicht die Sonneneinstrahlung zur Bildung nicht aus.*
- *Vitamin-D-reiche Lebensmittel werden wenig konsumiert, weswegen die kontinuierliche Einnahme von Vitamin D notwendig ist.*
- *Die Einnahme von Vitamin D senkt das Risiko für Atemwegsinfektionen deutlich ab.*
- *Die gängigen Vitamin-D-Referenzwerte sind unbrauchbar.*
- *Unter bestimmten Bedingungen (Vitamin-D-Rezeptorblockade) kann Vitamin D nicht wie gewünscht wirken, sondern das Immunsystem hemmen und Entzündungen verstärken.*
- *Die Messung der Vitamin-D-Ratio zeigt, ob eine solche Rezeptorblockade vorliegt.*
- *Die Dosierung des Vitamins D sollte sich nach den individuellen Bedürfnissen richten und optimalerweise nach Bestimmung des Vitamin-D-Status erfolgen. Dies gilt insbesondere für höhere Dosierungen.*

Kennen Sie Dr. med. Ullrich Strunz? Wenn nicht, dann besuchen Sie in doch mal auf seiner Webseite (www.drstrunz.de). Er ist ein Pionier des Blut-Tunings in Deutschland. Er ist Teil meines Alternativmedizinclusters. Ich weiß: „Wie kann man nur mit solchen Ärzten … Ist doch keine evidenzbasierte Medizin, alles Hokuspokus." Eben nicht, nicht alles, manches vielleicht, die Kunst liegt eben darin, es herauszufinden. Es ist ein zentrales Thema dieses Buches, Sie davon zu überzeugen, konträre Meinungen zuzulassen. Hören Sie sich die Meinung der universitären Schulmedizin zu einem Gesundheitsthema an, und hören Sie sich die Meinung eines Alternativmediziners zum selben Thema an. Erst die Fakten recherchieren, dann sortieren, dann bewerten und dann eine Meinung generieren. Habe ich schon immer so gemacht. Blut-Tuning ist auf jeden Fall eine gute Idee, dieser Meinung sind auch die Krankenkassen in Deutschland, die Ihnen ab dem 18. Lebensjahr alle drei Jahre ein Blut-Tuning auf deren Kosten bezahlen. Diese Angebote sollte Sie regelmäßig nutzen. Es herrscht ein allgemeiner Konsens in der Medizin, dass sinnvolle Vorsorgeleistungen gut und wünschenswert sind.

Auch Impfungen sind Vorsorgemaßnahmen im erweiterten Sinn, aber das ist ein anderes Kapitel. SARS-CoV-2 ist eine Viruserkrankung, wie Sie wissen, und viele Menschen, die sich mit dem Virus infiziert haben, sind fast völlig symptomfrei und ohne eine ernsthafte Komplikation durch den Infektionsprozess durchgerutscht, viele andere schwer erkrankt und zu viele verstorben. Warum ist das so? Einige Mediziner würden jetzt sagen: „Man weiß nichts Genaues", aber das stimmt so nicht. Es gibt einen Big Player, der ganz gewiss einen großen Einfluss auf Ihre Gesundheit hat. Sie wissen, wen ich meine: Ihr Immunsystem natürlich. Das Immunsystem ist aber kein Einzelkämpfer, und daher hat es in der Tat Sinn, auch bei anderen Kenngrößen Ihres Stoffwechsels mal nachzuschauen. Wichtige Mitspieler im Kampf gegen Corona sind zum Beispiel der HbA1c, der Langzeitmarker für den Zuckerstoffwechsel, oder Ihr Eisenspeicherprotein Ferritin oder auch Ihre Schilddrüse. All diese Laborwerte sind wichtig, um präventiv bewerten zu können, ob oder ob nicht. Eine Möglichkeit besteht schon vor einer möglichen Ansteckung mit SARS-CoV-2, Ihre Chance auf einen milden Verlauf zu verbessern.

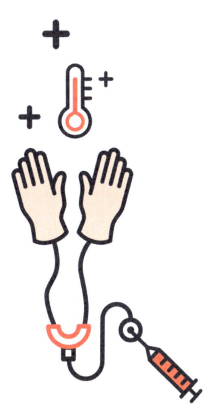

Mein Tipp lautet: Ziehen Sie Ihre Vorsorgeuntersuchung beim Arzt Ihre Wahl vor und überprüfen Sie Ihre Werte. Sie gewinnen dadurch wertvolle Informationen über Ihren Stoffwechsel und verschaffen sich Zeit, die Sie nutzen können, um Ihr Immunsystem auf SARS-CoV-2 oder einen zukünftigen anderen Erreger vorzubereiten.

Folgende Labormarker würde ich Ihnen mindestens ans Herz legen. Besprechen Sie, aber bevor Sie loslegen, die Kosten mit Ihrem Arzt. Nicht alle Blutwerte werden von den Krankenkassen im Rahmen eines Blut-Tunings bezahlt.

Blutbild, Blutzucker und HbA1c, Gesamt-Eiweiß, Gesamtcholesterin, HDL, LDL, Triglyceride, Gamma-GT, GOT, GPT, Cholinesterase und Quickwert, Harnsäure,

Harnstoff, Kreatinin, Natrium, Kalium, Kalzium und Magnesium, TSH, Ferritin, Homocystein sowie die beiden Vitamin-D3-Metabolite Calcidiol und Calcitriol.

Ein erweitertes Blut-Tuning könnte ergänzt werden um folgende besondere Parameter Ihres Stoffwechsels:
Glutathionstatus, Zytokinprofil (Th1/TH2/TH17) sowie
Mikrobiomanalyse.

Kontaktdaten: Therapeuten und Labore

Das längste (und wahrscheinlich komplizierteste) Kapitel dieses Buches ist geschafft – herzlichen Glückwunsch dazu!
Sie haben sich damit umfangreiches Wissen angeeignet, um Ihre Gesundheit zu verbessern und zu schützen. Das Stichwortverzeichnis kann helfen, bestimmte Details nochmals nachzulesen. Wir haben versucht, die Inhalte so zu präsentieren, dass jede(r) möglichst viel in Eigenregie für die eigene Gesundheit tun kann. Dennoch gibt es natürlich Situationen und Krankheitsgeschichten, die zu komplex sind, um hier ohne professionelle Hilfe erfolgreich aktiv zu werden. Auch werden Sie viele der angesprochenen und empfohlenen Untersuchungen nicht ohne Weiteres bei Ihrem Hausarzt durchführen können. Hier ist Initiative gefragt. Sprechen Sie Ihre behandelnden Therapeuten auf die Untersuchungen an, die Sie als wichtig erachten. Und wenn es in der ersten Praxis nicht klappt, geben Sie nicht auf. Sie werden wahrscheinlich öfter Sätze hören wie „Diese Untersuchung gibt es nicht" oder „Das kenne ich nicht" oder „Das machen wir bei uns nicht". Kein Weltuntergang. Sie können zum Beispiel Labore, die sich auf diese Zusammenhänge spezialisiert haben, direkt kontaktieren. Manche der Tests können Sie selbst durchführen – das Labor kann ihnen die benötigten Testkits nach Hause schicken. Oder Sie fragen im Labor nach, ob und wo in Ihrer Nähe Therapeuten registriert sind, die mit diesem Labor zusammenarbeiten. Alternativ können Sie auch direkt auf die Suche nach qualifizierten Therapeuten gehen. Eine mögliche Anlaufstelle ist die DGNAME e. V. (Deutsche Gesellschaft für Naturstoffmedizin & Epigenetik). Wir haben im Folgenden einige Adressen für Sie zusammengestellt, um Ihnen die Suche zu erleichtern:

DGNAME e. V.

Plinganserstraße 51

81369 München

info@dgname.de

www.dgname.de

Biovis Diagnostik

Justus-Staudt-Str.   2

65555 Limburg-Offheim

Tel.: +49 6431 21248 0

info@biovis.de

www.biovis.de

IMD Institut für Medizinische Diagnostik Berlin-Potsdam

Nicolaistraße 22

Patienten- und Besuchereingang:

Siemensstraße 26a

12247 Berlin-Steglitz

+49 30 77001-322

info@imd-berlin.de

www.imd-berlin.de

GANZIMMUN Diagnostics

Hans-Böckler-Str. 109–111

55128 Mainz

DEUTSCHLAND

www.ganzimmun.de

Lab4more

Augustenstraße 10

80333 München

Deutschland

089 - 54 32 170

info(@)lab4more.de

www.lab4more.de

Therapie: der Fall der Fälle

Eine steile Lernkurve

Ende 2019, mit dem gehäuften Auftreten von SARIs (Severe Acute Respiratory Infection, zu Deutsch „schwere akute Atemwegsinfektion") in Wuhan, begann die Auseinandersetzung der Medizin und Forschung mit SARS-CoV-2. Binnen weniger als einem Jahr gelang es der Wissenschaft, eine unglaubliche Fülle an Informationen über das Virus und das Krankheitsbild Covid-19 zu gewinnen. Die Anzahl der wissenschaftlichen Publikationen zum Thema geht mittlerweile in die Zehntausende. Standen die Ärzte der Erkrankung anfangs relativ ratlos gegenüber, so hat sich die Lage seitdem deutlich gebessert. Unser Wissen über die Natur der Krankheit, ihre Mechanismen und Eigenheiten ist massiv gewachsen, sodass wir dank der enormen Datenlage heute über wesentlich bessere Instrumente verfügen, um Covid-19 zu behandeln. Dies spiegelt sich nicht zuletzt auch in den Zahlen. Lag die Fallsterblichkeit am Anfang der Pandemie (vgl. die ersten Berichte aus Wuhan und Italien) bei über 7 Prozent, so sind wir heute bei weniger als 0,1 Prozent angekommen. Mit anderen Worten: Die Prognose für Patienten, die heute an Covid-19 erkranken, ist 70-mal besser als für Patienten im Januar 2020. Das ist ein Fortschritt, der zu wenig gewürdigt wird. Bis zu einem gewissen Grad haben womöglich die allgemeinen Hygienemaßnahmen (Stichwort AHA-Regeln) ihren Teil dazu beigetragen, aber am entscheidendsten für die dramatisch bessere Prognose ist unsere Lernkurve, was die Behandlung angeht – speziell diejenige schwerer und komplizierter Verläufe. Lag anfangs noch das Hauptaugenmerk bei schwer Erkrankten auf der invasiven Beatmung, wissen wir heute, dass die immunologische Eskalation in Form der Hyperinflammation sowie die Gerinnungsstörung in Gestalt von Thromboembolien wesentliche Morbiditätsfaktoren sind. Kurzum: Wir haben dazugelernt. Zu einem hohen Preis, ja, aber immerhin. Sprichwörtlich Hunderte bereits zugelassener Medikamente wurden und werden seit Beginn der Pandemie getestet und erprobt, um herauszufinden, ob nicht eines oder mehrere in der Lage sind, Covid-19 zu besiegen. Bei diesem Prozess wurden viele Hoffnungen und Erwartungen enttäuscht, aber glücklicherweise konnten doch einige Wirkstoffe identifiziert werden, die sich effektiv gegen Corona einsetzen lassen. Man fasst dieses Vorgehen unter dem Begriff Off-Label-Therapien zusammen: Medikamente, die quasi „zweckentfremdet" werden, um eine neue Aufgabe zu erfüllen. Leider findet dieses Thema hierzulande in der öffentlichen Berichterstattung und Diskussion nicht statt. Als gäbe es all die Studien, Fallberichte und klinischen Erfahrungen nicht, die Ärzte rund um den Globus zusammengetragen haben. Während andere Länder hier Schwerpunkte setzen, um die medizinische Versorgung ihrer Bevölkerung zu optimieren, verlässt man sich in Deutschland vor allem auf die hervorragende Leistungsfähigkeit der Intensivmedizin. Anstatt die Menschen zu beruhigen und über Optionen und Therapiemöglichkeiten aufzuklären, wird eine diffuse Bedrohung kultiviert. Oder haben Sie schon eine Pressekonferenz des RKI, des Gesundheitsministeriums oder anderer offizieller Stellen zum Thema „Prävention durch Mikronährstoffe" bzw. „Behandlung durch Off-Label-Präparate" gesehen? Umso wichtiger ist es, sich diese wichtigen Informationen zu beschaffen und sie auch zu verbreiten. Covid-19 ist nicht die Pest des 21. Jahrhunderts (auch wenn gewisse Politiker dies behaupten). Wir haben effektive und erprobte Werkzeuge, mit deren Hilfe die Erkrankung behandelt werden kann. Die im weiteren Verlauf des Kapitels genannten Wirkstoffe und Therapien erfüllen dabei drei Grundvoraussetzungen:

1. Ihre **Wirksamkeit** wurde in klinischen Studien bestätigt und ist nicht nur faszinierende Theorie.
2. Ihre Wirkung ist **wissenschaftlich** erklärbar und nicht nur anekdotisch oder placebobasiert.
3. Sie sind verfügbar, **praktisch einsetzbar** und keine experimentellen Wirkstoffe, die nur im Rahmen klinischer Versuchsstudien abgegeben werden.

Dabei werden wir die therapeutischen Ansätze anhand des Schweregrades der Infektion auswählen und modifizieren. Der Werkzeugkasten ist gefüllt, nun müssen wir lernen, die Instrumente gekonnt einzusetzen. Mit dem Wissen aus den vorangegangenen Kapiteln sollte uns das nicht schwerfallen.

Allgemeine Strategie: Corona muss phasenspezifisch behandelt werden

An dieser Stelle sollten wir uns an die Krankheitsphasen von Covid-19 erinnern (vgl. Abbildung 8, S. 43). Der Ablauf gliedert sich in folgende Einzelschritte:

1. Ansteckung: Aufnahme des Virus. Die Anzahl der aufgenommenen Viren und die Leistungsfähigkeit der unspezifischen Abwehr entscheiden darüber, ob es zur Infektion kommt. Strategie: Stärkung der Abwehr.

2. Infektion: Das Virus ist in unsere Zellen eingedrungen und vermehrt sich, die Inkubationszeit beginnt (Regelfall: fünf Tage bis zum Auftreten von Symptomen). Die Fresszellen und natürlichen Killerzellen müssen jetzt eine exponentielle Vermehrung des Virus verhindern, ansonsten droht ein symptomatischer Verlauf. Strategie: Immunsystem stimulieren.

3. Symptomatische Phase (mild-moderat): Die Viruslast ist ausreichend hoch, um Beschwerden zu verursachen. Das Immunsystem war nicht in der Lage, exponentielles Wachstum zu verhindern. Strategie: antivirale Wirkstoffe, um einer weiteren Eskalation vorzubeugen. Dauer: acht Tage nach Beginn der Beschwerden.

4. Schwere Erkrankung: Das Virus und die durch die Infektion verursachte Entzündung hat die unteren Atemwege erreicht, es kommt zu einer Lungenentzündung mit erheblichen Einschränkungen und Belastungen für den gesamten Körper. Das Hauptproblem verlagert sich von der eigentlichen Infektion hin zu einer zunehmend eskalierenden Entzündung. Neben der Sauerstoffgabe tritt jetzt die entzündungshemmende Therapie in den Vordergrund (Immunmodulatoren).

5. Komplizierte Erkrankung: Die Entzündung und die aus ihr entstandenen Komplikationen dominieren das Geschehen. Antivirale Therapie ist zu diesem Zeitpunkt sinnlos, da die Virenlast bereits wieder niedrig ist. Entscheidend sind jetzt Entzündungshemmung, Thromboseprophylaxe sowie die individuelle Therapie kritisch überlasteter Organe.

Halten wir als wichtige Grundsätze fest: Eine Immunstimulation hat nur von der Ansteckung bis ca. acht Tage nach Symptombeginn Sinn. Ab dann gilt für das Immunsystem das Gegenteil: Hemmung und antientzündliche Therapie. Antivirale Therapie ist sinnvoll und möglich zwischen Ansteckung bis hin zum schweren Verlauf – ab dann besitzt sie keine Wirkung mehr.

Antivirale Wirkstoffe

Hydroxychloroquin, Lopinavir und Remdesivir

Bereits sehr früh im Verlauf der Pandemie begannen Ärzte weltweit, verschiedene Immunmodulatoren und potenziell antivirale Wirkstoffe bei SARS-CoV-2 zu testen. Die Hoffnungskandidaten im Frühjahr 2020 waren v. a. Hydroxychloroquin, Lopinavir/Ritonavir und Remdesivir. Ersteres hat sich aufgrund der relativ häufigen und schweren Nebenwirkungen (v. a. im Herz-Kreislauf-System) nicht wirklich bewährt. Bei moderaten Verläufen steht der Nutzen nicht im Verhältnis zu den Risiken, bei schweren Verläufen ist die antivirale Phase bereits vorbei und die Nebenwirkungen nochmals kritischer. Unterm Strich ergibt sich durch die Behandlung mit Hydroxychloroquin kein Vorteil, sondern eine erhöhte Mortalität bei schweren Verläufen.[220] Auch in der Prophylaxe (also bei Verdacht auf Infektion oder bei milder Erkrankung) ergab sich kein signifikanter Effekt.[221] sodass dieser Wirkstoff inzwischen aus dem Rennen ist. Ähnliches gilt für die Anti-HIV-Wirkstoffkombination Lopinavir/Ritonavir. Während Hydroxychloroquin zumindest wirkt aber aufgrund des Nebenwirkungsprofils ausscheidet, zeigen Lopinavir und Ritonavir weder in der frühen[222] noch in der späten[223], weder bei milden noch

---

[220] FIOLET, T., GUIHUR, A., REBEAUD, M. E., MULOT, M., PEIFFER-SMADJA, N. & MAHAMAT-SALEH, Y. (2021). Effect of hydroxychloroquine with or without azithromycin on the mortality of coronavirus disease 2019 (COVID-19) patients: a systematic review and meta-analysis. Clinical Microbiology and Infection, 2021 Jan; 27(1): 19–27. Verfügbar unter https://pubmed.ncbi.nlm.nih.gov/32860962/ (zuletzt abgerufen am 17.07.2021).

[221] CORTEGIANI, A., IPPOLITO, M., INGOGLIA, G., IOZZO, P., GIARRATANO, A. & EINAV, S. (2020). Update I. A systematic review on the efficacy and safety of chloroquine/hydroxychloroquine for COVID-19. Journal of Critical Care, 2020 Oct; 59: 176–190. Verfügbar unter https://www.ncbi.nlm.nih.gov/pmc/articles/PMC7351664/ (zuletzt abgerufen am 17.07.2021).

[222] LORA-TAMAYO, J., MAESTRO, G., LALUEZA, A., RUBIO-RIVAS, M., VILLARREAL PAUL, G., ARNALICH FERNÁNDEZ, F., BEATO PÉREZ, J. L., VARGAS NÚÑEZ, J. A., LLORENTE BARRIO, M. & LUMBRERAS BERMEJO, C. (2021). Early Lopinavir/ritonavir does not reduce mortality in COVID-19 patients: Results of a large multicenter study. J Infect. 2021 Jun; 82(6): 276–316. Verfügbar unter https://pubmed.ncbi.nlm.nih.gov/33582204/ (zuletzt abgerufen am 17.07.2021).

[223] SINGH, A. (2021). In severe COVID-19, adding lopinavir–ritonavir to usual care did not improve mortality at 28 days. Annals of Internal Medicine, 2021 Jan; 174(1): JC3.

bei schweren Verläufen Wirkung. Remdesivir nun zeigt sowohl bezüglich der Mortalität als auch der Krankheitsdauer gute Effekte – in Beobachtungsstudien ebenso wie in placebokontrollierten Studien.[224] Das Problem hier ist praktischer Natur: Die Hemmung der Virenvermehrung muss möglichst frühzeitig erfolgen, um umfangreich davon zu profitieren.[225] Nur – wer geht bei grippalen Symptomen ins Krankenhaus und verlangt Remdesivir? Und welcher Arzt wird es verordnen? Remdesivir hat keine reguläre Zulassung, hierzulande wird es nur experimentell bei schwer Erkrankten eingesetzt – und damit zu spät. Obwohl also rein technisch sinnvoll und effektiv, wird dieser Wirkstoff aus praktischen Gründen nicht von großem Nutzen sein.

Verfügbar unter https://pubmed.ncbi.nlm.nih.gov/33395331/ (zuletzt abgerufen am 17.07.2021).

[224] GREIN, J., OHMAGARI, N., SHIN, D., DIAZ, G., ASPERGES, E., CASTAGNA, A., FELDT, T., GREEN, G., GREEN, M. L., LESCURE, F.-X., NICASTRI, E., ODA, R., YO, K., QUIROS-ROLDAN, E., STUDEMEISTER, A., REDINSKI, J., AHMED, S., BERNETT, J., CHELLIAH, D., CHEN, D., CHIHARA, S., COHEN, S. H., CUNNINGHAM, J., D'ARMINIO MONFORTE, A., ISMAIL, S., KATO, H., LAPADULA, G., L'HER, E., MAENO, T., MAJUMDER, S., MASSARI, M., MORARILLO, M., MUTOH, Y., NGUYEN, D., VERWEIJ, E., ZOUFALY, A., OSINUSI, A. O., DEZURE, A., ZHAO, Y., ZHONG, L., CHOKKALINGAM, A., ELBOUDWAREJ, E., TELEP, L., TIMBS, L., HENNE, I., SELLERS, S., CAO, H., TAN, S. K., WINTERBOURNE, L., DESAI, P., MERA, R., GAGGAR, A., MYERS, R. P., BRAINARD, D. M., CHILDS, R. & FLANIGAN, T. (2020). Compassionate Use of Remdesivir for Patients with Severe Covid-19. New England Journal of Medicine, 2020 Jun 11; 382(24): 2327–2336. Verfügbar unter https://pubmed.ncbi.nlm.nih.gov/32275812/ (zuletzt abgerufen am 17.07.2021); BEIGEL, J. H., TOMASHEK, K. M., DODD, L. E., MEHTA, A. K., ZINGMAN, B. S., KALIL, A. C., HOHMANN, E., CHU, H. Y., LUETKEMEYER, A., KLINE, S., LOPEZ DE CASTILLA, D., FINBERG, R. W., DIERBERG, K., TAPSON, V., HSIEH, L., PATTERSON, T. F., PAREDES, R., SWEENEY, D. A., SHORT, W. R., TOULOUMI, G., LYE, D. C., OHMAGARI, N., OH, M.-D., RUIZ-PALACIOS, G. M., BENFIELD, T., FÄTKENHEUER, G., KORTEPETER, M. G., ATMAR, R. L., CREECH, C. B., LUNDGREN, J., BABIKER, A. G., PETT, S., NEATON, J. D., BURGESS, T. H., BONNETT, T., GREEN, M., MAKOWSKI, M., OSINUSI, A., NAYAK, S., LANE, H. C. & MEMBERS, A.-S. G. (2020). Remdesivir for the Treatment of Covid-19 - Final Report. The New England journal of medicine, 383(19): 1813–1826. Verfügbar unter https://www.nejm.org/doi/pdf/10.1056/NEJMoa2007764 (zuletzt abgerufen am 17.07.2021).

[225] YOUNG, B., TAN, T. T. & LEO, Y. S. (2021). The place for remdesivir in COVID-19 treatment. The Lancet. Infectious diseases, 2021 Jan; 21(1): 20–21. Verfügbar unter https://pubmed.ncbi.nlm.nih.gov/33248473/ (zuletzt abgerufen am 17.07.2021).

Interessant ist aber, wie sowohl Hydroxychloroquin als auch Remdesivir wirken. Beide setzen bei der Hemmung der viralen Replikase an (vgl. S.24) und der RNA-Polymerase an. Diese Kopierenzyme sind ja entscheidend für die rasche Vermehrung des Virus:

VIRALE REPLIKATION IN DER WIRTSZELLE

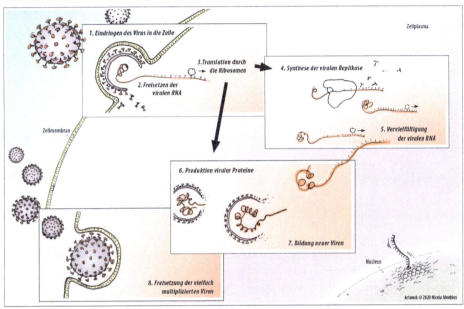

Abbildung 67:   *Die virale Replikase als Schlüsselfaktor der viralen Vermehrung*

Diese Enzyme lassen sich auch mit einem einfacheren Werkzeug und mit weniger Nebenwirkungen hemmen: Durch die Zufuhr von Zink.[226] Tatsächlich ist genau dies die Wirkung von Hydroxychloroquin. Die massive Erhöhung des Zinkspiegels in infizierten Zellen führt zu einer deutlichen Abnahme der Virusvermehrung.[227]

---

[226] TE VELTHUIS, A. J. W., VAN DEN WORM, S. H. E., SIMS, A. C., BARIC, R. S., SNIJDER, E. J. & VAN HEMERT, M. J. (2010). Zn(2+) inhibits coronavirus and arterivirus RNA polymerase activity in vitro and zinc ionophores block the replication of these viruses in cell culture. PLoS pathogens, 2010 Nov 4; 6(11): e1001176. Verfügbar unter https://pubmed.ncbi.nlm.nih.gov/21079686/ (zuletzt abgerufen am 17.07.2021).

[227] XUE, J., MOYER, A., PENG, B., WU, J., HANNAFON, B. N. & DING, W.-Q. (2014). Chloroquine is a zinc ionophore. PloS one, 2014 Oct 1; 9(10): e109180. Verfügbar unter https://pubmed.ncbi.nlm.nih.gov/25271834/ (zuletzt abgerufen am17.07.2021).

Also einfach Zink nehmen, und alles wird gut? Leider nein. Problem: Zink wird nur schlecht von unseren Zellen aufgenommen. Bei erhöhter Zufuhr kommt es vor allem zu einer erhöhten Ausscheidung. Entscheidend ist daher nicht nur die Einnahme von Zink, sondern vielmehr dessen vermehrter Transport in unsere Zellen. Hierfür werden Ionophoren benötigt, also Substanzen, die es Zink erlauben, durch die Zellmembran hindurch in die Zellen einzuströmen. Glücklicherweise gibt es hier einige Kandidaten, u. a. Phospholipide (Phosphatidylcholin, Cardiolipin, Phosphatidylserin)[228] und Polyphenole (Quercetin, EGCG)[229]. Die antiviralen Eigenschaften von Zink sind seit Längerem bekannt,[230] ebenso die Tatsache, dass die typischen Risiko-Vorerkrankungen bei Covid-19 häufig mit Zinkmangel einhergehen[231]. Es ist daher äußerst sinnvoll, Zink einzusetzen – allerdings immer in Verbindung mit einem Zink-Transporter:

[228] TYSON, C. A., VANDE ZANDE, H. & GREEN, D. E. (1976). Phospholipids as ionophores. J Biol Chem, 1976 Mar 10; 251(5): 1326–32. Verfügbar unter https://pubmed.ncbi.nlm.nih.gov/1254569/ (zuletzt abgerufen am 17.07.2021).

[229] DABBAGH-BAZARBACHI, H., CLERGEAUD, G., QUESADA, I. M., ORTIZ, M., O'SULLIVAN, C. K. & FERNÁNDEZ-LARREA, J. B. (2014). Zinc Ionophore Activity of Quercetin and Epigallocatechin-gallate: From Hepa 1-6 Cells to a Liposome Model. Journal of Agricultural and Food Chemistry, 2014 Aug 13; 62(32): 8085–8093. Verfügbar unter https://pubmed.ncbi.nlm.nih.gov/25050823/ (zuletzt abgerufen am 17.07.2021).

[230] READ, S. A., OBEID, S., AHLENSTIEL, C. & AHLENSTIEL, G. (2019). The Role of Zinc in Antiviral Immunity. Advances in Nutrition, 2019 Jul 1; 10(4): 696–710. Verfügbar unter https://pubmed.ncbi.nlm.nih.gov/31305906/ (zuletzt abgerufen am 17.07.2021).

[231] SKALNY, A. V., RINK, L., AJSUVAKOVA, O. P., ASCHNER, M., GRITSENKO, V. A., ALEKSEENKO, S. I., SVISTUNOV, A. A., PETRAKIS, D., SPANDIDOS, D. A., AASETH, J., TSATSAKIS, A. & TINKOV, A. A. (2020). Zinc and respiratory tract infections: Perspectives for COVID-19 (Review). Int J Mol Med, 2020 Jul; 46(1): 17–26. Verfügbar unter https://pubmed.ncbi.nlm.nih.gov/32319538/ (zuletzt abgerufen am 17.07.2021).

Tabelle 30:   *Zink und Zinktransporter als antivirale Maßnahme*

Wirkstoff	**Prophylaxe**	**Akute Infektion**
Zink[232]	20 mg/Tag	50 mg/Tag
Phosphatidylcholin	300 mg/Tag[233]	3000 mg/Tag[234]
EGCG	80–100 mg[235]	500 mg[236]
Quercetin	100–200 mg[237]	500 mg/Tag[238]

Zur Vorsorge eignen sich vor allem Kombipräparate, während im Akutfall auf hochdosierte Monopräparate zurückgegriffen werden kann (siehe Fußnote).

---

[232] BIOGENA GMBH & CO. KG (2021). Zinkcitrat 30. Verfügbar unter https://www.biogena.com/de-DE/produkte/zinkcitrat-30-60-kapseln-1.html (zuletzt abgerufen am 19.02.2021).

[233] MITOCARE GMBH & CO. KG (2021c). OMEGA PL. Verfügbar unter https://mitocare.de/Produkte/CL11-Lipide-Oele/Omega-PL.aspx (zuletzt abgerufen am 18.02.2021).

[234] CENTROSAN B. V. (2021). Phosphatidyl Choline – aktives PC Liquid von BodyBio. Verfügbar unter https://www.centrosan-shop.com/phosphatidyl-choline-aktives-pc-liquid-von-bodybio.html (zuletzt abgerufen am 18.02.2021).

[235] BELANČIĆ (2020).

[236] FAIR & PURE (o. J.b). Grüner Tee Extrakt 500 mg. Verfügbar unter https://www.fair-pure.com/de/vitalstoffe/pflanzenextrakte/gruener-tee-extrakt-500mg-50-polyphenole-77mg-egcg (zuletzt abgerufen am 19.02.2021).

[237] BELANČIĆ (2020).

[238] FAIR & PURE (o. J.c). Quercetin 500 mg. Verfügbar unter https://www.fair-pure.com/de/vitalstoffe/pflanzenextrakte/quercetin-500mg-150-kapseln-hochdosiert-vegan (zuletzt abgerufen am 19.02.2021).

Ivermectin: der Newcomer

Von der hiesigen Öffentlichkeit (und leider auch unseren Ärzten) weitestgehend unbemerkt hat sich ein neuer Kandidat als antivirales Mittel bewährt: Ivermectin. Dieses Mittel wird seit 40 Jahren erfolgreich gegen bestimmte Parasiten eingesetzt (Läuse, Zecken, Milben und Fadenwürmer) und findet sich auf der Liste der unverzichtbaren Arzneimittel der WHO. Es besitzt ein sehr günstiges Nebenwirkungsprofil (im Gegensatz zu Hydroxychloroquin) und wirkt in allen Stadien der Erkrankung (im Gegensatz zu Remdesivir), von der Prophylaxe bis hin zum komplizierten Verlauf:

- Als Infektionsprophylaxe nach Kontakt mit Infizierten[239]
- Zur Behandlung milder und moderater Verläufe[240]
- Bei schweren und krankenhauspflichtigen Verläufen[241]
- Bei kritischen und komplizierten Verläufen[242]

---

[239] BEHERA, P., PATRO, B. K., SINGH, A. K., CHANDANSHIVE, P. D., RAVIKUMAR, S., PRADHAN, S. K., PENTAPATI, S. S. K., BATMANABANE, G., PADHY, B. M. & BAL, S. (2020). Role of ivermectin in the prevention of COVID-19 infection among healthcare workers in India: A matched case-control study. PLoS One, 2021 Feb 16; 16(2): e02471632. Verfügbar unter https://pubmed.ncbi.nlm.nih.gov/33592050/ (zuletzt abgerufen am 17.07.2021); HÉCTOR, C., ROBERTO, H., PSALTIS, A. & VERONICA, C. (2020). Study of the efficacy and safety of topical ivermectin+ iota-carrageenan in the prophylaxis against COVID-19 in health personnel. J. Biomed. Res. Clin. Investig., 2020 Nov 17; 2(1). Verfügbar unter https://media.marinomed.com/8b/7a/c7/nota-journal-of-biomedical-research-safety-adn-efficacy-iota-carrageenan-and-ivermectin.pdf (zuletzt abgerufen am 17.07.2021).

[240] MORGENSTERN, J., REDONDO, J. N., DE LEON, A., CANELA, J. M., TORRES, N., TAVARES, J., MINAYA, M., LOPEZ, O., PLACIDO, A. M. & CASTILLO, A. (2020). The use of compassionate Ivermectin in the management of symptomatic outpatients and hospitalized patients with clinical diagnosis of COVID-19 at the Medical Center Bournigal and the Medical Center Punta Cana, Rescue Group, Dominican Republic, from may 1 to august 10, 2020. medRxiv, 2020 Nov 3. Verfügbar unter https://www.medrxiv.org/content/10.1101/2020.10.29.20222505v1.full.pdf (zuletzt abgerufen am 17.07.2021).

[241] ELGAZZAR, A., HANY, B., YOUSSEF, S. A., HAFEZ, M. & MOUSSA, H. (2020). Efficacy and Safety of Ivermectin for Treatment and prophylaxis of COVID-19 Pandemic. Research Square. 2020 Nov 13; Preprint. Verfügbar unter https://www.researchgate.net/publication/346876366_Efficacy_and_Safety_of_Ivermectin_for_Treatment_and_prophylaxis_of_COVID-19_Pandemic (zuletzt abgerufen am 18.07.2021).

- Zur Behandlung von Long Covid mit einer Besserung in 87 Prozent der Fälle (!)[243]

Wenig erstaunlich ist dabei, dass die meisten Studien in Ländern der Dritten Welt und Schwellenländern durchgeführt wurden. Zum einen sind die Ressourcen dort begrenzt, eine intensivmedizinische Betreuung in ähnlichem Umfang wie hierzulande ist unmöglich. Entsprechend werden Alternativen eher erwogen und erprobt. Zum anderen ist Ivermectin in diesen Regionen ohnehin im Einsatz. Dies war auch der Startschuss für Ivermectin im Kontext Corona: Länder in Afrika, in denen Ivermectin standardmäßig als Prophylaxe gegen diverse parasitäre Infektionen verabreicht wird, wiesen eine dramatisch niedrigere Inzidenz auf als ihre Nachbarn:

---

[242] HASHIM, H. A., MAULOOD, M. F., RASHEED, A. M., FATAK, D. F., KABAH, K. K. & ABDULAMIR, A. S. (2020). Controlled randomized clinical trial on using Ivermectin with Doxycycline for treating COVID-19 patients in Baghdad, Iraq. medRxiv, 2020 Oct 27. Verfügbar unter https://www.medrxiv.org/content/10.1101/2020.10.26. 20219345v1.full (zuletzt abgerufen am 18.07.2021).

[243] AGUIRRE CHANG, G., SAAVEDRA, E., YUI, M., TRUJILLO FIGUEREDO, A. & CÓRDOVA MASÍAS, J. A. (2020). POST-ACUTE OR PROLONGED COVID-19: IVERMECTIN TREATMENT FOR PATIENTS WITH PERSISTENT SYMPTOMS OR POST-ACUTE. Reseach Gate. 2020 July 12. Verfügbar unter https://www.researchgate.net/publication/344476228_POST-ACUTE_AND_CHRONIC_COVID-19_Towards _a_Consensus_on_the_definitions_for_the_Persistent_Symptoms_of_COVID (zuletzt abgerufen am 18.07.2021).

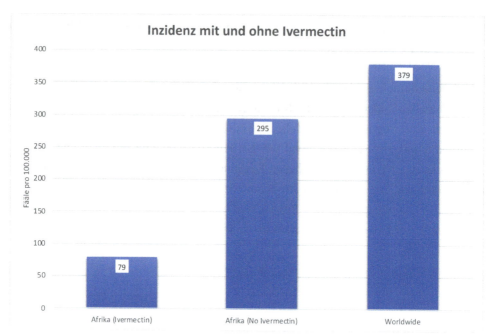

Abbildung 68:   *Vergleich der Corona-Häufigkeit in Ländern mit und ohne flächendeckenden Einsatz von Ivermectin[244]*

Sehr beeindruckend ist auch der Einsatz von Ivermectin in Südamerika. Peru beispielsweise, das stark unter der Pandemie litt, führte Ivermectin in acht Provinzen ein, nicht aber in der Hauptstadt Lima. Das Ergebnis ist eindeutig:

---

[244] HELLWIG, M. D. & MAIA, A. 2021. A COVID-19 prophylaxis? Lower incidence associated with prophylactic administration of ivermectin. Int J Antimicrob Agents, 2021 Jan; 57(1): 106248. Verfügbar unter https://pubmed.ncbi.nlm.nih.gov/33259913/ (zuletzt abgerufen am 18.07.2021).

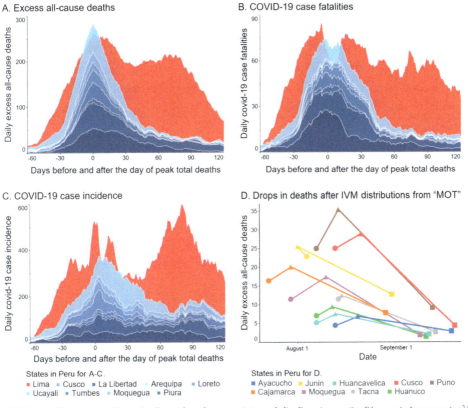

A. Excess all-cause deaths

B. COVID-19 case fatalities

C. COVID-19 case incidence

D. Drops in deaths after IVM distributions from "MOT"

States in Peru for A-C.
■ Lima ■ Cusco ■ La Libertad ■ Arequipa ■ Loreto
■ Ucayali ■ Tumbes ■ Moquegua ■ Piura

States in Peru for D.
■ Ayacucho ■ Junin ■ Huancavelica ■ Cusco ■ Puno
■ Cajamarca ■ Moquegua ■ Tacna ■ Huanuco

Abbildung 69:   *Lima (in Rot, ohne Ivermectin) und die Provinzen (in Blau, mit Ivermectin)[245]*

Die FLCCC-Initiative (Front Line Covid Critical Care), eine Organisation von Intensivmedizinern in den USA, hat sich federführend mit Ivermectin beschäftigt, die wissenschaftlichen Belege zusammengetragen und die klinische Evaluation im praktischen Einsatz durchgeführt. Ihr Behandlungsprotokoll (das im Übrigen hohe Übereinstimmung mit dem hier vorgeschlagenen aufweist) führte im praktischen Einsatz zu einer dramatisch niedrigeren Mortalität der behandelten Patienten (– 75 Prozent).[246] Die Details zur Anwendung von Ivermectin sowie die FLCCC-

[245] CHAMIE-QUINTERO, J. J., HIBBERD, J. & SCHEIM, D. (2021). Sharp reductions in COVID-19 case fatalities and excess deaths in Peru in close time conjunction, state-by-state, with ivermectin treatments. State-By-State, with Ivermectin Treatments (January 12, 2021). Verfügbar unter https://papers.ssrn.com/sol3/papers.cfm?abstract_id=3765018 (zuletzt abgerufen am 18.07.2021).

[246] KORY, P., MEDURI, G. U., IGLESIAS, J., VARON, J., BERKOWITZ, K., KORNFELD, H., VINJEVOLL, E., SCOTT, M., WAGSHUL, F. & MARIK, P. E. (2020). Review of the Emerging Evidence Demonstrating the Efficacy of Ivermectin in the Prophylaxis and Treatment of COVID-19. Verfügbar unter

Empfehlungen für kritisch Erkrankte stehen in mehreren Sprachen unter https://covid19criticalcare.com/ zur Verfügung. Dass dieser nicht nur vielsprechende, sondern bereits im Einsatz bewährte Ansatz in unseren Medien nicht auftaucht und von offiziellen Stellen komplett ignoriert wird, ist ein Armutszeugnis an sich. Es ließen sich vielen Menschen viele Ängste nehmen, würde man darauf hinweisen, dass sich die Behandlungsmöglichkeiten für Covid-19 dramatisch verbessert haben.

---

https://covid19criticalcare.com/wp-content/uploads/2020/11/FLCCC-Ivermectin-in-the-prophylaxis-and-treatment-of-COVID-19.pdf (zuletzt abgerufen am 18.07.2021).

Chlordioxid: MMS & CDL

An dieser Stelle noch ein paar Worte zu Chlordioxid, besser bekannt als MMS (Miracle Mineral Supplement) oder CDL (Chlordioxid-Lösung). Zwar ist es richtig, dass diese Verbindung als Desinfektionsmittel absolut in der Lage ist, diverse Viren, darunter auch SARS-Viren, zu eliminieren. Diese Beobachtung beschränkt sich momentan aber auf Oberflächen – eine Evidenz für die Anwendung beim Menschen liegt nach dem gegenwärtigen Stand der Dinge nicht vor.[247] Eine klinische Beobachtungsstudie in Kolumbien wurde im Mai 2020 gestartet, jedoch nicht zu Ende geführt. (Zwischen-)Ergebnisse wurden bislang nicht publiziert.[248] Dennoch: Vor allem in Südamerika ist die Nutzung von Chlordioxid populär. Vergleicht man hier die Fallzahlen von Staaten mit starker (Bolivien, Peru, Ecuador) und Staaten mit niedriger Nutzung von CDL (Brasilien, Chile, Paraguay),[249] ergeben sich durchaus Unterschiede. Ob diese nun spezifisch auf CDL zurückzuführen sind oder auf andere landesspezifische Faktoren, sei dahingestellt, zumal Peru als „CDL-Land" trotzdem mit hohen Fallzahlen imponiert:

---

[247] KÁLY-KULLAI, K., WITTMANN, M., NOSZTICZIUS, Z. & ROSIVALL, L. (2020). Can chlorine dioxide prevent the spreading of coronavirus or other viral infections? Medical hypotheses. Physiology International Physiol. Int., 2020 Mar 1;107(1): 1–11. Verfügbar unter https://pubmed.ncbi.nlm.nih.gov/32208977/ (zuletzt abgerufen am 18.07.2021); WANG, X.-W., LI, J.-S., JIN, M., ZHEN, B., KONG, Q.-X., SONG, N., XIAO, W.-J., YIN, J., WEI, W., WANG, G.-J., SI, B.-Y., GUO, B.-Z., LIU, C., OU, G.-R., WANG, M.-N., FANG, T.-Y., CHAO, F.-H. & LI, J.-W. (2005). Study on the resistance of severe acute respiratory syndrome-associated coronavirus. Journal of Virological Methods, 2005 Jun;126(1–2): 171–177. Verfügbar unter https://pubmed.ncbi.nlm.nih.gov/15847934/ (zuletzt abgerufen am 18.07.2021); BURELA, A., HERNÁNDEZ-VÁSQUEZ, A., COMANDÉ, D., PERALTA, V. & FIESTAS, F. (2021). Chlorine dioxide and chlorine derivatives for the prevention or treatment of COVID-19: a systematic review. Revista Peruana de Medicina Experimental y Salud Pública, Oct–Dec 2020; 37(4): 605–610. Verfügbar unter https://pubmed.ncbi.nlm.nih.gov/33566898/ (zuletzt abgerufen am 18.07.2021).

[248] NIH (2021). Determination of the Effectiveness of Oral Chlorine Dioxide in the Treatment of COVID 19. In: ClinicalTrials.gov. Verfügbar unter https://clinicaltrials.gov/ct2/show/NCT04343742 (zuletzt abgerufen am 22.02.2021).

[249] MOSTAJO-RADJI, M. (2020). Pseudoscience in the times of crisis: How and why chlorine dioxide became popular in Latin America during the COVID-19 pandemic. Front. Polit. Sci. 3:621370. Verfügbar unter https://www.frontiersin.org/articles/10.3389/fpos.2021.621370/full (zuletzt abgerufen am 18.07.2021).

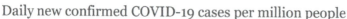
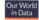

Daily new confirmed COVID-19 cases per million people

Shown is the rolling 7-day average. The number of confirmed cases is lower than the number of actual cases; the main reason for that is limited testing.

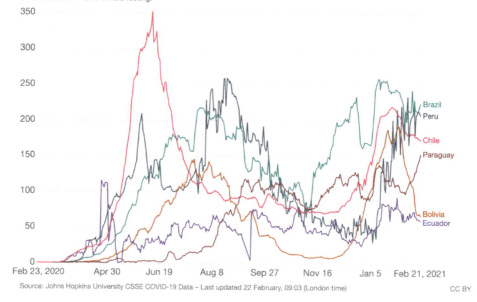

Source: Johns Hopkins University CSSE COVID-19 Data – Last updated 22 February, 09:03 (London time)   CC BY

Abbildung 70:   *Fallzahlen in Südamerika im Vergleich[250]*

Was können wir mit unserem bisher erworbenen Wissen über CDL denken? Nun, technisch ist es ein sehr starkes Oxidans und mit einem Redoxpotenzial von +1,152 mV ein beeindruckendes Radikal (vgl. andere Radikale: Tabelle 16, S. 206). Das ist auf Oberflächen und generell außerhalb des menschlichen Körpers kein Problem. Hier wird die oxidative Wirkung von CDL ziemlich zuverlässig die meisten Erreger eliminieren, ohne Schaden anzurichten. Anders sieht es jedoch in unserem Organismus aus. Wie wir gesehen haben, erleichtert eine Oxidose (d. h. ein Überschuss an freien Radikalen) SARS-Cov-2 das Eindringen in unsere Zellen und erhöht das Risiko für einen schwereren Verlauf. So viel CDL einzunehmen, dass systemisch ausreichend Radikale gebildet werden, um das Virus in inneren Organen wie der Lunge zu vernichten, birgt aus dieser Perspektive Risiken. Nach dem gegenwärtigen Stand der Dinge erscheint ein solches Vorgehen als wenig sinnvoll. Die höher dosierte orale Einnahme ist daher mit großen Fragezeichen

---

[250] RITCHIE, H. ORTIZ-OSPINA, E.; BELTEKIAN, D.; MATHIEU, E.; HASELL, J.; MACDONALD, B.; GIATTINO, C.; APPEL, C; RODÉS-GUIRAO, L.; ROSER, M. (2021b). Coronavirus Pandemic (COVID-19). In: Our World in Data. Verfügbar unter https://ourworldindata.org/coronavirus (zuletzt abgerufen am 22.02.2021).

verbunden. Eine lokale Anwendung im Sinne einer Spülung des Mund-Rachen-Raums („Gurgeln" und anschließendes Ausspucken) erscheint hingegen als geeignet. Tatsächlich bestätigen Untersuchungen aus England, dass der Einsatz eines Antiseptikums im Mund-Rachen-Raum das Risiko einer Infektion der unteren Atemwege und damit das Erkrankungsrisiko dramatisch senken kann.[251] Auch in Deutschland wird dieser Ansatz von Experten empfohlen.[252] Neben Chlordioxid würden sich hier auch die Schleimhaut schonende Wirkstoffe wie Betaisodona anbieten.

- *Die Behandlung einer SARS-CoV-2-Infektion und Erkrankung muss unbedingt phasenspezifisch erfolgen. Während zu Beginn Immunstimulation und Hemmung der Virenvermehrung im Vordergrund stehen, gilt es bei fortgeschrittener Erkrankung, die überschießende Entzündung zu hemmen.*
- *Antivirale Therapien sind vor allem in der frühen Phase von Covid-19 Erfolg versprechend. Werden sie erst im Stadium der schweren Erkrankung begonnen, ist ihre Wirksamkeit niedrig.*
- *Hydroxychloroquin hat sich aufgrund der ausgeprägten Nebenwirkungen nicht bewährt. In klinischen Studien erfolgreich waren Remdesivir (wenn früh verabreicht) und Ivermectin.*
- *Zink wirkt ebenfalls antiviral, muss aber mit der Gabe von Zink-Transportern kombiniert werden. Infrage kommen u. a. Polyphenole und Phosphatidylcholin.*
- *Chlordioxid ist ein zweischneidiges Schwert und sollte ohne Kenntnis des Redoxstatus nur lokal verwendet werden (z. B. Gurgeln bei Verdacht auf Infektion).*

---

[251] UNIVERSITY OF BIRMINGHAM (2021). Simple oral hygiene could help reduce COVID-19 severity – study. Verfügbar unter https://www.eurekalert.org/pub_releases/2021-04/uob-soh041921.php (zuletzt abgerufen am 20.04.2021).

[252] FOCUS ONLINE (2021b). Sofort wirksame Methode: Hygiene-Professor fordert Rachen-Desinfektion für Schüler. Beitrag vom 29.01.2021. Verfügbar unter https://www.focus.de/gesundheit/news/klaus-dieter-zastrow-ueber-schuloeffnungen-hygiene-professor-fordert-rachen-desinfektion-fuer-schueler_id_12919959.html (zuletzt abgerufen am 01.02.2021).

Was tun bei Verdacht auf Ansteckung oder Infektion?

Wann besteht Verdacht auf Ansteckung oder Infektion? Es sind ja noch keine Symptome vorhanden. Ein positiver PCR-Test begründet einen Verdacht nur, wenn der CT-Wert unter 35 liegt. Alternative Möglichkeit: Kontakt zu einer erkrankten Person (erkrankt im Sinne von „Es sind Beschwerden vorhanden"). In diesen Fällen sollte mit Sofortmaßnahmen versucht werden, aus einer Ansteckung (Aufnahme des Erregers) keine Infektion (Vermehrung des Erregers) werden zu lassen bzw. aus einer Infektion keine klinische Erkrankung mit Beschwerden. Kernprogramm (soweit noch nicht im Sinne von Prävention erfolgt) in dieser Situation:

Tabelle 31:   Sofortprogramm bei Verdacht auf Infektion

Wirkstoff	Dosierung	Bemerkung
Vitamin D	5000 IU/Tag	
Vitamin C	6000 mg/Tag	Über den Tag verteilen, um die Aufnahme zu verbessern
Nukleotide	500 mg/Tag	
Quercetin	250 mg/Tag	
Melatonin	10 mg/Tag	Einnahme vor dem Zubettgehen
NAC	2 × 50 mg/kg Redoxpotential	Einnahme nüchtern (d. h. 2 h Abstand zur letzten Mahlzeit)
Zink	2 × 20 mg/Tag	
Zink-Transporter	EGCG: 100 mg/Tag Quercetin: 200 mg/Tag Phosphatidylcholin: 300 mg/Tag	
Chlordioxid		Lokale Anwendung (Gurgeln)

Das Material für diese „Erste Hilfe" sollte man zu Hause lagernd haben, nicht alles (speziell Melatonin, Quercetin und Phosphatidylcholin) bekommt man ohne größere Wartezeit in der Apotheke. Das Programm für mindestens fünf Tage weiterführen. Tritt bis dahin keine Verschlechterung ein (sprich treten keine Symptome auf), kann wieder auf das „Normalprogramm" zur Prävention umgeschaltet werden.

Milde und moderate Verläufe: nicht zuwarten – handeln

Nehmen wir an, die Sofortmaßnahmen bei Infektionsverdacht haben nicht ausgereicht, oder wir werden erst auf das Problem aufmerksam, nachdem Symptome aufgetreten sind. Dann ist es Zeit zu handeln. Nicht warten, wie man es vielleicht von früheren grippalen Infekten gewohnt ist – speziell nicht, wenn Geruchs- oder Geschmacksverlust vorhanden ist. Es besteht kein Grund, in Panik zu verfallen, aber es bestehen gute Gründe, die Sache in die Hand zu nehmen, statt passiv zu bleiben. Zunächst einmal haben die Werkzeuge zur Infektionsprophylaxe natürlich auch hier Sinn, nur die Dosierungen fallen etwas üppiger aus. Wesentlicher Unterschied ist jetzt der zusätzliche Einsatz eines starken antiviralen Wirkstoffs: Ivermectin. Dieser ist verschreibungspflichtig. Es ist daher unbedingt sinnvoll, diese Therapie im Vorfeld mit dem Hausarzt oder einem anderen behandelnden Arzt zu besprechen. So haben diese Zeit, sich mit der Studienlage und den Behandlungsprotokollen zu beschäftigen, und werden nicht in einer akuten Situation damit überfallen. Kein Mediziner wird eine Therapie befürworten und umsetzen, die er nicht kennt. Nehmen Sie z. B. dieses Buch mit und sprechen Sie Ihren Arzt auf die genannten Wirkstoffe an. Verweisen Sie auf die aufgeführten Studien. Und decken Sie sich mit allem, was benötigt wird und nicht rezeptpflichtig ist, frühzeitig ein.

Tabelle 32:   Sofortprogramm im Erkrankungsfall

Wirkstoff	Dosierung	Bemerkung
Vitamin D	> 5000 IU/Tag	Ggf. Anpassung abhängig vom Status; vgl. S. 246 f., Tabelle 29
Vitamin C	8500 mg/Tag	Über den Tag verteilen, um die Aufnahme zu verbessern
Nukleotide	500 mg/Tag	
Quercetin	500 mg/Tag	
Melatonin	2 × 10 mg/Tag	Einnahme tagsüber kann Müdigkeit verursachen
NAC	2 × 100 mg/kg KG	Einnahme nüchtern (d. h. 2 h Abstand zur letzten Mahlzeit)
Zink	2 × 50 mg/Tag	
Zink-Transporter	EGCG: 500 mg/Tag Quercetin: 500 mg/Tag Phosphatidylcholin: 3000 mg/Tag	
Ivermectin	1 × 0,2 mg/kg KG pro Tag	Bis zur Verbesserung der Symptome, max. 5 Tage

Wie heißt es so schön, wenn man Anwälte um ihre Meinung zu einem wahrscheinlichen Prozessausgang fragt: „Vor Gericht und auf hoher See ist man in Gottes Hand." Will heißen, die beste Vorbereitung führt nicht immer zum gewünschten Ergebnis. Auch in der Medizin ist das ein allgegenwärtiges Problem. Trotz gesunder biologischer und abwechslungsreicher Ernährung, einer toxinfreien Umgebung, geringer Elektrosmogbelastung, besten sauberen Trinkwassers, eines täglichen Biohacks, regelmäßiger moderater sportlicher Betätigung, viel Liebe und Sex, eines guten sozialen Umfelds und trotz ausreichend eingenommener Nahrungsergänzungsmittel nach therapeutischer Empfehlung auf der Grundlage eines umfassenden Bluttunings kann es passieren, dass Sie sich mit Covid-19 angesteckt haben und nach kurzer Zeit unter einer ernsthaften Infektion leiden. Noch wahrscheinlicher ist natürlich, dass einen lieb gewordenen Menschen in Ihrer Umgebung das gleiche Schicksal ereilt. In dieser Situation ist es meistens zu spät für lange Überlegungen. Hier gilt es dann, sofort zu einem Spezialisten in die Behandlung gehen. Manchmal wird der Arzt um die Ecke noch helfen können, meistens wird das nächstgelegene Krankenhaus Ihre letzte Hoffnung sein. Dann ist der Patient wahrlich in Gottes Hand, und wenn Sie Glück haben, reichen die Erfahrungen und die Möglichkeiten des Ärzte- und Pflegeteams vor Ort aus, dass es für den Patienten gut ausgeht. Diese beängstigende und hilflose Situation kann nicht das Ziel Ihrer Reise sein. Bedenken Sie nur: Wenn alle Vorhersagen zum Thema „Covid-19" stimmen, dann wird es in Zu-

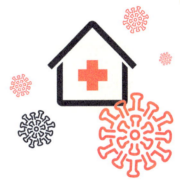

kunft ein Leben mit diesem Virus in Koexistenz geben. Und nicht nur mit dem Urvirus, auch mit seinen Tausenden von Mutanten, manche weniger und manche deutlich gefährlicher als der Urtyp. Auch denkbar sind weitere Mutanten aus der SARS- und MERS-Fraktion oder einfach ein neues, sehr potentes Virus, das wir noch gar nicht kennen. Der Gedanke, in so einer Situation hilflos und unvorbereitet ins nächstbeste Krankenhaus gehen zu müssen, gefällt mir persönlich so gar nicht. Was also tun?

Ignorieren Sie die Krankheitssymptome nicht, verschleppen Sie niemals eine Covid-19-Infektion! Suchen Sie sich so schnell wie möglich professionelle Hilfe. Im besten Fall haben Sie sich ausreichend vorher informiert, welcher Arzt oder welches Krankenhaus in Ihrer Nähe Referenzpraxis oder Klinik für Covid-19 ist. Informieren Sie sich im Internet, welche Therapieoptionen zur Verfügung stehen. Rufen Sie an und stellen Sie Fragen. Wird in der Klinik Ihrer Wahl nach der neuen S2k-Leitlinie zur stationären Therapie von Patienten mit Covid-19 behandelt? Das wäre sehr wichtig. Diese von der Deutschen Gesellschaft für Internistische Intensivmedizin und Notfallmedizin (DGIIN) und der Deutschen Interdisziplinären Vereinigung für Intensiv- und Notfallmedizin (DIVI) sowie der Deutschen Gesellschaft für Pneumologie und Beatmungsmedizin (DGP) in Zusammenarbeit mit elf weiteren Fachgesellschaften erarbeitete Leitlinie ist das Beste, was die konventionelle Medizin zu bieten hat, und das Beste ist in einer solchen Situation gerade recht. Stellen Sie aber noch weitere Fragen, die über die Standardschulmedizin hinausgehen: Was passiert, wenn die konventionelle Medizin nicht erfolgreich ist? Wenn es dem Patienten immer schlechter geht? Sind die behandelnden Ärzte dann bereit, über den Tellerrand zu blicken und im Zweifel zugunsten des Patienten auch über eine experimentelle Therapie nachzudenken und diese auf dessen Wunsch auch anzuwenden? Das ist nicht selbstverständlich. Viele Ärzte halten sich leider immer noch für Götter in Weiß und betrachten es als Bevormundung, wenn Patienten Therapiewünsche äußern, selbst dann, wenn es dabei um des Patienten Leben und Tod geht. Viele Kollegen haben einfach Angst, in eine rechtlich prekäre Situation zu geraten, oder ihnen sind die Hände gebunden aufgrund von Vorgaben der Vorgesetzten oder der Klinikleitung. Dieses starre System bringt viele Menschen um die bestmögliche Behandlung, ist aber nicht unbedingt unveränderbar. Mit den meisten meiner Kollegen kann man sehr gut reden, sie sind auch nur Menschen mit Ängsten und Nöten. Seien Sie vorbereitet und trauen Sie sich, Ihre Meinung zu sagen und Ihre Wünsche zu äußern, manchmal auch mit Nachdruck bitte.

Experimentelle Therapien gibt es auch bei Covid-19. So wurde in den USA die Vereinigung der FLCCC Physicians gegründet, die unter der Website „www.covid19criticalcare.com" zu finden ist. Dort findet man unter folgendem Link ein von den deutschen Leitlinien abweichendes „MATH" bzw. „MATH+ Protocol" zur Behandlung von schwer erkrankten Patienten, sogar auf DEUTSCH (https://covid19criticalcare.com/math-hospital-treatment/pdf-translations).

Dieses Protokoll sieht unter anderem auch den Einsatz von Mikronährstoffen und eine Hochdosis-Vitamin-C-Therapie vor.

Die Ärzte sind mitnichten dahergelaufene Intensivmediziner oder Allgemeinärzte mit einer zu großen Hybris, sondern gestandene, erfahrene Mediziner in Topeinrichtungen der USA. Sie arbeiten in einem weltweiten Netzwerk zusammen, teilen untereinander ihr Wissen und ihre Erfahrungen und verfügen mit über tausend Fachpublikationen über eine wohl ausreichende Erfahrung im Bereich der evidenzbasierten Medizin. Gründe, ihre Arbeit ernst zu nehmen und ihnen Respekt zu zollen, gibt es somit mehr als genug. Drucken Sie sich die Behandlungsleitlinien der FLCCC Physicians aus und besprechen Sie mit den behandelnden Ärzten im Notfall die Therapieoptionen. Lassen Sie sich nicht abweisen oder abwimmeln, fordern Sie Ihr Recht auf eine bestmögliche Aufklärung und Behandlung für sich selber oder für Ihre Angehörigen ein. Am besten lassen Sie es aber gar nicht so weit kommen und fangen schon bei den ersten Symptomen an, sich Hilfe zu suchen: bei einem Therapeuten, über den Sie sich im Vorfeld schon informiert haben. Wenn es so weit ist, sollten Sie nicht erst mit der Recherche beginnen. Fangen Sie jetzt an, wo Sie gesund sind. Dann haben Sie die beste Chance auf eine optimale Therapie von Anfang an.

Schwerer Verlauf: Die Lage ist ernst, aber nicht hoffnungslos

Wir erinnern uns: Ein schwerer Verlauf ist definiert durch eine beidseitige Lungenentzündung, Fieber, Atemnot, erhöhte Atemfrequenz und eine stark verminderten Sauerstoffsättigung (vgl. S. 38). In dieser Ausprägung ist im Regelfall eine Behandlung im Krankenhaus erforderlich – das heißt nicht zwingend Intensivstation oder invasive Beatmung, aber stationäre Aufnahme und Sauerstoffmaske/Nasensonde. Dies liegt vor allem daran, dass ab diesem Zeitpunkt das Risiko für Komplikationen deutlich erhöht ist – und diese sind es, die lebensgefährlich sind. Ab jetzt steht auch nicht mehr das Virus im Vordergrund, jetzt beginnt sich die Hyperinflammation zu entwickeln. Entsprechend sind jetzt zusätzlich zu den bereits besprochenen Therapien weitere Maßnahmen erforderlich, um die Gefahr kritischer Komplikationen schleunigst zu senken. Dazu zählen:

- Cortisol-Gabe, um die Entwicklung eines Zytokinsturms zu verhindern
- Heparin-Gabe, um die Entwicklung von Blutgerinnseln (Thrombosen, Embolien) und DIC (Disseminierte Intravasale Gerinnung) zu verhindern

Theoretisch sind diese Interventionen auch im häuslichen Umfeld durchführbar. Aber es gilt Folgendes zu beachten: So unangenehm und vielleicht auch angsteinflößend der Gang ins Krankenhaus sein mag – nur hier ist die engmaschige Überwachung all der Parameter gewährleistet, die frühzeitig auf die Entwicklung von Komplikationen hinweisen (vgl. S. 39 f.). Sollte eine akute Verschlechterung mit der Notwendigkeit einer Druckbeatmung oder gar Intubation auftreten, kann auch dies nur im Krankenhaus beherrscht werden. Was kann man dennoch tun, um die Behandlung zu erhalten, die man für sich selbst als sinnvoll erachtet? Am besten wäre es natürlich, wenn die behandelnden Mediziner vor Ort bereits mit dem vertraut wären, was Sie sich erhoffen. Die Wahrscheinlichkeit ist eher gering, aber nicht *null*. Bewaffnen Sie sich oder Ihre Angehörigen mit den entsprechenden Protokollen und Studien. Das Behandlungsprotokoll der FLCCC für stationäre Covid-19-Patienten (MATH+) finden Sie im Anhang dieses Buches, auf deren Website einen eigenen Abschnitt „Information to share with your doctor"[253] und eine Zu-

---

[253] FRONT LINE COVID-19 CRITICAL CARE ALLIANCE (FLCCC) (2021). Take Action Now – Information to Share With Your Doctor. Verfügbar unter https://covid19criticalcare.com/i-mask-prophylaxis-treatment-protocol/take-action-and-share-the-infos-with-your-doctor/ (zuletzt abgerufen am 22.02.2021).

sammenfassung wissenschaftlicher Studien zu Ivermectin unter dieser Fußnote.[246] Interessierte Mediziner können die detaillierten Wirkstoffe, Dosierungen und Eskalationsstufen im Kapitel „Leitfaden für Mediziner" studieren.

Ausblick zu komplizierten Verläufen

Protokolle zur intensivmedizinischen Behandlung von Covid-19 sind hier nicht Gegenstand unserer Betrachtung. Dennoch soll es nicht versäumt werden, die durchaus ermutigenden Zahlen zu diesem Thema zu kommunizieren. Wie eingangs beschrieben, hat sich unser Kenntnisstand zu dieser Erkrankung deutlich verbessert – wenn auch noch viele Fragen offen sind. Dies schlägt sich nicht zuletzt auch in der Prognose nieder, Stichwort Case Fatality Rate (Fallsterblichkeit). Diese ist seit geraumer Zeit im Sinkflug – was leider keinerlei Medienecho findet:

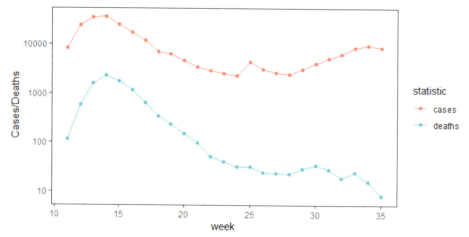

Abbildung 71:   *Entwicklung der Fallzahlen und Todesfälle[254]*

Erfreulicherweise erstreckt sich dieser Effekt auf alle Altersgruppen:

---

[254] CEBM (2021). Declining COVID-19 Case Fatality Rates across all ages: analysis of German data. Verfügbar unter https://www.cebm.net/covid-19/declining-covid-19-case-fatality-rates-across-all-ages-analysis-of-german-data/   (zuletzt   abgerufen   am 22.02.2021).

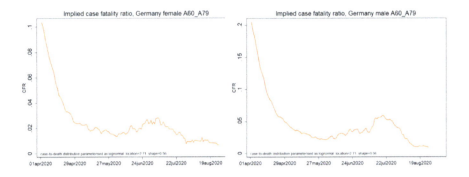

Abbildung 72:   *Fallsterblichkeit für Frauen (links) und Männer (rechts) unter 80 Jahren[254]*

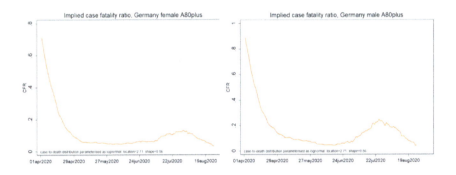

Abbildung 73:   *Fallsterblichkeit für Frauen (links) und Männer (rechts) über 80 Jahren[254]*

Dennoch ist bei diesem Thema noch deutlich Luft nach oben:

- Behandlungsprotokolle mit guter Evidenz (Ivermectin in allen Krankheitsphasen, Remdesivir frühzeitig statt spät) sollten auch in unseren Krankenhäusern Verwendung finden.
- Die Intensivkapazität sollte nicht wie 2020 reduziert werden: Krankenhäuser gerieten mangels Auslastung in finanzielle Schieflage und bauten entsprechend Betten ab. Das Vorhalten von Intensivplätzen muss finanziell kompensiert werden.
- In der Kommunikation sollten Medien und Regierung darauf achten, dass auch die guten Nachrichten verbreitet werden, um so Ängste in der Bevölkerung abzubauen: Sei es die stark gesunkene Fallsterblichkeit, sei es die Tatsache, dass es zu keinem Zeitpunkt eine Überlastung der Krankenhäu-

ser gab oder sei es der Fakt, dass mittlerweile wesentlich bessere und effektivere Behandlungsoptionen bestehen.

Allein, betrachtet man das „Panikpapier" aus dem Bundesinnenministerium,[103] ist vor allem Letzteres eher ein frommer Wunsch. Unseren Ärzten ist zu wünschen, dass sie den Mut finden, „über den Tellerrand zu schauen" und evidenzbasierte Ansätze in ihre Arbeit einfließen zu lassen – auch wenn sie nicht in einer offiziellen Leitlinie stehen oder von staatlichen Stellen vorgegeben werden. Jeder Mediziner handelt aus eigener Verantwortung und hat auch die Freiheit, die in seinen Augen beste Vorgehensweise für den Patienten zu wählen. Den Hausärzten kommt hier eine hohe Verantwortung in den Bereichen Prävention und Behandlung milder bis moderater Verläufe zu, den Intensivmedizinern natürlich bei der Versorgung schwerer und komplizierter Fälle.

Ein Wort zu Long Covid

So ermutigend die Zahlen zu den akuten Erkrankungen auch sind, das Problem der Langzeitschäden durch Covid-19 ist damit noch nicht abgedeckt. Zwar hat Ivermectin Hoffnung in diese Richtung geweckt, aber es wäre verwunderlich, wenn ein Wirkstoff allein diese komplexe Erkrankung heilen könnte („Silver Bullet"). Wie im Anfangskapitel beschrieben, müssen wir davon ausgehen, dass es sich um eine chronisch-entzündliche Multisystemerkrankung handelt. Diese gilt es zunächst einmal festzustellen. Mit klassischen Laborparametern ist dies nicht zu leisten. Stattdessen werden die meisten üblichen Entzündungsparameter negativ ausfallen – für die Betroffenen beginnt so eine Odyssee. Die Eckpfeiler der Erkrankung, Entzündung und Radikalenstress, sind aber messbar, zumindest wenn man weiß, wonach man sucht. Die folgende Übersicht zeigt, welche Werte geeignet sind, um diesen Zustand diagnostisch zu erfassen:

Tabelle 33: *Wichtige Parameter bei entzündlichen Multisystemerkrankungen*

Zuordnung	Parameter
Oxidativer Stress	oxLDL
	Lipidperoxide
Nitrosativer Stress	Nitrophenylessigsäure
	Methylmalonsäure
Entzündung (Silent Inflammation)	Zytokinprofil (IL-2/4/6/10/17, TNF-a, IFN-y
	IDO
	KMO
	Kynurenin
	Ferritin
	D-Dimer
Mitochondrienschädigung	LDH-Isoenzyme
	M2PK
	TKTL1

Es würde zu weit führen, die therapeutischen Ansätze auch nur zu skizzieren. Derlei Therapien bedürfen der fachkundigen Hilfe erfahrener Therapeuten und richten sich immer nach dem individuellen Befund. Wichtig und grundlegend ist jedoch, dass man die aufgeführten pathologischen Hauptsäulen prüft: Oxidativer und Nitrosativer Stress, Silent Inflammation und Mitochondriopathie.

- *Bei Verdacht auf eine Infektion sollte zügig mit der Einnahme von Mikronährstoffen begonnen werden: Vitamin C und D, Melatonin, Quercetin, Nukleotide, NAC, Zink und Zinktransporter.*
- *Die gleichen Mikronährstoffe sollten auch bei milden Erkrankungen verwendet werden, für Risikopatienten kann zusätzlich der Einsatz von Ivermectin erwogen werden. Da es sich um eine Off-Label-Therapie handelt, ist es sinnvoll, dies im Vorfeld als mögliche Option mit dem eigenen Arzt zu besprechen.*
- *Bei schwerem Verlauf sollten zusätzlich zu den oben genannten Maßnahmen Heparin und Cortisol zum Einsatz kommen. Das „MATH+ Protocol" (siehe Anhang) ist eine geeignete Richtlinie für die behandelnden Therapeuten.*
- *Die Prognose bei schweren und komplizierten Fällen von Covid-19 ist dramatisch besser als zu Beginn der Pandemie.*
- *Bei Long Covid handelt es sich um eine chronisch-entzündliche Multisystemerkrankung. Konventionelle Untersuchungsmethoden sind nicht geeignet, um dieses Problem zu analysieren und abzuklären. Spezielle Laborparameter stehen aber zur Verfügung und können zur Therapieplanung herangezogen werden.*

Corona und Kinder

Dies ist eines der kontroversesten Themen rund um Corona: Wie sollen wir mit unseren Kindern verfahren? Zahlreiche drängende Fragen stehen hier im Raum:

- Sind *Schulschließungen* notwendig? Wenn ja, ab wann und für wen? Wenn nein, unter welchen Bedingungen kann ein Schulbetrieb gewährleistet werden? Die Kollateralschäden für Familien (Stichwort Homeschooling) und die betroffenen Kinder und Jugendlichen (Bildungsausfall, soziale Isolation) sind gewaltig.
- Sind Kinder ein signifikanter Faktor im Infektionsgeschehen? Können sie *unbemerkt andere anstecken* (asymptomatische Überträger)? Die Isolation von Onkeln, Tanten und Großeltern ist für alle Beteiligten hart und fordert große Opfer.
- Welche *Risiken bestehen für Kinder* im Erkrankungsfall? Mit welcher Ausprägung und welchen Komplikationen ist zu rechnen?
- Unterscheiden sich Infektion und *Erkrankung* bei Kindern vom Geschehen beim Erwachsenen? Wenn ja, wie?
- Ist es erforderlich, dass Kinder den *Kontakt* zu ihren Freunden, Sportkameraden und Mitschülern einstellen?
- Benötigen Kinder einen *Impfschutz*? Wenn ja, welche Impfung ist für sie geeignet?

Auf alle diese Fragen brauchen wir so schnell wie möglich Antworten. Leider fehlen uns immer noch Daten, um diese Fragen endgültig beantworten zu können. Dennoch: Vieles ist mittlerweile klarer als zu Beginn der Pandemie, und entsprechend ist es auch an der Zeit, einige Maßnahmen und Konzepte in diesem Kontext zu überdenken und zu hinterfragen. Absolute Sicherheit wird es wie immer im Leben auch hier nicht geben. Aber vielleicht genügend Fakten, um verantwortungsbewusst mit diesem Thema umzugehen.

Eine Corona-Infektion bei Kindern läuft in den allermeisten Fällen unkompliziert ab. In seltenen Fällen kommt es zu multisystemischen inflammatorischen Erkrankungen bei Kindern, die ernsthafte Komplikationen nach sich ziehen können. Eine dieser ganz seltenen Komplikationen wäre zum Beispiel das Kawasaki-Syndrom, bei dem es zu Entzündungen und Veränderungen am Herzen kommt. Diese Komplikation wird in der Kinderheilkunde mit am meisten gefürchtet nach einer Corona-Erkrankung und sollte sehr ernst genommen werden. Man sollte das immer im Hinterkopf behalten und am besten darüber informiert sein. Des Weiteren kann es auch bei Kindern zu einem Long-Covid-Syndrom mit anhaltender Müdigkeit und Schwäche, Konzentrationsstörungen, Depressionen und Schlafproblemen sowie zu anhaltenden Störungen im Bereich der Immunregulation kommen. All diese Erkrankungen haben eines gemeinsam: Sie kommen bei Kindern sehr selten vor und stellen die Ausnahme und nicht die Regel dar.

Ganz anders verhält es sich bei den psychischen Erkrankungen der Kinder infolge der anhaltenden Maßnahmen während der Coronapandemie. Deutlich ist zu erkennen, dass die Kinder mit anhaltender Lockdown-Länge zunehmend am Rad drehen und vermehrt unter psychischen Symptomen leiden. Das Schließen der Schulen, die Unterbindung ihrer Freizeitaktivitäten, der Wegfall der sportlichen Aktivitäten, der fehlende Austausch mit Gleichaltrigen wegen der Kontaktbeschränkungen und vor allem die unterschwellige Anklage der Jüngsten, sie seien möglicherweise wegen ihres Verhaltens für den Tod ihrer Großeltern oder Verwandte verantwortlich, bringt viele dieser Kinder und Jugendlichen an ihre Belastungsgrenzen. Suizide unter Kindern haben in der Folge deutlich zugenommen, die Psychiater und Psychotherapeuten für Kinder sind vielerorts ausgebucht und die Folgen für die Zukunft unserer Gesellschaft schon lange nicht mehr abzusehen.

Was also tun? Schließlich gilt es, das Risiko einer Ansteckung von Mitmenschen zu vermeiden und gleichsam auf das Wohl der Kinder in der schwierigen Phase ihrer Entwicklung zu achten.

Treten Sie einen Schritt zurück, versuchen Sie, die Sicht auf Corona aus einer neuen Perspektive zu sehen. Den Dschungel aus Informationen können Sie bestenfalls mit diesem Buch durchschauen, um ein vernünftiges und vollständiges Bild zu erhalten. Nehmen Sie Abstand von einer einseitigen Sichtweise. Begeben Sie sich auf die Ebene Ihrer Kinder und betrachten Sie Corona mit deren Augen, und Ihr

Herz wird sich für die Bedürfnisse Ihrer Kinder öffnen. Nehmen Sie die Nöte und Ängste Ihrer Kinder ernst, die Vereinsamung, die fehlenden sozialen Kontakte, die Einschränkungen im täglichen Leben. Es gibt so viel, was Sie tun können! Besorgen sie Ihren Kindern eine Maske, die eine ausreichende Sauerstoffzufuhr ermöglicht, klären Sie Ihre Kinder über Maskenpausen auf, informieren Sie Ihre Kinder über die Risiken der Masken, um einen bewussten Umgang damit möglich zu machen.

Ermöglichen Sie wieder soziale Kontakte, Schnelltests sind inzwischen überall kaufbar und können bequem auch zu Hause durchgeführt werden. Besuchen Sie wieder Oma und Opa, Verwandte und Bekannte, lassen Sie wieder fremde Kinder ins Haus. Corona bleibt, Sie können nicht auf ewig Ihre Kinder einsperren. Nehmen Sie wieder am Leben teil, mit Vorsicht, aber nicht mit Panik und Angst. Ihre Kinder werden es Ihnen danken, denn Sie sind die wichtigsten Menschen in ihrem Leben. Seien Sie für sie da, aber aus deren Sicht, nicht aus Ihrer Perspektive!

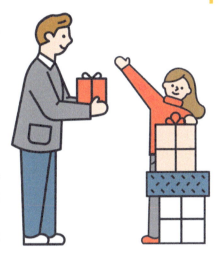

Epidemiologie: Krankheitslast bei Kindern

Mortalität bei Kindern

Fangen wir am besten bei den härtesten und traurigsten Fakten an, die eindeutig überprüfbar sind: Wie häufig erkranken Kinder (Inzidenz), wie schwer erkranken sie, und wie hoch ist die Mortalität? Die Zahlen des RKI und des Statistischen Bundesamtes sind hier klar: Unter den bislang 61 591 (Stand 22.02.2021) Corona zugeordneten Toten (Tod an und mit), befinden sich *neun* Kinder im Alter von 0 bis 9 Jahren und *vier* Kinder und Jugendliche im Alter von 10 bis 19 Jahren, insgesamt also 13 aus 61 591 (vgl. Abbildung 50, S. 176). Mit anderen Worten und so traurig diese Einzelfälle auch sind: *Eine relevante Mortalität besteht nicht.* Auch im internationalen Vergleich wird deutlich, dass Corona keinen Einfluss auf die Mortalität bei Kindern hat:

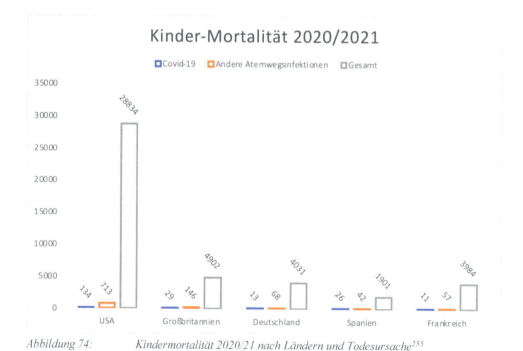

Abbildung 74:   *Kindermortalität 2020/21 nach Ländern und Todesursache*[255]

---

[255] BHOPAL, S. S., BAGARIA, J., OLABI, B. & BHOPAL, R. (2021). Children and young people remain at low risk of COVID-19 mortality. The Lancet Child & Adole-

Was dagegen einen katastrophalen Einfluss auf die weltweite Kindersterblichkeit hat, ist die Lockdown-Politik. UNICEF schätzt, dass alleine 2021 *zwei Millio*nen Kinder zusätzlich sterben werden – wegen Unterernährung und reduzierter medizinischer Versorgung infolge der Pandemiemaßnahmen:

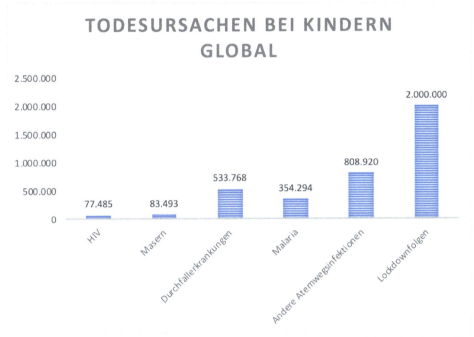

Abbildung 75:   *Todesursachen bei Kindern global: Lockdown vs. Infektionskrankheiten*[256]

Erkrankungszahlen bei Kindern

Hier wird es schon deutlich schwieriger, zuverlässige Aussagen zu treffen – ganz einfach, weil die allermeisten Kinder nicht symptomatisch erkranken. Wir sind also wieder auf den PCR-Test angewiesen, um Daten zu generieren – mit all seinen bekannten Schwächen. Aber auch hier ist zu sehen, dass Kinder und Jugendliche nicht in größerem Umfang am Infektionsgeschehen teilnehmen. Bei über 2,3 Millionen positiv getesteter Personen entfallen gerade einmal 169 000 auf Kinder und Jugendliche bis zu 14 Jahren.

scent Health, 2021 May; 5(5): e12–e13. Verfügbar unter https://www.ncbi.nlm.nih.gov/pmc/articles/PMC7946566/ (zuletzt abgerufen am 18.07.2021).

[256] UNICEF (2021). COVID-19 and children – UNICEF DATA. Verfügbar unter https://data.unicef.org/covid-19-and-children/ (zuletzt abgerufen am 28.03.2021).

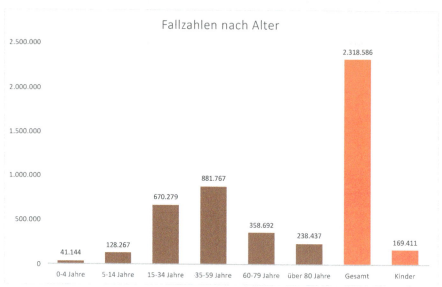

Abbildung 76:   *Fallzahlen in Deutschland in verschiedenen Altersgruppen[257]*

Noch mal klarer wird das Bild, wenn wir nicht absolute Zahlen verwenden, sondern die Daten in Relation setzen:

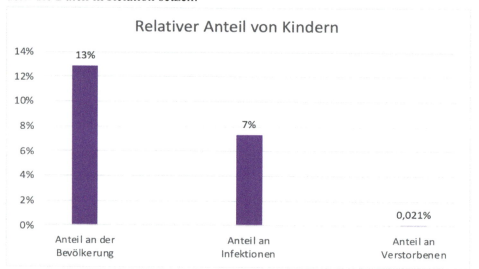

Abbildung 77:   *Relativer Anteil von Kindern am Infektionsgeschehen[258]*

[257] KOPTYUG, E. (2021). Coronavirus (COVID-19) cases Germany 2021, by age group and gender. In: Statista.com. Verfügbar unter https://www.statista.com/statistics/1105465/coronavirus-covid-19-cases-age-group-germany/ (zuletzt abgerufen am 23.02.2021).

Während Kinder bis zu einem Alter von 14 Jahren 13 Prozent der Bevölkerung ausmachen, finden sich nur 7 Prozent der festgestellten Infektionen in dieser Altersgruppe. Bei den Todesfällen wird es noch frappierender: Der Anteil liegt hier bei 0,021 Prozent. Man kann das auch so formulieren: Jeder achte Bundesbürger kommt aus der Altersklasse der bis zu 14 Jahre alten Personen, aber nur jeder vierzehnte Infizierte und sogar nur jeder 4760. Verstorbene. Mit anderen Worten: Kinder stecken sich sehr viel seltener an als Erwachsene, und wenn sie es tun, dann nicht mit gravierenden Konsequenzen. Bereits 2020 erschien eine Studie im New England Journal of Medicine (NEJM, eine der renommiertesten medizinischen Fachzeitschriften weltweit), in der das Infektionsgeschehen in einer Beobachtungsgruppe von 72 000 Probanden untersucht wurde, darunter knapp 1400 Kinder.[259] Das Ganze in Wuhan, definitiv ein Epizentrum des Pandemiegeschehens.

Corona-Mutante in Kitas und Schulen

6+ Kinder werden zur Gefahr für ihre Eltern

Neue Studien aus Belgien und Großbritannien zeigen, dass die Mutante B.1.1.7 wohl vor allem Kinder und Jugendliche befällt. Die Infizierten tragen die Viren in ihre Familien – mit fatalen Folgen. Von Rafaela von Bredow

Abbildung 78: Spiegel-Artikel

Getestet und beobachtet wurden diese Kinder, weil sie Kontakt zu einer erwiesenermaßen infizierten Person hatten. Das Fazit: Nur 12,3 Prozent steckten sich überhaupt an – bei 87,7 Prozent war das Virus nicht nachweisbar. Schwere Erkrankungen traten nicht auf.

[258] IBARRONDO, F. J., FULCHER, J. A., GOODMAN-MEZA, D., ELLIOTT, J., HOFMANN, C., HAUSNER, M. A., FERBAS, K. G., TOBIN, N. H., ALDROVANDI, G. M. & YANG, O. O. (2020). Rapid decay of anti–SARS-CoV-2 antibodies in persons with mild Covid-19. New England Journal of Medicine, 2020 Sep 10; 383(11): 1085–1087. Verfügbar unter https://pubmed.ncbi.nlm.nih.gov/32706954/ (zuletzt abgerufen am 14.07.2021); LONG, Q.-X., TANG, X.-J., SHI, Q.-L., LI, Q., DENG, H.-J., YUAN, J., HU, J.-L., XU, W., ZHANG, Y., LV, F.-J., SU, K., ZHANG, F., GONG, J., WU, B., LIU, X.-M., LI, J.-J., QIU, J.-F., CHEN, J. & HUANG, A.-L. (2020). Clinical and immunological assessment of asymptomatic SARS-CoV-2 infections. Nature Medicine, 2020 Aug; 26(8): 1200–1204. Verfügbar unter https://pubmed.ncbi.nlm.nih.gov/32555424/ (zuletzt abgerufen am 14.07.2021). NIH (2021). Determination of the Effectiveness of Oral Chlorine Dioxide in the Treatment of COVID 19 - Full Text View – ClinicalTrials.gov. Verfügbar unter https://clinicaltrials.gov/ct2/show/NCT04343742 (zuletzt abgerufen am 22.02.2021).

[259] LU, X., ZHANG, L., DU, H., ZHANG, J., LI, Y. Y., QU, J., ZHANG, W., WANG, Y., BAO, S., LI, Y., WU, C., LIU, H., LIU, D., SHAO, J., PENG, X., YANG, Y., LIU, Z., XIANG, Y., ZHANG, F., SILVA, R. M., PINKERTON, K. E., SHEN, K., XIAO, H., XU, S. & WONG, G. W. K. (2020). SARS-CoV-2 Infection in Children. New England Journal of Medicine, 2020 Apr 23; 382(17): 1663–1665. Verfügbar unter https://pubmed.ncbi.nlm.nih.gov/32187458/ (zuletzt abgerufen am 18.07.2021).

Wie entwickeln sich nun aber die Dinge, wenn das Virus einmal im Körper ist und eine Infektion ausgelöst wird? Die Forscher geben hier folgende Zahlen an:

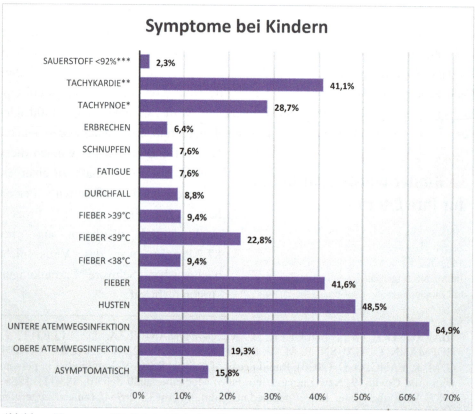

Abbildung 79:	*Häufigkeit klinischer Symptome bei Kindern; *Tachypnoe: beschleunigte Atmung, ** Tachykardie: beschleunigter Puls, ***Ab diesem Wert wird i. d. R. Sauerstoff über eine Nasensonde zugeführt.[260]*

Von den 12,3 Prozent die sich überhaupt erst angesteckt hatten, blieben 15,8 Prozent asymptomatisch. Demzufolge entwickelten von allen Kindern, die Kontakt zu einem Infizierten hatten, insgesamt nur 10 Prozent überhaupt Beschwerden. (Zum Vergleich: Der offizielle Manifestationsindex des RKI liegt bei

---

[260] RITCHIE, H. ORTIZ-OSPINA, E.; BELTEKIAN, D.; MATHIEU, E.; HASELL, J.; MACDONALD, B.; GIATTINO, C.; APPEL, C; RODÉS-GUIRAO, L.; ROSER, M. (2021b). Coronavirus Pandemic (COVID-19). In: Our World in Data. Verfügbar unter https://ourworldindata.org/coronavirus (zuletzt abgerufen am 22.02.2021).

über 50 Prozent.) Zu beobachten sind vor allem die typischen Symptome einer Atemwegsinfektion: Husten, Fieber, eine beschleunigte Atmung sowie ein erhöhter Puls. Das Fieber bleibt dabei in den meisten Fällen in einem moderaten Bereich unter 39 °C. Eine Sauerstoffzufuhr per Nasensonde (nicht Intubation) war in 2,3 Prozent der Fälle erforderlich. Interessant ist, dass Magen-Darm-Beschwerden wie Durchfall gleich häufig waren wie der eher zu erwartende Schnupfen – dieser findet sich nur in einer kleinen Minderheit der Fälle (7,6 Prozent). Im Rahmen der Studie mussten *drei* Kinder intensivmedizinisch versorgt werden, diese hatten jedoch erhebliche Vorerkrankungen: Angeborene Hydronephrose (eine Fehlbildung, die zu Nierenversagen führt), Leukämie (eine Form von Blutkrebs), die zudem chemotherapeutisch behandelt worden war, sowie eine Invagination (eine Form von akutem Darmverschluss). Zu ähnlichen Ergebnissen kommt auch ein Review, in dem 62 Studien weltweit zu diesem Thema ausgewertet wurden:[261]

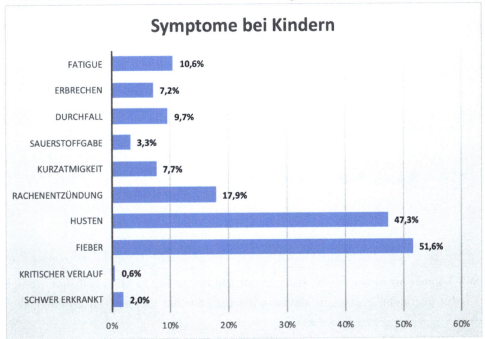

Abbildung 80:   Symptome bei Kindern im Review[261]

[261] LIGUORO, I., PILOTTO, C., BONANNI, M., FERRARI, M. E., PUSIOL, A., NOCERINO, A., VIDAL, E. & COGO, P. (2020). SARS-COV-2 infection in children and newborns: a systematic review. European Journal of Pediatrics, 2020 Jul; 179(7): 1029-1046. Verfügbar unter https://pubmed.ncbi.nlm.nih.gov/32424745/ (zuletzt abgerufen am 18.07.2021).

Bemerkenswert ist auch die Tatsache, dass nur ein geringer Prozentsatz der erkrankten Kinder entsprechende Veränderungen im Blutlabor aufwies. Dabei ist zudem zu beachten, dass gerade die Werte, die schwere und komplizierte Verläufe anzeigen, im Vergleich zu den Werten bei Erwachsenen sehr niedrig waren (Interleukin-6, D-Dimer, Lymphozytenmangel):

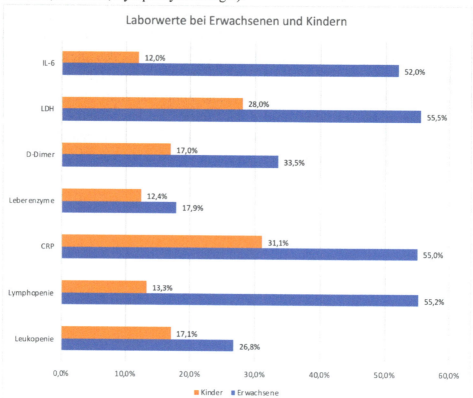

Abbildung 81:   *Typische Laborauffälligkeiten bei Erwachsenen und Kindern[262]*

Wir können an dieser Stelle also zusammenfassend sagen, dass sich nur wenige Kinder überhaupt anstecken, davon wiederum nur ein kleiner Teil erkrankt, dies

[262] LI, B., ZHANG, S., ZHANG, R., CHEN, X., WANG, Y. & ZHU, C. (2020). Epidemiological and Clinical Characteristics of COVID-19 in Children: A Systematic Review and Meta-Analysis. Frontiers in Pediatrics, 2020 Nov 2; 8: 591132. Verfügbar unter https://pubmed.ncbi.nlm.nih.gov/33224909/ (zuletzt abgerufen am 18.07.2021); HENRY, B. M., BENOIT, S. W., DE OLIVEIRA, M. H. S., HSIEH, W. C., BENOIT, J., BALLOUT, R. A., PLEBANI, M. & LIPPI, G. (2020). Laboratory abnormalities in children with mild and severe coronavirus disease 2019 (COVID-19): A pooled analysis and review. Clinical biochemistry, 2020 Jul; 81: 1–8. Verfügbar unter https://pubmed.ncbi.nlm.nih.gov/32473151/(zuletzt abgerufen am 18.07.2021).

dann vor allem mit milden Symptomen, die einem grippalen Infekt entsprechen –
nicht aber einer gefährlichen Pneumonie (Lungenentzündung).

Kinder als Infektionsquelle

Die Politik sieht Kinder und Kindergemeinschaftseinrichtungen als relevante und bedenkliche Infektionstreiber an. Daten, um dies zu belegen, *liegen bis heute nicht vor*. Weder das RKI noch sonst eine staatliche Stelle war binnen eines Jahres in der Lage, eine repräsentative Studie durchzuführen, um das Infektionsgeschehen an Schulen und im Familienkreis zu untersuchen. Das ist ein Armutszeugnis. Vor Beginn der Pandemie wurden Eltern mit ihren Kindern am Flughafen aufgehalten, wenn sie nur einen Tag vor Beginn der Ferien in den Urlaub reisen wollten. Anzeige wegen Verletzung der Schulpflicht inklusive. Dank Lockdown haben wir inzwischen mehrmonatige Schulschließungen, die sich mittlerweile auf fast ein Jahr summieren. Das Bundesinnenministerium hält es in seinem Strategiepapier für sinnvoll, Kinder dahin gehend zu ängstigen, dass sie ihre Großeltern durch Kontakt umbringen könnten. Der bayerische Ministerpräsident Söder erklärte einem sieben-jährigen Kind vor laufender Kamera: „Weißt du, wenn du eine Woche nicht in die Schule kannst, ist das schlimm. Aber jemand, der stirbt, der kann nie wieder was machen."[263] Diese Aussage ist in zweifacher Hinsicht realitätsfern und psychologisch verheerend. Zum einen geht es schon lange nicht mehr um „eine Woche Schule" – sondern um ein komplettes Schuljahr, das mit Schließungen, unzureichendem Fernunterricht und improvisiertem Homeschooling ganze Bildungskarrieren in Gefahr bringt. Zum anderen impliziert sie eine wenig subtile Drohung: Der Schulbesuch führt dazu, dass Menschen sterben. In die Schule gehen oder Leben retten: Das ist schwärzeste Pädagogik. Stellen wir uns das einmal kurz aus der Perspektive eines Kindes vor: In die Schule gehen: Menschen sterben. Freunde sehen: Menschen sterben. Großeltern sehen: Oma und Opa sterben. Welches Bild von sich und der Welt, der eigenen „Verantwortung", verfestigt sich da in den Köpfen unserer Kinder und Enkel? Tatsächlich gibt es, im Gegensatz zum Versagen hierzulande, auf internationaler Ebene durchaus umfangreiche Untersuchungen zu der Frage, ob und in welchem Umfang Kinder „Infektionstreiber" sind. Die Ergebnisse dieser Studien fallen nicht zugunsten unserer Exekutive aus. Ein groß angelegtes Review von 700 (!) publizierten Studien zu diesem Thema kommt zu

---

[263] DERWESTEN.DE (2021). Markus Söder empört mit Angstmacher-Satz zu einem Schulkind. Verfügbar unter https://www.derwesten.de/politik/markus-soeder-bayern-ministerpraesident-schule-kinder-schueler-corona-csu-kanzlerkandidat-id231643115.html (zuletzt abgerufen am 23.02.2021).

einem eindeutigen Fazit: „Kinder sind keine wesentlichen Treiber des Infektionsgeschehens, Kindergärten und Schulen zu öffnen, dürfte keinen Einfluss auf die Mortalität in den Risikogruppen haben."[264] Man wäre schon dankbar, wenn die deutsche Regierung (sei es auf Bundes- oder Landesebene) auch nur eine einzige Studie präsentieren könnte, die die Notwendigkeit von Schulschließungen und Kontaktsperren belegen würde. Aber: Fehlanzeige. Stattdessen werden vorliegende Fakten (und 700 Studien sind Fakten, mit denen man sich zumindest auseinandersetzen sollte) anhaltend ignoriert. Nicht einmal diskutiert – einfach ignoriert. Der Slogan „Folgt der Wissenschaft" wird damit zu einer Farce. Von Befürwortern der Maßnahmen wird gerne eine Studie der Charité Berlin angeführt, die angeblich eine identische Viruslast bei Kindern und Erwachsenen festgestellt habe.[265] Dem ist mitnichten so. Obwohl in der Studie nur symptomatische Probanden getestet wurden (es waren also Beschwerden vorhanden, die auf eine Atemwegsinfektion hinwiesen – es war nur nicht klar, mit welchem Erreger), erwiesen sich gerade einmal 3 Prozent der Kinder als positiv (vs. 5,5 Prozent der Erwachsenen). Das bedeutet im Umkehrschluss, dass in 97 Prozent der Fälle ein anderer Erreger für die Erkrankung der Kinder verantwortlich war. Berücksichtigt man zudem den CT-Wert des verwendeten PCR-Tests, so hatten Kinder eine um 75 Prozent geringere Viruslast als Erwachsene. Eine Ansteckung ist eben noch keine Infektion. Bleibt die Frage, ob diese Viruslast für die Weitergabe des Erregers ausreicht. Epidemiologische Studien verneinen dies. Die Nachverfolgung eines Infektionsclusters in Frankreich ergab, dass ein positiv getestetes Kind trotz Schulbesuchs das Virus an keinen seiner 112 Mitschüler weitergab.[266] In Australien konnte an einer Schule mit 735 Schülern und 128 Lehrern keine Weitergabe des Erregers festgestellt wer-

---

[264] LUDVIGSSON, J. F. (2020). Children are unlikely to be the main drivers of the COVID-19 pandemic - A systematic review. Acta paediatrica (Oslo, Norway: 1992), 2020 Aug; 109(8): 1525–1530. Verfügbar unter https://pubmed.ncbi.nlm.nih.gov/32430964/ (zuletzt abgerufen am 18.07.2021).

[265] JONES, T. C., MÜHLEMANN, B., VEITH, T., BIELE, G., ZUCHOWSKI, M., HOFFMANN, J., STEIN, A., EDELMANN, A., CORMAN, V. M. & DROSTEN, C. (2020). An analysis of SARS-CoV-2 viral load by patient age. MedRxiv. Verfügbar unter https://www.medrxiv.org/content/10.1101/2020.06.08.20125484v1 (zuletzt abgerufen am 18.07.2021).

[266] DANIS, K., EPAULARD, O., BÉNET, T., GAYMARD, A., CAMPOY, S., BOTELHO-NEVERS, E., BOUSCAMBERT-DUCHAMP, M., SPACCAFERRI, G., ADER, F. & MAILLES, A. (2020). Cluster of coronavirus disease 2019 (COVID-19) in the French Alps, February 2020. Clinical Infectious Diseases, 2020 Jul 28; 71(15): 825–832. Verfügbar unter https://pubmed.ncbi.nlm.nih.gov/32277759/ (zuletzt abgerufen am 18.07.2021).

den – obwohl jeweils neun Schüler und Lehrer positiv getestet wurden. Irland: keine Weitergabe von SARS-CoV-2-Infektionen in den Schulen.[267] Schweden: kein Lockdown, keine Einschränkungen an Schulen. Infektionsfälle in Kindergemeinschaftseinrichtungen (Kindergärten und Schulen): null.[268] Wenn sich Kinder anstecken, dann zu Hause.[269] Und auch im familiären Umfeld gilt: Kinder sind so gut wie nie der Indexfall (d. h. Fall 1 in der Familie, von dem die Ansteckung auf weitere Familienmitglieder übergeht). Auch das Deutsche Ärzteblatt stellt fest, dass es auch Monate nach Beginn der Pandemie *keine* wissenschaftlichen Belege dafür gibt, dass Kinder Infektionstreiber wären.[270] Stattdessen wird auf die mannigfaltigen Begleitschäden von Schulschließungen hingewiesen – für die gibt es nämlich zahllose Belege:[271]

- Die mentale, soziale und erzieherische Entwicklung der Kinder leidet massiv.

- Die Beziehung zu Gleichaltrigen und Freunden wird erheblich gestört.

- Die Belastung der Familien durch Hausunterricht und Zusammenbruch des sozialen Netzwerks ist enorm, was zusätzlichen Konflikten, Gewalt gegen Kinder und Vernachlässigung extremen Vorschub leistet[272] bis hin zu To-

---

[267] HEAVEY, L., CASEY, G., KELLY, C., KELLY, D. & MCDARBY, G. (2020). No evidence of secondary transmission of COVID-19 from children attending school in Ireland, 2020. Eurosurveillance, 2020 May; 25(21): 2000903. Verfügbar unter https://pubmed.ncbi.nlm.nih.gov/32489179/ (zuletzt abgerufen am 18.07.2021).

[268] BHOPAL, S. S., BAGARIA, J., OLABI, B. & BHOPAL, R. Children and young people remain at low risk of COVID-19 mortality. The Lancet Child & Adolescent Health, 2021 May; 5(5): e12–e13. Verfügbar unter https://www.ncbi.nlm.nih.gov/pmc/articles/PMC7946566/ (zuletzt abgerufen am 18.07.2021).

[269] RAJMIL, L. (2020). Role of children in the transmission of the COVID-19 pandemic: a rapid scoping review. BMJ paediatrics open, 4(1): e000722. Verfügbar unter https://www.researchgate.net/publication/342356519_Role_of_children_in_the_transmission_of_the_COVID-19_pandemic_A_rapid_scoping_review (zuletzt abgerufen am 18.07.2021).

[270] MERCKX, J., LABRECQUE, J. A. & KAUFMAN, J. S. (2020). Transmission of SARS-CoV-2 by Children. Deutsches Arzteblatt international, 2020 Aug 17; 117(33–34): 553–560. Verfügbar unter https://pubmed.ncbi.nlm.nih.gov/32705983/ (zuletzt abgerufen am 18.07.2021).

[271] CHRISTAKIS, D. A. 2020. School reopening—the pandemic issue that is not getting its due. JAMA pediatrics, 2020 Oct 1; 174(10): 928–928. Verfügbar unter https://pubmed.ncbi.nlm.nih.gov/32401279/ (zuletzt abgerufen am 18.07.2021).

[272] BREMER, A. M. (2020). Coronavirus und Lockdown bringen Gefahr: Gewalt in der Familie gegen Kinder!. In: ECHO24.de, Beitrag vom 30.11.2020. Verfügbar unter

desfällen durch häusliche Misshandlung[273]. Das betrifft alleine hierzulande Millionen von Kindern und steht in keinem Verhältnis zur Krankheitslast dieser Altersgruppe.

Internationale Studien kommen zum selben Fazit: Eine Öffnung der Schulen und Kindergärten ist dringend geboten.[274] Schließungen aufgrund der bisher beobachteten Zahlen bei Kindern würden bedeuten, dass wir das Bildungssystem jedes Jahr während der Grippesaison dichtmachen müssten. Führende Kinderärzte äußern inzwischen erhebliche Bedenken, was den Umgang mit Kindern in der Pandemie betrifft, und weisen auf das eklatante Missverhältnis zwischen der tatsächlichen Bedrohungslage einerseits und den Folgeschäden durch die Pandemiemaßnahmen andererseits hin. Dr. Sven Armbrust beispielsweise, Chefarzt einer der größten Kinderkliniken in Deutschland, fasste seine Bewertung der Corona-Maßnahmen an Schulen und Kindergärten kurz und prägnant zusammen: „Es ist Mist." (Der äußerst sehenswerte Vortrag ist [noch] bei YouTube abrufbar.[275]) Fassen wir diese Erkenntnisse nochmals kurz zusammen:

- *Kinder stecken sich insgesamt deutlich seltener an als Erwachsene (ca. 50 Prozent weniger)*
- *Wenn sie es tun, kommt es in 9 von 10 Fällen nicht zum Ausbruch einer Erkrankung mit Beschwerden.*
- *Wenn es zu Beschwerden kommt, dann in 97 Prozent der Fälle zu milden oder moderaten.*

---

https://www.echo24.de/region/coronavirus-baden-wuerttemberg-kinder-gewalt-in-familien-zahlen-13833191.html (zuletzt abgerufen am 23.02.2021).

[273] HELL, A./KAMPF, L. (2021). Lockdown und Gewalt: Niemand bekam die Kinder zu sehen. Beitrag vom 03.12.2020. Verfügbar unter https://www.sueddeutsche.de/panorama/gewalt-kinder-coronavirus-lockdown-1.5136820 (zuletzt abgerufen am 23.02.2021).

[274] MUNRO, A. P. & FAUST, S. N. (2020). Children are not COVID-19 super spreaders: time to go back to school. Archives of disease in childhood, 2020 Jul; 105(7): 618–619. Verfügbar unter https://pubmed.ncbi.nlm.nih.gov/32371442/ (zuletzt abgerufen am 19.07.2021).

[275] ARMBRUST, S. (2021). Eltern, Wissenschaft und Politik. Vortrag vom 11.3.2021. Verfügbar unter https://www.youtube.com/watch?v=ZX9QdZL4G-s (zuletzt abgerufen am 19.07.2021).

- *Die Symptome unterscheiden sich von denen bei Erwachsenen: Grippale Beschwerden wie Schnupfen sind seltener, dafür Magen-Darm-Beschwerden häufiger.*
- *Die Viruslast bei <u>symptomatischen</u> Kindern ist um 75 Prozent niedriger als bei Erwachsenen. Sie sind damit sehr ungeeignete Infektionsquellen.*
- *Schulen und Kindergärten sind keine Infektionstreiber. Bislang gibt es keine wissenschaftlichen Belege für ein signifikantes Infektionsgeschehen in Schulen.*
- *Wenn sich Kinder anstecken, dann zu Hause.*
- *Ansteckungsquelle in den Familien sind Erwachsene – nicht Kinder.*

Komplikationsrisiken bei Kindern

Obwohl das Erkrankungsrisiko und die Krankheitsschwere bei Kindern sehr gering sind, kann es in seltenen Fällen zu ernsthaften Komplikationen kommen. Diese verlaufen im Regelfall nicht tödlich, erfordern aber eine intensivmedizinische Betreuung. Konkret stehen dabei zwei Varianten im Vordergrund:

- Neurologische Komplikationen (Zeichen einer Hirn- und Hirnhautentzündung sowie epileptische Anfälle)
- Entzündliche Multisystemerkrankung (**MIS-C** = Multi System Inflammatory Syndrome in Children, zu Deutsch: Kindliches Entzündliches Multisystem-Syndrom) mit einer gewissen Ähnlichkeit zum bekannten Kawasaki-Syndrom. Alternative Bezeichnung ist **PIMS** (Paediatric Inflammatory Multisystem Syndrome, zu Deutsch Pädiatrisches Entzündliches Multisystem-Syndrom).

Das Kawasaki-Syndrom ist eine akute, fieberhafte Vasculitis, also eine Entzündung der Gefäße. Diese kann je nach Ausprägung innere Organe erfassen, u. a. Herz (Myokarditis = Herzmuskelentzündung), Nervensystem (Meningitis = Hirnhautentzündung) und Bauchorgane (Darm, Leber, Milz). Die Therapie ist antientzündlich (Immunglobuline, Acetylsalicylsäure und teilweise Cortisol), erfolgt stationär und ist normalerweise erfolgreich – die Krankheit heilt ohne Folgeschäden aus. Die genaue Ursache des Kawasaki-Syndroms ist unbekannt, es werden jedoch virale Infektionen im Vorfeld vermutet. Im Rahmen der Pandemie wurde in manchen der betroffenen Regionen eine erhöhte Anzahl von Patienten beobachtet, die Symptome aufwiesen, wie sie ähnlich auch bei Kawasaki zu finden sind.[276] Die Erkrankung ist sehr selten, ein groß angelegtes Review vom November 2020 wies weniger als 1000 Fälle weltweit aus.[277] Die wichtigsten Merkmale von PIMS sind in der folgenden Grafik zusammengefasst:

---

[276] DUCHARME, J. (2021). What to Know About Kawasaki Disease and Coronavirus. Beitra vom 06./12.05.2020. Verfügbar unter https://time.com/5832461/kawasaki-disease-covid-19/ (zuletzt abgerufen am 23.02.2021).

[277] HOSTE, L., VAN PAEMEL, R. & HAERYNCK, F. (2021). Multisystem inflammatory syndrome in children related to COVID-19: a systematic review. European Journal of Pediatrics, 2021 Jul; 180(7): 2019–2034. Verfügbar unter https://pubmed.ncbi.nlm.nih.gov/33599835/ (zuletzt abgerufen am 19.07.2021).

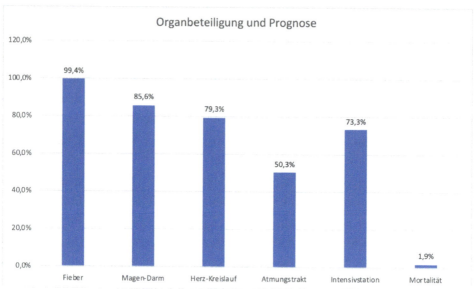

Abbildung 82: *Organbeteiligung, Symptome und Prognose bei PIMS/MIS-C*

Dabei gibt es eine ganze Reihe von *Besonderheiten*, die auf PIMS/MIS-C hinweisen und von den Eltern bemerkt werden können:

- Die starke *Häufigkeit von Magen-Darm-Beschwerden*, v. a. in Form von Bauchschmerzen, Erbrechen und Durchfall
- *Anhaltendes Fieber über 38,5 °C* in fast allen Fällen
- Beschwerden einer Hals-Nasen-Rachen-Entzündung oder Atemnot in der Hälfte der Fälle

Andere Symptome wiederum lassen sich nur mit entsprechender medizinischer Ausstattung feststellen, z. B. Herzbeteiligung oder auffällige Laborwerte. Bei Letzteren sind vor allem drei hervorzuheben, da sie in fast allen Fällen stark erhöht sind und ihre Erhöhung auf eine Hyperinflammation hinweist (Zytokinsturm): **CRP, Ferritin und Interleukin 6**. Zwar testen über 90 Prozent der betroffenen Kinder positiv auf SARS-CoV-2, allerdings weniger im PCR-Test, vielmehr beim Nachweis von IgG-Antikörpern. Dies passt sehr gut zur zeitlichen Abfolge des Geschehens: Die eigentliche Infektion ist zum Zeitpunkt, da PIMS/MIS-C auftritt, bereits Vergangenheit. Es handelt sich nicht um eine akute Komplikation des viralen Infekts, sondern eine Spätfolge. Zudem muss die eigentliche Infektion nicht symptomatisch gewesen sein, d. h., sie kann komplett stumm verlaufen sein (was bei

Kindern der übliche Verlauf ist). Für Eltern gilt es daher, auf die oben genannte *Kombination* an Beschwerden zu achten. Treten diese gemeinsam und über mehrere Tage auf, sollten die einschlägigen Laborwerte analysiert werden.

Vorsorge bei Kindern

Da Kinder allgemein so gut wie nie an Covid-19 erkranken und Komplikationen extrem selten sind, besteht ein viel geringerer Anlass zur Sorge als bei Erwachsenen mit entsprechenden Risikofaktoren und Grunderkrankungen. Liegen allerdings spezifische Risikofaktoren und Vorerkrankungen bei Kindern vor, sollten sie analog zum Vorgehen bei Erwachsenen versorgt werden. Obwohl viel seltener als bei Erwachsenen, sind auch im Kindesalter relevante Vorerkrankungen möglich:

- Diabetes mellitus (häufig Typ 1, sehr selten Typ 2)
- Angeborene Herz-Kreislauf-Erkrankungen (z. B. Herzfehler)
- Chronische Lungenerkrankungen (v. a. Asthma)
- Immunologische Erkrankungen (v. a. Autoimmunerkrankungen)
- Adipositas

Es gilt dann das gleiche Vorsorgeprinzip wie bei Erwachsenen: Risikofaktoren prüfen, ggf. quantifizieren (Radikalenstress, chronische Entzündung, Vitamin-D-Status etc.) und minimieren (vgl. „Risikofaktoren und Prävention: Gefahren erkennen und reduzieren").

Wir müssen dabei folgende Aspekte unterscheiden und ihnen die Gewichtung zukommen lassen, die sie verdienen:

- Ansteckungsprophylaxe
- Infektionsprophylaxe
- Vorgehen bei Symptomen

Beginnen wir mit der Ansteckungsprophylaxe: Diese besitzt medizinisch den geringsten Stellenwert und gleichzeitig das größte Schadpotenzial. Wie wir gesehen haben, stecken sich Kinder eher selten an, und wenn sie es tun, entwickelt sich selten eine Infektion. Umgekehrt sind die zur Ansteckungsprophylaxe eingesetzten Instrumente (Kontaktbeschränkung bei Freunden, Mitschülern, Sport- und Spielkameraden, Großeltern; Schulschließungen; Maske) von teils verheerender Wirkung. Unsere Kinder haben nach fast einem Jahr Pandemie eines glasklar unter Beweis gestellt, die Zahlen sind hier so eindeutig wie möglich: Sie kommen mit dem Coronavirus hervorragend zurecht – viel besser als mit den Pandemiemaßnahmen. Wo und wann immer möglich, sollten wir den psychischen und gesellschaftlichen Druck, der auf unseren Kindern lastet, verringern, ihnen Freiräume schaffen und ein möglichst normales Leben ermöglichen. Sie werden es uns danken, ebenso wie ihr Immunsystem. Umgekehrt können psychische Belastungen die Abwehrkraft erheblich reduzieren. Und wir sollten ihnen dringend vermitteln, dass der Wunsch, Freunde zu sehen, in die Schule zu gehen oder Oma und Opa zu besuchen, nicht identisch ist mit versuchtem Totschlag.

Sinnvoller und praktikabler ist die Infektionsprophylaxe, also die Unterstützung des kindlichen Immunsystems bei der Abwehr des Virus. Hier gelten die gleichen Regeln wie bei Erwachsenen (vgl. Tabelle 44, S. 422), auch bezüglich der Dosierungen. Wir müssen beachten, dass der Mikronährstoffbedarf bei Kindern und Jugendlichen eher höher als bei Erwachsenen ist, selten niedriger: Der Stoffwechselumsatz ist höher, und Wachstum erfordert ebenfalls viele Nährstoffe.

Für den Fall, dass Kinder Symptome zeigen, gilt zuallererst einmal: Ruhe bewahren. In vielen Fällen handelt es sich nicht um Covid-19, sondern andere Atemwegsviren (genau genommen in 97 Prozent der Fälle, vgl. die Studie der Charité Berlin[265]). Die Sofortmaßnahmen orientieren sich am bereits bekannten Schema (vgl. Tabelle 32, S. 271), allerdings sollte in diesem Fall eine Anpassung der Dosierungen erfolgen und *Ivermectin nur eingesetzt werden, falls einschlägige Risiko-Vorerkrankungen vorliegen*:

Tabelle 34:   *Sofortmaßnahmen bei Erkrankungsverdacht bei Kindern*

Wirkstoff	Dosierung	Bemerkung
Vitamin D	> 5000 IU/Tag	Ggf. Anpassung abhängig vom Status; vgl. S. 247, Tabelle 29
Vitamin C	4500 mg/Tag	Über den Tag verteilen, um die Aufnahme zu verbessern
Nukleotide	500 mg/Tag	
Quercetin	500 mg/Tag	
Melatonin	1 × 10 mg/Tag	Einnahme vor dem Schlafengehen
NAC	2 × 50 mg/kg KG	Einnahme nüchtern (d. h. 2 h Abstand zur letzten Mahlzeit)
Zink	2 × 20 mg/Tag	
Zink-Transporter	EGCG: 500 mg/Tag Quercetin: 500 mg/Tag Phosphatidylcholin: 2000 mg/Tag	
Ivermectin	1 × 0,2 mg/kg KG pro Tag	Nur bei Vorliegen schwerer Grunderkrankungen

- *Kinder erleiden extrem selten einen komplizierten Verlauf. Tritt er auf, lässt er sich in den allermeisten Fällen gut behandeln und endet weder tödlich, noch verursacht er Langzeitschäden.*

- *Zwei Komplikationsvarianten stehen dabei im Vordergrund: Eine Beteiligung des Nervensystems und eine entzündliche Multisystemerkrankung (PIMS), die einem Kawasaki-Syndrom ähnelt.*

- *In beiden Fällen ist nicht mehr das Virus das eigentliche Problem, sondern die Hyperinflammation. Die Behandlung ist folgerichtig vor allem antientzündlich.*

- *Magen-Darm-Beschwerden sind bei Kindern deutlich häufiger als bei Erwachsenen und damit ein potenzielles Warnsignal.*

- *Kinder benötigen im Regelfall keine größere Vorsorgemaßnahmen, es sei denn, bestimmte Risikofaktoren liegen vor.*

- *Isolationsmaßnahmen und Social Distancing bei Kindern stehen in keinem Verhältnis zum Risikopotenzial und sind wegen ihrer vielfältigen Schadeffekte kritisch zu sehen.*

Die Impfung: eine Bestandsaufnahme

Das mittlerweile gestartete Impfprogramm wird als die ultimative Lösung für die Pandemie gepriesen: Die Impfung ist *der* Heilsbringer, mit dessen Hilfe Corona überwunden werden soll. Allerdings sind hier nicht unerhebliche Zweifel angebracht. Dabei geht es nicht darum, generell von Impfungen abzuraten oder die Idee als solche zu verwerfen. Vielmehr ist es so, dass aus mehreren gewichtigen Gründen nicht davon auszugehen ist, mittels der gestarteten Impfkampagne Corona „überwinden" zu können. Diese Gründe sind zum einen genereller Natur und würden grundsätzlich jeden Impfstoff betreffen, der zu diesem Zweck entwickelt wird: Viren im Allgemeinen und RNA-Viren wie SARS-CoV-2 im Besonderen weisen eine hohe Mutationsrate auf. Sie verändern sich also permanent. Diese Veränderung kann zu unseren Gunsten ausfallen (das Virus wird harmloser) oder zu unseren Ungunsten (das Virus wird gefährlicher). Unabhängig davon führt diese Veränderung aber nicht selten dazu, dass unser Immunsystem seine Immunität an den modifizierten Virus anpassen muss. Immunität muss also immer ein Stück weit wieder neu gelernt werden. Für einen Impfstoff bedeutet dies, dass er früher oder später obsolet wird, da sich das Virus verändert hat und der Impfstoff nicht mehr dem aktuell vorherrschenden Typ entspricht. Wir kennen dieses Phänomen von der jährlichen Grippeimpfung. Die Treffsicherheit der Impfstoffanpassung und die Effektivität der Impfung sind dabei bestenfalls mittelmäßig und liegen üblicherweise zwischen 25 und 50 Prozent.[278] Das bedeutet praktisch, dass von Geimpften z. B. 25 Prozent weniger erkranken als von Nichtgeimpften. Dieser Bonus ist doch sehr überschaubar – und: Selbst dieser geringe Effekt erfordert eine jährliche Erneuerung der Impfung. Bereits jetzt wird im Rahmen der „Mutanten-Diskussion" erkennbar, dass wir bei SARS-CoV-2 so ziemlich die gleiche Situation vorfinden werden wie bei Influenza. Das impliziert gleich mehrere Probleme:

---

[278] KIM, S. S., FLANNERY, B., FOPPA, I. M., CHUNG, J. R., NOWALK, M. P., ZIMMERMAN, R. K., GAGLANI, M., MONTO, A. S., MARTIN, E. T., BELONGIA, E. A., MCLEAN, H. Q., JACKSON, M. L., JACKSON, L. A. & PATEL, M. (2020). Effects of Prior Season Vaccination on Current Season Vaccine Effectiveness in the United States Flu Vaccine Effectiveness Network, 2012–2013 Through 2017–2018. Clinical Infectious Diseases, 2020 Jun 7; ciaa706. Verfügbar unter https://pubmed.ncbi.nlm.nih.gov/32505128/ (zuletzt abgerufen am 19.07.2021).

- Der Aufwand, jährlich einen Großteil der Menschheit gegen Corona zu impfen, ist gigantisch – logistisch, finanziell und organisatorisch.
- Speziell ärmere Länder werden sich ein solches Dauer-Impfprogramm nicht leisten können. Zudem fehlt in diesen Regionen häufig die Infrastruktur, um z. B. RNA-Impfstoffe einsetzen zu können (Stichwort Kühlkette).
- Die massive Umlenkung finanzieller und personeller Ressourcen führt zu einer deutlich schlechteren Versorgung in anderen medizinischen Bereichen (Stichwort Ernährungslage, andere endemische Infektionskrankheiten etc.).
- Muss in diesem Tempo jährlich ein neuer Impfstoff ausgetüftelt werden, fehlt dauerhaft die Zeit, um diesen Impfstoff im Vorfeld gründlich klinisch zu prüfen. Es wird immer eine Art Provisorium auf die Bevölkerung losgelassen, dessen potenzielle Nebenwirkungen man dann nur in der Rückschau identifizieren kann (vgl. Pandemrix). Eine Art Dauerexperiment mit jährlich wechselndem Ausgang.

Zu diesen generellen Überlegungen kommen noch Bedenken hinzu, die spezifisch die jetzt vorgestellten genetischen Impfstoffe betreffen. Beide Varianten, sowohl RNA-Impfstoffe als auch DNA-Impfstoffe in Form von Vektorvakzinen, sind Neuland. Bisher wurde noch nie ein RNA-Vakzin zugelassen, alle scheiterten in der Studienphase – obwohl bereits seit über 20 Jahren daran geforscht wird. Dazu zählen auch Kandidaten gegen andere Coronaviren (SARS und MERS),[279] die es nie zur Zulassung schafften. Bei Vektorimpfstoffen gab es zumindest bereits zwei Vakzine – eines gegen Ebola und eines gegen Dengue-Fieber. Ersterer wurde aber noch nie in größerem Rahmen eingesetzt, letzterer musste wieder vom Markt genommen werden – wegen erheblicher Langzeitfolgen.[280] Sowohl was die Wirksamkeit als auch die Sicherheit angeht, gibt es zu allen drei Kandidaten

---

[279] LURIE, N., SAVILLE, M., HATCHETT, R. & HALTON, J. (2020). Developing Covid-19 vaccines at pandemic speed. New England Journal of Medicine, 2020 May 21; 382(21): 1969–1973. Verfügbar unter https://pubmed.ncbi.nlm.nih.gov/32227757/ (zuletzt abgerufen am 19.07.2021).

[280] HALSTEAD, S. B. (2018). Which dengue vaccine approach is the most promising, and should we be concerned about enhanced disease after vaccination? There is only one true winner. Cold Spring Harbor perspectives in biology, 2018 Jun 1; 10(6): a030700. Verfügbar unter https://pubmed.ncbi.nlm.nih.gov/28716893/ (zuletzt abgerufen am 19.07.2021).

(AstraZeneca, Biontech/Pfizer, Moderna) viele offene Fragen – die zwar hierzulande eher selten diskutiert werden, im Ausland aber durchaus.[281] Speziell bei genauerem Hinsehen werden aus Fragen Zweifel. Aber der Reihe nach. Beginnen wir mit einer kurzen Einführung zur Idee und Technik der Impfung und sehen uns dann im Anschluss die aktuellen Corona-Impfstoffe etwas aus genauer an.

---

[281] EMH SCHWEIZERISCHER ÄRZTEVERLAG AG (2020). Genetische Impfstoffe gegen COVID-19: Hoffnung oder Risiko?. Die Schweizerische Ärztezeitung 101(2728): 862–864, Beitrag vom 01.07.2020. Verfügbar unter https://saez.ch/article/doi/saez.2020.18982 (zuletzt abgerufen am 02.03.2021).

Grundlagen: kleine Einführung in das Thema Impfen

Das Konzept der Impfung

Die Idee einer Impfung ist an und für sich bestechend simpel: Dem Immunsystem wird ausreichend Information über den jeweiligen Gegner präsentiert, um auf dieser Basis eine Immunität zu entwickeln. Vorteil gegenüber der tatsächlichen Infektion: Der Impfstoff macht optimalerweise nicht krank, trotzdem lernt das Immunsystem und entwickelt Abwehrkompetenz. Die Information über den Gegner bezeichnet man als Antigen. Nachdem es in den Körper eingebracht wurde, erfolgt der gleiche Ablauf, den wir im Kapitel Infektion und Immunität bereits kennengelernt haben: Fresszellen werden das Antigen aufnehmen, verarbeiten und anschließend den Lymphozyten präsentieren. Diese spezialisieren sich auf das Antigen, es entstehen spezifische T-Killerzellen (zytotoxische Zellen) und Plasmazellen (die wiederum Antikörper produzieren).

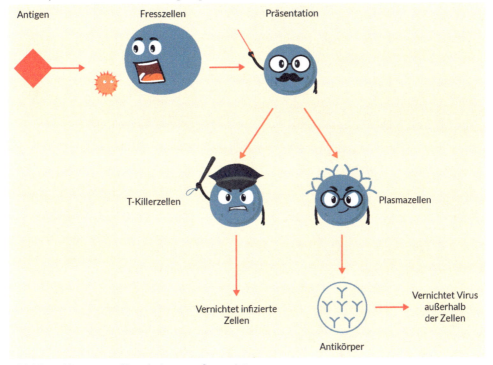

Abbildung 83:   Vom Antigen zur Immunität

So weit das Prinzip. Bei der Umsetzung wird es jetzt etwas schwieriger. Die entscheidende Frage ist hier, wie man das Antigen so in den Körper einbringt, dass es zwar eine Immunität hervorruft, gleichzeitig aber nicht krank macht.

Welche Impftechniken gibt es, und wie funktionieren sie?

Die historisch erste Methode waren **Lebendimpfstoffe**, also lebende, vermehrungsfähige Erreger. Klingt nicht gänzlich unkritisch und ist es auch nicht. Um dennoch für Sicherheit zu sorgen, gibt es drei Möglichkeiten:

- Man schwächt den Erreger ab (attenuierte Erreger).
- Man verabreicht nur geringste Mengen des Erregers.
- Man deaktiviert zumindest die Vermehrungsfähigkeit.

Die erste erfolgreiche Lebendimpfung erfolgte im 18. Jahrhundert in England: Um sich vor den echten Pocken zu schützen, wurden Gesunden geringe Mengen von Kuhpocken-Eiter verabreicht. Kuhpocken sind für Menschen weniger gefährlich, die entstehende Immunität wirkt aber auch gegen die herkömmlichen Pocken. Klassische Beispiele für Lebendimpfstoffe sind neben den Pocken auch Polio (dieser Lebendimpfstoff ist heute in Europa nicht mehr im Einsatz), MMR (Mumps – Masern – Röteln) und TBC (Tuberkulose).

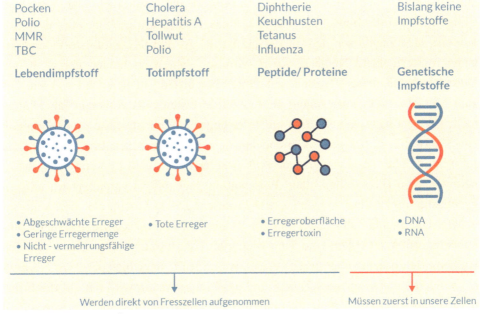

Abbildung 84:   *Übersicht Impfarten bei aktiver Immunisierung*

Um die Verträglichkeit zu erhöhen (Lebendimpfstoffe verursachen mitunter beeindruckende Impfreaktionen, schließlich handelt es sich um eine Mini-Infektion), wurde später mit toten Erregern experimentiert. Diese **Totimpfstoffe** haben den Vorteil, dass sich die verwendeten Erreger nicht mehr vermehren oder in unsere Zellen eindringen können – es kommt also nicht zur Infektion. Gleichzeitig können auch tote Erreger als Anschauungsmaterial für unser Immunsystem reichen, und es entsteht schließlich eine Immunität. Beispiele für diese Technik sind Impfstoffe gegen Cholera, Hepatitis A, Tollwut oder der aktuelle Polio-Impfstoff. Ein weiterer Schritt in der Evolution der Impftechnik war dann, gänzlich auf Erreger zu verzichten – egal ob tot oder lebend. Stattdessen werden nur einzelne Merkmale des Erregers verwendet. Das können Oberflächenstrukturen sein (z. B. ein Teil einer Virushülle) oder deaktivierte Toxine des Erregers. Technisch handelt es sich dabei um **Eiweiße (Proteine) oder deren Fragmente (Peptide)**. Beispiele hierfür sind die Impfungen gegen Diphterie, Keuchhusten, Tetanus oder manche Influenza-Varianten. Alle drei Techniken (Lebend-, Tot- und Peptidimpfung) sind seit Jahrzehnten im Einsatz, ihre Wirkung, Verträglichkeit und mögliche Nebenwirkungen sind sehr gut erforscht und bekannt. Theoretisch hätte man auch alle drei Varianten zur Entwicklung eines Corona-Impfstoffs heranziehen können. Das war anfangs auch der Fall, aber bereits sehr früh in der Entwicklung legte man sich vor allem auf vollkommen neue Methoden fest – die Gründe dafür sind nicht klar. Vor allem China blieb bei der bewährten Methode eines Totimpfstoffes (Sinovac), der mittlerweile auch zugelassen und im Einsatz ist. RNA- und DNA-Impfstoffe sind dagegen weitestgehend Neuland. Zwar wird seit Jahren an beiden geforscht, ein Durchbruch mit diesen Techniken konnte aber bislang nicht erzielt werden. Bis zum Frühjahr 2020. Hier gelang in wenigen Monaten, was vorher in Jahrzehnten nicht geklappt hatte: genetische Impfstoffe gegen einen Erreger zu entwickeln und zur Marktreife zu bringen. Während bei den drei klassischen Impfvarianten die Information über den Erreger *außerhalb* unserer Zellen vom Immunsystem aufgenommen wird (Fresszellen, dann Präsentation gegenüber Lymphozyten), müssen genetische Impfstoffe zwingend zuerst in unsere Zellen hinein. Nur dort kann ihr genetischer Bauplan abgelesen und zur Produktion von erregerspezifischen Komponenten genutzt werden – die dann wiederum vom Immunsystem erkannt werden können. Man beachte aber bereits diesen wichtigen Unterschied: *Genetische Impfstoffe wirken nur in unseren Zellen*, und das Immunsystem wird nur auf die Information aufmerksam, indem es eine unserer Zelle als infiziert erkennt – und bekämpft. Der Tod der Zellen, die die genetische Information umsetzen, ist dabei einkalkuliert und zwingender Bestandteil des Verfahrens. Dieser Umstand birgt nicht unerhebliche Risiken und könnte mit hoher Wahrscheinlichkeit für einige der mittlerweile beobachteten kritischen Nebenwirkungen verantwortlich sein (hier v. a. die Thrombosen). Wir werden etwas mehr Details der genetischen Impfstoffe gleich in Augenschein nehmen, vorab aber noch ein paar Informationen zur Impfstoffentwicklung.

- *Viren im Allgemeinen und Coronaviren im Besonderen mutieren und verändern sich natürlicherweise. Mutationen können die Gefährlichkeit des Virus erhöhen oder senken.*
- *Bisherige Erfahrungen mit Impfungen gegen häufig mutierende Viren erbrachten äußerst unbefriedigende Resultate, selbst bei jährlicher Anpassung.*
- *Ziel einer Impfung ist es, dem Immunsystem Informationen über einen Erreger zur Verfügung zu stellen, auf deren Basis eine Immunität entwickelt werden kann.*
- *Bisher kamen zu diesem Zweck Lebendimpfstoffe, Totimpfstoffe und Protein-/Peptidimpfstoffe zum Einsatz.*
- *Die aktuellen Corona-Impfstoffe sind genetische Impfstoffe (RNA und DNA) und damit neuartig. In den letzten 20 Jahren ist es nicht gelungen, auf dieser technischen Basis einen sicheren und effektiven Impfstoff zu entwickeln.*
- *Genetische Impfstoffe müssen in unsere Zellen eindringen, z. T. bis in den Zellkern, um zu wirken. Dabei entstehen nicht unerhebliche Risiken.*

Wie eine Impfung in die Welt kommt

Impfstoffe sind ein pharmakologischer Sonderfall. Während Medikamente in der Regel dazu dienen, *bestehende* Beschwerden und Krankheiten zu lindern, sollen Impfstoffe Krankheiten verhindern. Das bedeutet aber auch, dass sie Personen verabreicht werden, die gar nicht an der betreffenden Krankheit leiden, häufig also Personen, die gar nicht krank, sondern gesund sind. Während man bei der Behandlung von Krankheiten Nebenwirkungen eher in Kauf nimmt (speziell, wenn es lebensbedrohende Erkrankungen sind), besteht bei der Verabreichung eines Wirkstoffs an tendenziell Gesunde eine deutlich geringere Toleranz. Während man in der Onkologie (Krebstherapie) durchaus auch ein experimentelles Verfahren mit schweren Nebenwirkungen in Betracht ziehen wird, wäre das für die Impfung eines gesunden Kleinkindes vollkommen inakzeptabel. Die Anforderungen sind also sehr hoch, höher als für die meisten Medikamente. Dementsprechend sind Entwicklung, Erprobung und Zulassung von Impfstoffen ein sehr aufwendiger, kostspieliger und langwieriger Prozess. Zehn Jahre zwischen Konzeption und Zulassung sind keine Ausnahme, sondern die Regel. Dabei gliedert sich der gesamte Ablauf in mehrere Phasen:

Tabelle 35:   *Testphasen bei neuen Impfstoffen*

Phase	**Ziel**	**Teilnehmer**	**Dauer (Jahre)**
Präklinisch	Grundrisiken, Wirkstoffeigenschaften	Zell-kulturen, Tier-versuche;	> 4
Phase I	Wirkung im menschlichen Körper	< 100 Personen	> 1
Phase II	Optimale Dosierung, Basissicherheit	< 1000 Personen	> 2
Phase III	Sicherheit und Nebenwirkungen	Mehrere Tausend	> 2

Als präklinisch bezeichnet man die Grundlagenforschung vor Einbeziehung menschlicher Versuchskandidaten. Die Wirkstoffe werden in Zellkulturen untersucht, z. B. um eine Schädigung des Erbguts, schwere Zellfunktionsstörungen oder toxische Eigenschaften auszuschließen. Daran anschließend finden Tierversuche statt, angefangen von Mäusen und Ratten bis hin zu Primaten. Dadurch sollen Grundrisiken erkannt und die Eigenschaften des Wirkstoffs in einem komplexen Organismus studiert werden. Diese Phase nimmt mindestens vier Jahre in Anspruch. Mit den gewonnenen Informationen geht man jetzt in Phase I. An einer kleinen Anzahl von Probanden wird versucht, die Erkenntnisse aus den Tierversuchen auf den Menschen zu übertragen. Zwar lässt sich an Versuchstieren bereits vieles erkennen, aber letztlich ist der Mensch ein Mensch und die Maus eine Maus. Nach mindestens einem Jahr Beobachtung und den Erkenntnissen aus Zellkulturen und Tierversuchen entwickelt man ein Modell, wie der neue Wirkstoff eingesetzt werden könnte und sollte. Hier stehen jetzt Aspekte der Pharmakodynamik und Pharmakokinetik im Vordergrund, zusammen mit elementaren Sicherheitsprüfungen. Vereinfach gesagt, gilt es herauszufinden, wie viel wie oft und wann gegeben werden muss, um das gewünschte Resultat zu erzielen – und welche Nebenwirkungen dabei auftreten können bzw. für wen das Ganze vielleicht nicht geeignet ist (sogenannte Kontraindikationen, z. B. eingeschränkte Leberfunktion, Herzkreislauferkrankungen etc.). Dieser Entwicklungsabschnitt wird als Phase II bezeichnet und erstreckt sich über mehrere Jahre. Das große (vorläufige) Finale ist die Phase III: Mit der Information, wie der Wirkstoff optimal eingesetzt wird, werden nun größere Probandengruppen behandelt (üblicherweise mehrere Tausend). Allerdings nicht nur mit dem neuen Wirkstoff, sondern auch mit einem Placebo. Nur wenn der neue Wirkstoff dem Placebo deutlich überlegen *und* gleichzeitig sicher ist, kommt eine Zulassung infrage. Da selbst die Probanden und ihre behandelnden Ärzte nicht wissen, wer zu welcher Gruppe gehört, und die Gruppenzugehörigkeit ausgelost wird, spricht man auch von verblindeten, randomisierten placebokontrollierten Studien. Diese Studien sind der Goldstandard in der Medizin. Ihre Durchführung nimmt nochmals mindestens zwei Jahre in Anspruch. Hier scheitert auch der Großteil der Neuentwicklungen. Das meiste, was im Labor gut aussieht, bewährt sich in der Praxis nicht – sei es, weil die Wirkung zu schwach ist, sei es, weil die Nebenwirkungen zu häufig oder zu stark sind.

Die größte klinische Studie aller Zeiten hat begonnen

Wichtig bei alledem ist die Zeitachse. Selbst bei üppigster finanzieller Ausstattung sind Langzeitbeobachtungen durch nichts zu ersetzen. Und Zeit kann man nicht kaufen.

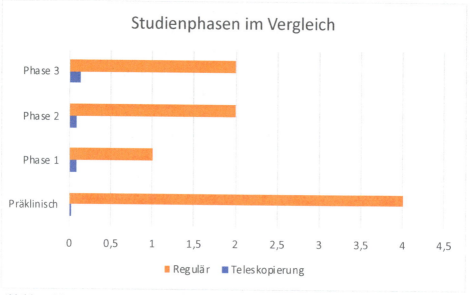

Abbildung 85:   *Dauer der Studienphasen bei regulärer (in Orange) und teleskopierter (in Blau) Zulassung*

Bei Impfstoffen ist die Frage nach Langzeitfolgen enorm wichtig. Dazu zählen u. a. Störungen des Immunsystems (beispielsweise das Auftreten von Autoimmunerkrankungen oder Allergien), Organschäden (z. B. Nieren- oder Leberschäden), aber auch neurologische Komplikationen (Hirn-, Rückenmark- und Hirnhautentzündungen, Epilepsie, Narkolepsie etc.) und die Erhöhung des Krebsrisikos (wenn z. B. das Erbgut geschädigt wird). Diese Dinge lassen sich nicht in wenigen Monaten ausschließen. Nur die Beobachtung der Probanden über mehrere Jahre erlaubt diesbezüglich einigermaßen Sicherheit. Sie ahnen bereits, welche Impfstoffe keinerlei Langzeitbeobachtungen vorweisen können – weil sie weder bereits in anderer Form im Einsatz waren noch eine ausreichend lange Phase III durchgeführt wurde. Wie wir sehen werden, basiert unsere Impfstrategie gerade in den Risikogruppen auf der Auswertung der Daten von wenigen Dutzend Probanden – teilweise sogar weniger. Und das mit einer Beobachtungsphase, deren Dauer

2,5 Prozent der üblichen und etablierten entspricht. Wir stützen uns also auf eine sehr dünne Datenlage bei 40-facher Beschleunigung des Zulassungsverfahrens – und das Ganze in einem völlig neuen, bislang nie erfolgreich eingesetzten Verfahren. Es ist zumindest ein sehr gesunder Optimismus erforderlich, um davon auszugehen, dass hier keine Probleme auftreten werden. Optimismus ist allerdings keine wissenschaftliche Kategorie. Von Befürwortern der Impfung wird immer wieder behauptet, die Impfstoffe hätten, wie andere Impfstoffe auch, alle Phasen der Zulassung durchlaufen und seien daher als sicher einzuschätzen. Das ist, gelinde gesagt, nur die halbe Wahrheit. Zwar wurden alle Phasen durchlaufen – aber in einem Tempo, das es unmöglich macht, die einzelnen Phasen ordnungsgemäß abzuschließen und auszuwerten. Die Teleskopierung bedeutet nichts anderes, als dass die jeweils nächste Phase bereits begonnen wurde, bevor die vorhergehende abgeschlossen war.

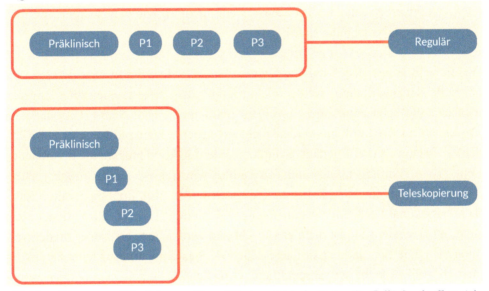

Abbildung 86:   *Ablauf der regulären (Blau) und teleskopierten (in Gelb) Impfstoffentwicklung*

Die jetzt stattfindende Massenimpfung der Bevölkerung ist, technisch gesehen, die eigentliche Phase-III-Studie – mit ungewissem Ausgang.[282] Man bezeichnet dies euphemistisch als „Rolling Review", ein anderer Begriff wäre „Learning by

---

[282] DUNCAN, H. (2020). Covid-19 vaccine: we are sleepwalking into a massive prospective cohort study. BMJ, 2020 Nov 24; 371: m4568. Verfügbar unter https://pubmed.ncbi.nlm.nih.gov/33234504/ (zuletzt abgerufen am 19.07.2021).

Doing" – wir machen erst mal und schauen dann, wie es gelaufen ist. Allerdings mit enormen Unterschieden zu einer regulären Phase-III-Studie:

- Studienteilnehmer werden normalerweise einer genauen und permanenten Beobachtung unterzogen: Dazu zählen die routinemäßige labortechnische Untersuchung in bestimmten Abständen, aber auch regelmäßige Kontrollbesuche beim betreuenden Arzt sowie die penible Erfassung *aller* neu auftretenden Beschwerden mittels eines Tagebuches.

- Studienteilnehmer werden vor Verabreichung des zu untersuchenden Wirkstoffs genau untersucht, um ein genaues Bild von der Ausgangslage zu bekommen und auftretende Probleme besser zuordnen zu können.

- All dies trifft auf die jetzt geimpften Personen nicht zu: Weder erfolgt eine regelmäßige Kontrolle durch einen Arzt, noch werden in festen Abständen umfangreiche Laboruntersuchungen durchgeführt. Ein detailliertes Beschwerdetagebuch wird ebenso wenig geführt, wie eine ausführliche Eingangsuntersuchung stattfindet.

Vereinfacht gesagt: Nach der Impfung weiß niemand so genau, was passiert. Potenzielle Nebenwirkungen werden nicht routinemäßig erfasst, eine echte Langzeitbeobachtung kann somit nicht erfolgen. Schlimmer noch: Selbst Todesfälle im Anschluss an die Impfung werden nicht untersucht. Während bei einem SARS-CoV-2-Nachweis (PCR genügt, Symptome oder Infektion müssen nicht vorhanden sein) *jeder* Todesfall als Corona-Tod geführt wird (an oder mit Corona verstorben), gilt bei der Impfung das genaue Gegenteil: Tod nach Impfung ist grundsätzlich erst einmal Pech. Eine routinemäßige Obduktion (Leichenschau) findet nicht statt, im Gegenteil: Sie ist nicht erwünscht und wird seitens offizieller Stellen verhindert.[283] Die Begründung ist interessant: Die Staatsanwaltschaft lehnt Obduktionen ab, weil es keine wissenschaftliche Grundlage für einen Zusammenhang mit der Impfung gebe (laut RKI und Paul-Ehrlich-Institut). RKI und Paul-Ehrlich-Institut wiederum sehen mangels Belegen keinen Zusammenhang zwischen Impfung und Tod – wie denn auch, wenn gar nichts untersucht wird und keine Obduktionen stattfinden! Kafkaesk – bestenfalls. Schlimmstenfalls kriminell. Eine ähnliche Situation gab es 2020 bereits einmal, als das RKI dringend davon abriet,

---

[283] 2020NEWS UG (2021a). Generalstaatsanwalt Stuttgart will Obduktionen nach Impfungen verhindern. In: 2020news.de vom 26.02.2021. Verfügbar unter https://2020news.de/generalstaatsanwalt-stuttgart-will-obduktionen-nach-impfungen-verhindern/ (zuletzt abgerufen am 02.03.2021).

Coronatote zu obduzieren. Anstatt also jedem Verdachtsfall auf unerwünschte Reaktionen und Nebenwirkungen bis hin zum Tod genauestens nachzugehen und möglichst lückenlos aufzuklären, passiert das genaue Gegenteil. Landes- und europaweit häuften sich sofort nach Beginn der Impfkampagne die Meldungen über ernste Nebenwirkungen und Todesfälle – speziell bei der Hauptzielgruppe, alten und vorerkrankten Menschen. Coronaausbrüche mit Häufung von Todesfällen in Alten- und Pflegeheimen direkt nach Durchführung der Impfung wurden geradezu zur Regel mit Hunderten von Fällen und Dutzenden von Pressemeldungen[284] – allerdings in der Lokalpresse. Ein besonders tragisches Beispiel ist der Fall der 91-jährigen Waltraut Römer. Sie war eine der Ersten, die in ihrer Region die Impfung erhielten, was zunächst als Erfolgsmeldung präsentiert wurde. Sie verstarb ebenso wie zwölf weitere Altenheimbewohner im Anschluss an die Impfung. Aufgrund der Pandemievorschriften konnten sich ihre Angehörigen nicht einmal von ihr verabschieden:

---

[284] 2020NEWS UG (2021c). Whistleblower aus Berliner Altenheim: Das schreckliche Sterben nach der Impfung. In: 1010news.de, Beitrag vom 24.02.2021. Verfügbar unter https://2020news.de/whistleblower-aus-berliner-altenheim-das-schreckliche-sterben-nach-der-impfung/ (zuletzt abgerufen am 02.03.2021). SÜDKURIER (2021b). Uhldingen-Mühlhofen: Vor der Corona-Impfung schon infiziert? Elf Todesfälle und sieben akute Infektionen im Pflegeheim in Uhldingen-Mühlhofen. Verfügbar unter https://www.suedkurier.de/region/bodenseekreis/bodenseekreis/nach-der-ersten-corona-impfung-elf-todesfaelle-und-sieben-akute-infektionen-im-pflegeheim-in-uhldingen-muehlhofen (zuletzt abgerufen am 02.03.2021). BR (2021). Impfung kam zu spät: Acht Tote in Miesbacher Pflegeheim. Verfügbar unter https://www.br.de/nachrichten/bayern/impfung-kam-zu-spaet-acht-tote-in-miesbacher-pflegeheim,SMZI02Y (zuletzt abgerufen am 02.03.2021). CORONA-BLOG.NET (2021). Tote, Corona-Ausbrüche und Nebenwirkungen im Zusammenhang mit der Co-vid-Impfung. Verfügbar unter https://corona-blog.net/tote-im-zusammenhang-mit-der-covid-impfung/ (zuletzt abgerufen am 03.03.2021).

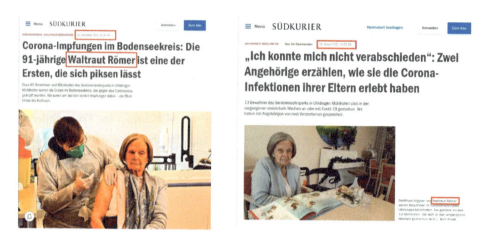

Abbildung 87:   *Die tragischen Folgen einer erfolgreichen Impfkampagne[285]*

Bundesweite (Leit-)Medien berichten über dieses Thema nicht – und wenn, dann in dem Sinne, dass es hier keinen Zusammenhang mit der Impfung gäbe.

---

[285] SÜDKURIER (2021a). Uhldingen-Mühlhofen: „Ich konnte mich nicht verabschieden": Zwei Angehörige erzählen, wie sie die Corona-Infektionen ihrer Eltern erlebt haben. Verfügbar unter https://www.suedkurier.de/region/bodenseekreis/bodenseekreis/ich-konnte-mich-nicht-verabschieden-zwei-angehoerige-erzaehlen-wie-sie-die-corona-infektionen-ihrer-eltern-erlebt-haben (zuletzt abgerufen am 30.03.2021).

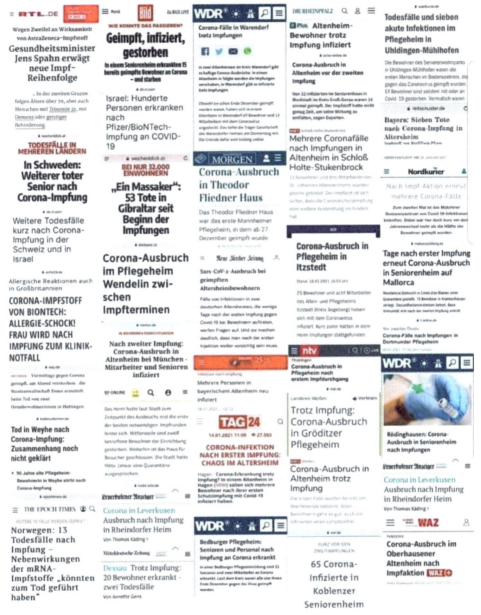

Abbildung 88:   Auswahl an Meldungen zu Komplikationen nach der Impfung

Die Sterberaten in der primär geimpften Altersgruppe der ab 80-Jährigen haben sich seit Beginn der Impfkampagne vervielfacht:

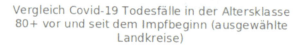

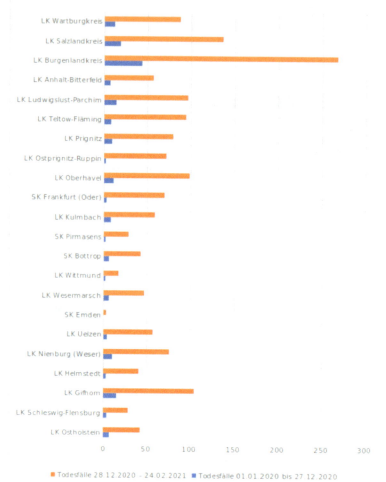

Abbildung 89:   *Beispielhafte Landkreise mit der Sterberate bei über 80-Jährigen vor und nach Beginn der Impfkampagne (in Orange: Januar–Februar 2021, in Blau: Januar–Dezember 2020)[286]*

---

[286] ADAM, M. (2021). Kommentar Martin Adams vom 25.05.2021 zum Artikel „Dramatischer Anstieg der Todesfälle unter Senioren seit Beginn der ‚Corona-Schutzimpfungen'" auf corona-blog.net. Verfügbar unter https://corona-blog.net/2021/03/02/dramatischer-anstieg-der-todesfaelle-unter-senioren-seit-beginn-der-corona-schutzimpfungen/ (zuletzt abgerufen am 03.03.2021).

Abbildung 89 zeigt die Anzahl der Sterbefälle in der Altersgruppe der über 80-Jährigen vor und nach der Impfung auf Landkreisebene für ausgewählte Landkreise (spezifisch solche, für die aufgrund von Pressemeldungen Todesfälle zeitlich der Impfung zugeordnet werden konnten). Seit Beginn der Impfkampagne sind in den ersten zwei Monaten des Jahres 2021 zum Teil vier- bis sechsmal so viele Personen in dieser Altersgruppe gestorben als im gesamten Jahr 2020! Interessant ist es auch, den Impffortschritt mit den RKI-Daten abzugleichen. Die folgende Grafik wertet die Zahlen für Schleswig-Holstein aus. Verglichen werden Geimpfte und Ungeimpfte – einmal bezüglich der Häufigkeit, mit der sie sich infizierten, und zum anderen bezüglich der Fallsterblichkeit, d. h. wie viele der Infektionen tödlich endeten.

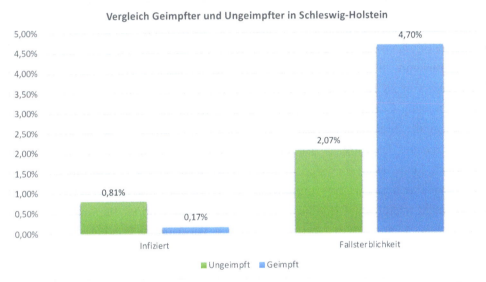

Abbildung 90:   *Infektionshäufigkeit und Fallsterblichkeit bei Geimpften und Ungeimpften in Schleswig-Holstein[287]*

Das Ergebnis ist wieder einmal ernüchternd. Zunächst einmal testeten im Beobachtungszeitraum (31.01.21–08.04.21) weniger als 1 Prozent der Bevölkerung positiv. Legt man die in Studien ermittelten Verlaufsvarianten zugrunde, bedeutet

---

[287] ESRI/RKI (2021). RKI COVID19. Verfügbar unter https://npgeo-corona-npgeo-de.hub.arcgis.com/datasets/dd4580c810204019a7b8eb3e0b329dd6_0/data (zuletzt abgerufen am 19.04.2021); BUNDESMINISTERIUM FÜR GESUNDHEIT (2021a). Das offizielle Dashboard zur Impfkampagne der Bundesrepublik Deutschland. Verfügbar unter https://impfdashboard.de/daten (zuletzt abgerufen am 19.04.2021).

dies, dass 0,15 Prozent erkrankten – wohlgemerkt, alle Schweregrade umfassend. Eine epidemische Notlage sieht anders aus. Das eigentliche Problem ist aber ein anderes: Zwar infizierten sich Geimpfte deutlich seltener (0,17 Prozent statt 0,81 Prozent), dafür war ihre Fallsterblichkeit im Falle einer Infektion mehr als doppelt so hoch wie bei den Ungeimpften. Wir werden im Laufe des Kapitels herausfinden, woran das liegen könnte. Eine ausgeprägte Schutzwirkung sieht jedenfalls anders aus. Vor diesem Hintergrund sind die Kommentare einschlägiger Experten zu diesen Vorkommnissen geradezu zynisch: *„Wenn Sie in einer Gruppe von Menschen impfen, die sowieso ein statistisch hohes Risiko haben, in nächster Zeit zu sterben, dann kann es natürlich auch sein, dass jemand im engeren zeitlichen Zusammenhang mit der Impfung stirbt. Das muss dann aber nichts mit der Impfung zu tun haben ...".*[288] Im gleichen Sinn Dr. Wieler vom RKI: *„... es werden Menschen im zeitlichen Zusammenhang mit der Impfung versterben ... weil zuerst die alten und hochaltrigen Menschen geimpft werden, die allgemein ein höheres Sterberisiko aufweisen."*[289] Die Doppelmoral hinter diesen Aussagen ist beeindruckend: Sterben ebendiese hochbetagten und vorerkrankten Menschen innerhalb von 28 Tagen nach einem positiven PCR-Test, sind die Todesfälle laut RKI eindeutig Corona zuzurechnen (egal ob Herzinfarkt, Lungenentzündung oder Schlaganfall). Sterben die gleichen Menschen binnen weniger Tage bis zwei Wochen nach der Impfung, so ist dies grundsätzlich Alter und Vorerkrankung geschuldet, keinesfalls aber der Impfung. Die notwendige Voruntersuchung der Impfkandidaten sowie eine umfangreiche Aufklärung durch den Impfarzt sind dabei nicht ausreichend gewährleistet.[290] Ein Meldeverfahren für Impfreaktionen und Impfschäden existiert zwar in der Theorie, weist in der Praxis jedoch erhebliche Defizite auf:

---

[288] NDR (2021a). Corona: Tod nach Impfung. Verfügbar unter https://daserste.ndr.de/panorama/archiv/2021/Corona-Tod-nach-Impfung,coronaimpfung130.html (zuletzt abgerufen am 02.03.2021).

[289] WIELER, L. (2020). Lagebericht des Robert Koch-Instituts vom Tierarzt Wieler. Verfügbar unter https://www.youtube.com/watch?v=MWrL895Gi8M (zuletzt abgerufen am 02.03.2021).

[290] HUBER, E. (2021). Corona-Impfung: „Fließbandarbeit am Produkt Mensch". Beitrag vom 09.02.2021 auf Reitschuster.de. Verfügbar unter https://reitschuster.de/post/corona-impfung-fliessbandarbeit-am-produkt-mensch/ (zuletzt abgerufen am 02.03.2021).

- Ganz allgemein ist der Meldevorgang ein administrativer Akt, sprich für den meldenden Arzt zusätzlicher Papierkrieg, der zudem nicht vergütet wird. Zeit und Geld sind aber im Gesundheitswesen knappe Güter.

- Es gibt so gut wie keine Vorgaben, was wann gemeldet werden müsste. Es obliegt dem betreuenden Arzt zu entscheiden, ob ein Vorkommnis nach einer Impfung „über das übliche Maß hinausgeht" oder nicht. Das übliche Maß ist durch die extrem kurzen Zulassungsstudien aber gar nicht ausreichend untersucht und definiert worden.

- Durch die Schaffung von Impfzentren und mobilen Impfteams (v. a. in Alten- und Pflegeheimen) besteht keine Personalunion zwischen dem impfenden Arzt und dem im Anschluss betreuenden Arzt: Der (Haus-)Arzt, der bei Beschwerden nach der Impfung konsultiert wird, ist nicht derselbe Arzt, der geimpft hat. Zum einen wird es dadurch erschwert, neu aufgetretene Beschwerden der vorangegangenen Impfung zuzuordnen. Zum anderen werden nur sehr wenige Ärzte einen Meldevorgang einleiten, der eine Behandlung betrifft, die sie gar nicht selbst vorgenommen haben.

Es ist daher richtig, wenn das Paul-Ehrlich-Institut, das RKI und führende Politiker davon sprechen, es gäbe „keine Hinweise auf ernsthafte Impfnebenwirkungen oder gar Todesfälle durch die Impfung". Es kann sie auch nicht geben, wenn der Zusammenhang gar nicht untersucht, sondern von vorneherein als unwahrscheinlich disqualifiziert wird.

- *Impfstoffe müssen normalerweise einen mehrjährigen Entwicklungsprozess durchlaufen, um zugelassen zu werden. Dies ist insbesondere nötig, um mögliche Langzeitschäden zu erkennen. Bei den Corona-Impfstoffen wurde auf das übliche Zulassungsverfahren verzichtet.*

- *Rolling Review und Teleskopierung sind euphemistische Begriffe, die nichts anderes bedeuten, als dass die jetzt anlaufende Impfkampagne eine Art riesige klinische Studie ist. Im Gegensatz zu einer echten klinischen Studie werden die Probanden aber nicht kontinuierlich und intensiv überwacht.*

- *Die momentane Meldepraxis von Impfreaktionen und Impfnebenwirkungen ist bestenfalls als lückenhaft zu bezeichnen. Es ist davon auszugehen, dass ein Großteil der nach einer Impfung auftretenden Probleme vom System gar nicht erfasst wird.*

- *Die enorme Häufung von Komplikationen und Todesfällen nach Impfung wird von den zuständigen Behörden weitestgehend ignoriert, die notwendige detaillierte und gründliche Abklärung der Ursachen dieser Probleme erfolgt bestenfalls halbherzig.*

Genetische Impfstoffe: Idee und Umsetzung

Was macht nun den Reiz einer genetischen Impfung aus? Warum wird dieses Konzept von der Pharmaindustrie mit so großer Begeisterung verfolgt? Nun, die Herstellung von Lebend- oder Totimpfstoffen ist aufwendig. Die Viren müssen zuerst in Zellkulturen gezüchtet (häufig Hühnereier oder Affennieren), anschließend isoliert, gereinigt und modifiziert werden. Das kostet Zeit und Geld. Genetische Informationen von Erregern sind inzwischen leichter und schneller verfügbar, eine langwierige Anzüchtung der Erreger entfällt. Der Impfstoff kann schneller und deutlich günstiger produziert werden. Zudem ließe sich diese Technik in der Zukunft auch für andere Zwecke einsetzen. So könnte man mittels der Gabe spezifischer RNA- oder DNA-Sequenzen theoretisch auch Krebs oder neurodegenerative Erkrankungen bekämpfen. Tatsächlich ist das die eigentliche Domäne von Biontech – die Erforschung von RNA-Wirkstoffen zur Krebstherapie. Allein, in zwölf Jahren Firmengeschichte ist es bislang nicht gelungen, einen Wirkstoff zur Anwendungsreife zu bringen. Der Corona-Impfstoff dagegen entstand an *einem Wochenende*. Was die Art und Weise angeht, mit der die Immunitätsbildung angestoßen wird, sind genetische Impfstoffe mit keiner der etablierten Impftechnologien vergleichbar. Der Hauptunterschied: Hier muss das erregerspezifische Protein erst von unseren Zellen gebaut werden. Es müssen daher mehrere Einzelschritte erfolgreich absolviert werden, um eine Immunität zu induzieren:

1. Es muss ein geeignetes Antigen identifiziert werden, das sowohl spezifisch für den Erreger ist als auch ausreichend irritierend, sodass sich das Immunsystem überhaupt damit beschäftigt.
2. Die genetische Information, die für dieses Antigen codiert, muss isoliert und vervielfältigt werden.
3. Der so gewonnene genetische Bauplan muss erfolgreich in unsere Zellen eingebracht werden.

Im Falle SARS-CoV-2 ist das Antigen der Wahl das Spikeprotein des Virus, also ein Bestandteil der Virenhülle. Genauer gesagt, ist es der Bestandteil, der für das Eindringen des Virus in unsere Zellen verantwortlich ist. Der codierende Abschnitt des Virengenoms ist dank Sequenzierung des Erregers bekannt und kann für die Vervielfältigung genutzt werden.

Herstellung der Impf-RNA und -DNA: Ohne Genmanipulation geht es nicht

Dabei ist die originale virale RNA (vRNA) nicht nutzbar, da sie von unseren Zellen nicht abgelesen, sondern zerstört wird. Die vRNA muss daher in einem ersten Schritt in DNA umgewandelt werden. Diese *künstlich* geschaffene DNA lässt sich nun nutzen, um entweder direkt DNA-Kopien herzustellen oder um von dieser DNA unbegrenzt mRNA-Moleküle zu ernten. In jedem Fall handelt es sich nicht einfach nur um eine natürlicherweise so im Virus vorkommende Gensequenz – sondern immer um ein Produkt der genetischen Manipulation. Speziell die Umwandlung der viralen RNA in DNA ist etwas, was so in der Natur nicht vorkommen würde. Coronaviren können aus ihrem RNA-Genom *keine* DNA herstellen. Dieses Genom ist ein vollkommen künstliches Laborprodukt. Wenn also in den Medien behauptet wird, die aktuellen Impfungen arbeiteten mit Gensequenzen in einer Form, wie sie auch im Falle einer Infektion im Körper auftreten würden, so ist das eine eindeutige Falschaussage. Wie wir sehen werden, aber leider weder die letzte noch die gravierendste.

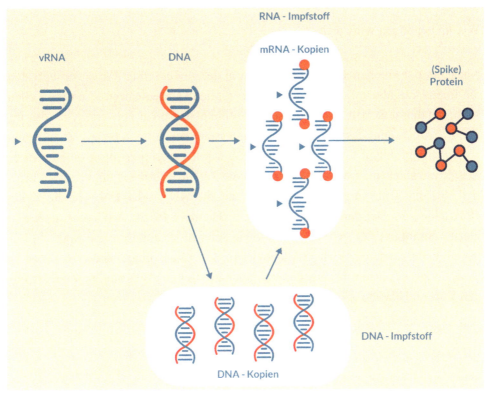

Abbildung 91:   *Von der viralen RNA (vRNA) zu mRNA und DNA*

Warum benötigen wir Carrier?

Nachdem nun die genetische Information in der gewünschten Form vorliegt, steht die finale Aufgabe an: das Einbringen der viralen Gensequenzen in unsere Zellen. Während dieser Schritt bei etablierten Impfmethoden nicht notwendig ist (das Immunsystem erkennt das Antigen bereits außerhalb der Zellen), ist er hier zwingend notwendig. Problem: Freie RNA oder DNA würde im Körper sofort durch spezielle Enzyme abgebaut werden, bevor sie in die Zellen eindringen könnte. Man benötigt also ein Transportsystem (Carrier), um die RNA oder DNA in die Zellen einzuschleusen. Bei den RNA-Impfstoffen (Biontech/Pfizer, Moderna) nutzt man hierfür **Nanopartikel**, AstraZeneca (sowie Johnson & Johnson und Sputnik) hingegen einen anderen Virus (Adenoviren). Letzteres, einen anderen Virus als Transporter zu nutzen, bezeichnet man auch als Vektor. Was sind nun die jeweiligen Vor- und Nachteile?

Nanopartikel: die RNA-Schrotflinte

Unter Nanopartikel versteht man Moleküle mit einer Größe unter 100 nm (ein Nanometer ist ein Milliardstel Meter). Sie sind in der Lage, die Zellmembran zu durchdringen. Da die Zellhülle fettlöslich ist, ist es sinnvoll, auch die Nanopartikel fettlöslich zu konstruieren, um das Eindringen maximal zu fördern. Man spricht dann von Lipid-Nano-Partikeln (LNP).

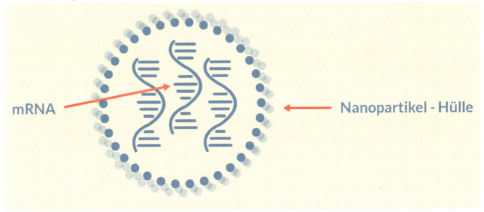

Abbildung 92:   *LNP (Lipid-Nano-Partikel) mit Virus-mRNA*

Diese LNP verschmelzen mit der Membran unserer Zellen, werden aufgenommen und lassen dann die mRNA frei. Diese kann anschließend von den Ribosomen der Zelle abgelesen werden, und das codierte Protein wird produziert:

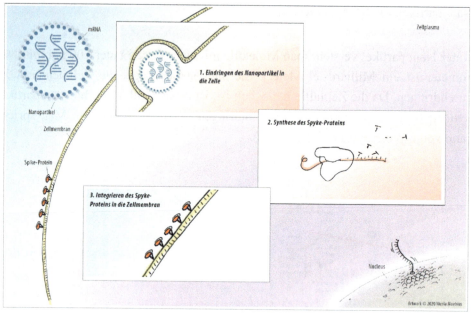

Abbildung 93:   *Funktionsweise von RNA-Impfstoffen mit Nanopartikeln*

Das fertige Protein wird in einem letzten Schritt in die Zellmembran eingebaut. Die betroffene Zelle wird vom Immunsystem ab sofort als „infiziert" erkannt, entsprechend attackiert und zerstört, sodass das virale Protein prozessiert und den Lymphozyten präsentiert werden kann. Aus diesem Vorgang ergeben sich gleich mehrere Probleme. Zwar wird der Impfstoff mit den Nanopartikeln in die Muskulatur injiziert, aber aufgrund ihrer geringen Größe verteilen sich die LNP sehr schnell im gesamten Körper – nicht nur in den Muskelzellen. Dies wurde auch bereits sehr früh (im Tiermodell) von den Entwicklern erkannt:[291] Die LNP fanden sich innerhalb von sechs Stunden nach Injektion in zahlreichen anderen Organen (u. a. Knochenmark, Leber, Lunge, Milz und Nieren) und blieben dort auch über fast zwei Wochen nachweisbar. Neben lokalen Entzündungsreaktionen wurde das Absterben von Muskel- und Leberzellen, Fibrosen (Bindegewebseinlagerungen) und ein Anstieg von Fibrinogen (bis zu 250 Prozent) beobachtet – Letzteres ist ein Hinweis auf eine Aktivierung des Gerinnungssystems. Ebenfalls bekannt ist die verstärkte Produktion von Radikalen durch LNP. Der dadurch entstehende oxidati-

---

[291] DOSHI, P. (2020). Covid-19 vaccine trial protocols released. British Medical Journal Publishing Group 2020; 371. Verfügbar unter https://www.bmj.com/content/371 /bmj.m4058 (zuletzt abgerufen am 19.07.2021).

ve Stress wird für einen Großteil der toxischen Effekte von Nanopartikeln verantwortlich gemacht.[292] Tierversuche zeigen, dass hiervon neben der Leber vor allem Herz, Nieren und Gehirn betroffen sind.[293] Die Befürchtung, die *RNA* des Impfstoffs könnte sich in das menschliche Erbgut (unsere DNA) integrieren, ist laut dem Stand der Dinge *unberechtigt*. Weder ist RNA in dieser Form mit DNA kompatibel, noch können unsere Zellen die RNA in DNA umwandeln. Die Sorgen sind andere:

- Die mittel- und langfristigen Wirkungen auf Stammzellen (beispielsweise im Knochenmark) wurden nicht untersucht.
- Die Nanopartikel können mit körpereigenen Proteinen interagieren. Welche Folgen dies haben könnte, ist nicht bekannt. Mögliche Risiken sind z. B. Autoimmunreaktionen.
- Eine unkontrollierte Aktivierung der Gerinnung (auf die begründeter Verdacht besteht, siehe Fibrinogen oben) kann durch Thromboembolien (Gerinnselbildung) mannigfaltige Schäden verursachen. Dies wird bei geimpften Personen mit erheblichen Nebenwirkungen aber gar nicht untersucht (die Bestimmung des D-Dimers wäre hier bereits sehr aufschlussreich, findet aber nicht statt).
- Ob es mittel- und langfristige toxische Effekte auf die betroffenen Organsysteme gibt, ist mangels Langzeitbeobachtung nicht bekannt.

Was dagegen bekannt ist: *Nanopartikel erhöhen das Risiko, an Krebs zu erkranken.*[294] Aus diesem Grund ist es trotz intensiver Forschung und erheblicher finanzi-

---

[292] MANKE, A., WANG, L. & ROJANASAKUL, Y. (2013). Mechanisms of Nanoparticle-Induced Oxidative Stress and Toxicity. BioMed Research International, 20133: 942916. Verfügbar unter https://pubmed.ncbi.nlm.nih.gov/24027766/ (zuletzt abgerufen am 19.07.2021).

[293] AIN, Q. T., HAQ, S. H., ALSHAMMARI, A., AL-MUTLAQ, M. A. & ANJUM, M. N. (2019). The systemic effect of PEG-nGO-induced oxidative stress in vivo in a rodent model. Beilstein Journal of Nanotechnology, 2019(10): 901–911. Verfügbar unter https://www.beilstein-journals.org/bjnano/articles/10/91 (zuletzt abgerufen am 19.07.2021).

[294] PHYS.ORG (2021). Nanoparticles can damage DNA, increase cancer risk. Verfügbar unter https://phys.org/news/2007-04-nanoparticles-dna-cancer.html (zuletzt abgerufen am 28.03.2021). SANDOIU, A. (2021). How nanoparticles may drive the spread of cancer. In: MedicalNewsTodady.com vom 04.02.2019. Verfügbar unter https://www.medicalnewstoday.com/articles/324352 (zuletzt abgerufen am 28.03.2021).

eller Investitionen bislang nicht gelungen, die Nanotechnologie in der Krebstherapie einzusetzen (was die eigentliche Domäne von Biontech ist).

Ein weiteres Problem der LNP: Sie basieren im konkreten Fall auf PEG (Polyethylenglykol), einem synthetischen Polymer. Dieses wird in vielen Alltagsprodukten eingesetzt, u. a. in Kosmetika und Körperpflegeprodukten, aber auch bei der Herstellung von Medikamenten. Es ist daher möglich, dass der Körper bereits eine Immunreaktion in Form einer Allergie gegen PEG entwickelt hat. Bei äußerlicher Anwendung oder oraler Einnahme ist dies in der Regel nicht gefährlich, sondern unangenehm – es käme zu lokalen Symptomen wie Rötung, Schwellung, Juckreiz, Durchfall oder Erbrechen. Anders sieht es aber aus, wenn das Material per Injektion verabreicht wird. Bei Vorliegen einer Allergie kann es nun zu massiven systemischen Reaktionen kommen (Atemnot, Blutdruckabfall) bis hin zum Schock (zum anaphylaktischen Schock). Seitens der Hersteller wird auch dringend davon abgeraten, den Impfstoff bei Personen einzusetzen, die auf einzelne Komponenten allergisch reagieren[295] – das Problem: Die Betroffenen wissen das vorher nicht, sondern finden das erst im Rahmen der Impfung heraus. In England beispielsweise wird Personen mit anaphylaktischen Reaktionen in ihrer Vorgeschichte von der Impfung abgeraten.[296]

Wichtig in diesem Zusammenhang: Selbst wenn zum Zeitpunkt der ersten Impfung noch keine Allergie bestand, kann sich diese durch die erste Impfung entwickeln, sodass dann bei der zweiten Impfdosis Probleme auftreten können.

---

[295] ALLERGY & ASTHMA NETWORK (2021). COVID-19 Vaccine Reported Allergic Reactions. Verfügbar unter https://allergyasthmanetwork.org/news/statement-on-covid-vaccine/ ((zuletzt abgerufen am 02.03.2021).

[296] MAGUIERE, E. (2021). Advising individuals with allergies on their suitability for Pfizer-BioNTech COVID-19 Vaccine. In: Specialist Pharmacy Service, Beitrag vom 07.01.2021. Verfügbar unter https://www.sps.nhs.uk/articles/advising-individuals-with-allergies-on-their-suitability-for-pfizer-biontech-covid-19-vaccine/ (zuletzt abgerufen am 02.03.2021).

- *Genetische Impfstoffe benötigen einen Transporter (Carrier), der das Genmaterial in unsere Zellen bringt.*

- *RNA-Impfstoffe nutzen hierzu Nanopartikel. Diese bestehen aus Polyethylenglykol (PGE) und bergen zahlreiche Sicherheitsrisiken.*

- *Zu den Risiken zählen die Verteilung im Körper, toxische Schädigung verschiedener Gewebe und Organe (inklusive des Nervensystems), Entzündungen, Gerinnungsaktivierung, Autoimmunreaktionen und die Auslösung von Krebs.*

- *Bisher konnten Nanopartikel aus diesen Gründen nicht erfolgreich medizinisch eingesetzt werden.*

Vektorviren: die DNA-Impfung

Bei der DNA-Impfung haben wir erst einmal das gleiche Problem wie bei der RNA-Impfung: Würde man das Erbgut direkt injizieren, würde es abgebaut werden, bevor es in eine Zelle eindringen könnte – die Impfung wäre wirkungslos. Für einen DNA-Impfstoff kann man allerdings keine Nanopartikel nutzen, da diese die DNA nur in das Zytoplasma (Zellplasma, Zellwasser) der Zelle transportieren würden – nicht aber in den Zellkern. Dorthin muss die DNA im Gegensatz zu RNA aber, wenn sie abgelesen werden soll:

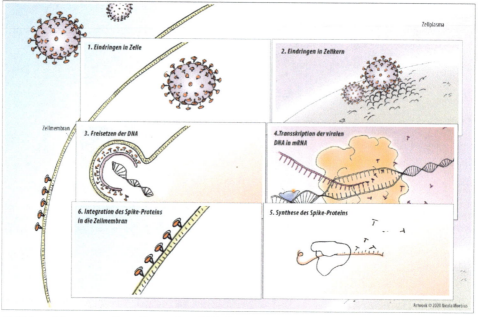

Abbildung 94:   *Vermehrung eines RNA-Virus*

Um einen erfolgreichen Transport zu gewährleisten, nutzt man ein anderes Virus (den sogenannten Vektor), das die Fähigkeit besitzt, in den Zellkern unserer Zellen einzudringen. Im Falle von AstraZeneca ist dies ein Adenovirus, das bei Schimpansen auftritt. Adenoviren sind eine Gruppe häufig vorkommender Viren, die beim Menschen üblicherweise Erkältungskrankheiten auslösen, aber keine schweren Atemwegsinfektionen mit Lungenentzündung. Natürlicherweise würde dieser spezielle Adenovirus Menschen nicht befallen. Führt man mittels Injektion eine künstliche Infektion herbei, verursacht er aber keine schweren Krankheitssymptome. Nachdem also die RNA von SARS-CoV-2 künstlich in DNA umgewandelt wurde (vgl. Abbildung 91, S. 329), wird sie nun in den Adenovirus eingebaut, der dadurch zum Vektor wird (Vektor im Sinne von Überträger).

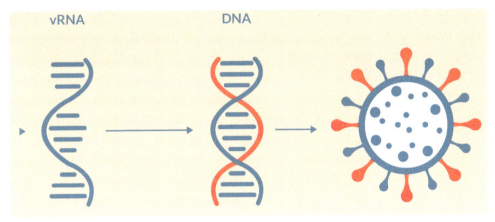

Abbildung 95:　　　　*Herstellung eines Vektorvirus*

Nach Injektion wird der „geladene" Adenovirus in unsere Zellen und dann in den Zellkern eindringen und dort die virale DNA freisetzen. Anschließend kann die Virus-DNA in mRNA umgewandelt werden, diese verlässt dann den Zellkern und wandert in das Zellplasma, wo sie, analog zum RNA-Impfstoff, anschließend in ein Protein übersetzt wird – wiederum das Spikeprotein. Schlussendlich wird das Spikeprotein wieder in die Zellmembran eingebaut, die Zelle vom Immunsystem als infiziert erkannt, vernichtet, und die Immunitätsausbildung kann beginnen.

Wichtiger Unterschied zu allen anderen Impftechniken inklusive der RNA-Impfung: Das virale Erbgut liegt im Erfolgsfall als DNA im Zellkern. Das birgt besondere Risiken: Mit einer Wahrscheinlichkeit von 1 : 100 bis 1 : 1000 kommt es vor, dass die virale DNA in unser eigenes, bis dato vielleicht gesundes Erbgut eingebaut wird (Insertion).[297] Die Folgen dieser Erbgutveränderung? Kennt niemand, und sie lassen sich unmöglich vorhersagen. Von „Es passiert nichts" bis hin zur Entstehung von Krebs ist alles möglich. Genaueres werden wir wissen, wenn wir den laufenden Feldversuch in einigen Jahren auswerten. Dabei sind DNA-Impfstoffe in Form von Vektorimpfstoffen bislang keine Erfolgsgeschichte. Eine groß angelegte Impfkampagne auf den Philippinen musste gestoppt werden, Grund: Bei Infektion mit dem echten Erreger hatten Geimpfte eine deutlich massi-

[297] MITANI, K. & KUBO, S. (2002). Adenovirus as an integrating vector. Curr Gene Ther, 2002 May; 2(2): 135–44. Verfügbar unter https://pubmed.ncbi.nlm.nih.gov/12109211/ (zuletzt abgerufen am 19.07.2021).

vere und teils kritische Immunreaktion (Hyperinflammation) als Nichtgeimpfte (ADE = <u>A</u>ntibody-<u>D</u>ependent <u>E</u>nhancement; zu Deutsch: *infektionsverstärkende Antikörper).*[298] Der Hersteller (Sanofi) zog aus der Analyse der *Langzeitbeobachtung* die Konsequenz und warnte vor dem eigenen Impfstoff.[299] Experten weisen auch bezüglich der nun entwickelten Impfstoffe auf dieses Risiko hin und fordern weitere Forschungsanstrengungen *vor* Beginn einer groß angelegten Impfkampagne. Entsprechende Publikationen erschienen unter anderem in der renommierten Fachzeitschrift Nature, werden in der öffentlichen Diskussion aber nicht aufgegriffen.[300] Das Thema wird im Gegenteil konsequent vermieden. Ein anderer DNA-Impfstoff, der vor HIV (AIDS) schützen sollte, kam nicht über die Phase II hinaus. Problem hier: In der *Langzeitbeobachtung* zeigte sich, dass das Risiko für eine HIV-Infektion in den ersten 18 Monaten über dem von Nichtgeimpften lag.[301] Die Studie musste abgebrochen werden, die damaligen Entwickler warnen heute ausdrücklich vor einem Einsatz von Vektorimpfstoffen ohne vorherige Langzeitbeobachtung.[302] Ein weiteres Problem: Das Vektorvirus als solches kann bereits eine Immunreaktion auslösen. Das heißt, der Körper entwickelt eine Immunität gegen den Impfstoff. Mögliche Folge: Bei einer Auffrischung oder Anpassung der Imp-

---

[298] HALSTEAD (2018).

[299] HÜTTEMANN, D. (2021). Dengue: Sanofi warnt vor eigenem Impfstoff. In: Pharmazeutische-Zeitung.de vom 06.12.2017. Verfügbar unter https://www.pharmazeutische-zeitung.de/ausgabe-492017/sanofi-warnt-vor-eigenem-impfstoff/ (zuletzt abgerufen am 02.03.2021).

[300] ARVIN, A. M., FINK, K., SCHMID, M. A., CATHCART, A., SPREAFICO, R., HAVENAR-DAUGHTON, C., LANZAVECCHIA, A., CORTI, D. & VIRGIN, H. W. (2020). A perspective on potential antibody-dependent enhancement of SARS-CoV-2. Nature, 2020 Aug; 584(7821): 353–363. Verfügbar unter https://pubmed.ncbi.nlm.nih.gov/32659783/ (zuletzt abgerufen am 19.07.2021); LEE, W. S., WHEATLEY, A. K., KENT, S. J. & DEKOSKY, B. J. (2020). Antibody-dependent enhancement and SARS-CoV-2 vaccines and therapies. Nature Microbiology, 2020 Oct; 5(10): 1185–1191. Verfügbar unter https://pubmed.ncbi.nlm.nih.gov/32908214/ (zuletzt abgerufen am 19.07.2021).

[301] BUCHBINDER, S. P., MEHROTRA, D. V., DUERR, A., FITZGERALD, D. W., MOGG, R., LI, D., GILBERT, P. B., LAMA, J. R., MARMOR, M. & DEL RIO, C. (2008). Efficacy assessment of a cell-mediated immunity HIV-1 vaccine (the Step Study): a double-blind, randomised, placebo-controlled, test-of-concept trial. The Lancet, 2008 Nov 29; 372(9653): 1881–1893. Verfügbar unter https://pubmed.ncbi.nlm.nih.gov/19012954/ (zuletzt abgerufen am 19.07.2021).

[302] BUCHBINDER, S. P., MCELRATH, M. J., DIEFFENBACH, C. & COREY, L. 2020. Use of adenovirus type-5 vectored vaccines: a cautionary tale. The Lancet, 2020 Oct 31; 396(10260): e68–e69. Verfügbar unter https://pubmed.ncbi.nlm.nih.gov/33091364/ (zuletzt abgerufen am 19.07.2021).

fung (neue „Mutante") unter Verwendung des gleichen Vektors kann das Immunsystem auf den Vektor selbst entzündlich reagieren. Statt einer Immunität käme es zu einer mehr oder weniger stark ausgeprägten akuten Entzündungsreaktion, das Impfantigen würde zerstört werden, ohne eine Schutzwirkung zu entfalten. Ob und wann eine Auffrischung mit dem AstraZeneca-Impfstoff notwendig ist (sprich wie lange der Impfschutz anhält), ob eine Auffrischung wirkt oder nicht, ob dabei mit Nebenwirkungen und Komplikationen zu rechnen ist – all das ist noch nicht bekannt und wird sich erst während der Anwendung herausstellen.

- *DNA-Impfstoffe müssen in den Zellkern eindringen, um zu wirken. Um dort hinzugelangen, wird die Impf-DNA in das Erbgut eines anderen Virus eingeschleust, der dann unsere Zellen infiziert.*
- *Zu den wichtigsten Risiken dieser Vorgehensweise zählen die Bildung infektionsverstärkender Antikörper sowie der Einbau der viralen DNA in das menschliche Erbgut. Die Folgen einer solchen Erbgutschädigung wurden bislang nicht untersucht.*
- *Bislang war es nicht gelungen, erfolgreich DNA-Impfstoffe zu entwickeln. Prototypen mussten aufgrund von Langzeitschäden wieder vom Markt genommen werden.*
- *Ob eine Auffrischungsimpfung mit einem Vektorimpfstoff funktioniert bzw. Risiken birgt (und falls ja, welche), ist unbekannt.*

Die Corona-Impfstoffe: Was uns die Studien (nicht) sagen

Es lohnt sich, einen genaueren Blick auf die Zulassungsstudien der momentan verwendeten Impfstoffe zu werfen. In den Medien werden die Details dieser Studien komplett ignoriert, dabei sind sie äußerst aufschlussreich. Es wäre die Aufgabe eines verantwortungsbewussten Wissenschaftsjournalismus, die für Laien komplizierten und zudem fremdsprachigen Publikationen so aufzubereiten, dass es für die Allgemeinheit möglich wird, sich ein informiertes Bild zu machen. Kommuniziert wird aber lediglich eine extrem hohe Wirksamkeit von 90 Prozent und mehr, Details werden geflissentlich ignoriert. Bei näherem Hinsehen entpuppt sich das vorgelegte Zahlenmaterial aber als sehr dünn, und zahlreiche Daten werfen beunruhigende Fragen auf. Bevor wir uns diese Dinge ansehen, noch einige allgemeine Informationen zum Betrachten und Analysieren dieser Studien.

Die Nebenwirkungen werden in vier Schweregrade eingeteilt:

Tabelle 36:   Einteilung von Nebenwirkungen nach Schweregrad

Schweregrad	Bedeutung
Mild	Beschwerden klingen spontan ab, keine Behandlung erforderlich
Moderat	Beschwerden sind ambulant und mit nicht invasiven Maßnahmen (medikamentöse Therapie) behandelbar
Schwer	Krankenhauseinweisung, Therapieunterbrechung und intensive Gegenmaßnahmen erforderlich
Lebensbedrohlich	Notfall- und intensivmedizinische Versorgung erforderlich, potenziell tödlich

Zudem werden die Wirkstoffe immer gegen ein Placebo getestet. Ein Placebo ist definiert als Scheinmedikament, das *keinerlei arzneilich wirksamen Bestandteile enthält*. Dadurch können Zufallsfehler und psychologische Einflüsse minimiert werden.

Beginnen wir mit einem Blick auf die Phase I, die Aufschluss über das Verhalten des Wirkstoffs im menschlichen Körper geben soll. In diesem Fall ging es darum,

1. Zwischen zwei Kandidaten (B1 und B2) den geeigneteren für Phase II/III auszuwählen
2. Die Immunogenität zu prüfen (also wie wirksam eine Immunität im Geimpften ausgelöst wird)
3. Die grundsätzliche und akute Verträglichkeit des Wirkstoffs (Nebenwirkungen, Risiken) zu beurteilen
4. Die optimale Dosis für Phase II/III herauszufinden

Einige Basisdaten zu dieser Studienphase: Insgesamt nahmen 195 Personen an der Studie teil, davon 105 in der B1-Gruppe und 90 in der B2-Gruppe. 39 erhielten dabei ein Placebo, die restlichen einen der beiden Wirkstoffe, wobei die Altersgruppe der über 65-Jährigen mit 72 Teilnehmern vertreten war. Auffallend ist schon einmal, dass die Hälfte der beobachteten Nebenwirkungen nicht in der eigentlichen Publikation genannt wird, sondern in deren Anhängen versteckt ist (Appendix). Kandidat B2 schnitt bezüglich Nebenwirkungen besser ab als Kandidat B1, ältere Probanden (> 65) besser als jüngere (< 55), wobei „besser" hier relativ ist, da die Häufigkeit von AE (Adverse Effects, zu Deutsch: unerwünschten Wirkungen) insgesamt beeindruckend ist. Wir beschränken uns im folgenden Abschnitt nur auf systemische Nebenwirkungen, lokale an der Einstichstelle (Rötung, Schwellung, Schmerz, Bewegungseinschränkung etc.) blenden wir aus. Die Grafiken stammen aus der Originalpublikation von Biontech/Pfizer.

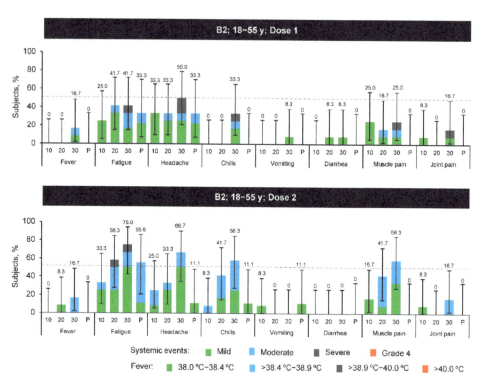

Abbildung 96: *Nebenwirkungen des Biontech/Pfizer-Impfstoffs bei Personen unter 55[303]*

---

[303] WALSH, E. E., FRENCK, R. W., FALSEY, A. R., KITCHIN, N., ABSALON, J., GURTMAN, A., LOCKHART, S., NEUZIL, K., MULLIGAN, M. J., BAILEY, R., SWANSON, K. A., LI, P., KOURY, K., KALINA, W., COOPER, D., FONTES-GARFIAS, C., SHI, P.-Y., TÜRECI, Ö., TOMPKINS, K. R., LYKE, K. E., RAABE, V., DORMITZER, P. R., JANSEN, K. U., ŞAHIN, U. & GRUBER, W. C. (2020). Safety and Immunogenicity of Two RNA-Based Covid-19 Vaccine Candidates. New England Journal of Medicine, 2020 Dec 17; 383(25): 2439–2450. Verfügbar unter https://pubmed.ncbi.nlm.nih.gov/33053279/ (zuletzt abgerufen am 19.07.2021).

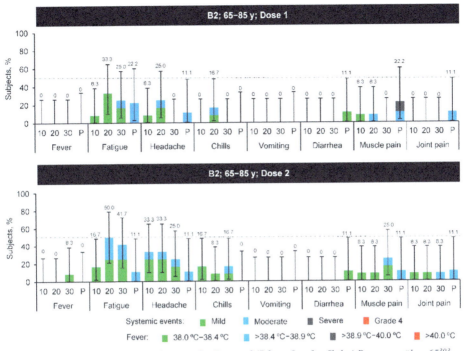

Abbildung 97:   *Nebenwirkungen des Biontech/Pfizer-Impfstoffs bei Personen über 65*[303]

Zu beobachten sind einige klare Trends:

- Die Nebenwirkungen nehmen mit der Dosis zu und sind bei 30 µg am höchsten.

- Die Schwere der Nebenwirkungen nimmt von der 1. zur 2. Impfung zu.

- Besonders häufig sind Fatigue (Abgeschlagenheit, Müdigkeit; < 75 Prozent), Kopfschmerzen (< 66,7 Prozent), Muskelschmerzen (< 58,3 Prozent) und Schüttelfrost (< 58,3 Prozent).

- Beobachtet wurden zudem Fieber (< 16,7 Prozent), Durchfall (< 8,3 Prozent), Gelenksschmerzen (< 16,7 Prozent) und Erbrechen (< 8,3 Prozent).

- Fatigue, Kopfschmerzen, Schüttelfrost, Muskel- und Gelenkschmerzen traten dabei auch in schwerer Form auf (vgl. Tabelle 36, S. 339).

Bei 25 Prozent der Probanden hielten die Beschwerden zudem länger als einen Monat an. Im Gegensatz zu den gängigen Pressemeldungen kommt es also nicht nur zu kurzfristigen lokalen Impfreaktionen, sondern zu durchaus beeindruckenden und längerfristigen systemischen Phänomenen. Auf den ersten Blick verblüffend: Auch in der Placebogruppe traten in nennenswerter Häufigkeit diese Nebenwirkungen auf. Das liegt allem Anschein nach daran, dass kein Placebo im eigentlichen Sinn verwendet wurde, sondern die gleichen Nanopartikel wie im Impfstoff – nur ohne RNA. Was hier zu sehen ist, sind also die rein toxischen Nebenwirkungen durch die Nanopartikel. Theoretisch sieht der Impfstoff dadurch besser aus (geringerer Abstand zur Nebenwirkungshäufigkeit des Placebos), praktisch wurde damit die Problematik der Toxizität von Nanopartikeln in einer klinischen Studie nachgewiesen. Auch bezüglich der eigentlichen Wirkung (also ob und in welchem Umfang eine Immunität hervorgerufen wird) gibt es Interessantes zu sehen:

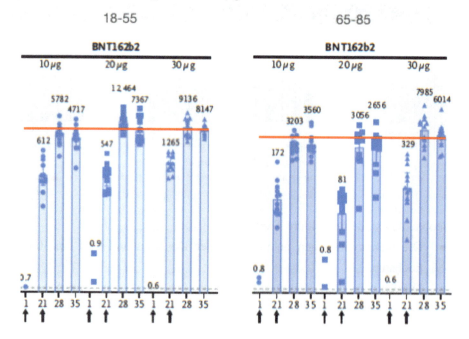

Abbildung 98:   *Immunogenität des Biontech-Impfstoffs anhand der Antikörperantwort; links bis zu 55 Jahren, rechts ab 65 Jahren; jeweils in ansteigender Dosis mit 10/20/30 µg[303]*

- Die Stärke der Immunantwort nimmt mit steigender Dosis nicht signifikant zu (rote Linie) – wohl aber die Häufigkeit und Intensität der Nebenwirkungen (vgl. voriger Abschnitt).
- Es wurde nicht vergleichend untersucht, ob eine 2. Impfung eine Verbesserung der Immunität hervorruft – es wurden einfach alle Kandidaten zweimal geimpft. Notwendig wäre aber eine Kontrollgruppe mit nur einer Impfung gewesen, um die Notwendigkeit einer Impfwiederholung zu belegen.

- Geringere Dosierungen als 10 µg wurden nicht getestet. Es wäre also möglich, dass auch kleinere Dosen eine Immunität hervorrufen könnten, was entsprechend den Daten mit weniger Nebenwirkungen verbunden wäre.

Biontech/Pfizer wählten stattdessen die höchste Dosis und eine zweimalige Impfung als optimales Protokoll aus – obwohl die Daten dies gar nicht belegen. Über die Gründe mag sich jeder seine eigenen Gedanken machen, das ist letztlich Spekulation. Ein entscheidender Punkt, und dann wollen wir die Phase I abhaken, ist noch die Entwicklung des Blutbilds bei den Impfprobanden. Die *Anzahl der Lymphozyten im Blut sinkt nach der ersten Impfung dramatisch* ab, in der Gruppe mit 30 µg etwa um die Hälfte! Dieser Lymphozytenmangel (Lymphopenie) ist ein enormes Problem. Direkt im Anschluss an die Impfung ist das Immunsystem der geimpften Person erheblich geschwächt, ähnlich stark wie nach einer Chemotherapie oder unter einer immunsuppressiven Medikation. Dieser Effekt normalisiert sich nach einer Woche wieder, aber während dieser Zeit besteht ein deutlich erhöhtes Risiko für Infektionen – und es ist noch keine Immunität gegen SARS-CoV-2 vorhanden. Kommt es also in dieser kritischen Phase (1. Impfung plus eine Woche) zu einer Infektion – egal ob mit Corona oder einem beliebigen anderen Erreger –, ist das Risiko für einen ungünstigen Verlauf sehr hoch. Das ist aller Wahrscheinlichkeit nach eine der wichtigsten Erklärungen für die in Alten- und Pflegeheimen beobachtete massive Häufung von Corona-Ausbrüchen und Todesfällen im Anschluss an die erste Impfung (vgl. Abbildung 89, S. 321). Anstatt also das Immunsystem der besonders gefährdeten Personen zu stärken, passiert genau das Gegenteil – es wird geschwächt.

Wenden wir uns nun der Phase II zu.[304] Wie nach Phase I zu erwarten, wurden auch hier häufige systemische Nebenwirkungen beobachtet – und das ebenso bis hin zu schwerer Ausprägung: Immerhin 1,1 Prozent in der Wirkstoff- und 0,6 Prozent in der Placebogruppe. Die Trends waren die gleichen (Abnahme mit

---

[304] POLACK, F. P., THOMAS, S. J., KITCHIN, N., ABSALON, J., GURTMAN, A., LOCKHART, S., PEREZ, J. L., PÉREZ MARC, G., MOREIRA, E. D., ZERBINI, C., BAILEY, R., SWANSON, K. A., ROYCHOUDHURY, S., KOURY, K., LI, P., KALINA, W. V., COOPER, D., FRENCK, R. W., HAMMITT, L. L., TÜRECI, Ö., NELL, H., SCHAEFER, A., ÜNAL, S., TRESNAN, D. B., MATHER, S., DORMITZER, P. R., ŞAHIN, U., JANSEN, K. U. & GRUBER, W. C. (2020). Safety and Efficacy of the BNT162b2 mRNA Covid-19 Vaccine. New England Journal of Medicine, 2020 Dec 31; 383(27): 2603–2615. Verfügbar unter https://pubmed.ncbi.nlm.nih.gov/33301246/ (zuletzt abgerufen am 19.07.2021).

steigendem Alter, Zunahme zwischen erster und zweiter Impfung) inklusive der „Hitliste" der Nebenwirkungen: Fatigue (< 59 Prozent), Kopfschmerzen (< 52 Prozent), Muskel- und Gliederschmerzen (< 37 Prozent) sowie Schüttelfrost (< 35 Prozent). Insgesamt war bei 20 bis 45 Prozent der Geimpften eine begleitende Behandlung mit fiebersenkenden und schmerzstillenden Medikamenten erforderlich. Dies ist bei *keiner* der bisher von der STIKO allgemein empfohlenen Impfungen notwendig und weist zusätzlich auf die Bedenklichkeit des Impfstoffs hin. Wie bei jeder medizinischen Behandlung sind Nebenwirkungen an sich (und seien sie noch so häufig und gravierend) noch kein Beinbruch – solange sie in einem vernünftigen Verhältnis zum erwarteten positiven Effekt stehen. Entscheidend ist daher jetzt die Frage nach den berühmten 95 Prozent Wirksamkeit. Insgesamt nahmen an der Phase-II-Studie 36 523 Personen teil. Dabei kam es innerhalb des Beobachtungszeitraums zu gerade einmal 170 Corona-Fällen. Das entspricht einer Häufigkeit von 0,4 Prozent. Anders formuliert: *99,6 Prozent der Studienteilnehmer erkrankten nicht an Corona – unabhängig davon, ob sie nun einen Impfstoff oder ein Placebo bekamen.* So viel zum Thema einer bedrohlichen Pandemie. Zudem war die Definition „Erkrankt" sehr weit gefasst: *Ein positives PCR-Ergebnis ohne Symptome war bereits ausreichend.* Bei den Geimpften kam es zu 8 Fällen, bei den Ungeimpften zu 162. Das absolute Erkrankungsrisiko sank damit um 0,42 Prozent. Blickt man nur auf die Risikogruppe (Alter über 65 mit Grunderkrankung), so kam es insgesamt zu 13 (!) Fällen, 1 in der Impf- und 12 in der Placebogruppe. Das sind insgesamt so wenige, dass eine statistisch zuverlässige Aussage gar nicht möglich ist. Die 95 Prozent Wirksamkeit bedeuten also nicht, dass ein Geimpfter zu 95 Prozent vor der Erkrankung geschützt wäre, sondern dass positive PCR-Tests nach der Impfung um 95 Prozent seltener sind. Das persönliche Erkrankungsrisiko dagegen sinkt nur um knapp 0,5 Prozent. Wir erinnern uns an das Risiko für schwere Nebenwirkungen? Dieses liegt gleichzeitig bei 1,1 Prozent. Damit ist die Wahrscheinlichkeit, schwere Nebenwirkungen zu erleiden, mehr als doppelt so hoch wie die Wahrscheinlichkeit, von einer Schutzwirkung zu profitieren. Lebensbedrohende Nebenwirkungen traten übrigens mit einer Häufigkeit von 1 : 1000 auf (0,1 Prozent). Jeder ethisch verantwortungsbewusste Mediziner müsste bereits an dieser Stelle „Stopp!" sagen und den Einsatz eines solchen Impfstoffs mehr als gründlich überdenken, da das Risiko-Nutzen-Verhältnis in keiner Weise gegeben ist. Biontech/Pfizer entschieden sich stattdessen, in Phase III zu gehen. Werfen wir auch hier[305] zuerst einen Blick auf die Nebenwirkungen:

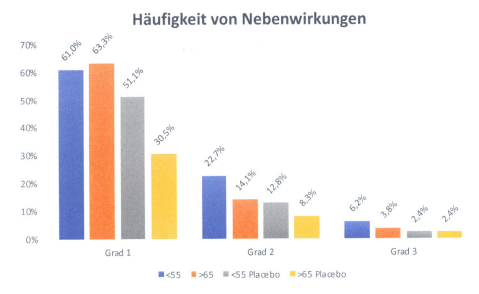

Abbildung 99:   *Häufigkeit von Nebenwirkungen des Biontech/Pfizer-Impfstoffs nach Schweregrad und Alter in Phase III[305]*

Die „gute" Nachricht hier: Lebensbedrohliche Reaktionen gab es insgesamt „nur" 11, darunter zwei Fälle von Herzstillstand. Das ist insofern wissenswert, als zwei gesunde italienische Krankenhausmitarbeiter – ein Arzt und ein OP-Assistent – nach der Impfung mit dem Biontech-Wirkstoff an Herzstillstand verstarben.[306] Eine Autopsie wurde abgelehnt, ein Zusammenhang mit der Impfung verneint. Die schlechte Nachricht: Schwere Nebenwirkungen (Grad 3) waren mit 19,6 Prozent

[305] BADEN, L. R., EL SAHLY, H. M., ESSINK, B., KOTLOFF, K., FREY, S., NOVAK, R., DIEMERT, D., SPECTOR, S. A., ROUPHAEL, N., CREECH, C. B., MCGETTIGAN, J., KHETAN, S., SEGALL, N., SOLIS, J., BROSZ, A., FIERRO, C., SCHWARTZ, H., NEUZIL, K., COREY, L., GILBERT, P., JANES, H., FOLLMANN, D., MAROVICH, M., MASCOLA, J., POLAKOWSKI, L., LEDGERWOOD, J., GRAHAM, B. S., BENNETT, H., PAJON, R., KNIGHTLY, C., LEAV, B., DENG, W., ZHOU, H., HAN, S., IVARSSON, M., MILLER, J. & ZAKS, T. (2021). Efficacy and Safety of the mRNA-1273 SARS-CoV-2 Vaccine. New England Journal of Medicine, 2021 Feb 4; 384(5): 403–416. Verfügbar unter https://pubmed.ncbi.nlm.nih.gov/33378609/ (zuletzt abgerufen am 19.07.2021).

[306] KIRCHWEGER, K. (2021). Schock in Italien: Bestürzende Serie von Todesfällen nach Corona-Impfung. In: Wochenblick.at vom 11.02.2021. Verfügbar unter https://www.wochenblick.at/schock-in-italien-bestuerzende-serie-von-todesfaellen-nach-corona-impfung/ (zuletzt abgerufen am 09.3.2021).

über alle Altersstufen sehr häufig. Bei den systemischen (traten bei 16 Prozent auf) wieder am beliebtesten: Kopfschmerzen, Fieber, Fatigue, Muskel- und Glieder-schmerzen sowie Schüttelfrost. Im Appendix der Veröffentlichung findet sich zu-dem eine Übersicht über Beschwerden, die (unabhängig vom Schweregrad) bei mindestens 1 Prozent der Probanden über einen längeren Zeitraum (beobachtet wurden 28 Tage) auftraten. Betroffen hiervon war insgesamt fast jeder vierte Pro-band:

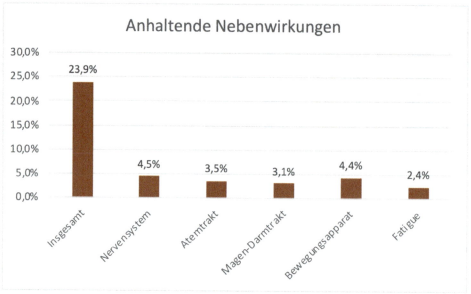

Abbildung 100:   *Anhaltende Nebenwirkungen des Biontech/Pfizer-Wirkstoffs in Phase III[305]*

Das sind Zahlen, die durchaus zu denken geben. Zur Einordnung gilt es auch hier wieder einen Blick auf die Wirksamkeit zu werfen, d. h. darauf, inwieweit die Ri-siko-Nutzen-Abwägung stimmig ist. Insgesamt kam es binnen vier Monaten bei knapp 1 Prozent der Studienteilnehmer zu Covid-19 (definiert als Verdachtssymp-tome mit positivem PCR-Test): Auch hier also eine sehr geringe Krankheitslast durch Corona. Das individuelle Risiko zu erkranken lag in der Gruppe der Geimpf-ten bei 1,4 Prozent, in der Placebogruppe bei 2 Prozent. Die absolute Risikoreduk-tion, sprich um wie viel Prozent die Wahrscheinlichkeit, an Covid-19 zu erkranken, sinkt, liegt also bei 0,6 Prozent. Anders formuliert: Ohne Impfung blei-ben 98 Prozent gesund, mit Impfung 98,6 Prozent. Die Wahrscheinlichkeit für schwere Nebenwirkungen ist somit 32-mal höher als die einer Schutzwirkung. Die Risiko-Nutzen-Abwägung wird damit bestenfalls grenzwertig. Was die Hauptrisi-kogruppe in puncto Fallsterblichkeit, die der über 80-Jährigen, angeht, ist die Studie wenig aussagekräftig: Nur 131 Personen dieser Altersgruppe nahmen teil, davon 41 in der Impfstoffgruppe. Die spezifische Erkrankungshäufigkeit wird in der Studie nicht ausgewiesen, Todesfälle gab es jedoch keine. Unter allen 30 351 Teilnehmern gab es 30 schwere Fälle von Covid-19, davon keinen in der Impfgruppe. Das ist dann auch der Haupteffekt des Impfstoffs von Biontech/Pfizer: Soweit wir wissen, schützt er vor schweren Verläufen – deren Risiko sinkt von 0,09 Prozent auf 0 Prozent. In absoluten Zahlen sieht das dann so aus:

Tabelle 37:　　　*Häufigkeit schwerer Verläufe und Beschwerden in der Studiengruppe*

Symptom/Beschwerde	Impfgruppe	Placebo
Lungenentzündung	4	0
ARDS	2	0
Sauerstoff (Maske)	1	0
Künstliche Beatmung	1	0
Intensivstation	1	0

Was die viel beschworene Entlastung des medizinischen Systems angeht, konnte der Impfstoff die Zahl der Intensivpatienten in einer Beobachtungsgruppe von 30 351 Menschen und innerhalb eines Zeitraums von 120 Tagen *von 1 auf 0 reduzieren.* Dem stehen 2545 Geimpfte gegenüber, die schwere Nebenwirkungen entwickelten. Leider werden all diese Fakten seitens der etablierten Medien und der Gesundheitsbehörden nicht kommuniziert. So wird es für den Einzelnen unmöglich, eine rationale, auf Abwägung der Chancen und Risiken basierende Impfentscheidung zu treffen. Stattdessen wird Impfen zur „patriotischen Selbstverständlichkeit" erklärt (CSU-Generalsekretär Blume),[307] im Spiegel schwadroniert ein Kolumnist: „Ich möchte an dieser Stelle ausdrücklich um gesellschaftliche Nachteile für all jene ersuchen, die freiwillig auf eine Impfung verzichten. Möge die gesamte Republik mit dem Finger auf sie zeigen."[308] Noch im Mai

---

[307] VITZTHUM, T. (2021). Corona: „Impfen sollte patriotische Selbstverständlichkeit werden". in: Welt.de vom 28.11.2020. Verfügbar unter https://www.welt.de/politik/deutschland/plus221209618/Corona-Impfen-sollte-patriotische-Selbstverstaendlichkeit-werden.html (zuletzt abgerufen am 03.02.2021).

[308] BLOME, N. (2021). Coronavirus: Impfpflicht! Was denn sonst? In: Spiegel.de vom 07.12.2020. Verfügbar unter https://www.spiegel.de/politik/deutschland/impfpflicht-was-denn-sonst-a-2846adb0-a468-48a9-8397-ba50fbe08a68 (zuletzt abgerufen am 03.03.2021).

2020 sprach CDU-Ministerpräsident Kretschmer davon: „Niemand wird in Deutschland gegen seinen Willen geimpft. Auch die Behauptung, dass diejenigen, die sich nicht impfen lassen, ihre Grundrechte verlieren, ist absurd und bösartig. Lassen Sie uns Falschnachrichten und Verschwörungstheorien gemeinsam entgegentreten."[309] Die absurde Verschwörungstheorie wird im Februar 2021 wahr. Die Kanzlerin denkt offen über die dauerhafte Einschränkung von Rechten Ungeimpfter nach: „Dann muss man vielleicht Unterschiede machen und sagen: Wer das nicht möchte, der kann bestimmte Dinge vielleicht nicht machen."[310] Und Michael Kretschmer? Er schließt eine Corona-Impfflicht nicht mehr aus.[311] Sein Namensvetter in Baden-Württemberg will „die ganze Bevölkerung durchimpfen und dann ist Schluss mit der Pandemie".[312] Dieser Schluss darf mit Blick auf die bisherigen Ergebnisse der Impfkampagnen sehr bezweifelt werden (vgl. Der praktische Einsatz: bisherige Erfahrungen zu mRNA- und Vektorimpfstoffen gegen).

[309] KRETSCHMER (2021b). MP Kretschmer: Niemand wird in Deutschland gegen seinen Willen geimpft! Verfügbar unter https://vimeo.com/495868355 (zuletzt abgerufen am 03.03.2021).

[310] BERLINER VERLAG GMBH (2021a). Merkel droht Impfverweigerern mit Konsequenzen. In: Berliner Zeitung vom 03.02.2021. Verfügbar unter https://www.berliner-zeitung.de/news/merkel-droht-impfverweigerern-mit-konsequenzen-li.137407 (zuletzt abgerufen am 03.03.2021).

[311] WELT.de (2021). Michael Kretschmer schließt Corona-Impfpflicht nicht aus. Beitrag vom 27.02.2021. Verfügbar unter https://www.welt.de/politik/deutschland/article227242271/Michael-Kretschmer-schliesst-Corona-Impfpflicht-nicht-aus.html (zuletzt abgerufen am 03.03.2021).

[312] KRETSCHMER (2021a). Die Bevölkerung wird durchgeimpft und dann ist Schluss. Verfügbar unter https://www.youtube.com/watch?v=QvTfPYgWivs (zuletzt abgerufen am 03.03.2021).

Erfahrungen mit mRNA-Vakzinen in den USA und Israel

Israel gilt bezüglich des Impfstoffs von Biontech/Pfizer mittlerweile als das „Labor der Welt", da es

- Ausschließlich diesen und keinen anderen Impfstoff einsetzt,
- Prozentual den höchsten Anteil an Geimpften aufweist (in den Risikogruppen mittlerweile über 80 Prozent, in der Gesamtbevölkerung über 50 Prozent, Stand März 2021), und
- Mittels Restriktionen für Nichtgeimpfte und Erleichterungen im Alltag für Geimpfte („Grüner Pass") nicht unerheblichen Druck auf seine Bürger ausübt, sich impfen zu lassen (indirekte Impfpflicht) – analog zu den Überlegungen von Bundeskanzlerin Merkel.

Wie sieht in diesem Riesenlabor nun das Fazit nach zweieinhalb Monaten Impfkampagne aus? Zunächst einmal ist zu beobachten, dass der harte Lockdown ab 18. September nicht sehr erfolgreich war – die Zahlen schießen weiter in die Höhe und erreichen ihre Spitze vier Wochen später:

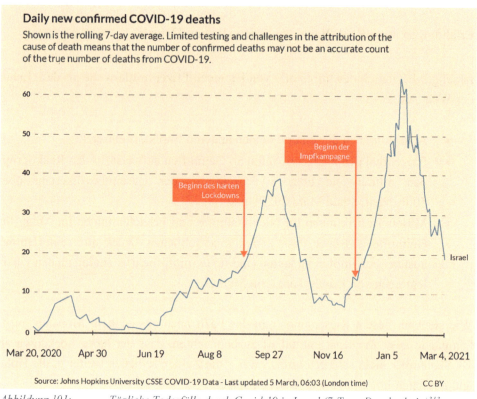

Abbildung 101:   Tägliche Todesfälle durch Covid-19 in Israel (7-Tage-Durchschnitt)[313]

Abgesehen davon, tritt mit Beginn der Impfkampagne ab der dritten Dezemberwoche 2020 der gleiche Effekt ein, der auch in Deutschland (speziell in den Altenheimen) zu erkennen war: Die Sterberate nimmt dramatisch zu (in diesem Fall um 500 Prozent). Auch in Israel wurden alte Menschen zuerst geimpft. Nachdem diese Altersgruppe die Impfung überstanden hat, sinkt die Sterberate ab Februar (!) wieder ab, erreicht aber selbst Stand März 2021 noch nicht wieder das Ausgangsniveau von vor Beginn der Impfung, sondern liegt noch immer 50 Prozent darüber. Dabei ist der Anstieg der Sterbefälle im Anschluss an die Impfung in allen Altersklassen feststellbar, mit erschreckenden Ausmaßen:[314]

---

[313] GLOBAL CHANGE DATA LAB (2021c). COVID-19: Daily tests vs. Daily new confirmed cases per million. Verfügbar unter https://ourworldindata.org/grapher/covid-19-daily-tests-vs-daily-new-confirmed-cases-per-million (zuletzt abgerufen am 03.03.2021).

[314] DOCTORS FOR COVID ETHICS (2021). The Israeli People's Committee Report of Adverse Events Related to the Corona Vaccine, April 2021. Beitrag vom 11.05.2021. Verfügbar   unter   https://doctors4covidethics.medium.com/the-israeli-peoples-

- Im Januar und Februar 2021 lag die Gesamtsterblichkeit in Israel 22 Prozent über dem Vorjahr.
- Sie überstieg durchgehend die Sterblichkeit der Vergleichsmonate der letzten zehn Jahre!
- In der Altersgruppe der 20- bis 29-Jährigen stieg die Mortalität um 32 Prozent gegenüber 2020.

Bei der Zahl der neu entdeckten Fälle scheint dagegen eine Besserung einzutreten:

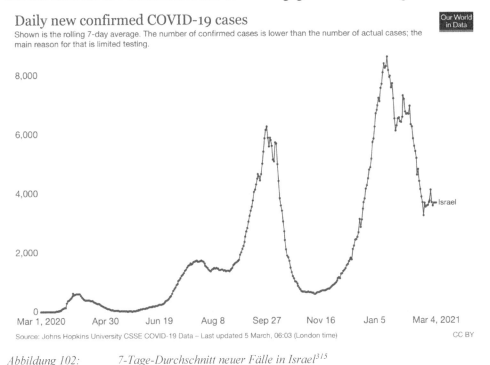

Daily new confirmed COVID-19 cases

Shown is the rolling 7-day average. The number of confirmed cases is lower than the number of actual cases; the main reason for that is limited testing.

Source: Johns Hopkins University CSSE COVID-19 Data – Last updated 5 March, 06:03 (London time)   CC BY

Abbildung 102:   *7-Tage-Durchschnitt neuer Fälle in Israel*[315]

Dieses Bild relativiert sich jedoch, betrachtet man parallel die Zahl der durchgeführten Tests. Zu beachten ist hierbei, dass sich die Positivrate (also der Anteil

---

committee-report-of-adverse-events-related-to-the-corona-vaccine-april-2021-47891f17d452 (zuletzt abgerufen am 11.05.2021).
[315] RITCHIE, H. ORTIZ-OSPINA, E.; BELTEKIAN, D.; MATHIEU, E.; HASELL, J.; MACDONALD, B.; GIATTINO, C.; APPEL, C; RODÉS-GUIRAO, L.; ROSER, M. (2021a). Coronavirus Pandemic (COVID-19). In: Our World in Data. Verfügbar unter https://ourworldindata.org/coronavirus (zuletzt abgerufen am 04.03.2021).

positiver Testergebnisse) seit Mitte Dezember von 3 Prozent auf 6 Prozent erhöht hat:

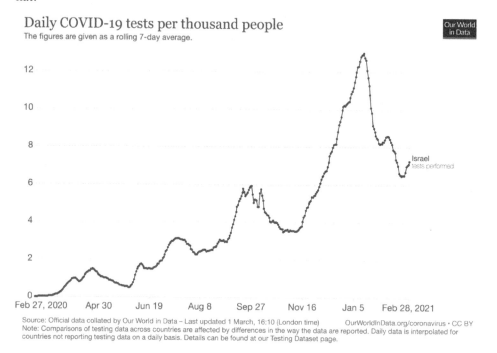

Daily COVID-19 tests per thousand people
The figures are given as a rolling 7-day average.

Abbildung 103:   Anzahl der täglich durchgeführten Tests (7-Tage-Durchschnitt) in Israel[315]

Obwohl also mehr Tests positiv ausfallen, sinkt die Anzahl der neuen Fälle – ganz einfach, weil deutlich weniger getestet wird. Ein überzeugender Praxistest sieht anders aus. Ende Februar 2021 wurden schließlich detaillierte Zahlen veröffentlicht. Während die Autoren die Effektivität des Wirkstoffs preisen, sind die Zahlen bei genauerem Hinsehen eher enttäuschend. Im Prinzip beschränkt sich die Wirkung der Impfung auf die Verhinderung leichter grippaler Symptome. Die folgende Tabelle zeigt die *absolute* Risikoreduktion, angegeben in Personen pro 1000 Geimpfte. Die Zahlen zeigen, wie viele Fälle jeweils pro 1000 Geimpfte durch die Impfung verhindert werden:

Schweregrad Covid-19	**Risikominderung (in Anzahl pro 1000 Geimpfte)**
Symptomatische Erkrankung	4,6
Krankenhausaufenthalt	0,2
Schwere Erkrankung	0,3
Tod	0,03

Das Fazit lautet also, dass grippale Symptome wie Husten, Fieber und Schüttelfrost weniger werden. Was schwere oder gar tödliche Verläufe angeht, ist keine signifikante Wirkung zu sehen. In Anbetracht des betriebenen Aufwands ein frustrierendes Resultat. Die erhoffte Wende im Kampf gegen Corona brachte die Impfkampagne nicht. Obwohl mittlerweile ein Großteil der Bevölkerung die Impfung erhalten hat, steht Israel vor dem fünften Lockdown.[317]

Noch beunruhigender als die fehlende Wirksamkeit ist aber der Blick auf die mit der Impfung einhergehenden Risiken und Nebenwirkungen. Hier lohnt ein Blick in die USA. Die Meldedaten zu schweren Impfreaktionen und Todesfällen in zeitlichem Zusammenhang mit einer Impfung werden dort, anders als in Deutschland, von der CDC in einer Onlinedatenbank (VAERS, Link siehe Fußnote) zur Verfügung gestellt und laufend aktualisiert.[318] Eine Datenbankabfrage zum Thema „Impfreaktionen und potenzielle Impfkomplikationen" offenbart eine erschreckende Entwicklung. Seit Beginn der Impfkampagne mit den mRNA-Vakzinen (Moderna und Biontech/Pfizer) hat sich die Anzahl schwerer Impfreaktionen verhundertfacht. In den Jahren 2018 und 2019 gab es im Schnitt 6 Meldungen pro Monat. Mit Beginn der Corona-Impfung schnellte dieser Wert auf 638 nach oben:

---

[316] DAGAN, N., BARDA, N., KEPTEN, E., MIRON, O., PERCHIK, S., KATZ, M. A., HERNÁN, M. A., LIPSITCH, M., REIS, B. & BALICER, R. D. (2021). BNT162b2 mRNA Covid-19 Vaccine in a Nationwide Mass Vaccination Setting. New England Journal of Medicine, 2021 Apr 15; 384(15): 1412–1423. Verfügbar unter https://pubmed.ncbi.nlm.nih.gov/33626250/ (zuletzt abgerufen am 19.07.2021).

[317] OE24.AT (2021). Trotz Impf-Rekord: Israel steht vor 5. Lockdown. Verfügbar unter https://www.oe24.at/coronavirus/trotz-impf-rekord-israel-steht-vor-5-lockdown/468347847 (zuletzt abgerufen am 01.04.2021).

[318] VACCINE ADVERSE EVENT REPORTING SYSTEM (VAERS) (2021). VAERS Data. Verfügbar unter https://vaers.hhs.gov/data.html (zuletzt abgerufen am 17.03.2021).

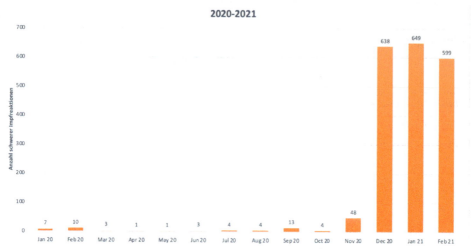

Abbildung 104:　　*Anzahl gemeldeter schwerer Impfreaktionen im Jahresverlauf 2020 und 2021;*
Beginn der Impfkampagne mit RNA-Vakzinen war im November 2020[318]

Noch deutlicher wird dieser Trend, wenn man die Jahre 2018 bis 2021 miteinander vergleicht. 3 Monate Impfen mit RNA-Vakzinen (November 2020 bis Februar 2021) führte zu mehr Meldungen schwerer Impfreaktionen als in den Jahren 2013 bis 2019 zusammengenommen:

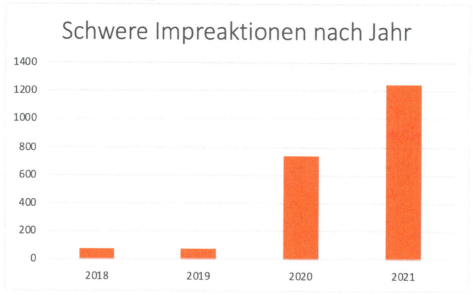

Abbildung 105:　　*Schwere Impfreaktionen in den Jahren 2018–2021[318]*

Zwischen Dezember 2020 und März 2021 wurden der CDC knapp über 1500 Todesfälle in zeitlichem Zusammenhang mit der Corona-Impfung gemeldet.

Dabei ist zu beachten, dass ein zeitlicher Zusammenhang noch keinen kausalen begründet. Aber: Im Allgemeinen gilt für Impfstoffe eine tolerierte Obergrenze von 1 Todesfall pro 1 Million Impfungen. In den USA ergeben die Meldedaten aber 15 Tote pro 1 Million Impfungen. Der Vergleich mit den Vorjahren zeigt die Dimension des Problems: In den Monaten Dezember 2020 bis März 2021 wurden 30-mal so viele Todesfallmeldungen abgegeben wie im gesamten Jahr 2019:

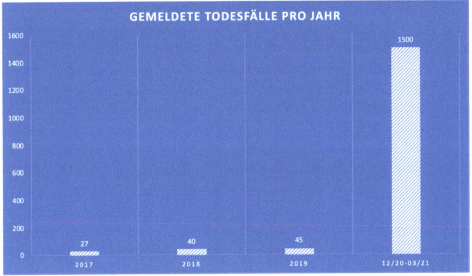

Abbildung 106:   Gemeldete Todesfälle in zeitlichem Zusammenhang mit der Impfung pro Jahr[318]

Sicherlich wird in einem nicht geringen Teil der Fälle *kein* kausaler Zusammenhang bestehen, aber eine Zunahme der Meldungen um 3000 Prozent ist definitiv ein Warnsignal, das ernst genommen werden sollte. Konsequenz müssten eine Unterbrechung der Impfkampagne und die penibelste Untersuchung der gemeldeten Todesfälle sein. Stattdessen wird unbeirrt weitergemacht und Obduktionen als anlasslos abgelehnt. Dabei warnen Experten seit Monaten vor unkalkulierbaren Risiken bei den RNA-Vakzinen von Moderna und Biontech/Pfizer. Warum aber liegen Anzahl und Schweregrad der gemeldeten Komplikationen so deutlich über dem, was in den Zulassungsstudien beobachtet wurde? Zumindest zwei mögliche Erklärungen erscheinen zum jetzigen Zeitpunkt als wahrscheinlich:

1. Infektionsverstärkende Antikörper (ADE): Gerade bei älteren Menschen besteht ein erhöhtes Risiko für die Bildung schädlicher Antikörper, die im Falle einer Infektion mit dem echten Virus die Erkrankung verschlimmern

und zu einer Hyperinflammation (Zytokinsturm) führen können.[319] Dieses Phänomen wurde in den Zulassungsstudien nicht untersucht, die Risikogruppen waren ohnehin nur mit die kleinsten Studiengruppen.

2. Bei Personen, die zum Zeitpunkt der Impfung mit SARS-CoV-2 infiziert sind bzw. erst kürzlich von einer solchen Infektion genesen sind, kann die Impfung zu massiven Komplikationen führen – vor allem im Herz-Kreislauf-System. Betroffen sind primär ältere Menschen mit entsprechenden Vorerkrankungen.[320]

3. Generell begünstigen die Corona-Impfstoffe das Entstehen von Blutgerinnseln (Thrombosen und Embolien). Dies wäre eine weitere Erklärung der massiv steigenden Mortalität im Anschluss an die Impfung. Da in diesen Fällen auf den ersten Blick Herz-Kreislauf-Erkrankungen wie Schlaganfall, Lungenembolie, Thrombosen oder Herzinfarkte die Todesursache darstellen, wird ein Zusammenhang mit der Impfung verneint. Warum diese akuten und tödlichen Komplikationen allerdings im Anschluss an die Impfung vermehrt auftreten, wird nicht erklärt oder untersucht.

Punkt 1, infektionsverstärkende Antikörper, müsste in entsprechenden klinischen Studien untersucht werden. Die fielen aber dem teleskopierten Zulassungsverfahren zum Opfer. Punkt 2 lässt sich nur dann vermeiden, wenn vor der Impfung der Infektionsstatus mittels eines Immunitätstests (vgl. Der Immunitätsnachweis: gewusst wie) abgeklärt werden würde – was nicht der Fall ist, speziell nicht in Altenheimen.

---

[319] LYONS-WEILER JAMES; KENNEDY, R. F., Jr. (2021). Pfizer COVID Vaccine Trial Shows Alarming Evidence of Pathogenic Priming in Older Adults. In: The Defender – Children's Health Defense, Beitrag vom 10.12.2020. Verfügbar unter https://childrenshealthdefense.org/defender/pfizer-covid-vaccine-trial-pathogenic-priming/ (zuletzt abgerufen am 17.03.2021); VERKERK, R. (2021). Scientists Warn of Potential COVID Vaccine-Related „Ticking Time Bomb". In: The Defender – Children's Health Defense'. Beitrag vom 11.02.2021. Verfügbar unter https://childrenshealthdefense.org/defender/potential-covid-vaccine-related-ticking-time-bomb/ (zuletzt abgerufen am 17.03.2021).

[320] NOORCHASHM, H. (2021). Cardiothoracic Surgeon Warns FDA, Pfizer on Immunological Danger of COVID Vaccines in Recently Convalescent and Asymptomatic Carriers. In: The Defender – Children's Health Defense, Beitrag vom 28.01.2021. Verfügbar unter https://childrenshealthdefense.org/defender/surgeon-warns-fda-pfizer-immunological-danger-covid-vaccines-convalescent-asymptomatic-carriers/ (zuletzt abgerufen am 17.03.2021).

- *Der Impfstoff von Biontech/Pfizer zeigte in den Zulassungsstudien eine bedenkliche Häufung von schweren, anhaltenden und systemischen Nebenwirkungen.*

- *In den Zulassungsstudien wurde nicht gegen ein echtes Placebo getestet, sondern gegen ebenfalls toxische Nanopartikel. Der Placebovergleich ist damit weitestgehend wertlos.*

- *Biontech untersuchte nicht, ob eine zweimalige Impfung einer einmaligen überlegen ist, und wählte zudem die höchste Impfdosis – obwohl diese keine signifikant bessere Immunität, dafür aber mehr Nebenwirkungen verursachte.*

- *Die Anzahl gemeldeter Nebenwirkungen und Impfreaktionen lieg hundertfach über der anderer Impfstoffe.*

- *Im Anschluss an die Impfung kommt es zu einer massiven Schwächung des Immunsystem. Dies erhöht die Anfälligkeit für Infektionen und das Risiko eines schweren Infektionsverlaufs.*

- *In Ländern mit weit fortgeschritten Impfprogrammen zeigt sich eine deutliche Erhöhung der Corona-Fallzahlen sowie der Mortalität in den geimpften Risikogruppen.*

- *Die Impfung von Personen, die bereits infiziert sind oder waren, birgt erhebliche Risiken – dies wird aber vor der Impfung nicht abgeklärt.*

AstraZeneca: Qualitätssiegel Oxford

Wie wir am Beispiel Biontech/Pfizer gesehen haben, versteckt sich die Wahrheit (oder zumindest ein möglichst großer Ausschnitt derselben) tief in den Studiendaten, teils wohlbehütet in den Anhängen der eigentlichen Veröffentlichung. Man darf also gespannt sein, wie die Kollegen aus England diesbezüglich vorgegangen sind. Zunächst ein kurzer Blick auf Phase I/II mit insgesamt 1077 Probanden.[321] Eine uns bereits bekannt vorkommende Besonderheit ist auch in dieser Studie das Placebo: Es ist keines. Stattdessen wurde zu diesem Zweck ein Impfstoff gegen Meningokokken eingesetzt. Der wiederum hat den Vorteil, dass er signifikant häufiger Nebenwirkungen und Impfreaktionen auslöst als Kochsalzlösung, sodass der zu prüfende Impfstoff tendenziell wieder näher an die Nebenwirkungshäufigkeit des Placebos rückt. Merke: Je ungünstiger das Placebo, desto günstiger das Studienergebnis. Frappierenderweise reichte aber selbst dieser Kunstgriff nicht aus, um den neuen Impfstoff gut aussehen zu lassen. Wir ignorieren wieder die lokalen Nebenwirkungen und betrachten allein die systemischen:

---

[321] FOLEGATTI, P. M. & EWER, K. J. (2020). Safety and immunogenicity of the ChAdOx1 nCoV-19 vaccine against SARS-CoV-2: a preliminary report of a phase 1/2, single-blind, randomised controlled trial. The Lancet, 2020 Aug 15; 396(10249): 467–478. Verfügbar unter https://pubmed.ncbi.nlm.nih.gov/32702298/ (zuletzt abgerufen am 19.07.2021).

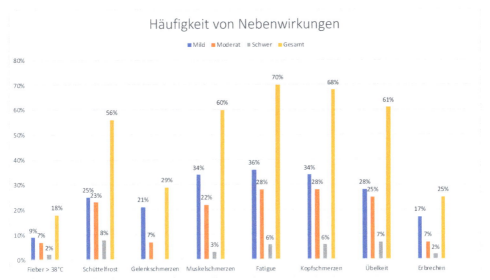

Abbildung 107: *Häufigkeit systemischer Nebenwirkungen nach Schweregrad und Beschwerdetyp[321]*

Wie zu sehen ist, traten Nebenwirkungen bei bis zu 70 Prozent der Probanden auf, mit schwerer Ausprägung immerhin noch bei 2 bis 8 Prozent. Das ist relativ viel, und in Anbetracht dieser Ergebnisse empfahl AstraZeneca die prophylaktische Gabe von Paracetamol zusammen mit der Impfung. Wie außergewöhnlich Häufigkeit und Intensität der Nebenwirkungen waren, wird deutlich, wenn man den Corona-Impfstoff mit dem Meningokokken-Impfstoff vergleicht, der als Placebo eingesetzt wurde. Die Impfreaktionen liegen eindeutig über dem, was von anderen Impfungen bekannt und zu erwarten ist:

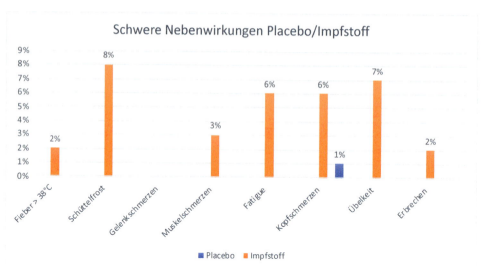

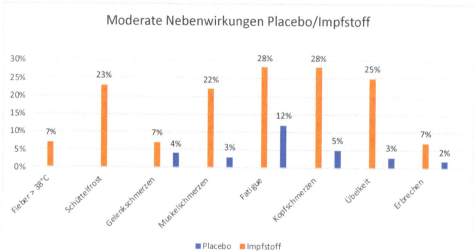

Abbildung 108:   *Schwere und moderate Nebenwirkungen im Vergleich zwischen Meningokok-*
ken-Impfstoff (in Blau, Placebo) und Corona-Impfstoff (in Orange, Impf-
stoff)[321]

362

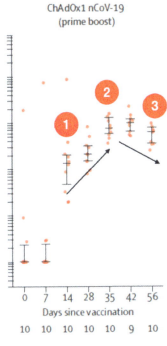

ChAdOx1 nCoV-19
(prime boost)

Days since vaccination

| 0 | 7 | 14 | 28 | 35 | 42 | 56 |
| 10 | 10 | 10 | 10 | 10 | 9 | 10 |

Was die Immunitätsentwicklung angeht, untersuchte AstraZeneca im Gegensatz zu Pfizer, ob es einen Unterschied macht, einmalig oder zweimalig zu impfen. Ergebnis: Durch die Wiederholung steigen die Antikörper nochmals an (Abbildung 109). Allerdings ist auch zu sehen, dass sie bereits binnen zweier Monate wieder zu fallen beginnen (–30 Prozent innerhalb der ersten 56 Tage). Ob, wann und wie also eine Auffrischung erforderlich ist, lässt sich aus den Daten nicht ablesen – nur, dass sie erforderlich sein wird, erscheint als sehr wahrscheinlich. Wenden wir uns nun aber der Phase III zu. [322] An dieser nahmen insgesamt 23 745 Menschen teil, etwa die Hälfte erhielt jeweils den Impfstoff bzw. das Placebo. Die Hauptrisiko-Altersgruppe wurde hier nicht gesondert untersucht, sondern alle Personen im Alter von

Abbildung 109:   Antikörperbildung nach erster (1) und zweiter (2) Impfung sowie deren Entwicklung zwei Monate nach Abschluss der Impfung (3)

über 70 Jahren in einer Gruppe zusammengefasst. Diese umfasste 821 Probanden, die den Impfstoff erhielten. Als Placebo wurde wieder der Meningokokken-Impfstoff verwendet. Eine neue Besonderheit im Vergleich zur Phase I/II: Bei der Durchführung kam es zu einem Fehler bei der Dosierung, eine Gruppe erhielt statt der geplanten nur die halbe Dosis. Zwar hätte man diese Studienteilnehmer nun ausschließen müssen. Als sich aber herausstellte, dass diese Gruppe bessere Resultate hatte als diejenige, die die volle Dosis erhalten hatte, machte man aus der Not eine Tugend und baute das „Low-Dose"-Protokoll in die Studie mit ein (man hätte dies, im Nachhinein betrachtet, vielleicht auch den Studienbetreuern bei Biontech/Pfizer gewünscht). Fangen wir diesmal mit der Betrachtung der Wirksamkeit

---

[322] VOYSEY, M., CLEMENS, S. A. C., MADHI, S. A., WECKX, L. Y., FOLEGATTI, P. M., ALEY, P. K., ANGUS, B., BAILLIE, V. L., BARNABAS, S. L. & BHORAT, Q. E. (2021). Safety and efficacy of the ChAdOx1 nCoV-19 vaccine (AZD1222) against SARS-CoV-2: an interim analysis of four randomised controlled trials in Brazil, South Africa, and the UK. The Lancet, 2021 Jan 9;397(10269): 99–111. Verfügbar unter https://pubmed.ncbi.nlm.nih.gov/33306989/ (zuletzt abgerufen am 19.07.2021).

an. Auch in dieser Studie bestätigte sich, dass Covid-19 im Allgemeinen eine eher selten vorkommende Erkrankung ist: Die Inzidenz für Covid-19 (definiert als Vorliegen mindestens eines typischen Symptoms plus PCR-Nachweis) lag in der Impfgruppe bei 0,6 Prozent, in der Placebogruppe bei 1,9 Prozent. Man kann es auch so ausdrücken: 99,4 Prozent der Geimpften und 98,1 Prozent der Nichtgeimpften blieben gesund. Für die absolute Risikoreduktion bedeutet das: Die Wahrscheinlichkeit, an Covid-19 zu erkranken, ließ sich durch den Impfstoff um 1,3 Prozent senken. Bei den schweren Verläufen sind die Zahlen noch kleiner: Insgesamt 20 Personen mussten im Krankenhaus behandelt werden, davon 2 auf Intensiv:

Tabelle 39:   *Schwere und komplizierte Verläufe in der Placebogruppe und bei den Geimpften*

Schweregrad	Impfgruppe	Placebo
Krankenhausaufnahme	2	16
Intensivstation	0	2

Es zeigt sich also ein ähnliches Bild wie beim Biontech/Pfizer-Impfstoff: Die Hauptwirkung besteht darin, ohnehin seltene schwere Verläufe zu reduzieren. Allerdings nicht in der besonders relevanten Altersgruppe. Bei den über 65-Jährigen trat in der Placebogruppe ein Fall auf – ebenso wie in der Impfgruppe. Wie sieht es aber mit dem Risiko-Nutzen-Verhältnis aus? Zunächst einmal ist zu sagen, dass in der Hauptpublikation keine Details zu den Risiken und Nebenwirkungen aufgeführt sind. Es wird nur erwähnt, dass das Low-Dose-Protokoll sicherer sei als das Volldosis-Protokoll. Interessant ist ein Satz am Ende der Studie: *„Although there were many serious adverse events reported in the study in view of the size and health status of the population included, there was no pattern of these events that provided a safety signal in the study."* Zu Deutsch: „Obwohl es in Anbetracht der Anzahl und des Gesundheitszustands *der Probanden viele schwere Nebenwirkungen gab, war kein Muster zu erkennen, das als Warnhinweis betrachtet werden könnte."* Es wird also zugegeben, dass sowohl der Schweregrad als auch die Häufigkeit von Nebenwirkungen hoch waren – zumal es sich größtenteils um gesunde und jüngere Probanden handelte. Gräbt man etwas tiefer in den Anhängen der Studie, kommen allerdings noch einige weitere beunruhigende Details zutage.

Zum einen gab es drei Fälle von Transverser Myelitis während der Studie. Transverse Myelitis ist eine akute, autoimmune Entzündung der Rückenmarksnerven, also ein sehr ernster Zustand. Von den drei Fällen waren zwei in der Impfgruppe und einer in der Placebogruppe. Letzterer trat zwei Monate nach der Studie auf, die beiden erstgenannten Fälle innerhalb von zwei Wochen nach Impfung. Zwei Fälle in einer Gruppe von 12 021 Personen sind beeindruckend, da die normale Häufigkeit, mit der diese Erkrankung auftritt, bei 1,35 zu 1 Million liegt. Das entspricht einer hundertfach höheren Erkrankungswahrscheinlichkeit in der Impfgruppe. Bei einem der beiden Fälle bestand eine Multiple Sklerose und insofern eine Prädisposition (erhöhtes Risiko aufgrund bestehender Risikofaktoren). Dennoch ist der Vergleich eindeutig und stellt – im Gegensatz zur Meinung der Studienautoren – sehr wohl ein Warnsignal dar. Man stelle sich vor, diese Häufung träte auch bei der Impfkampagne auf. Dann gäbe es in jeder Kleinstadt mit 12 000 Einwohnern ein bis zwei Fälle von Transverser Myelitis im Anschluss an die Impfung. Ein weiteres Ergebnis der Schürfbemühungen in den Studienanhängen: Bei zwölf Probanden kam es zu einem VAERD (Vaccine-associated Enhanced Respiratory Disease; zu Deutsch: impfassoziierte verstärkte Atemwegserkrankung). Das bedeutet praktisch, dass eine Atemwegsinfektion durch die Impfung in erheblichem Maß verstärkt wurde, sprich die Schwere der Symptome deutlich zunahm. Hintergrund ist vermutlich ein ADE-Syndrom (Antibody-dependent Enhancement): Es werden im Anschluss an die Impfung Antikörper gebildet, die entzündungsverstärkend wirken und damit das Risiko für einen Zytokinsturm (Hyperinflammation) erhöhen. 12 aus 12 021 ist keine zu vernachlässigende Größe – das bedeutet immerhin ein Risiko von 1 : 000. Wohlgemerkt, bei relativ jungen und gesunden Probanden. Deren Risiko für einen massiven Covid-19-Verlauf liegt bei weniger als 0,1 Prozent (also unter 1 : 1000). Ein weiterer Schwachpunkt ist die geringe Datenmenge für alte Menschen. In der Originalpublikation wird in der Altersgruppe > 65 Jahren (die zudem nicht weiter aufgeschlüsselt wurde) nur ein einziger Fall beobachtet. Daraus lässt sich keine verlässliche Aussage ableiten. Das sah auch die STIKO (Ständige Impfkommission beim RKI) so und verweigerte zunächst eine Empfehlung für den Impfstoff bei über 65-Jährigen.[323] Die Schweizer Behörden sahen insgesamt keine überzeugende Nutzen-Risiko-Relation und verweigerten dem Impfstoff die Zulas-

---

[323] STIKO (2021). Beschluss der STIKO zur 2. Aktualisierung der COVID-19-Impfempfehlung und die dazugehörige wissenschaftliche Begründung. Verfügbar unter https://www.rki.de/DE/Content/Infekt/EpidBull/Archiv/2021/05/Art_01.html (zuletzt abgerufen am 03.03.2021).

sung.[324] Stattdessen wurde überlegt, bereits eingekaufte Impfdosen wieder zu verkaufen.[325] All diese Schwachpunkte und potenziellen Risiken haben sich mittlerweile auch in der medizinischen Gemeinde herumgesprochen. In verschiedenen Kliniken weigerten sich Mitarbeiter, eine Impfung mit dem AstraZeneca-Wirkstoff zu erhalten (in Wien unterzeichneten über 500 Pflegekräfte und Ärzte am AKH eine entsprechende Petition).[326] Deutsche Kliniken stellten die Impfung ihrer Mitarbeiter mit dem Wirkstoff vorerst ein, da die hohen Ausfallzahlen der geimpften Mitarbeiter den laufenden Betrieb gefährden.[327] In Hannover weigerten sich zwei Drittel der Ärzte, sich impfen zu lassen.[328] Österreich setzte die Impfkampagne mit dem Wirkstoff komplett aus, nachdem bei zwei Krankenhausmitarbeitern (beides junge Krankenschwestern) massive Komplikationen in Form von Gerinnungsstörungen im Anschluss an die Impfung auftraten. Eine verstarb, die andere erlitt eine Lungenembolie.[329] Wenn bereits junge und gesunde Menschen in diesem Maß auf

---

[324] MILLER, J. (2021). Swiss delay AstraZeneca COVID vaccine approval, order more shots from others. In: Reuters.com vom 03.02.2021. Verfügbar unter https://www.reuters.com/article/us-health-coronavirus-swiss-astrazeneca-idUSKBN2A32GV (zuletzt abgerufen am 08.03.2021).

[325] MÜNCHENER ZEITUNGS-VERLAG GMBH & CO. KG (2021). Astrazeneca-Impfstoff: Schweiz will scheinbar Millionen erworbene Dosen wieder verkaufen. In: Merkur.de vom 24.02.2021. Verfügbar unter https://www.merkur.de/welt/corona-impfstoff-astrazeneca-schweiz-deutschland-90207418.html (zuletzt abgerufen am 08.03.2021).

[326] „DIE PRESSE" VERLAGS-GESELLSCHAFT M. B. H. CO. KG (2021). Aufstand am Wiener AKH gegen AstraZeneca-Impfstoff. In: Diepresse.com vom 02.01.2021. Verfügbar unter https://www.diepresse.com/5935875/aufstand-am-wiener-akh-gegen-astrazeneca-imfpstoff (zuletzt abgerufen am 11.02.2021).

[327] NDR (2021b). Emden: Viele Krankmeldungen nach Corona-Impfungen in Klinik. In: NDR.de vom 15.02.2021. Verfügbar unter https://www.ndr.de/nachrichten/niedersachsen/oldenburg_ostfriesland/Emden-Viele-Krankmeldungen-nach-Corona-Impfungen-in-Klinik,emden1370.html (zuletzt abgerufen am 02.03.2021).

[328] NDR (2021c). Hannover: Viele Ärzte und Personal nicht zum Impfen gekommen. In: NDR.de vom 29.03.2021. Verfügbar unter https://www.ndr.de/nachrichten/niedersachsen/hannover_weser-leinegebiet/Hannover-Viele-Aerzte-und-Personal-nicht-zum-Impfen-gekommen,corona7318.html (zuletzt abgerufen am 30.03.2021).

[329] DLF (2021a). Coronavirus: Österreich stoppt Impfung mit Astrazeneca-Charge nach Todesfall – Zusammenhang offen. Verfügbar unter https://www.deutschlandfunk.de/coronavirus-oesterreich-stoppt-impfung-mit-astrazeneca.1939.de.html?drn:news_id=1235187 (zuletzt abgerufen am 08.03.2021).

die Impfung reagieren – was erwarten wir dann bei erheblich vorerkrankten alten Personen?

- *Der Impfstoff von AstraZeneca zeigte in den Zulassungsstudien eine ungewöhnliche Häufung von schweren Nebenwirkungen (Aussage AstraZeneca). Dies wurde nicht als Warnsignal interpretiert.*
- *Der Schutz durch Antikörper nimmt nach der Impfung zügig ab.*
- *Unter den vielen beobachteten Nebenwirkungen stachen schwere neurologische Komplikationen in Form von Entzündungen des Nervensystems hervor.*

Der praktische Einsatz: bisherige Erfahrungen zu mRNA- und Vektorimpfstoffen gegen SARS-CoV-2

Aus den Informationen in diesem Kapitel sollte klar geworden sein, dass die derzeitige „Exit-Strategie Impfung" eine durchaus gefährliche Sackgasse ist. Dies bestätigen auch die mittlerweile veröffentlichten Zahlen des Paul-Ehrlich-Instituts. Fatalerweise finden diese in der Öffentlichkeit nicht statt: Weder werden seitens des Instituts Pressekonferenzen angesetzt, in denen diese Daten umfänglich präsentiert werden würden, noch erscheinen in den Leitmedien Artikel oder Berichte zu diesem Thema. Man muss, um sich zu informieren, Datenbankabfragen nutzen und über solide mathematische und wissenschaftlich-medizinische Kenntnisse verfügen. Dabei sprechen diese Zahlen eine eindeutige Sprache und stehen in krassem Widerspruch zu den Aussagen sowohl der Impfstoffhersteller als auch unserer Regierung, die Impfstoffe wären sicher. Die folgenden Auswertungen basieren auf den Zahlen des Paul-Ehrlich-Instituts:[330]

---

[330] - PAUL-EHRLICH-INSTITUT (2021a),Datenbank mit Verdachtsfällen von Impfkomplikationen', PEI Arzneimittelsicherheit [Online]. Available: https://www.pei.de/DE/arzneimittelsicherheit/pharmakovigilanz/uaw-datenbank/uaw-datenbank-node.html (Accessed 14.08.2021). - PAUL-EHRLICH-INSTITUT (2021b) ,Sicherheit von COVID-19-Impfstoffen', PEI Newsroom [Online]. Available: https://www.pei.de/DE/newsroom/dossier/coronavirus/coronavirus-inhalt.html?cms_pos=6 (Accessed 14.08.2021).

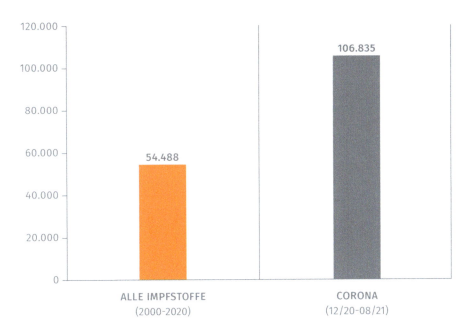

GESAMTZAHL DER MELDUNGEN

Abbildung 110:   *Gesamtzahl der Meldungen (d.h. alle Schweregrade);*
                       Links: Summer für alle zugelassenen Impfstoffe aus
                       den Jahren 2000-2020; Rechts: Summe der Corona-
                       Impfstoffe seit Dezember 2020

Die neuartigen Corona-Impfstoffe lösten binnen 9 Monaten fast doppelt so viele Meldungen aus wie alle anderen in Deutschland zugelassenen Impfstoffe in den
letzten 20 Jahren zusammen. Exakt das gleiche Bild
ergibt sich bei spezifischer Betrachtung der Todesfallmeldungen:
Exakt das gleiche Bild ergibt sich bei spezifischer Betrachtung der Todesfallmeldungen:

TODESFÄLLE

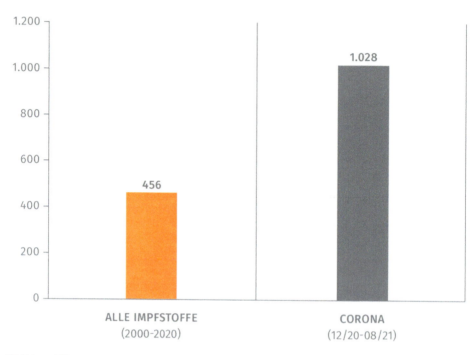

Abbildung 111:   *Summe der Todesfallmeldungen für alle Impfstoffe 2000-2020 (links) sowie die Corona-Impfstoffe seit Dezember 2020 (rechts)*

An dieser Stelle wird nicht selten eingewendet, dass noch nie zuvor innerhalb einer so kurzen Zeitspanne dermaßen viele Impfungen in Deutschland verabreicht wurden und allein schon aufgrund dieser Tatsache die Meldezahlen nicht vergleichbar seien. Um diesem, auf den ersten Blick berechtigten, Einwand Rechnung zu tragen, ist es daher sinnvoll, statt der absoluten Anzahl der Meldungen die Meldehäufigkeit anzugeben, z.B. in Form von Meldungen pro 100.000 verabreichten Impfdosen. Durch eine derartige Normierung werden die Zahlen allerdings nicht besser, im Gegenteil[331]:

---

[331] STATISTA (2021) ‚Arzneimittel - Verbrauch von Impfstoffen in Deutschland bis 2019 | Statista', Available:

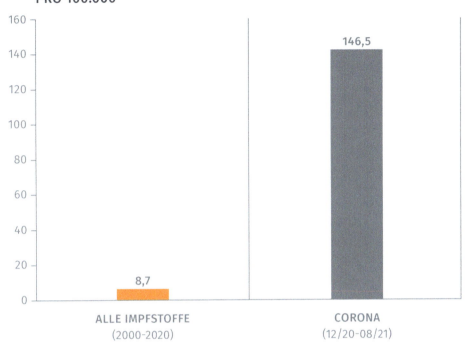

GESAMTZAHL DER MELDUNGEN PRO 100.000

Abbildung 112:   Gesamtzahl gemeldeter Nebenwirkungen pro 100.000 Impfungen für alle Impfstoffe 2000-2020 (links) sowie die Corona-Impfstoffe seit Dezember 2020 (rechts)

https://de.statista.com/statistik/daten/studie/467046/umfrage/impfstoffverbrauch-in-deutschland/ (Accessed 14.04.2021).

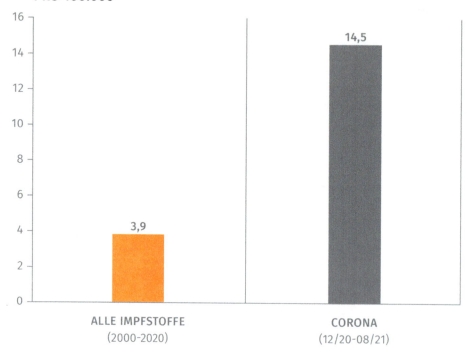

SCHWERE NEBENWIRKUNGEN PRO 100.000

Abbildung 113:   Schwere Nebenwirkungen pro 100.000 Impfungen für alle Impfstoffe 2000-2020 (links) sowie die Corona-Impfstoffe seit Dezember 2020 (rechts)

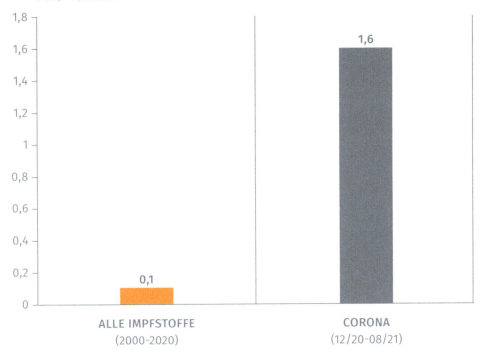

BLEIBENDE SCHÄDEN PRO 100.000

Abbildung 114:   Bleibende Schäden pro 100.000 Impfungen für alle Impfstoffe 2000-2020 (links) sowie die Corona-Impfstoffe
seit Dezember 2020 (rechts)

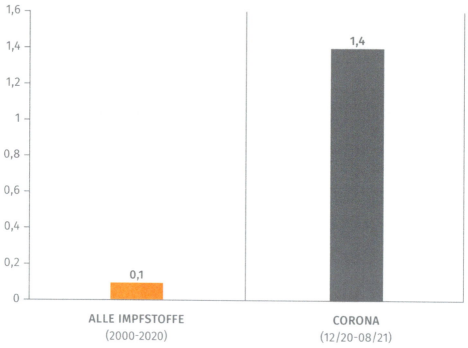

Abbildung 115:   *Todesfälle pro 100.000 Impfungen für alle Impfstoffe 2000-2020 (links) sowie die Corona-Impfstoffe seit Dezember 2020 (rechts)*

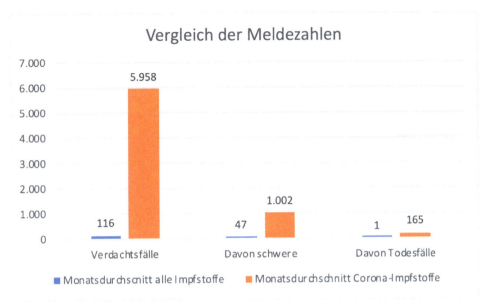

Abbildung 116: *Monatliche Meldezahlen im Vergleich zwischen den Jahren 2020 und Januar/Februar 2021*

Vergleicht man die Häufigkeit der einzelnen Meldekategorien zeichnet sich ein Desaster ab:

- Insgesamt treten Meldungen bei Corona-Impfstoffen 17-fach häufiger auf
- Schwere Nebenwirkungen sind 4-mal häufiger
- Bleibende Schäden sind 16-fach häufiger
- Todesfälle treten 14-fach öfter auf als bei allen anderen Impfstoffen zusammen Dabei schneidet gerade der hierzulande hochgelobte Biontech-Wirkstoff am schlechtesten ab:

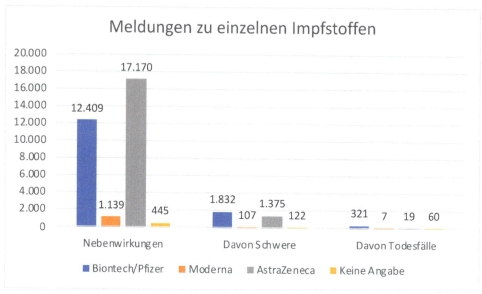

Abbildung 117:   *Meldungen zu Impfreaktionen je Impfstoff[332]*

Zusätzlich ist noch zu beachten, dass die Corona-Impfstoffe häufig mit der prophylaktischen Gabe von schmerz- und fiebersenkenden Wirkstoffen kombiniert werden (Paracetamol, Ibuprofen, Aspirin). Dies ist bei anderen Impfungen nicht der Fall, und dennoch schneiden die Corona-Impfstoffe dramatisch schlechter ab. Spontan lassen sich angesichts dieser Zahlen zwei Einwände formulieren:

1. Die höhere Zahl an Meldungen im Rahmen der Corona-Impfung basiere auf der hohen Anzahl an verabreichten Impfungen. Sprich: Da mehr geimpft wird, wird mehr gemeldet.

2. Da im Rahmen der Corona-Impfkampagne vor allem alte Menschen mit Vorerkrankungen geimpft werden würden, bestehe nur ein zeitlicher, aber kein ursächlicher Zusammenhang zwischen Impfung und Nebenwirkungen/Tod.

Vor allem Letzteres ist die Lesart der Politik und der weisungsgebundenen Behörden RKI und PEI. Allein, die Zahlen widersprechen dem eindeutig. *Das mittlere Alter der Geimpften, bei denen unerwünschte Reaktionen gemeldet wurden, liegt bei 48 Jahren.* In den Jahren 2000–2020 lag es übrigens bei 48,9 Jahren und damit auf absolut vergleichbarem Niveau. Auch das erste Argument hält einer nüchternen Überprüfung nicht stand. 2000–2020 wurden 35,6 Millionen Impfdosen pro Jahr

---

[332] PAUL-EHRLICH-INSTITUT (2021).

verabreicht, das entspricht 2,96 Millionen Impfungen pro Monat. Bei den Corona-Impfstoffen liegt dieser Wert bei 2,95 Millionen pro Monat – und damit sogar leicht unter dem Niveau der anderen Impfstoffe.

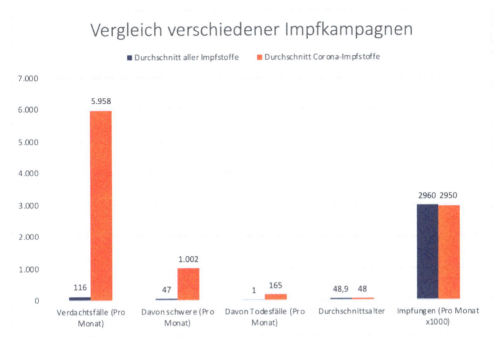

Abbildung 118:　　　*Detailvergleich der Corona-Impfstoffe mit bisherigen Impfkampagnen*

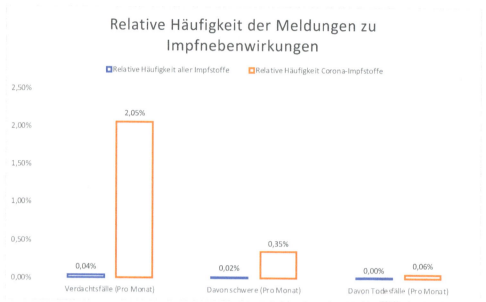

Abbildung 119: *Häufigkeit, mit der es zur Meldung von Impfnebenwirkungen kommt (in Prozent aller Impfungen)*

Bisher erhielt die EMA bereits über 8500 Verdachtsmeldungen zu Todesfällen im Anschluss an die Impfung, die Gesamtzahl gemeldeter Komplikationen übersteigt mittlerweile 300 000.[333] Bezieht man diese Daten in die Analyse mit ein, zeigt sich das ganze Ausmaß der Katastrophe. Die einzig legitime und rationale Konsequenz aus dieser Erhebung wäre der sofortige Stopp der Impfungen mit allen Gen-Vakzinen, ein sogenanntes Moratorium. Stattdessen: Schweigen seitens der Verantwortlichen, fehlende Aufklärung der Bevölkerung über die Faktenlage und Diffamierung von Kritikern.

Ganz allgemein ist im Anschluss an die Impfung zudem ein *erhöhtes* Infektionsgeschehen feststellbar. Eine groß angelegte epidemiologische Beobachtungsstudie in Dänemark untersuchte den Einfluss der Impfung auf das Infektionsgeschehen bei den Geimpften.[334] Über 370 000 Personen nahmen an der Studie teil, und es wur-

---

[333] EMA (2021). European database of suspected adverse drug reaction reports. Verfügbar unter http://www.adrreports.eu/ (zuletzt abgerufen am 21.04.2021).

[334] MOUSTSEN-HELMS, I. R., EMBORG, H.-D., NIELSEN, J., NIELSEN, K. F., KRAUSE, T. G., MØLBAK, K., MØLLER, K. L., BERTHELSEN, A.-S. N. & VALENTINER-BRANTH, P. (2021). Vaccine effectiveness after 1st and 2nd dose of the BNT162b2 mRNA Covid-19 Vaccine in long-term care facility residents and healthcare workers – a Danish cohort study. medRxiv, 2021.03.08.21252200. Verfüg-

den vier Gruppen gebildet: Heimbewohner und Pflegepersonal, jeweils mit und ohne Impfung. Gemessen wurde die Infektionshäufigkeit in einem Zeitraum von 56 Tagen. Die Analyse offenbarte schockierende Effekte:

- Ganz offenbar sind die ersten sieben Tage nach Erhalt der Impfung eine hochkritische Phase, da die Infektionshäufigkeit hier geradezu explodiert (+ 40 Prozent bei Heimbewohnern, + 104 Prozent [!] beim Pflegepersonal).
- Erst in der zweiten Woche kehrt sich dieser Effekt um, und es kommt zu einer moderaten Schutzwirkung (– 21 Prozent bei den Heimbewohnern und – 17 Prozent beim Pflegepersonal).

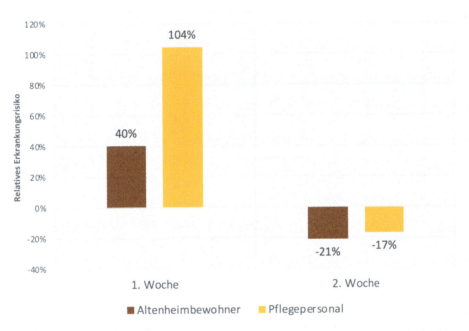

Abbildung 120:   *Relatives Risiko, nach der Impfung eine Corona-Infektion zu erleiden[334]*

bar unter https://www.medrxiv.org/node/314782.external-links.html (zuletzt abgerufen am 19.07.2021).

Die Impfung für Kinder

In Anbetracht der in diesem Kapitel aufgeführten Fakten, der bisherigen Daten aus den Impfkampagnen sowie der klinischen Situation bei Kindern ist eine Impfung von Kindern gegen SARS-CoV-2 an der Grenze zur Körperverletzung. In Deutschland verstarben bislang 13 Menschen unter 18 Jahren an oder mit (!) Covid-19. Die Altersgruppe der 0- bis 18-Jährigen zählt dabei in Deutschland 13,5 Millionen. Die Mortalität berechnet sich folglich mit 13/13 500 000 und liegt damit bei 0,000096 Prozent. Als Wahrscheinlichkeit ausgedrückt, ist das Sterberisiko gerundet etwa 1 : 1 Million. Das hat Konsequenzen für die Überlegung, ob Kinder geimpft werden sollten oder nicht:

- Minderjährige benötigen für sich selbst aufgrund der geringen Krankheitslast und des nahezu gegen null gehenden Risikos für schwere und tödliche Verläufe keinen Impfschutz.
- Wie wir im Kapitel „Kinder als Infektionsquelle" gesehen haben, sind Kinder keine relevante Infektionsquelle für Dritte – sie stecken sich ggf. selbst an, aber geben den Virus nicht weiter, weder in der Schule noch zu Hause. Das Argument, Kinder zu impfen, um Infektionsketten zu unterbrechen, ist haltlos.
- Die Impfung gewährleistet keine sterile Immunität. Auch das entzieht dem Argument der Infektionsketten-Unterbrechung jegliche Grundlage.
- Die Impfung muss extrem hohen Sicherheitsstandards genügen. Bereits ein einziger Todesfall infolge einer Impfkomplikation bei 1 Million Impfungen würde den theoretisch möglichen Nutzen zunichtemachen. Um dieses Risiko auszuschließen, müsste eine Studie mit mindestens 1 Million teilnehmenden Kindern durchgeführt werden. Zur Erinnerung: Die Studien bei Erwachsenen hatten weniger als 40 000 Probanden.

Die mittlerweile angelaufenen Phase-II/III-Studien bei Kindern genügen den skizzierten Ansprüchen nicht einmal annähernd. Die Altersgruppe der 12- bis 15-Jährigen wird von Biontech/Pfizer an 2260 Teilnehmern untersucht,[335] Kinder von

---

[335] BUSINESS WIRE (2021). Pfizer-BioNTech Announce Positive Topline Results of Pivotal COVID-19 Vaccine Study in Adolescents Verfügbar unter

0 bis 11 Jahren sind mit 144 (!) Teilnehmern vertreten.[336] Es ist auf dieser Basis vollkommen unmöglich, Nebenwirkungen und Komplikationen mit der erforderlichen Sicherheit und Zuverlässigkeit zu erfassen. Die Impfung von Kindern wird damit zu einem rechtlich mehr als fragwürdigem Menschenexperiment. Sie widerspricht eklatant dem Nürnberger Kodex, einer bislang weltweit gültigen ethischen Richtlinie zur Durchführung von wissenschaftlichen Versuchen an Menschen. Ein Zitat aus dem Kodex:

„Die freiwillige Zustimmung der Versuchsperson ist unbedingt erforderlich. Das heißt, dass die betreffende Person im juristischen Sinne fähig sein muss, ihre Einwilligung zu geben; dass sie in der Lage sein muss, unbeeinflusst durch Gewalt, Betrug, List, Druck, Vortäuschung oder irgendeine andere Form der Überredung oder des Zwanges, von ihrem Urteilsvermögen Gebrauch zu machen; dass sie das betreffende Gebiet in seinen Einzelheiten hinreichend kennen und verstehen muss, um eine verständige und informierte Entscheidung treffen zu können."

Greifen wir nur ein paar der Kriterien des Kodex auf:

- Die Fähigkeit im juristischen Sinne, der Maßnahme zuzustimmen, ist bei Kindern nicht gegeben.
- Die Entscheidung der Eltern pro oder kontra Impfung ist auch keineswegs frei von Beeinflussung: Druck ist auf vielerlei Ebenen vorhanden, und er wird zunehmen. Es ist möglich, dass ungeimpfte Kinder nicht oder nur unter erschwerten Bedingungen am Schulunterricht teilnehmen dürfen. Auch wurden bereits Eltern, die sich gegen Masken- und Testpflicht an Schulen gerichtlich zu wehren versuchten, erheblichen Repressalien ausgesetzt, sei es in Form absurder Verfahrenskosten (18.000 €) oder sei es in Form der Einleitung von Verfahren wegen Kindeswohlgefährdung.

Denkt man diese Entwicklungen zu Ende, ist es denkbar, dass eine direkte Impfpflicht eingeführt wird (analog zu der bei Masern) oder eine indirekte (Schulbesuch nur unter Auflagen oder mit Impfung). Es ist auch denkbar, dass Eltern, die die Impfung ihrer Kinder verweigern, gerichtlich belangt werden. Bei einer Gefahr

---

https://www.businesswire.com/news/home/20210331005503/en/ (zuletzt abgerufen am 11.05.2021).

[336] LOVELACE, B. JR. (2021). Pfizer begins Covid vaccine trial on infants and young kids. Verfügbar unter https://www.cnbc.com/2021/03/25/covid-vaccine-pfizer-begins-trial-on-infants-and-young-kids.html (zuletzt abgerufen am 11.05.2021).

für Leib und Leben durch die Erkrankung von 1 : 1 000 000 dürfen, ja müssen Eltern die Gewissheit einfordern, dass die durchzuführende Maßnahme ein Komplikationsrisiko aufweist, das kleiner als 1 : 1 Million ist. Diese Gewissheit können aber weder die Hersteller noch die staatlichen Stellen gewährleisten. Die Daten belegen das genaue Gegenteil. Aktuell wurden dem PEI 156.360 Fälle von Impfkomplikationen und über 1.200 Todesfälle im Zusammenhang mit der Impfung gemeldet – die Dunkelziffer dürfte deutlich höher liegen. Anhand der *gemeldeten* Zahlen sind die Risiken momentan wie folgt:

Tabelle 40:   *Wahrscheinlichkeit für Impfkomplikationen nach Wirkstoff*

	Moderna	Biontech	AstraZeneca
Nebenwirkung	1 : 151	1 : 335	1 : 171
Schwere Nebenwirkung	1 : 1606	1 : 2271	1 : 2140

Es sei nochmals an die Definition einer schweren Nebenwirkung erinnert:
„ ... solche, die tödlich oder lebensbedrohend sind, eine stationäre Behandlung oder Verlängerung einer stationären Behandlung erforderlich machen, zu bleibender oder schwerwiegender Behinderung oder Invalidität führen oder sich in einer angeborenen Fehlbildung ... bzw. einem Geburtsfehler äußern."
Wie kann man Nebenwirkungen dieses Schweregrads und mit der genannten Häufigkeit als akzeptabel für Kinder ansehen?
Das Risiko, im Rahmen der Impfung zu sterben, liegt auf Basis der Meldezahlen momentan bei 0,0018 Prozent. Das ist

- 10-mal höher als bei den etablierten Impfungen und
- Entspricht statistisch einer Wahrscheinlichkeit von < 2 : 1 000 000.

Entscheiden sich Erwachsene dafür, an sich ein experimentelles medizinisches Verfahren durchführen zu lassen, ist das eine Sache. Kinder direkt oder indirekt zu einem solchen Eingriff zu zwingen, ist eine völlig andere. Das Recht auf körperliche Unversehrtheit wird hier endgültig ad absurdum geführt.

Was versteht man unter dem Begriff Gaslighting? Das Lexikon für Psychologie und Pädagogik liefert folgende Definition: „Gaslighting ist die Form einer Manipulationstechnik, eines emotionalen Psychoterrors bzw. systematischen Missbrauchs, bei dem der Missbraucher dem Opfer falsche Informationen gibt, die darauf abzielen, dass das Opfer seiner eigenen Wahrnehmung misstraut, schließlich seinen eigenen Verstand und seine psychische Gesundheit in Frage stellt."[337]

Diese Technik wurde seitens des RKI und der Regierenden im Laufe der Pandemie perfektioniert, und gerade beim Thema „Impfen" haben die beteiligten Akteure diesbezüglich ihr Bestes gegeben. Eine kleine Chronologie:

„Es werden zukünftig mehr Varianten auftreten, das ist biologisch plausibel, und je mehr wir impfen, desto mehr solche Varianten werden auftreten".
(RKI-Chef Lothar Wieler am 29.01.2021)

„Wir werden sicher noch mal impfen müssen. Wie oft das sein wird, das wissen wir nicht, und wir denken – darum ist es ja so wichtig, dass die ganze Welt durchgeimpft wird –, weil, je mehr Impfschutz auf der Welt ist, desto geringer ist die Inzidenz, und desto weniger Mutationen werden dann auch auftreten".
(RKI-Chef Lothar Wieler am 26.03.2021)

Markus Söder plädiert am 15.03.21 dafür, Spitzenpolitiker und Regierungsmitglieder mit AstraZeneca zu impfen – als vertrauensbildende Maßnahme. Drei Stunden später setzte die EMA (Europäische Arzneimittelbehörde) die Zulassung des Impfstoffs wegen der Häufung von Todesfällen durch Gehirnthrombosen aus. Markus Söder empfahl die Weiterführung der Impfung auf eigenes Risiko („Wer mutig genug ist, sollte den Impfstoff bekommen können"). Nach *zweitägiger Prüfung* (!) wurde die Zulassung wieder in Kraft gesetzt – ohne dass neue Daten vorgelegt hätten oder zusätzliche Untersuchungen durchgeführt worden wären. Im Beipackzettel steht nun eine Warnung vor Gehirnthrombosen, weitere Konsequenzen wurden nicht gezogen.

---

[337] STANGL, W. (2021). Gaslighting. In: Online Lexikon für Psychologie und Pädagogik. Verfügbar unter https://lexikon.stangl.eu/16150/gaslighting (zuletzt abgerufen am 28.03.2021).

Prof. Dr. Sucharit Bhakdi warnte frühzeitig vor dem Risiko einer Gerinnselbildung (Thromboembolien) durch die genetischen Corona-Impfstoffe. Er wurde wie üblich ignoriert und als Wirrkopf diffamiert – allein, die Entwicklung gab ihm recht. Woran liegt es aber, dass diese Impfstoffe diesbezüglich ein mögliches Risiko darstellen? Im Wesentlichen werden aktuell drei Mechanismen diskutiert, die aufgrund der bisherigen Daten und Erfahrungen als plausibel erscheinen. Um sie zu verstehen, müssen wir uns an einige entscheidende Eigenschaften der Gen-Impfstoffe erinnern:

a) Der genetische Bauplan muss, um zu wirken, in die menschlichen Zellen eingeschleust werden.

b) Das Virusprotein (Spikeprotein) wird von den betroffenen Zellen in deren Zellmembran eingebaut. Dies ist bei einer natürlichen Infektion *nicht* der Fall.

c) Der Gen-Impfstoff verteilt sich nach der Injektion über die Blutbahn im gesamten Körper. Bei einer natürlichen Infektion erreicht das Virus normalerweise *nicht* die Blutbahn, sondern verbreitet sich im Atmungstrakt. Ausnahmen sind die lebensgefährlichen komplizierten Verläufe mit Sepsis.

Nun denn. Um Welche Mechanismen geht es?

1. Gefäßentzündung

Der genetische Bauplan wird von den Zellen, die unsere Blutgefäße auskleiden (Endothel), aufgenommen. Diese bauen anschließend das Spikeprotein in ihre Zellmembran ein. Abwehrzellen erkennen dies und greifen die Endothelzellen an. Folge: Eine gefährliche Gefäßentzündung, die das Gerinnungssystem aktivieren kann. Es kommt zu Thrombosen und Embolien.

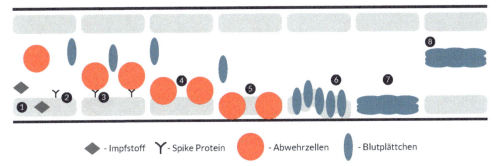

- Impfstoff Y - Spike Protein ● - Abwehrzellen ● - Blutplättchen

Abbildung 121: Thrombenbildung durch Entzündung der Gefäßinnenwand (Endothel) im Rahmen der Gen-Impfung; (1) Der Impfstoff dringt in die Innenauskleidung der Blutgefäße (Endothel) ein; (2) die Endothelzellen bauen das Spikeprotein in ihre Zellwand ein, (3) Abwehrzellen erkennen das Endothel als infiziert und binden an dieses; (4) es kommt zu einem Entzündungsprozess an der Gefäßinnenwand; (5) die Entzündung aktiviert Blutplättchen (Thrombozyten), die sich zusammenlagern; (6) es bildet sich ein Thrombus; (7) der Thrombus löst sich und schwimmt in der Blutbahn, es kann nun zu einer Embolie kommen.

2. Direkte Aktivierung von Blutplättchen

Unsere Blutplättchen (Thrombozyten) tragen auf ihrer Oberfläche ACE2-Rezeptoren. Diese sind es ja, über die das Virus mit seinem Spikeprotein an menschliche Zellen bindet und in sie eindringt. Selbiges kann nun mit dem im Anschluss an die Impfung gebildeten Spikeprotein geschehen. Durch dessen Bindung an die Blutplättchen könnten diese aktiviert werden, Folgen wären wiederum Thrombosen und Embolien.

3. Zellfusion

Die Zellfusion, vereinfachend auch Zellverklebung genannt, ist das vielleicht beeindruckendste und besorgniserregendste Phänomen in diesem Zusammenhang. Unter Zellfusion versteht man das Verschmelzen von Zellen miteinander. Ein solcher Vorgang ist (von der Befruchtung einer Eizelle abgesehen) vollkommen unnatürlich in unserem Organismus. Der Verschmelzungsvorgang wird durch das Spikeprotein auf der Oberfläche der beteiligten Zellen ausgelöst. Es können sich „Monsterzellen" von gigantischem Ausmaß bilden mit der hundertfachen Größe normaler Zellen. Ein solches Gebilde enthält alle Kerne der fusionierten Zellen. Was das für die enthaltene genetische Information bedeutet, ist weitestgehend unbekannt. Von der Gerinnungsaktivierung bis hin zu Krebsentstehung ist vieles denkbar.

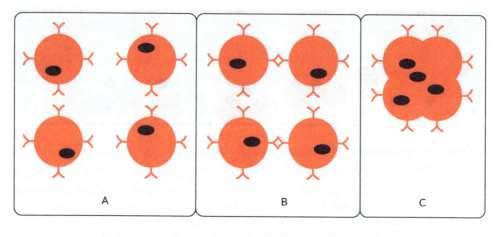

Y - Spike Protein ⬬ - Zellkern

Abbildung 122:   *Vorgang der Zellfusion durch das virale Spikeprotein: (A) Das Spikeprotein wird in die Zellwände eingebaut; (B) die Spikeproteine binden aneinander; (C) die Zellen fusionieren.*

Ironischerweise wurde dieses Phänomen vom Paul-Ehrlich-Institut entdeckt, der gleichen Behörde, die für die Sicherheitsüberwachung der Impfstoffe zuständig ist. Das PEI publizierte diese Erkenntnisse im Zusammenhang mit einer natürlichen Infektion.[338] Dass derselbe Vorgang auch durch das Spikeprotein verursacht werden könnte, das durch die Impfung entsteht – auf diesen Gedanken kam man dabei ebenso wenig wie auf die Überlegung, ob es vor diesem Hintergrund wirklich sinnvoll sei, die Produktion von Spikeproteinen im Körper anzuregen. Auf Nachfrage, ob das denn ein mögliches Problem sein könnte, reagierte das PEI mit betretenem Schweigen. Der Nachweis fusionierter „Riesenzellen" wurde dabei bereits mehrfach durch Obduktionen bestätigt. Konsequenzen? Fehlanzeige.

Direkt nach der Wiederzulassung des AstraZeneca-Impfstoffs kam es erneut zu massiven und tödlichen Komplikationen: Nachdem bei zwei Frauen Thrombosen aufgetreten waren (eine verstarb an der Sinusvenenthrombose, eine überlebte), setzte der Landkreis Euskirchen die Impfung erneut aus.[339] Auch andernorts wie-

[338] THEUERKAUF, S. A., MICHELS, A., RIECHERT, V., MAIER, T. J., FLORY, E., CICHUTEK, K. & BUCHHOLZ, C. J. (2021). Quantitative assays reveal cell fusion at minimal levels of SARS-CoV-2 spike protein and fusion from without. iScience, 2021 Mar 19; 24(3): 102170. Verfügbar unter https://pubmed.ncbi.nlm.nih.gov/33585805/ (zuletzt abgerufen am 20.07.2021).

[339] WESTDEUTSCHER RUNDFUNK KÖLN (2021). Kreis Euskirchen setzt Astrazeneca-Impfung für Frauen unter 55 aus. In: WDR.de vom 29.03.2021. Verfügbar unter

derholte sich das Auftreten dieser Komplikation. Die Charité in Berlin reagierte und stoppte die Impfung am 29.03.2021, knapp zwei Wochen nach der Wiederzulassung, für Mitarbeiterinnen unter 55 Jahren.[340] Die Landes- und Bundesgesundheitsminister zogen am Folgetag nach, AstraZeneca wurde für Menschen unter 60 Jahren aus dem Verkehr gezogen. Zeitnah stellte Dänemark, gefolgt von weiteren europäischen Ländern, die Impfung mit AstraZeneca komplett und endgültig ein. Damit liegt bereits nach knapp drei Monaten Einsatz eine beeindruckende Historie der empfohlenen Verwendung dieses Vakzins vor:

---

https://www1.wdr.de/nachrichten/rheinland/todesfall-nach-impfung-kreis-euskirchen-100.html (zuletzt abgerufen am 30.03.2021).

[340] DLF (2021b). „Vorsorgliche Maßnahme" – Keine AstraZeneca-Impfungen für Charité-Mitarbeiterinnen unter 55 Jahren. Verfügbar unter https://www.deutschlandfunk.de/vorsorgliche-massnahme-keine-astrazeneca-impfungen-fuer.1939.de.html?drn:news_id=1243279 (zuletzt abgerufen am 30.03.2021); DEUTSCHER APOTHEKER VERLAG DR. ROLAND SCHMIEDEL GMBH & CO. KG (2021). STIKO berät über Anpassung der Impfempfehlung. Charité setzt Impfungen mit AstraZeneca bei Frauen unter 55 aus. In: DAZ.online vom 30.03.2021. Verfügbar unter https://www.deutsche-apotheker-zeitung.de/news/artikel/2021/03/30/charite-setzt-impfungen-mit-astrazeneca-bei-frauen-unter-55-aus (zuletzt abgerufen am 19.07.2021).

1. AstraZeneca nur für Jüngere (< 60 Jahre)
2. AstraZeneca auch für Ältere
3. AstraZeneca für alle
4. AstraZeneca für alle gestoppt
5. AstraZeneca wieder für alle
6. AstraZeneca nur für Ältere (> 60 Jahre)

Fasst man die innerhalb weniger Wochen mehrfach geänderten Richtlinien zusammen, so ist der Impfstoff sicher für alle, die nicht jünger oder älter als 60 sind. Der Hersteller und die EMA (Europäische Arzneimittelagentur) bleiben dagegen standhaft bei der Aussage, der Impfstoff sei sicher. Worauf sie diese Überzeugung trotz der Häufung tödlicher Komplikationen, fehlender Langzeitbeobachtungen und verkürzter Zulassungsstudien gründen, bleibt ihr Geheimnis.

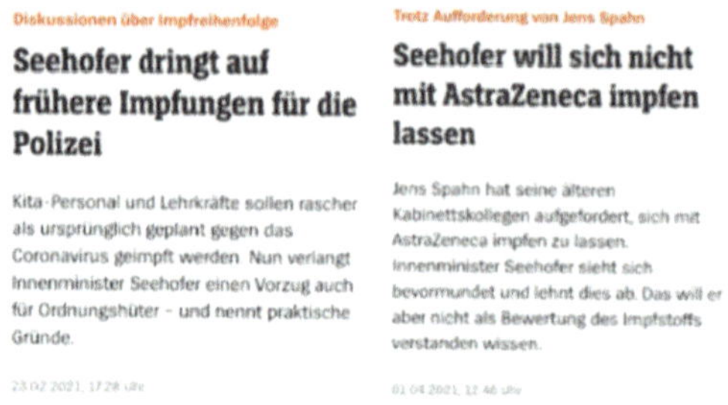

Diskussionen über Impffreihenfolge

Seehofer dringt auf frühere Impfungen für die Polizei

Kita-Personal und Lehrkräfte sollen rascher als ursprünglich geplant gegen das Coronavirus geimpft werden. Nun verlangt Innenminister Seehofer einen Vorzug auch für Ordnungshüter - und nennt praktische Gründe.

23.02.2021, 17.28 Uhr

Trotz Aufforderung von Jens Spahn

Seehofer will sich nicht mit AstraZeneca impfen lassen

Jens Spahn hat seine älteren Kabinettskollegen aufgefordert, sich mit AstraZeneca impfen zu lassen. Innenminister Seehofer sieht sich bevormundet und lehnt dies ab. Das will er aber nicht als Bewertung des Impfstoffs verstanden wissen.

01.04.2021, 12.46 Uhr

Abbildung 123: Anspruch und Wirklichkeit der Impfung; Quelle: Spiegel

Halten wir also fest:

- *Die Wirkstoffe, die im Einsatz sind, wurden unzureichend erprobt.*
- *Dies ist mit Blick auf die Tatsache, dass es hier nicht nur um neue Impfstoffe, sondern vielmehr um vollkommen neue Impftechnologien geht, bedenklich.*
- *Bereits diese unzureichende Erprobung ergab aber zahlreiche Sicherheitsbedenken – was die schiere Anzahl an Nebenwirkungen angeht, deren Schweregrad und die sich daraus ergebenden Komplikationsrisiken.*
- *Die ersten Erfahrungen beim Einsatz der neuartigen Impfstoffe sind bedenklich. Die Melderaten für Nebenwirkungen, schwere Impfreaktionen und Todesfälle in zeitlichem Zusammenhang mit der Impfung liegen bei einem Vielfachen der etablierten Impfstoffe.*

- *Das viel gerühmte Rolling Review, d. h. die Vervollständigung der Datenlage durch Beobachtung der jetzt Geimpften, ersetzt keine klinische Studie – dafür ist die Beobachtung viel zu lückenhaft.*

- *Nebenwirkungen bis hin zu Todesfällen im direkten zeitlichen Zusammenhang mit der Impfung werden nicht oder nur sehr unzureichend untersucht (Stichwort Leichenschau, routinemäßige Erhebung von Gerinnungswerten, Suche nach infektionsverstärkenden Antikörpern, Mikrothromben, fusionierte Riesenzellen, Gefäßentzündung etc.).*

- *Das Thromboserisiko durch genetische Impfstoffe ist grundsätzlich bekannt und gut belegt, wird aber in der Praxis wenig gewürdigt und untersucht.*

- *Das Risiko, direkt nach einer Impfung innerhalb der ersten sieben Tage an Corona zu erkranken, ist dramatisch erhöht (40 bis 104 Prozent). Gerade für vulnerable Bevölkerungsgruppen ein völlig unakzeptables Risiko.*

- *Allgemein ist die Impfaufklärung durch den Impfarzt sehr lückenhaft. Dies betrifft insbesondere die Impfzentren und die mobilen Impfteams in Alten- und Pflegeheimen.*

- *Speziell ältere Menschen werden häufig ohne ausreichende Abklärung (Infekt- und Entzündungsstatus) geimpft. Dabei ist gerade in dieser Gruppe ein Impferfolg (Entwicklung einer Immunität) am wenigsten wahrscheinlich. Zudem ist die Datenbasis aus den Zulassungsstudien für die Altersgruppen der über 75-Jährigen sehr dünn, Auswertungen bewegen sich im Bereich der statistischen Streuung.*

- *Die Impfung führt auch im Erfolgsfall nicht zu einer sterilen Immunität, d. h., geimpfte und immune Personen können noch immer den Virus tragen. Eine Ausrottung von SARS-CoV-2 analog zum Pockenvirus (die letzte große Impfkampagne mit verpflichtender Impfung) ist damit unmöglich. Das Argument der Solidarität zum Schutz der Schwächeren in der Gesellschaft ist ebenfalls hinfällig. Umgekehrt Personen, die eine rationale und kritische Impfentscheidung durch Faktenabwägung treffen und eine Impfung für sich selbst ablehnen, als „unsolidarisch", „unpatriotisch", „herzlos", „Covidioten" und „asozial" darzustellen, ist nicht nur haltlos, sondern geradezu zynisch, bedenkt man die reellen Risiken und minimalen Effekte einer Impfung. Die Zeiten, in denen das eigene Wohl und die körperliche Unversehrtheit des Einzelnen dem des „Volkskörpers" untergeordnet wurden, sind glücklicherweise vorbei – zumindest dachten wir das.*

Alle Jahre wieder kommt die Mutante

Zu all diesen Punkten kommt noch der eingangs beschriebene Fakt hinzu, dass Viren natürlicherweise mutieren. Eine solche Mutation ist weder ein Horrorszenario noch etwas grundsätzlich Bedenkliches. Wir sind mit diesem Phänomen seit Anbeginn der menschlichen Spezies konfrontiert. Mal wirkt sich eine Mutation zu unseren Gunsten aus, mal nicht. Wenn man der Strategie „Herdenimmunität oder Lockdown" folgt, werden wir *jedes Jahr* gezwungen sein, eine neue, angepasste Serie von Impfstoffen zu entwickeln und zu verabreichen. In Israel gibt es bereits Überlegungen, die Corona-Impfung alle sechs Monate (!) zu wiederholen. Bei den beschriebenen Wahrscheinlichkeiten für (schwere und lang anhaltende) Nebenwirkungen ist bereits eine jährliche Wiederholung dieser Prozedur eine düstere Aussicht. Ganz zu schweigen von den erheblichen finanziellen Belastungen für unser Gesundheitssystem – Mittel, die an anderer Stelle fehlen werden. Das ist bereits für reiche Industrienationen wie Deutschland ein enormes Problem, für Schwellen- und Entwicklungsländerländer eine Katastrophe.

Der Ausnahmezustand wird zur Gewohnheit

Die sich abzeichnende indirekte Impfpflicht (vgl. Aussagen von Kanzlerin Merkel[310], aber auch anderen führenden Politikern[311]) ist aus mehreren Perspektiven äußerst bedenklich:

- Die Impfung ist ein invasiver medizinischer Eingriff, der mit nicht unerheblichen Risiken einhergeht – bis hin zur Gefahr für Leib und Leben. Dies gilt umso mehr für experimentelle Impfstoffe ohne Langzeiterfahrung. Menschen mehr oder weniger direkt zu einem solchen Eingriff zu zwingen, widerspricht zentralen Gedanken des Grundgesetzes im Speziellen und den Menschenrechten im Allgemeinen.
- Das Recht auf körperliche Unversehrtheit ist ein Abwehrrecht gegen den Staat – und nicht die Aufforderung an den Staat, ohne Rücksicht auf Verluste und rechtliche Hürden Infektionsschutz durchzusetzen.

Die jetzige Situation ist zudem ein potenzieller Präzedenzfall für zukünftige Notlagen. Wenn es staatlichen Stellen einmal erlaubt wird, sich im Kontext einer Krise über elementare Grundrechte hinwegzusetzen, wenn die entsprechenden Gummiparagraphen zur Ermächtigung der Exekutive (vgl. §§ 28a und 28b des novellierten Infektionsschutzgesetzes) einmal geschaffen sind, dann werden sie auch in Zukunft Anwendung finden. Das Ausrufen eines Lockdowns, Berufsverbote, Reiseverbote, Isolation und Kontaktverbote, Zwangsimpfung, Kontaktnachverfolgung, Ausgangssperren – all das wird dann zum Standardinstrumentarium einer enthemmten Exekutive. Der Ausnahmezustand als neuer Normalfall. Die Tendenz und Bereitschaft unserer Parlamente, sich selbst zu entmachten, wurden in der Pandemie hinreichend unter Beweis gestellt. Auftritte von Regierungsmitgliedern oder der Kanzlerin im Parlament gleichen Pressekonferenzen und nicht einem demokratischen Diskurs. Die Legislative hat aus Furcht vor dem Tod Selbstmord begangen. Zudem: Bleiben wir bei den jetzt gesetzlich genormten Grenzwerten für Eindämmungsmaßnahmen (Inzidenz von 35 bis 200 pro 100 000 Einwohner), dann drohen uns diese Einschränkungen ab sofort jährlich, wann immer eine schwerere Grippe- oder Coronasaison ansteht. Wollen wir die Hälfte des Jahres Masken tragen und auf unsere Bürgerrechte verzichten? Zumal der als Kriterium herangezogene Inzidenzwert vollkommen willkürlich ist. Er basiert weder auf medizinisch noch epidemiologisch validen Daten, sondern schlicht auf der Anzahl der durchgeführten

Tests. Da es sich um ein Bundesgesetz und keine Verordnung handelt, steht zudem der Klageweg über die Verwaltungsgerichte nicht mehr offen. Der Rechtsschutz der Bürger wird so ausgehebelt. Allein die Anrufung des Bundesverfassungsgerichts verbleibt als juristische Möglichkeit – dieses aber kann ohne Begründung die Annahme einer Klage verweigern. Bereits jetzt gibt es Überlegungen von Spitzenpolitikern, die in der Pandemiekrise „erprobten und bewährten" radikalen Eingriffe auf weitere „Krisen" anzuwenden – z. B. die Klimakrise: *„Somit benötigen wir Maßnahmen zur Bewältigung des Klimawandels, die analog zu den Einschränkungen der persönlichen Freiheit in der Pandemie-Bekämpfung sind"*[341] (Karl Lauterbach). Ganz zu schweigen von den großen Plänen eines „Great Reset"[342] (Klaus Schwab), eines radikalen Umbaus von Gesellschaft und Wirtschaft („Build back better") im Fahrwasser der Pandemie, wie er vom World Economic Forum (WEF), zahlreichen Regierungschefs und internationalen Organisationen gefordert und bereits betrieben wird. Mehr als bedenklich ist zudem, die „Gewährung neuer Freiheiten und Privilegien", gemeint sind Grund- und Menschenrechte (!), an eine durchgeführte Impfung zu koppeln. Zum Abschluss einige Zitate, die nochmals verdeutlichen, vor welcher Zäsur wir hier stehen:

„Die Menschen dieses Landes sind keine Untertanen [...] Grundrechte kann man nicht beliebig entziehen und neu vergeben. [...] Seit einem Jahr müssen wir infolge der Pandemie Abweichungen von dieser Werteordnung [unserer Verfassung] feststellen, die sich niemand zuvor hat vorstellen können. Das gilt sowohl im Hinblick auf die Geltung der Grund- und Menschenrechte als auch im Hinblick auf die Strukturen der parlamentarischen Demokratie. [...] Ich habe neulich eine Formulierung gehört, die etwa lautete: Wenn die epidemische Lage so bleibt, wie sie jetzt ist, dann kann es keine neuen Freiheiten geben. [Der Interviewer macht ihn darauf aufmerksam, dies sei eine „Formulierung der Kanzlerin", worauf Papier fortfährt:] Von wem auch immer: Darin kommt die irrige Vorstellung zum Ausdruck, dass Freiheiten den Menschen gewissermaßen vom Staat gewährt werden, wenn und solange es mit den Zielen der Politik vereinbar ist. Nein, es ist umgekehrt! Die Grundrechte sind als unverletzliche und unveräußerliche Menschenrechte des Ein-

---

[341] LAUTERBACH, K. (2021). Kampf gegen Klimawandel: Lauterbach wegen Coronazeit pessimistisch. In: Welt.de vom 27.12.2020. Verfügbar unter https://www.welt.de/politik/deutschland/article223275012/Kampf-gegen-Klimawandel-Lauterbach-wegen-Coronazeit-pessimistisch.html (zuletzt abgerufen am 09.02.2021).

[342] BUCHTER, H. (2021a). The Great Reset: Die Davoser Gutmenschenverschwörung. In: Zeit.de vom 01.02.2021. Verfügbar unter https://www.zeit.de/wirtschaft/2021-01/wef-davos-weltwirtschaftsforum-pandemie-armut (zuletzt abgerufen am 09.03.2021).

zelnen verbürgt. [...] In der Bewusstseinslage der politischen Akteure und Teilen der Bevölkerung scheint gelegentlich in Vergessenheit zu geraten, dass die Menschen dieses Landes freie Bürger sind. Sie verfügen über unveräußerliche und unentziehbare Freiheitsrechte, sie sind keine Untertanen! Es wäre zu begrüßen, wenn jeder Bürger sich des Wertes der Freiheit, immer verbunden mit Verantwortung gegenüber dem Gemeinwesen, dem Anderen und auch gegenüber sich selbst, bewusst wäre. Seit der Zeit der Aufklärung wurde die Verfassungsstaatlichkeit in Europa mühsam erkämpft. Wir sollten sie nicht zugunsten eines paternalistischen Fürsorgestaates aufgeben."[343] (Der ehemalige Präsident des Bundesverfassungsgerichts, Hans-Jürgen Papier)

„Nichts ist schwieriger und nichts erfordert mehr Charakter, als sich im offenen Gegensatz zu seiner Zeit zu befinden und laut zu sagen: Nein!" (Kurt Tucholsky)

„Die Ereignisse von 1933 bis 1945 hätten spätestens 1928 bekämpft werden müssen. Später war es zu spät. Man darf nicht warten, bis der Freiheitskampf Landesverrat genannt wird. Man darf nicht warten, bis aus dem Schneeball eine Lawine geworden ist. Man muss den rollenden Schneeball zertreten. Die Lawine hält keiner mehr auf." (Erich Kästner)

---

[343] JUNGHOLT, T. (2021). Hans-Jürgen Papier: „Menschen dieses Landes sind keine Untertanen". In: Welt.de vom 10.03.2021. Verfügbar unter https://www.welt.de/politik/deutschland/plus227789681/Hans-Juergen-Papier-Menschen-dieses-Landes-sind-keine-Untertanen.html (zuletzt abgerufen am 09.03.2021).

Parallel zu den bei uns eingesetzten Impfstoffen (mRNA-Vakzine von Biontech/Pfizer und Moderna, Vektorvakzin von AstraZeneca) wurden und werden weltweit auch weitere Impfstoffe erforscht, entwickelt und eingesetzt. Zwei, die bereits großflächig im Einsatz sind:

- Sputnik V: Der russische Impfstoff gelangte als erster weltweilt zum Einsatz und basiert auf der Vektortechnologie – funktioniert also analog zum Vakzin von AstraZeneca. Details zu Sicherheit, Effektivität und durchgeführten Studien wurden bislang seitens der russischen Behörden und Entwickler nicht publiziert. Erste epidemiologische Auswertungen deuten ein vergleichbares Effektivitätsniveau und Nebenwirkungsrisiko wie bei den Impfstoffen hierzulande an. Aber wie wir gesehen haben, muss man solche verkürzten und plakativen Darstellungen mit äußerster Vorsicht genießen. Ohne genaue Kenntnis und Lektüre der wissenschaftlichen und klinischen Daten ist eine halbwegs begründete Aussage zu einem Impfstoff nicht möglich.

- Sinovac (CoronaVac), Sinopharm (Vero): Diese chinesischen Impfstoffe setzen auf konventionelle Impftechnologie und verwenden ein inaktives Coronavirus (Totimpfstoff). Vorteile: Man greift auf eine bewährte und bekannte Technologie zurück, durch Verwendung des gesamten Virus und nicht nur eines Fragments ist eine umfangreichere und schneller eintretende Immunität zu erwarten. Nachteil ist v. a. die aufwendige Herstellungsmethode: Die Viren müssen zuerst gezüchtet, dann aufgereinigt und anschließend deaktiviert werden. Die Informationspolitik der chinesischen Stellen ähnelt derjenigen ihrer russischen Pendants: Details sind spärlich gesät. Länder, in denen diese Impfstoffe eingesetzt werden, berichten von einer ausgeprägten Schutzwirkung gegen schweren Verläufe, während die Effektivität bei asymptomatischen, milden und moderaten Verläufen eher mittelmäßig ist (50–80 Prozent).[344] Allerdings haben wir gesehen, dass auch die neuen Hightech-Vakzine wenig mehr leisten, als schwerste Ver-

---

[344] DEUTSCHER ÄRZTEVERLAG GMBH, R. D. Ä. (2021d). SARS-CoV-2: Sinovac verkündet Ergebnisse aus Phase-3-Studie. n: Aerzteblatt.de vom 09.02.2021. Verfügbar unter https://www.aerzteblatt.de/nachrichten/120982/SARS-CoV-2-Sinovac-verkuendet-Ergebnisse-aus-Phase-3-Studie (zuletzt abgerufen am 09.03.2021).

läufe zu verhindern. Sollten Totimpfstoffe also weniger Nebenwirkungen und Risiken haben als ihre Konkurrenten von Pfizer, Moderna und Astra-Zeneca, wäre ihnen gemäß der Nutzen-Risiko-Abwägung der Vorzug zu geben. Solange entsprechend detaillierte Publikationen nicht zur Verfügung stehen, ist eine abschließende Beurteilung nicht möglich.

Bereits sehr weit in der Entwicklung fortgeschritten und kurz vor der Zulassung stehend (Stand März 2021) ist der Impfstoff von Johnson & Johnson, *Ad26.COV2.S*. Es handelt sich hier ebenfalls um einen DNA-Impfstoff in Form eines Vektorvakzins, analog zur Vorgehensweise von AstraZeneca. Der Hauptunterschied besteht in der Verwendung eines anderen Vektorvirus (zwar ebenfalls ein Adenovirus, allerdings ein anderer Subtyp). Ende Februar wurde bereits eine Notfallzulassung in den USA erteilt. Interessanterweise handelt es sich um genau das Vektorvirus, das bei der gescheiterten HIV-Impfkampagne verwendet wurde (vgl. S. 338) und vor dem die damals beteiligten Forscher heute warnen.[302] Die vorläufigen Daten aus der noch laufenden Phase-III-Studie belegen die folgenden Effektivitätswerte:[345]

Tabelle 41:   *Anzahl klinischer Covid-19-Erkrankungen in der Phase-III-Studie von Johnson & Johnson und die relative Effektivität des Impfstoffs; *Datenlage ist nicht ausreichend, um eine Wirkung anzugeben; Datenerhebung 28 Tage nach Abschluss der Impfung[345]*

Gruppe	Impfstoff	Placebo	Relative Risikoreduktion
Vorerkrankung (Gesamt)	44	105	58,6 %
> 60 Jahre	15	26	42,3 %
> 75 Jahre	0	4	*
COPD	1	3	*
Bluthochdruck	11	17	35,7 %
Herzerkrankung	1	5	79,4 %
Schwere Verläufe	5	34	85,4 %

---

[345] FDA (2021). Vaccines and Related Biological Products Advisory Committee Meeting: Janssen Ad26.COV2.S Vaccine for the Prevention of COVID-19. Sponsor: Janssen Biotech, Inc. Verfügbar unter https://www.fda.gov/media/146217/download (zuletzt abgerufen am 20.07.2021).

Wir sehen hier im Wesentlichen die gleichen Effekte wie bei AstraZeneca: Die relative Schutzwirkung ist gerade in den Risikogruppen eher mittelmäßig (35–80 Prozent), in der Hauptrisikogruppe der über 75-Jährigen ist aufgrund der geringen Fallzahlen eine statistisch signifikante Aussage gar nicht möglich. Ebenso zeigt sich erneut, dass schwere Covid-19-Verläufe Mangelware sind. Unter 39 058 Studienteilnehmern gab es insgesamt (Beobachtungszeitraum ab 14 Tage nach Impfung/Placebogabe) 99 schwere Fälle, 19 in der Impfgruppe und 80 in der Placebogruppe. Das entspricht einer Gesamthäufigkeit von 0,25 Prozent. Das Risiko, schwer an Covid-19 zu erkranken, lag in der Impfgruppe bei 0,1 Prozent und in der Placebogruppe bei 0,4 Prozent. Krankenhauspflichtig waren dabei 2 in der Impfgruppe und 11 in der Placebogruppe. Die absolute Risikoreduktion (d. h., in welchem Maß mein persönliches Risiko einer schweren Corona-Erkrankung nach Impfung sinkt) liegt bei 0,3 Prozent. Ohne Impfung erleiden 99,6 Prozent keinen schweren Verlauf, mit Impfung 99,9 Prozent. Was die viel gerühmte sterile Immunität angeht, bestehen berechtigte Zweifel. Die Häufigkeit eines positiven PCR-Tests bzw. eines Antikörpernachweises ohne Vorliegen von Symptomen („asymptomatische Träger") gestaltete sich wie folgt:

Tabelle 42:   *Asymptomatischer Erregernachweis bei Geimpften und Ungeimpften*

	Impfgruppe	Placebo	Effektivität
+ PCR/AK < Tag 29	159	182	12,5 %
+ PCR/AK > Tag 29	22	54	59,7 %

Zusammengefasst lässt sich sagen, dass analog zu den bisher betrachteten Impfstoffen von Biontech/Pfizer und AstraZeneca die Anzahl schwerer krankenhauspflichtiger Verläufe reduziert wird: von „selten" auf „noch seltener". In einer Population von knapp 40 000 Menschen vermindert sich die Anzahl der im Krankenhaus behandelten von 11 auf 2. Was steht diesen Zahlen an Risiken und Nebenwirkungen gegenüber?

Lassen wir lokale und seltene (weniger als 1 : 1000) Reaktionen wieder beiseite und fokussieren uns nur auf häufige und gelegentliche systemische Vorkommnisse:

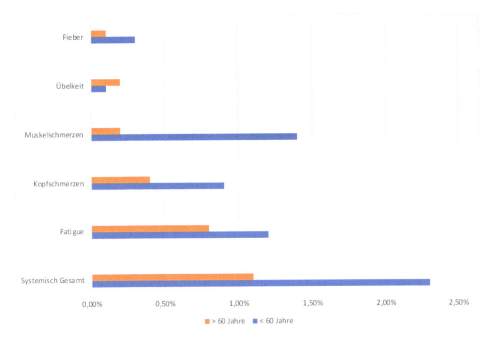

Aufschlussreich ist zudem ein Blick auf die SAE (Serious Adverse Events), also kritische Reaktionen, die im Anschluss an die Impfung auftraten und über die Klassifikation „Schwer" hinausgingen. Zu verzeichnen sind hier bei den knapp 20 000 Geimpften jeweils einmal (eindeutig zuzuordnen oder wahrscheinlich):

- Radikulitis (eine Entzündung der aus dem Rückenmark kommenden Spinalnerven)
- Guillain-Barre-Syndrom (eine Entzündung der peripheren Nerven): Die normale Inzidenz liegt bei 2,3/100 000, hier bei umgerechnet 5/100 000.
- Perikarditis (Herzbeutelentzündung)
- Post-Vakzin-Syndrom (eine generalisierte Entzündung im Anschluss an die Impfung): Muskelschmerzen, Kurzatmigkeit, Kopfschmerzen, Taubheitsgefühle, Brustschmerzen, Fieber, Schwächegefühl

Erwähnenswert ist vielleicht noch eine neue Spielart von Nebenwirkungen, die in den USA beim Einsatz des Johnson-&-Johnson-Vakzins auftrat. Bei einem der Geimpften trat ein massives Ekzem (Hautentzündung) auf, die Haut schälte sich binnen weniger Tage ab:

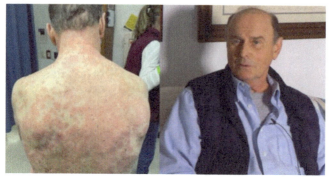

Abbildung 125:   *Unerwartete Impfreaktion auf den Johnson-&-Johnson-Wirkstoff[346]*

Vergleicht man diese Daten mit dem „Cousin", dem Vakzin von AstraZeneca, kann man festhalten, dass der Impfstoff von Johnson & Johnson insgesamt eine geringere Wirksamkeit, aber auch ein günstigeres Nebenwirkungsprofil aufweist. In beiden Fällen beschränkt sich die Wirkung aber im Wesentlichen auf die Reduktion ohnehin schon seltener schwerer Verläufe mit Krankenhausaufnahme (0,01 statt 0,06 Prozent). Keinen Krankenhausaufenthalt benötigen 99,99 Prozent der Geimpften sowie 99,94 Prozent der Nichtgeimpften.

Ein Sonderfall ist die Entwicklung eines Protein-Impfstoffs durch Prof. Dr. Winfried Stöcker in Deutschland.[347] Dieses über Jahrzehnte erprobte Verfahren ist denkbar einfach: Man produziert im Labor ein Protein, das einem Teilabschnitt des Spikeproteins von SARS-CoV-2 entspricht. Statt eines toten Virus, seiner RNA, deren DNA-Äquivalent oder eines Vektorvirus wird ein harmloses Peptid, ein kleinstes Eiweiß, verwendet. Kein Risiko für genetische Veränderungen, keine Verwendung genetischen Materials, kein Virus als Transportvehikel und eine extrem günstige Herstellung. Dr. Stöcker stellte das Protein in seinem eigenen Labor her und verabreichte es über 100 Personen in seinem beruflichen und privaten Umfeld. Schwere Nebenwirkungen traten nicht auf, die Immunitätsquote lag bei 95 Prozent. Die verwendeten Materialien und Techniken sind seit geraumer Zeit im Einsatz, unbekannte Langzeitrisiken wie bei den genetischen Impfstoffen

---

[346] ABC 8NEWS (2021). Rare severe reaction to Covid-19 vaccine. Verfügbar unter https://www.wric.com/news/local-news/goochland-county-man-suffers-rare-severe-reaction-to-covid-19-vaccine/ (zuletzt abgerufen am 01.04.2021).

[347] STÖCKER, W. (2021a). Die beste Impfung gegen Covid-19. Beitrag vom 05.02.2021. Verfügbar unter https://www.winfried-stoecker.de/blog/die-beste-impfung-gegen-covid-19 (zuletzt abgerufen am 09.03.2021).

sind sehr unwahrscheinlich. Nach den äußerst positiven Resultaten reichte Dr. Stöcker einen Antrag beim Paul-Ehrlich-Institut ein (das in Deutschland für die Zulassung und Überwachung von Impfstoffen zuständig ist). Dieses lehnte eine weitere Untersuchung und Erprobung des Wirkstoffs nicht nur ab, sondern verklagte Dr. Stöcker wegen unerlaubter Herstellung eines Impfstoffs. Theoretisch könnte man mit seinem Ansatz alle Bundesbürger binnen eines Quartals impfen – zu Kosten, die sich pro Impfung im Centbereich bewegen, denn Prof. Stöcker verzichtete auf eine Patentierung und stellte die Daten kostenlos zur Verfügung. Zum Vergleich: Die Impfung mit dem Biontech/Pfizer-Vakzin kostet 18,50 € pro Injektion. Aufgrund einer Spezialität des deutschen Arzneimittelrechts (§ 2 AMG) ist es Ärzten erlaubt, Wirkstoffe zur Behandlung *ihrer eigenen Patienten* in entsprechend geringem Umfang selbst herzustellen und zu verabreichen. Eine kommerzielle Produktion im großen Stil ist damit nicht möglich, wohl aber die Versorgung der eigenen Patienten. Es steht daher jedem Hausarzt frei, sich das Rohmaterial für die Impfung zu besorgen und für die Immunisierung der eigenen Patienten einzusetzen. Gleichzeitig hat jeder Patient die Möglichkeit, seine behandelnden Ärzte darauf anzusprechen, ob diese bereit wären, ihnen das „Stöcker-Vakzin" zu verabreichen. Völlig legal. Bezugsquelle, laufend aktualisierte Anwendungsdaten und Informationen zur Anwendung sind auf Prof. Dr. Stöckers Website abrufbar.[348]

---

[348] STÖCKER, W. (2021b). Ergebnisse Impfungen gegen Corona aktualisierte Tabelle. Verfügbar unter https://www.winfried-stoecker.de/blog/ergebnisse-impfungen-gegen-corona-aktualisierte-tabelle (zuletzt abgerufen am 09.03.2021).

Puh, ein echt schwieriges Thema. Impfungen! Ganze Glaubenskriege werden hier ausgefochten. Zwei unversöhnliche Lager bekämpfen sich seit Jahrzehnten mit allen Mitteln und allen Härten. Wenn Sie diese Zeilen lesen, sind Sie in der Regel bereits Anhänger eines der beiden Lager. Das ist übrigens keine gute Idee. Bitte verlassen Sie für ein paar Minuten Ihre Komfortzone und versuchen Sie, sich dem Thema einigermaßen neutral zu nähern. Okay, das Buch hat möglicherweise ein wenig Ihre Sicht auf die Dinge verändert.

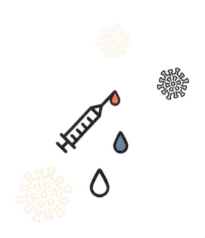

Trotzdem probieren wir es einmal. Ich erwarte Sie dann jetzt geistig in der neutralen Zone. Ich bin ein großer Anhänger neutraler Zonen, auch beim Thema impfen. Bin selber kein Impfgegner und genauso wenig ein uneingeschränkter Impfbefürworter. Ein Denker eben. Und wenn das Buch eine Kernaussage vermitteln darf, dann genau diese: Werden Sie zu Denkern und Denkerinnen.

Retrospektiv lässt sich nicht viel gegen die Impferfolge der letzten Jahrzehnte sagen. Man kann das Impfen also durchaus positiv sehen. Jedoch gab es auch schon in der Vergangenheit immer wieder schwere Impfschädigungen. Auch diese sind Fakt. Das Problem ist jedoch, dass diese Impfschädigungen nicht kommuniziert werden und dass es extrem mühsam und langwierig ist, im Falle eines Schadens eine Anerkennung zu bekommen. Unser Staat steht nicht gerade für verheerende Impffolgen und negiert diese sogar. Er unterstützt nicht die Forschung mit wissenschaftlichen Arbeiten und ist nicht transparent. Ein fairer Umgang wie zum Beispiel in den skandinavischen Ländern ist in Deutschland mit seinen vielen Fachgesellschaften in der Medizin weder bei den Medizinern noch bei den Politikern anscheinend gewünscht. Und durch solch intransparentes und unwürdiges Verhalten auf Kosten unserer jüngsten Mitbürger schafft man die Basis für Misstrauen und Ablehnung gegenüber Impfstoffen. Warum werden Impfschäden nicht mit Respekt gegenüber dem Opfer untersucht und schnelle Hilfe angeboten? Warum werden jahrelang giftige Zusatzstoffe in den Impfungen verharmlost? Warum werden die Menschen über die Nebenwirkungen nicht ehrlich aufgeklärt? Warum bekommen Ärzte für Impfungen ein Honorar von circa 10 Euro? Natürlich, weil man genau diese Ehrlichkeit und Transparenz nicht möchte, weil man der Meinung ist, die Mehrheit der Menschen in diesem Land wäre zu dumm, um selber zu entscheiden. Vater Staat übernimmt gerne das Denken für seine Mitbürger, aber für die Schäden will er nicht haften. Wieso auch, für dumme Mitbürger etwa?

Und was passierte jetzt bei der Entwicklung des Impfstoffs gegen SARS-CoV-2? Genau das Gleiche: „Der Impfstoff ist sicher!", „Der Impfstoff ist ausreichend getestet!", „Der Impfstoff ist nicht schuld am Tod von Menschen, die zwei Tage nach der Impfung sterben. Nein, niemals!". Lügen, Lügen und nochmals Lügen. Sie werden wieder von vorne bis hinten betrogen und belogen. Verstehen Sie mich nicht falsch: Ich bin kein Gegner der Impfung gegen Corona, möglicherweise ist die Impfung tatsächlich die beste Option. Aber ich möchte das selber entscheiden, ohne belogen zu werden, ohne Impfzwang, ohne ein unkalkulierbares Risiko einzugehen. Meine Gesundheit ist ein hohes Gut, das mir gehört und nicht dem Staat.

Die Moral der Geschichte ist leider eine sehr traurige. In unserem Land werden die Menschen beim Thema Impfungen nicht nur bevormundet und bewusst falsch informiert, sondern auch bei einem Impfschaden im Stich gelassen. Auf die Ratschläge zu dem Thema aus der Presse, von den medizinischen Fachgesellschaften, von Politikern und von der Industrie ist kein Verlass. Sie stehen bei dem Thema so ziemlich alleine im Regen. Wenn Sie eine vernünftige Impfberatung wollen, dann suchen Sie sich einen Mediziner, der das Thema kritisch hinterfragt und in der Lage ist, neutral zu beraten. Uneingeschränkte Impfbefürworter wie auch stets negativ eingestellte Impfkritiker taugen nicht. Ein neutral eingestellter Denker ist die Lösung. Wahrlich schwer zu finden, aber ist möglich. Die Mühe lohnt sich auf jeden Fall, denn es geht um Ihre Gesundheit und um die Gesundheit Ihrer Kinder.

Im Zeichen der Maske

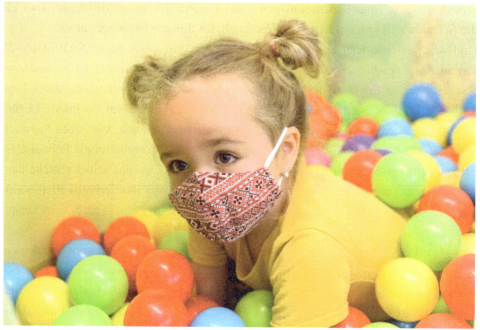

Abbildung 126:   *Kleinkind mit Stoffmaske, Quelle: shutterstock.com/Abo Photography*

„Mit einer Maske hält man das Virus nicht auf. Die technischen Daten dazu, für das Aufhalten einer Maske, sind nicht gut." (Christian Drosten, 21.01.2020)

„Der geringe Mehrwert von Masken tritt nur bei korrektem Umgang auf." (RKI-Chef Wieler)[349]

„Es gibt keinerlei Anzeichen dafür, dass mit einem einfachen Mund-Nasen-Schutz etwas gewonnen wäre." (WHO-Nothilfedirektor Michael Ryan[350])

---

[349] DEUTSCHER ÄRZTEVERLAG GMBH, R. D. Ä. (2020b). Masken: „Geringer Mehrwert" laut RKI nur bei richtigem Umgang. In: Ärzteblatt.de vom 28.04.2020. Verfügbar unter https://www.aerzteblatt.de/nachrichten/112349/Masken-Geringer-Mehrwert-laut-RKI-nur-bei-richtigem-Umgang (zuletzt abgerufen am 10.03.2021).

[350] SCHUSTER, K. (2021). Corona-Krise: Was bringt eine Mundschutz-Pflicht?. In: ZDF.de vom 17.04.2020. Verfügbar unter https://www.zdf.de/uri/d5c49e01-e8a7-4703-9ce3-1e94c8c58f6b (zuletzt abgerufen am 09.03.2021).

„Eine feuchte, selbst gebastelte Maske, die dann auch noch angefasst wird, würde das Risiko für die Betroffenen erhöhen. Eine Mundschutz-Pflicht wäre nur bei medizinischen Masken sinnvoll." (Karl Lauterbach vor Einführung der Maskenpflicht)[351]

„Mir geht es um die gesetzliche Maskenpflicht für eine nicht funktionierende Maske. Hätten wir alle funktionierende Masken, dann fände ich es sogar vernünftig, uns zu verpflichten, sie immer zu tragen, wenn wir uns draußen bewegen. Aber eine gesetzliche Pflicht für nicht funktionierende Masken halte ich für ein Armutszeugnis eines Staates." (Weltärztepräsident Montgomery)[352]

„Ich bin nicht überzeugt [von Masken], weil es auch keine tatsächliche wissenschaftliche Evidenz darüber gibt, dass die tatsächlich hilfreich sind [...]. Schon gar nicht im Selbstschutz und wahrscheinlich auch nur ganz wenig im Schutz, andere anzustecken." (Ärztepräsident Klaus Reinhardt)[353]

„Lauterbach fordert Ärztekammer-Präsident Reinhardt zum Rücktritt auf: Die Maskenpflicht ist in deutschen Fachkreisen nicht strittig" (Karl Lauterbach nach Einführung der Maskenpflicht)[354]

„Maskentragen im Freien macht wissenschaftlich überhaupt keinen Sinn." (Dr. Gerhard Scheuch, führender Aerosol-Experte Deutschlands im März 2021)[355]

---

[351] ZDF (2021). Nutzen weiterhin umstritten: Uneinigkeit bei Debatte über Maskenpflicht. In: ZDF.de vom 01.04.2020. Verfügbar unter https://www.zdf.de/uri/faad9757-7eee-44b5-8165-f01d01750f02 (zuletzt abgerufen am 10.03.2021).

[352] DLF (2021c). Weltärztepräsident Montgomery: „Pflicht für nicht funktionierende Masken ist ein Armutszeugnis". Beitrag vom 27.04.2021. Verfügbar unter https://www.deutschlandfunk.de/weltaerztepraesident-montgomery-pflicht-fuer-nicht.694.de.html?dram:article_id=475525 (zuletzt abgerufen am 10.03.2021).

[353] ZEIT ONLINE (2021a). Klaus Reinhardt: Ärztepräsident zweifelt Nutzen von Masken an. In: Zeit.de vom 22.10.2020. Verfügbar unter https://www.zeit.de/wissen/gesundheit/2020-10/klaus-reinhardt-aerztepraesident-masken-schutz-karl-lauterbach (zuletzt abgerufen am 10.03.2021)

[354] RYDLINK, K. (2021). Lauterbach fordert Ärztekammer-Präsident zum Rücktritt auf. In: Spiegel.de vom 22.10.2020. Verfügbar unter https://www.spiegel.de/wissenschaft/medizin/karl-lauterbach-fordert-aerztekammer-praesident-klaus-reinhardt-zum-ruecktritt-auf-a-6a846ac7-ed4e-465a-90ae-fab9340d4fc1 (zuletzt abgerufen am 10.03.2021).

„Lüften bringt mehr als Maske tragen.“ (Karl Lauterbach)[356]

„Karl Lauterbach rät zu FFP-2-Masken bei privaten Feiern.“ (Business Insider 30.11.20[357])

„Wenn Sie nicht krank sind und keine Symptome zeigen, sollten Sie keine Masken tragen.“ (WHO, 31.03.2021[358])

„Maske, Lüften plus 30 Kinder geht nicht.“ (Karl Lauterbach[359])

„Eine Maskentragepflicht solle es in Deutschland wegen der Corona-Krise derzeit nicht geben. Bund und Länder seien sich in dem Punkt einig gewesen [...]. Zwar seien Masken natürlich für jeden Einzelnen geeignet, um sich gegen die Ausbreitung des Virus zu präparieren, eine Pflicht solle aber nicht ausgerufen werden.“ (Markus Söder)[351]

„Ist die Pflicht zum Tragen von FFP2-Masken in öffentlichen Verkehrsmitteln und Läden sinnvoll?“ – *„Das müssen sie Herrn Söder fragen.“* (Antwort der Lehr-

---

[355] SWR (2021). „Wissenschaftlich macht das überhaupt keinen Sinn, Masken im Freien zu tragen“. in: SWR.de vom 02.03.2021. Verfügbar unter https://www.swr.de/swr1/rp/aerosol-experte-scheuch-100.html (zuletzt abgerufen am 17.03.2021).

[356] EWALD, J. (2020). Lauterbach bei „Lanz“: „Lüften bringt mehr als Maske tragen“. In: WAZ.de vom 14.08.2020. Verfügbar unter https://www.waz.de/kultur/fernsehen/lauterbach-bei-lanz-lueften-bringt-mehr-als-maske-tragen-id230167846.html (zuletzt abgerufen am 10.03.2021).

[357] HELMBACH, T. (2020). „Wenn ich meine 85-jährige Mutter zu Weihnachten sehe, wird sie auch eine solche Maske tragen“: Das empfiehlt Corona-Experte Lauterbach an Weihnachten. In: Businessinsider.de vom 30.11.2020. Verfügbar unter https://www.businessinsider.de/politik/deutschland/corona-weihnachten-lauterbach-raet-zu-ffp2-masken-bei-privaten-feiern-c/ (zuletzt abgerufen am 10.03.2021).

[358] HOWARD, J., CNN (2021). WHO stands by recommendation to not wear masks if you are not sick or not caring for someone who is sick. In: Edition.CNN.com vom 31.03.2020. Verfügbar unter https://www.cnn.com/2020/03/30/world/coronavirus-who-masks-recommendation-trnd/index.html (zuletzt abgerufen am 31.03.2021).

[359] NEWS4TEACHERS (2020). Lauterbach kritisiert Eisenmann: „Maske, Lüften plus 30 Kinder geht nicht“. Beitrag vom 29.12.2020. Verfügbar unter https://www.news4teachers.de/2020/12/lauterbach-kritisiert-eisenmann-maske-lueften-plus-30-kinder-geht-nicht/ (zuletzt abgerufen am 10.03.2021).

stuhlinhaberin für Virologie der TU München, Prof. Dr. Protzer, auf die Frage nach der Sinnhaftigkeit der FFP2-Masken-Pflicht in Bayern)[360]

„Nicht für jeden Menschen ist das Tragen einer Maske unbedenklich. " (Deutsches Ärzteblatt)[361]

„Die Benutzung von Alltagsmasken erfolgt immer auf eigene Gefahr. Je nach Dichte des Gewebes kann das Atmen durch eine Alltagsmaske deutlich schwerer sein als üblich. Dies verstärkt sich noch, je länger die Maske getragen wird. Vor allem kleinere Kinder oder ältere Menschen, die bereits im Alltag Schwierigkeiten beim Atmen haben, können dadurch gefährdet sein. Welche Maske verwendet wird, muss daher immer kritisch abgewogen werden. " (Berliner Senatsverwaltung für Gesundheit)[362]

„Viele Patienten, die zur Risikogruppe gehören, also ein besonders hohes Risiko für einen schweren Verlauf von Covid-19 haben, versuchen nun, FFP2- oder FFP3-Masken zu bekommen und zu tragen. Das kann gefährlich werden! Denn der Filter in der Maske führt zu einem höheren Luftwiderstand. Das führt dazu, dass ich mehr ansaugen muss beim Ein- und Ausatmen. Das kann dann bei Menschen, die krank sind, dazu führen, dass sie ermüden in der Atmung, dass sie einfach schwerer atmen. Gerade Patienten mit COPD, Asthma oder anderen schweren Atemwegserkrankungen laufen dann Gefahr, an Atemkraft zu verlieren und weniger Kohlendioxid ausatmen zu können. Deshalb sollten diese Patienten wirklich

---

[360] MÜLLER, R. (2021). FFP2-Maskenpflicht sinnvoll? Söders Experten uneins!. In: Abendzeitung-München.de vom 25.01.2021. Verfügbar unter https://www.abendzeitung-muenchen.de/bayern/ffp2-maskenpflicht-sinnvoll-soeders-experten-uneins-art-701126 (zuletzt abgerufen am 20.07.2021).

[361] DEUTSCHER ÄRZTEVERLAG GMBH (2020c). „Nicht für jeden ist das Tragen einer Maske unbedenklich". In: Aerzteblatt.de vom 27.04.2020. Verfügbar unter https://www.aerzteblatt.de/nachrichten/112344/Nicht-fuer-jeden-ist-das-Tragen-einer-Maske-unbedenklich (zuletzt abgerufen am 10.03.2021).

[362] BERLIN, SENATSVERWALTUNG FÜR GESUNDHEIT, PFLEGE UND GLEICHSTELLUNG, ABTEILUNG GESUNDHEIT (2020). Informationen zu Alltagsmasken. Verfügbar unter https://www.berlin.de/sen/gesundheit/themen/gesundheitsschutz-und-umwelt/infektionsschutz/artikel.919906.php (zuletzt abgerufen am 10.03.2021).

dichte Masken immer nur in Absprache mit dem Arzt tragen, betont Dr. Barczok." (MDR, April 2020)[363]

„Das RKI weist bzgl. der Benutzung von FFP2-Masken darauf hin, dass im arbeitsmedizinischen Bereich eine Vorsorgeuntersuchung im Voraus angeboten werden muss, um durch den erhöhten Atemwiderstand entstehende Risiken für den individuellen Anwender medizinisch zu bewerten [...]" (Correctiv, Januar 2021)[364]

„Es wird ausdrücklich darauf hingewiesen, dass die Landeshauptstadt München keine Haftung für die Wirksamkeit, die Herstellung oder die sachgerechte Verwendung übernimmt.
Jeglicher Schadensersatzanspruch gegenüber der Landeshauptstadt München wegen Verletzung des Lebens, des Körpers oder der Gesundheit – unabhängig, ob vom Verwender oder dem jeweiligen Gegenüber – ist ausgeschlossen. Die Herstellung/Verwendung erfolgt ausschließlich auf eigene Gefahr." (Landeshauptstadt München, Referat für Gesundheit zum Tragen von Masken)[365]

„Die Frage nach vermeintlichen Schadensersatzansprüchen [...] aufgrund der Pflicht zum Tragen einer Mund-Nasen-Bedeckung stellt sich schon dem Grunde nach nicht, da es keine Nachweise gibt, dass eine sachgemäß getragene und regelmäßig gereinigte bzw. gewechselte Mund-Nasen-Bedeckung zu einer Gesundheitsgefährdung, geschweige denn zu einer Gesundheitsschädigung führen

---

[363] MDR.DE (2021a). Aufgeklärt: Sammelt sich in Masken zu viel Kohlendioxid? Beitrag vom 24.04.2020. Verfügbar unter https://www.mdr.de/ratgeber/gesundheit/maske-tragen-schaden-lunge-lungenfacharzt-erklaert-100.html (zuletzt abgerufen am 10.03.2021).

[364] KUTZNER, S. (2021). RKI warnt nicht vor FFP2-Masken, doch Daten zu Auswirkungen im Alltag fehlen. In: CORRECTIV.org vom 22.01.2021. Verfügbar unter https://correctiv.org/faktencheck/2021/01/22/das-rki-warnt-nicht-vor-ffp2-masken-kann-gesundheitliche-auswirkungen-bei-lungenkranken-und-alten-aber-nicht-ausschliessen/ (zuletzt abgerufen am 10.03.2021).

[365] LANDESHAUPTSTADT MÜNCHEN, REFERAT FÜR GESUNDHEIT UND UMWELT (2020). Merkblatt Corona, Mund-Nasen-Bedeckung. Broschüre vom 11.05.2020. Landeshauptstadt München. Verfügbar unter file:///C:/Users/info/AppData/Local/Temp/200608_Merkblatt_MNB.pdf (zuletzt abgerufen am 21.07.2021).

könnte." (Ministerium für Soziales, Baden-Württemberg, Kleine Anfrage der Abgeordneten Dr. Christiane Baum)[366]

"Die Anwendung durch Laien [...] sollte grundsätzlich nur nach sorgfältiger Abwägung von potentiellem Nutzen und unerwünschten Wirkungen erfolgen. Sie sollte möglichst ärztlich begleitet werden, um über die Handhabung und Risiken aufzuklären [...] und gesundheitliche Risiken/Folgen zu minimieren." (Deutsche Gesellschaft für Krankenhaushygiene zum Thema „Maskenpflicht", speziell zu FFP2-Masken)[367]

Das Phänomen, das sich bei vielen nach Durchsicht dieser Zitate einstellt, nennt sich kognitive Dissonanz. Bereits diese kleine Sammlung von Kommentaren verdeutlicht die wechselvolle und widersprüchliche Historie des Themas „Maskentragen/Maskenpflicht in Deutschland". Allein das RKI änderte innerhalb weniger Wochen seine Meinung mehrmals:

- Anfangs wurde vom Tragen einer Maske abgeraten, zu schlecht sei das Risiko-Nutzen-Verhältnis. (Zu diesem Zeitpunkt waren Masken in Deutschland Mangelaware und entsprechend ein kostbares Gut – nicht einmal die Krankenhäuser verfügten über einen ausreichenden Notvorrat.)
- Dann wurde das Tragen einer Maske empfohlen, allerdings „gäbe es dafür keine wissenschaftliche Evidenz" (was die Frage nach der Begründung für den Meinungsumschwung stellt).
- Zudem wurde diese Empfehlung dann umgehend relativiert: Masken seien nicht für alle gleich gut geeignet und nur empfehlenswert, wenn das Ein-

---

[366] LANDTAG VON BADEN-WÜRTTEMBERG (2020). Gesundheitliche Gefahren durch das Tragen von Masken. Kleine Anfrage der Abg. Dr. Christina Baum AfD und Antwort des Ministeriums für Soziales und Integration. Drucksache 16/8938 vom 01.10.2020. Verfügbar unter https://www.landtag-bw.de/files/live/sites/LTBW/files/dokumente/WP16/Drucksachen/8000/16_8938_D.pdf (zuletzt abgerufen am 21.07.2021).

[367] DEUTSCHE GESELLSCHAFT FÜR KRANKENHAUSHYGIENE E. V. (2021). Stellungnahme der Deutschen Gesellschaft für Krankenhaushygiene (DGKH) und der Gesellschaft für Hygiene, Umweltmedizin und Präventivmedizin (GHUP) zur Verpflichtung zum Tragen von FFP2-Masken im öffentlichen Personennahverkehr und im Einzelhandel. Verfügbar unter https://www.krankenhaushygiene.de/informationen/fachinformationen/corona/805 (zuletzt abgerufen am 11.03.2021).

halten eines Sicherheitsabstands nicht gewährleistet sei (von einer generellen Maskenpflicht also keine Rede).[368]

Die Maskenpflicht wurde schließlich eingeführt, aber zu einem Zeitpunkt, zu dem die Versorgung mit medizinischen Masken gar nicht gewährleistet war: die Geburtsstunde der „Community-Maske" bzw. des „Mund-Nasen-Schutzes", wie sie im behördlich-offiziellen Sprachgebrauch genannt wird. Anfang 2021 wurde in manchen Bundesländern bzw. Situationen das Tragen einer FFP2-Maske verpflichtend, andernorts wurde das Tragen zweier Masken übereinander empfohlen. Dabei liegt es selbstverständlich in der Natur der Sache, dass sich Empfehlungen und Maßnahmen im Laufe der Zeit ändern können und müssen, angepasst an die aktuelle wissenschaftliche Evidenzlage. Diese ändert sich ja ebenfalls immer wieder, zumal wenn ein neues Phänomen untersucht wird. Das Problem hier ist nur, dass die politischen Vorgaben in puncto Maske im zeitlichen Ablauf eben nicht der jeweiligen wissenschaftlichen Evidenzlage entsprachen. Mal hinkte man hinterher, mal galoppierte man vornweg. Wann wer welche Maske wie zu tragen hatte, entpuppte sich im Wesentlichen als willkürliche Entscheidung. Gesundheitliche Bedenken wurden und werden dabei beiseite gewischt, Ärzte, die ihren Patienten Atteste wegen eben dieser Bedenken ausstellten, verdächtigt, „Gefälligkeitsgutachten" zu erstellen. Wer keine Maske trägt, wird gesellschaftlich gebrandmarkt – als Maskenverweigerer, Asozialer oder „Gefährder". Polizeibeamte liefern sich Verfolgungsjagden mit Personen, die gegen die Maskenpflicht verstoßen:

---

[368] DIE BUNDESREGIERUNG (2021). Mund-Nase-Schutz bei Coronavirus: Sich selbst und andere schützen. Verfügbar unter https://www.bundesregierung.de/breg-de/themen/coronavirus/corona-schutzmasken-1737518 (zuletzt abgerufen am 09.03.2021).

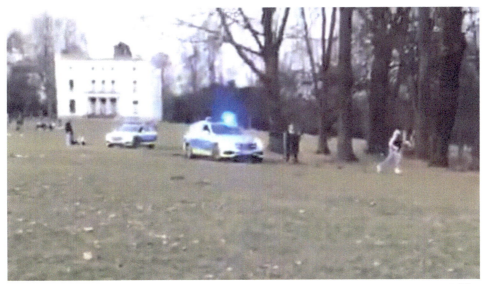

Abbildung 127:   *Verfolgungsszene in Hamburg wegen Verstoßes gegen die Coronaregeln*[369]

Wir wollen einmal versuchen, uns bei diesem Thema etwas zu sortieren:

- Welche Masken gibt es, und was können sie leisten?
- Wann könnte welche Maske hilfreich sein?
- Für wen sind Masken eher ungeeignet?

---

[369] BILD.de (2021). Irre Verfolgung in Hamburg: Polizei jagt Jugendlichen durch Park. Beitrag vom 26.02.2021. Verfügbar unter https://www.bild.de/regional/hamburg/hamburg-aktuell/streifenwagen-jagt-jugendlichen-wilde-verfolgung-im-hamburger-jenisch-park-75540362.bild.html (zuletzt abgerufen am 10.03.2021).

Maskentypen

Maskentypen + Schutzvisiere

Typ/ Eigenschaften	Gesichtsvisiere	Mund-Nasen-Bedeckung	Medizinische Gesichtsmasken	Partikelfiltrierende Halbmaske
Synonyme	Gesichtsschutzschild, Face Shield	Alltagsmaske, DIY-Maske, Behelfs-Mund-Nasen-Maske, Community-Maske	OP-Maske (als Teil der medizinischen Gesichtsmasken, nur Typ II und IIR gemäß Norm), Mund-Nasen-Schutz	FFP2-, FFP3-Maske
Verwendungszweck	Spritzschutz; nicht vergleichbar mit der Filterwirkung von Masken	Privater Gebrauch ohne gesetzliche Norm zu Filtereigenschaften	Fremdschutz	Eigenschutz/Arbeitsschutz
Kennzeichnung	Geprüft als Persönliche Schutzausrüstung (PSA), erkennbar am CE-Kennzeichen – oder ungeprüft	Keine, da Kleidung	CE-Kennzeichen als Medizinprodukt auf Verpackung	CE-Kennzeichen (mit Nummer) auf Verpackung und Produkt; Persönliche Schutzausrüstung (PSA)
Schutzwirkung	Kein Atemschutz, nur Gesichts- und Augenschutz gegen Tropfen und Spritzer von Flüssigkeiten	Designabhängig; Schutz vor Tröpfchen beim Einatmen, Geschwindigkeit des Atemstroms und Tröpfchen-Auswurf können reduziert werden	Schutz vor Tröpfchen, geringer Schutz vor Aerosolen	Schutz vor Tröpfchen und Aerosolen

Quelle: Bundesinstitut für Arzneimittel und Medizinprodukte

Abbildung 128:   *Übersicht über verschiedene Maskentypen und ihre wichtigsten Eigenschaften*[370]

Obwohl der gesunde Menschenverstand nahelegt, dass Masken in irgendeiner Form bei Atemwegsinfektionen eine Rolle spielen könnten, wurde genau dies am Anfang der Pandemie vom RKI und Bundesgesundheitsminister verneint. Zu diesem Zeitpunkt bestand gleichzeitig ein eklatanter Mangel an medizinischen Masken, nicht einmal die Krankenhäuser waren mit einem ausreichenden Vorrat ausgestattet. Böse Zungen behaupten, es bestehe ein Zusammenhang zwischen den Aussagen des RKI und dem Mangel an Masken. Etwa so, als würde die DDR-Führung ihren Bürgern von Bananen abraten, da diese ungesund seien. Sei es, wie es will: Mangels verfügbarer Masken übte sich die Bevölkerung in Improvisation

---

[370] BFARM (2021). Empfehlungen_Masken.png. Verfügbar unter https://www.bfarm.de/ DE/Service/Presse/Themendossiers/Coronavirus/Anlagen/Empfehlungen_Masken.png?__blob=poster&v=10 (zuletzt abgerufen am 10.03.2021).

und Selbsthilfe, es war die Geburtsstunde der Community-Maske. Selbstgenähtes kam wieder in Mode, zahlreiche Textilhersteller sprangen auf den Trend auf, und die Stoffmaske entwickelte sich im Jahresverlauf zu einem modischen Accessoire. Die Schutzwirkung ist dabei abhängig von der spezifischen Konstruktion der Mund-Nasen-Bedeckung und eher gering. Sie hängt vom Stoff, seiner Dicke und davon ab, wie eng er anliegt, um nur einige Parameter zu nennen. Im Gegensatz zu medizinischen Masken oder partikelfiltrierenden Masken, die einer Norm unterliegen, ist die Leistungsfähigkeit einer solchen Maske grundsätzlich unbekannt. Auf dieser Basis eine Maskenpflicht umzusetzen, entbehrt jeder wissenschaftlichen Grundlage (siehe Kommentar des RKI eingangs). Aber Mangel ist Mangel, also lieber Stoff als nichts.

Eine Liga höher spielt die medizinische Maske. Sie findet herkömmlicherweise in medizinischen Einrichtungen Verwendung, beispielsweise im OP. Ihre Aufgabe ist nicht der Eigenschutz vor Infektion, sondern der Fremdschutz. Wenn sich der Operateur über den Patienten beugt, sollten möglichst keine Keime auf Letzteren herabregnen. Die „Königsklasse" bilden schließlich die partikelfiltrierenden Masken, auch bekannt als FFP-Masken. FFP steht für „Filtering Facepiece", zu Deutsch Feinstaubmaske. Sie werden normalerweise nicht zu medizinischen Zwecken eingesetzt, sondern dienen dem Arbeitsschutz. Ihre Aufgabe ist die Filterung von Mikropartikeln (Durchmesser bis 0,6 µm – das entspricht 600 nm), typische Einsatzbereiche sind Schleifarbeiten, Bergbau oder Lackierarbeiten. An dieser Stelle sei kurz an die Größenverhältnisse in Bezug auf Viren erinnert (vgl. S. 21 und Abbildung 2): SARS-CoV-2 besitzt einen Durchmesser von < 140 nm und ist damit um 75 Prozent kleiner als die Filterporen einer FFP2-Maske. Die Nummern einer FFP-Maske beziehen sich dabei nicht auf unterschiedliche Porengrößen, sondern auf die Gesamtleckage – also welcher Anteil der während der Atmung ausgetauschten Luft an der Maske vorbei und damit unfiltriert bewegt wird. Die Obergrenzen dieser „Leckströme" liegen bei 25 Prozent (FFP1), 11 Prozent (FFP2) und 5 Prozent (FFP3).

Tröpfchen und Aerosole

Um die Funktion und Leistungsfähigkeit einer Maske zu beurteilen, sind zwei Kriterien entscheidend: Wird Fremdschutz und/oder Eigenschutz gewährleistet, und bezieht sich dieser Schutz auf Tröpfchen oder auch auf Aerosole?

Viren reisen nicht frei durch die Luft, sondern eingeschlossen in Wasserpartikel.

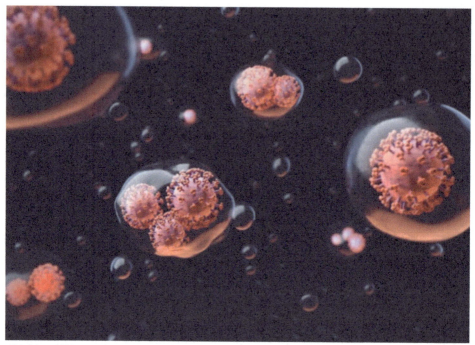

Abbildung 129:   *In Wasserpartikel eingeschlossene Viren; Quelle: shutterstock.com/Angelo Talia*

Diese unterscheiden sich in ihrer Größe in Tröpfchen (< 100 µm, Reichweite < 2 m) und Aerosole (5–50 µm, Reichweite < 10 m):

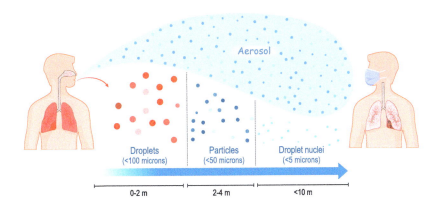

Abbildung 130:   *Übertragung von Erregern durch Tröpfcheninfektion; Quelle: shutter-stock.com/Designua*

Wir sollten von einer Maske also wissen,

- Welche Wasserpartikelgröße abgehalten wird – Tröpfchen und/oder Aerosole

- Ob dies beim Ausatmen erfolgt (Fremdschutz) und/oder beim Einatmen (Eigenschutz)

413

Dabei gilt folgende Übersicht:

Tabelle 43: *Schutzwirkung unterschiedlicher Maskentypen; Angaben in Klammer bedeuten „Nur teilweise/Unbekannt"*

MASKENTYP	TRÖPFCHEN	AEROSOLE	AUSATMEN	EINATMEN
STOFFMASKE	✓		(✓)	
MEDIZINISCHE MASKE	✓		✓	
FFP2	✓	(✓)	✓	✓
FFP3	✓	✓	✓	✓

Ein Vergleich der unterschiedlichen Maskentypen erbrachte ein eindeutiges Ergebnis: Die Schutzwirkung der FFP2-Maske übertraf die der medizinischen Maske um den Faktor 25, den der Stoffmaske um den Faktor 50.[371]

---

[371] VAN DER SANDE, M., TEUNIS, P. & SABEL, R. (2008). Professional and homemade face masks reduce exposure to respiratory infections among the general population. PloS one, 2008 Jul 9; 3(7): e2618. Verfügbar unter https://pubmed.ncbi.nlm.nih.gov/18612429/ (zuletzt abgerufen am 21.07.2021).

Betriebsanleitungen für Masken

Während auf die Durchsetzung der Maskenpflicht sehr viel Mühe und Elan verwendet wird, gilt dies für die Aufklärung, wie Masken einzusetzen und zu handhaben sind, weniger. Folge: Der Großteil der Menschen nutzt seine Maske(n) falsch. Das ist mit nicht unerheblichen Risiken verbunden, doch dazu gleich mehr. Es hat seinen Grund, warum Arbeitnehmer und Angestellte im medizinischen Bereich, die zum Tragen einer Maske verpflichtet sind, im Umgang mit diesen speziell geschult werden müssen. Hier die Informationen, wie man es richtig macht:

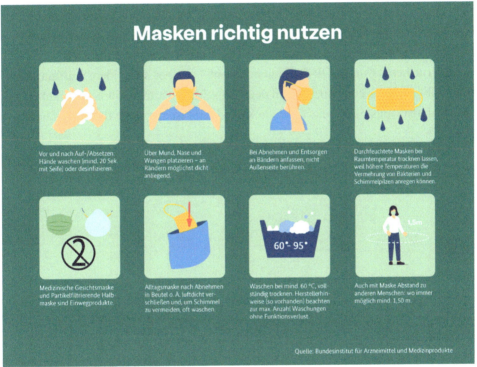

Abbildung 131:   *Hinweise zum Tragen von Masken des Bundesinstituts für Arzneimittel und Medizinprodukte[370]*

Wir dürfen, ja wir müssen geradezu davon ausgehen, dass in mindestens 90 Prozent der Situationen das beschriebene Verfahren nicht eingehalten wird:

- Waschen *und* Desinfizieren der Hände *vor* und *nach* Aufsetzen und Absetzen der Maske: Man stelle sich in Gedanken einmal die Lage im Supermarkt oder in der U-Bahn vor …
- Ausschließlich die Haltebänder anfassen, nicht die Maske selbst

- Getragene Stoffmasken bei 60–95 °C waschen (*täglich!*)
- Medizinische Masken und FFP-Masken nach *einmaligem* Gebrauch entsorgen

Seien wir ehrlich: Die Realität sieht anders aus. Würden wir in einer Fußgängerzone beliebige Passanten zu obigen Regeln befragen, kaum einer könnte sie fehlerfrei wiedergeben. Und warum nicht? Weil sie keine Routine sind. Die Schutzwirkung einer Maske nimmt durch unsachgemäßen Gebrauch aber rapide ab, während die Risiken zunehmen. In getragenen Masken sammeln sich Erreger an (nicht nur Viren, sondern vor allem auch Bakterien). Speziell bei Durchfeuchtung können zusätzlich Pilzkulturen entstehen. Von extremen Ausnahmefällen abgesehen, ist dies mit bloßem Auge nicht zu erkennen. Die Maske verwandelt sich in ein buntes Biotop von Mikroorganismen. Das Risiko einer Verkeimung ist seit Langem bekannt, dieses tritt bereits unter OP-Bedingungen auf.[372] Dabei schneiden Stoffmasken in mikrobiologischen Untersuchungen deutlich schlechter ab als ihre im Krankenhaus verwendeten Cousins – die gefundene Keimdichte ist um den Faktor 20 höher:

---

[372] LIU, Z., YU, D., GE, Y., WANG, L., ZHANG, J., LI, H., LIU, F. & ZHAI, Z. (2019). Understanding the factors involved in determining the bioburdens of surgical masks. Annals of translational medicine, 2019 Dec; 7(23): 754. Verfügbar unter https://pubmed.ncbi.nlm.nih.gov/32042770/ (zuletzt abgerufen am 21.07.2021); ZHIQING, L., YONGYUN, C., WENXIANG, C., MENGNING, Y., YUANQING, M., ZHENAN, Z., HAISHAN, W., JIE, Z., KERONG, D., HUIWU, L., FENGXIANG, L. & ZANJING, Z. (2018). Surgical masks as source of bacterial contamination during operative procedures. Journal of Orthopaedic Translation, 2018 Jun 27; 14: 57–62. Verfügbar unter https://pubmed.ncbi.nlm.nih.gov/30035033/ (zuletzt abgerufen am 21.07.2021); HAUFE ONLINE REDAKTION (2021). Wie lange sollte eine Schutzmaske maximal getragen werden? Beitrag vom 09.11.2020. Verfügbar unter https://www.haufe.de/arbeitsschutz/sicherheit/wie-lange-sollte-eine-schutzmaske-maximal-getragen-werden_96_516946.html (zuletzt abgerufen am 11.03.2021).

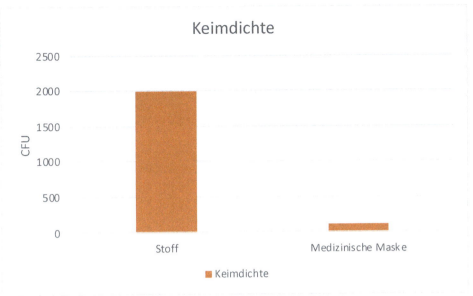

Abbildung 132:   *Keimdichte in Stoffmasken und medizinischen Masken (gemessen in CFU/ml)[373]*

Zudem besorgniserregend: Bei genauerer Analyse entpuppen sich knapp 50 Prozent der gefundenen Keime als multiresistent (d. h., sie sprechen nicht auf Antibiotika an).[373] Eine 2015 durchgeführte placebokontrollierte und randomisierte Studie mit 1607 Teilnehmern untersuchte die Schutzwirkung von Stoffmasken bei infektiösen Atemwegserkrankungen. Verglichen wurden drei Gruppen: Eine mit medizinischen Masken, eine mit Stoffmasken und eine Kontrollgruppe ohne Masken. Das Ergebnis lässt aufhorchen, zumal in der momentanen Situation: Atemwegsinfektionen waren in der Gruppe mit Stoffmasken am häufigsten, höher als in der Kontrollgruppe ohne Masken![374] Die Konsequenzen aus diesen Erkenntnissen sind klar:

---

[373]   CAUWENBERGHS, E. (LAB OF APPLIED MICROBIOLOGY AND BIOTECHNOLOGY – LAB OF PROF. SARAH LEBEER) (2020). Face masks: always a healthy choice during this COVID-19 pandemic? Beitrag vom 26.06.2020. Verfügbar unter https://lebeerlab.com/face-masks-opinion-of-face-masks-microbial-contamination/ (zuletzt abgerufen am 11.03.2021).

[374]   MACINTYRE, C. R., SEALE, H., DUNG, T. C., HIEN, N. T., NGA, P. T., CHUGHTAI, A. A., RAHMAN, B., DWYER, D. E. & WANG, Q. (2015). A cluster randomised trial of cloth masks compared with medical masks in healthcare workers. BMJ Open, 5: e006577. Verfügbar unter https://bmjopen.bmj.com/content/bmjopen/5/4/e006577.full.pdf (zuletzt abgerufen am 21.07.2021).

1. Soweit möglich, medizinische Masken statt Stoffmasken („Mund-Nasen-Bedeckung", Community-Maske) verwenden.

2. Medizinische Masken nach Gebrauch entsorgen, keinesfalls wiederverwenden. Bei Stoffmasken zumindest täglich eine Desinfektion vornehmen bzw. Maske wechseln. Geeignet sind Kochwäsche oder 60°C-Wäsche mit anschließendem Dampfbügeln.[375]

---

[375] WHO (2020). Mask use in the context of COVID-19. Beitrag vom 01.12.2020. Verfügbar unter https://www.who.int/publications/i/item/advice-on-the-use-of-masks-in-the-community-during-home-care-and-in-healthcare-settings-in-the-context-of-the-novel-coronavirus-(2019-ncov)-outbreak (zuletzt abgerufen am 11.03.2021), ibid.

Die Sache mit der Atmung

Theoretisch wäre eine um den Hals fest anliegende Plastiktüte über dem Kopf die sicherste Maßnahme, um sich vor einer Infektion mit SARS-CoV-2 zu schützen – nichts ginge durch, kein Aerosol und keine Tröpfchen. Allerdings auch kein Sauerstoff. Eine Maske stellt sozusagen einen Kompromiss dar zwischen dem Bedürfnis zu atmen einerseits und dem Schutz vor Infektion andererseits. Je mehr sich die Maske allerdings dem Funktionsprinzip einer Plastiktüte annähert, desto eher ergeben sich Probleme mit der Atmung. Die Reihenfolge der Schutzwirkung lautet: FFP3-Maske > FFP2-Maske > medizinische Maske > Stoffmaske. Diese Reihenfolge gilt aber auch für das Ausmaß, in dem die Atmung behindert wird. Jede Maske beeinträchtigt den Luftstrom während des Atemvorgangs, und zwar in beide Richtungen: sowohl die Einatmung als auch die Ausatmung. Ersteres reduziert die Versorgung mit Sauerstoff, Letzteres die Abgabe von CO_2. Ohne hier auf die komplexen physiologischen Details einzugehen und so überraschend es vielleicht klingen mag, ist Folgendes zu konstatieren: Das nicht ausreichend abgeatmete CO_2 ist das größere Problem. Wenn wir die Luft anhalten, kommt es nach kurzer Zeit zum immer drängenderen Bedürfnis zu atmen. Dieses Bedürfnis wird durch die Zunahme von CO_2 im Körper verursacht, nicht durch eine Abnahme des Sauerstoffs. Steigt die CO_2-Konzentration im Körper an, spricht man von Hyperkapnie (aus dem griechischen: hyper = zu viel, kapnos = Gas, Rauch). Das Kohlenstoffdioxid verursacht eine Übersäuerung des Körpers (Azidose), die dann spezifische Beschwerden auslöst. Dazu zählen u. a.:

- Kopfschmerzen
- Konzentrationsstörungen
- Müdigkeit
- Schwitzen
- Blutdruckanstieg
- Beschleunigter Puls, Herzrasen
- Beschleunigte Atmung, Kurzatmigkeit
- Verwirrtheit
- Muskelzuckungen bis hin zu Krämpfen
- Bewusstseinseintrübung

Viele Personen berichten seit Beginn der Maskenpflicht von diesen Symptomen – in allen Altersklassen, vom Schulkind bis zum Rentner. Gerade für die ganz jungen und ganz alten Menschen ist eine Hyperkapnie bedenklich. Bei kleinen Kindern besteht ohnehin ein Missverhältnis zwischen Körpergröße und Atmungskapazität (weswegen sie eine höhere Atemfrequenz und Pulsrate als Erwachsene haben), gleichzeitig benötigt das sich entwickelnde Gehirn eine hohe Stoffwechselrate. Als Erwachsener kann man sich das so vorstellen: Atmen Sie einfach 50 Prozent häufiger und ziehen dabei eine Maske auf. Voilà, so fühlt sich das für ein Kind an. Für Erwachsene gilt, dass gerade diejenigen mit relevanten Vorerkrankungen und daher dem größten Schutzbedürfnis die Maske am schlechtesten tolerieren. Dazu zählen Personen mit Bluthochdruck, COPD (Chronic Obstructive Pulmonary Disease, chronisch obstruktive Lungenerkrankung), Asthma und Herz-Kreislauf-Erkrankungen. Für sie wird in der Literatur vom Maskentragen abgeraten, insbesondere von Masken mit massiv erhöhtem Atemwiderstand (FFP2, FFP3).[376]

---

[376] AHMAD, M. F., WAHAB, S., AHMAD, F. A., ALAM, M. I., ATHER, H., SIDDIQUA, A., ASHRAF, S. A., SHAPHE, M. A., KHAN, M. I. & BEG, R. A. (2020). A novel perspective approach to explore pros and cons of face mask in prevention the spread of SARS-CoV-2 and other pathogens. Saudi Pharmaceutical Journal: SPJ 2021 Feb; 29(2): 121–133. Verfügbar unter https://www.ncbi.nlm.nih.gov/pmc/articles/PMC7773545/ (zuletzt abgerufen am 21.07.2021).

Vorläufiges Fazit und die Frage nach dem Attest

Aufgrund der geschilderten Zusammenhänge galt bis Mitte 2020, dass quasi alle einschlägigen Fachgesellschaften, medizinischen Organisationen und Arbeitssicherheitsrichtlinien von einem generellen Maskengebrauch abrieten. Warum Institutionen wie WHO, CDC oder RKI hier eine 180-Grad-Wende[377] vornahmen, bleibt unklar, die wissenschaftlichen Daten begründen einen solchen Meinungsumschwung jedenfalls nicht. Was die Beweislage angeht, gilt, was auch schon vorher galt:[378]

- *Eine signifikante Schutzwirkung ist nur für medizinische Masken und FFP-Masken belegt.*
- *Das Nutzen-Risiko-Profil von Stoffmasken ist ungünstig: Die Infektionsgefahr nimmt insgesamt zu statt ab (Verkeimung, Atemwiderstand, Rückatmung von Keimen etc.)*
- *Gerade schutzbedürftige Risikogruppen tolerieren Masken eher schlecht, die Risiken und Nebenwirkungen wiegen die Schutzwirkung unter Umständen auf.*
- *Empfehlenswert sind Masken eigentlich nur für Personen a) mit Symptomen oder b) im Arbeitsumfeld einer medizinischen Einrichtung.*
- *Bei asymptomatischen Personen (früher als Gesunde bezeichnet) überwiegen die Schadeffekte (v. a. Rückhalt von CO_2 und Herz-Kreislauf-Belastung), speziell bei der Verwendung von FFP-Masken.*
- *Das alles gilt bereits unter der Voraussetzung, dass die verwendeten Masken nach Vorschrift eingesetzt werden. Dies ist bei weiten Teilen der Bevölkerung aber nicht gegeben.*

---

[377] CDC (2020b). Implementation of Mitigation Strategies for Communities with Local COVID-19 Transmission. Verfügbar unter https://resourcecentre.savethechildren.net/library/implementation-mitigation-strategies-communities-local-covid-19-transmission (zuletzt abgerufen am 17.03.2021).

[378] VAINSHELBOIM, B. (2021). Facemasks in the COVID-19 era: A health hypothesis. Medical hypotheses, 2021 Jan; 146: 110411. Verfügbar unter https://www.ncbi.nlm.nih.gov/pmc/articles/PMC7680614/ (zuletzt abgerufen am 19.07.2021).

Vor diesem Hintergrund Kinder im Unterricht zum Maskentragen zu verpflichten, ist mehr als fragwürdig. Viele Kinder klagen dann auch über die Symptome einer Hyperkapnie, Gehör finden sie damit nicht. Selbst wenn man die mehr als zweifelhafte Datenlage zum Risiko einer Übertragung des Virus durch asymptomatische Personen außer Acht lässt – Kinder sind die Bevölkerungsgruppe mit der allerkleinsten Gefährdung durch SARS-CoV-2 und stecken auch so gut wie nie Erwachsene an. Umgekehrt zählen sie zum Personenkreis derer, die Maskentragen regelmäßig schlecht tolerieren. Dass es nach mittlerweile einem Jahr Coronapandemie nicht gelungen ist, die Schulen mit Luftfiltersystemen auszustatten, ist ein Armutszeugnis für den deutschen Staat. Adäquate Filteranlagen stehen als dezentrale, einfach nachzurüstende Systeme kostengünstig zur Verfügung,[379] die Kosten pro Schüler bewegen sich im Bereich um die 200 bis 300 Euro – das entspricht in etwa zwei PCR-Tests!

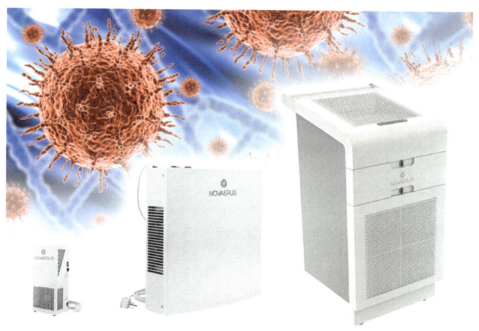

Abbildung 133:   Dezentrale Luftfilteranlagen von Novaerus[380]

---

[379] MITOCARE GMBH & CO. KG (2021b). „Novaerus": Kontinuierliche Luftdesinfektion für Ihr Zuhause und Ihre Praxis. Verfügbar unter https://mitocare.de/Novaerus-alle/Novaerus.aspx (zuletzt abgerufen am 17.03.2021).

[380] NOVAERUS (2021). Luftreiniger – mobile Luftdesinfektion ohne Luftfilter. Verfügbar unter https://www.novaerus.de/ (zuletzt abgerufen am 17.03.2021).

Was also tun? Wir wissen nun, dass staatliche Stellen keine Verantwortung und Haftung für Schäden durch das Maskentragen übernehmen – während sie es gleichzeitig anordnen und brachial durchsetzen. Die Begründungen sind unterschiedlich (von „Das liegt in der Verantwortung des Einzelnen" bis hin zu „Haftungsfragen stellen sich nicht, da es keine Schadwirkungen gibt"), aber das Fazit bleibt gleich. Nun, es gilt im Wesentlichen, zwei Schritte einzuleiten. Erstens: Schreiben Sie die für Sie zuständige Behörde an (im Zweifel das Bundesgesundheitsministerium bzw. Ihr jeweiliges Landesgesundheitsministerium) und verlangen eine schriftliche Unbedenklichkeitsbescheinigung. Diese werden Sie selbstverständlich nicht erhalten. Aber: Den schriftlichen Nachweis, dass diese verweigert wurde, benötigen Sie für den Fall einer Personenkontrolle und/oder beim Gang vor ein Verwaltungsgericht. Plus ein zweites Dokument, was uns zu Schritt Nr. 2 bringt: das Maskenattest. Speziell bei medizinischen Masken und erst recht für FFP2-Masken dienen hier die Arbeitsschutzvorschriften als Grundlage: Es muss nachgewiesen werden, dass das Tragen der Maske nicht zu signifikanten und bedenklichen Gesundheitsrisiken führt. Der umgekehrte Fall, eben dass ein Risiko besteht, lässt sich auf zwei Arten belegen:

1. Es liegen Grunderkrankungen vor, die von vornherein das Tragen einer Maske verbieten (vgl. oben), z. B. chronische Lungenerkrankungen und Herzerkrankungen.
2. Das Tragen der Maske führt zu Veränderungen der Blutgase (Anstieg CO_2) mit Azidose (Übersäuerung).

Beides wäre technisch kein Problem. In der Praxis müssen Sie aber erst einen Mediziner finden, der

a) Bereit ist, diese Sachverhalte zu bezeugen, und/oder der
b) Über die Praxisausstattung verfügt, um die Blutgasveränderungen nachzuweisen.

Ersteres wird zunehmend zu einem großen Problem, da entsprechend engagierte Mediziner gezielt eingeschüchtert und Repressalien wie Praxisdurchsuchung, Beschlagnahmung von Patientenakten und Vorladungen durch Standesvertretungen ausgesetzt werden. Hier müssen Sie einen mutigen und standhaften Vertreter seiner Zunft finden. Letzteres, die Ausstattung, erfordert eine BGA (Blutgasanalyse).

Diese ist nur in einer deutlichen Minderzahl der niedergelassenen Praxen zu finden. Hier ist Recherche gefragt. Am ehesten fündig werden Sie bei Lungenfachärzten, Sportärzten und Anästhesisten. Sind Sie schließlich im Besitz beider Dokumente (Ablehnung einer Unbedenklichkeitsbescheinigung und Maskenattest), können Sie sich auf die Suche nach der nächsten Personenkontrolle begeben. Was Ihnen im Gegensatz zum öffentlichen Raum nicht erspart bleibt, ist das Maskentragen in Supermärkten o. ä. privaten Einrichtungen – hier greift das Hausrecht. Für unsere Kinder gilt: Wehren Sie sich gegen Maskenzwang in der Schule. Falls Ihr Kind über Beschwerden klagt, gehen Sie wie folgt vor:

1. Lassen Sie die Beschwerden durch einen Mediziner dokumentieren, optimal wäre eine Blutgasanalyse direkt im Anschluss an den Unterricht.

2. Schreiben Sie die Schulleitung direkt an. Diese haftet *persönlich* für alle etwaigen Schäden durch das Maskentragen. Persönlich, weil es nach wie vor keine rechtsverbindlichen Vorschriften der Kultusministerien gibt, diese gleichzeitig jegliche Haftung ablehnen, die anzuwendenden Arbeitsschutzvorschriften missachtet werden und die eigentlich zuständigen Unfallversicherungen eine Haftungsübernahme verweigern. Eine anwaltliche Vorlage finden Sie bei den Klagepaten. [381]

---

[381] FISCHER, H. (2021). Maskentragen an Schulen. Klagepaten [Online]. Verfügbar unter https://klagepaten.eu/wp-content/uploads/2021/03/2021-03-24-Holger-Fischer-Rundschreiben-Schulen-und-Schulleiter.pdf (zuletzt abgerufen am 04.04.2021).

Winston Churchill soll einmal gesagt haben: „Wenn es morgens um sechs Uhr an meiner Tür läutet und ich kann sicher sein, dass es der Milchmann ist, dann weiß ich, dass ich in einer Demokratie lebe." Ich finde dieses Zitat wunderbar, denn es drückt den aktuellen Zeitgeist aus, der mit einem Verlust des menschlichen Grundbedürfnisses nach Grave einhergeht, dem Grundbedürfnis nach Orientierung und Kontrolle. Es ist eine der wichtigsten Aufgaben eines demokratischen Landes und dessen regierender Politiker, für Recht und Ordnung sowie für Orientierung und Kontrolle zu sorgen. Dafür benötigt man allerdings einige Grundzutaten: eine Gewaltenteilung im Staat, die funktioniert, eine freie und unabhängige Presse, ein verlässliches Rechtssystem, Meinungsfreiheit und eine tolerante, gebildete und liberale Gesellschaft. Ist das noch ausreichend gegeben? Blicken wir zurück auf die letzten Monate und betrachten wir die Fakten.

Twitter sperrt das Konto des amtierenden Präsidenten der Vereinigten Staaten von Amerika – YouTube löscht Videos von Kritikern der Coronamaßnahmen unter dem Applaus deutscher Politiker. Ein nicht unerheblicher Teil des Budgets von Verlagen wird heute über Sponsorengelder oder Werbeeinnahmen erzielt, die Einnahmen durch die Verkäufe der Zeitschriften am Kiosk spielen nur noch eine untergeordnete Rolle. Ohne ausreichende rechtliche Grundlagen und unter Umgehung der Parlamente werden Teile des Grundgesetzes ausgesetzt. Trotzdem werden viele der beschlossenen Maßnahmen, trotz entsprechender Klagen, von den Gerichten nicht sofort ausgesetzt, sondern toleriert. Man wartet ab, bis das Infektionsschutzgesetz nach vielen Monaten nachträglich einen Teil der Beschlüsse legitimiert. Polizisten stürmen in voller Montur Dutzende Arztpraxen wegen des Verdachtes der Ausstellung von Gefälligkeitsattesten zur Maskenbefreiung.

Staatssekretäre rufen Wissenschaftler zu maximaler Kollaboration auf. Eine Kollaboration ist eine Zusammenarbeit von Parteien, die gegen einen Dritten gerichtet ist. Nimmt man den Artikel der Zeitung „Welt" vom 8.2.2020 als ein Paradebeispiel solch einer Aktion des Staates gegen sein Volk her, dann sind der Dritte Sie, gegen den kollaboriert wurde. Ach ja, das Denunzieren ist auch wieder in Mode gekommen unter dem Applaus von Millionen von Nichtdenkern. Forscher rätseln noch, warum der Durchschnitts-IQ der Europäer seit 2015 wieder sinkt. Die Auswirkungen sind jedenfalls klar erkennbar.

Jedes Jahr gibt es in Deutschland Wahlen. Wählen gehen zu dürfen, ist ein Grundrecht, dessen Bedeutung immer wieder betont wird, selbst von den Politikern der etablierten Parteien, die um Ihre Stimmen kämpfen. Grundrechte sollte man pflegen. Sie sind der Grund, warum Deutschland ein wunderbares Land zum Bleiben ist. Es gibt mittlerweile über 100 Parteien in Deutschland, eine große Auswahl. Nur wenige davon haben das Glück einer eigenen Farbe. Schwarz, Braun, Rot, Grün, Gelb, Blau und Rosa sind die bekanntesten Farben in unserem Land. Die Farbenvielfalt der Natur umfasst Hunderte von Farben und Farbnuancen. Man kann zum Beispiel zwischen Kanarienvogelgelb und Zitronenfaltergelb in der Natur wählen. Seien Sie wählerisch bei der Auswahl Ihrer Farbe, Abwechslung tut gut. Man sollte sich nicht jeden Tag die gleiche Farbe anziehen. Irgendwann hat man vergessen, dass es andere Farben gibt. Irgendwann hat man vergessen, dass man Grundrechte hatte. Irgendwann wacht man auf, schade, wenn man dann verschlafen hat.

Leitfaden für Mediziner

Dieses Kapitel richtet sich explizit an Mediziner und Medizinerinnen. Sie können die hier genannten Informationen verwenden, um mit ihrem behandelnden Arzt Ihre Situation zu besprechen.

Tipp: Leitfaden und Leidfaden

Die Medizin ist ein wirklich komplexes System geworden in den letzten 100 Jahren, wenn man bedenkt wie viele Fachrichtungen es heute gibt: Allgemeinärzte, Internisten, Chirurgen, Kardiologen, Orthopäden, Kinderärzte, Lungenfachärzte, Virologen und viele mehr. Ich glaube, es gibt mittlerweile 30 und mehr Facharztbezeichnungen. Manche beschäftigen sich gar nur noch mit einer Krankheit. Die Diabetologen zum Beispiel behandeln von morgens bis abends nur noch zuckerkranke Menschen. Man erkennt, wie tief das Fachwissen sein muss, wenn es Ärzte gibt, die nach zwölfsemestrigem Studium der Medizin plus dreijähriger Facharztausbildung nur noch eine Krankheit behandeln. Wenn es so weitergeht, dann haben wir sicher auch bald den Facharzt für Bluthochdruck und später dann den Facharzt für Blutdruckmessung. Dafür braucht man in zehn Jahren sicherlich auch ein Studium – wegen des tiefgehenden Fachwissens natürlich. Kleines Problem dabei: Die Generalisten unter den Ärzten sterben aus, weswegen dann auch 96 Prozent der Ärzte keine Viruserkrankungen mehr behandeln können. Wie man sieht und hört, ist das die Domäne der Virologen. Ein Facharzt wurde glatt vergessen, er wurde schmerzlich vermisst in den letzten Monaten, der Impfologe. Verzweifelte Versuche auf höchster politischer Ebene, das Thema in Griff zu bekommen, führten zu dem raschen Aufbau vieler Hundert Impfzentren in Deutschland. Glücklicherweise erinnerten sich ein paar Hausärzte an ihre Grundkenntnisse des Impfens, und daher dürfen nun auch die Hausärzte endlich mitimpfen. Da nun so ein Facharzt, selbst dann, wenn er nur eine Krankheit wie zum Beispiel Zucker behandelt, das nicht immer zur Zufriedenheit seiner Mitmenschen tut, hat man sich entschieden, sogenannte Fachgesellschaften zu gründen, zum Beispiel die Fachgesellschaft der Virologen. Diese wiederum ist so nett und sammelt all das vorhandenen evidenzbasierte Wissen und bastelt daraus dann Leitlinien für die einzelnen Virologen. Daran soll sich der Arzt dann orientieren bei der Behandlung einer Krankheit. Leitlinien sind also Vorschläge der Fachgesellschaften für die Ärzte, wie man eine Erkrankung am besten behandelt. Theoretischer Vorteil für die Ärzte: Man bekommt gut selektiertes und aufbereitetes Wissen in einer Kurzform zur Verfügung gestellt. Theoretisch also eine gute Idee. Funktioniert aber leider in Deutschland aus zwei Gründen nicht. Da gibt es zum Beispiel das Problem, dass die Fachgesellschaften oft selber keine kompetenten Ärzte haben, um die Leitlinien zum Beispiel immer auf dem neuesten Stand zu halten, oder schlicht und einfach, dass oftmals das Interesse der Industrie, die die Fachgesellschaften finanziell unterstützt, nicht mit der medizinischen Notwendigkeit korreliert. Auf Deutsch: Die Industrie schreibt bei den Leitlinien mit!

Das andere große Problem: Unsere fürsorglichen Anwälte und unsere fleißigen Richter und Richterinnen verwechseln Leitlinien mit Richtlinien. Das führt dazu, das Inhalte der Leitlinien immer mehr wie Gesetze behandelt werden. Hält sich ein Arzt nicht an die Leitlinie, so muss er sich im Zweifel dafür rechtfertigen und wird schadenersatzpflichtig. Dumm nur, dass die Leitlinien nie dafür gedacht waren und kein Anspruch auf Vollständigkeit, was das medizinische Wissen angeht, erheben. So führt eins zum anderen, und aus Leitlinien sind inzwischen Leidlinien geworden. Solche Leitlinien und Leidlinien existieren auch in friedlicher Koexistenz bei Corona. Dank der Pandemie haben wir, was die Leitlinien angeht, einen weiteren Mitspieler: leider wegen deren derzeit mangelnder Begabungen unsere Politiker. Diese spendieren viele Milliarden Euro und möchten dann bei den Ausgaben natürlich gefragt werden. Sachverstand gleich null, aber egal, ist ja nur Ihr Geld. Was also tun?

Leitlinie Corona der Autoren

1. Dieses Buch mehrfach lesen!
2. Finden Sie zuerst heraus, welcher Typ Sie sind!
3. Betreiben Sie Vorsorge statt Nachsorge!
4. Vermeiden Sie positive Rückkopplungsmechanismen!
5. Vermeiden Sie Einsamkeit!
6. Schlucken Sie Mikronährstoffe!
7. Bereiten Sie sich auf das Schlimmste vor!

8. Toleranz und Fairness schmerzen nicht, zeigen Sie Größe!

9. Schwarze oder grüne Banane, entscheiden Sie sich!

10. Lesen Sie auch andere Quellen!

11. Die Qual der Wahl, wählen Sie eine Farbe!

12. Bluttuning machen!

13. Passen Sie auf Ihre Kinder auf!

14. Bleiben Sie bitte gerade!

15. Schützen Sie Ihr Immunsystem!

16. Suchen Sie sich einen denkenden Hausarzt!

17. Leitlinie mehrfach lesen und nachdenken!

Basisversorgung: Grundlagen schaffen

Analog zum Kapitel „Risikofaktoren und Prävention" gilt es zu unterscheiden, mit welcher Indikation man konfrontiert ist: Definierte Vorerkrankungen, spezifische Risikofaktoren, Postinfektionsprophylaxe oder klinisches Covid-19. Ganz allgemein sollte bei allen Patienten eine grundlegende Versorgung mit einschlägigen Mikronährstoffen sichergestellt werden. Dabei empfiehlt es sich bis auf wenige Ausnahmen (auf die wir gesondert eingehen werden) nicht, diese im Vorfeld labortechnisch zu prüfen – der Aufwand übersteigt die Kosten einer Supplementierung bei Weitem, und in den empfohlenen Dosierungen ist nicht mit Komplikationen im Sinne einer Überdosierung zu rechnen. Die Basisversorgung sollte optimalerweise mit Kombipräparaten erfolgen und zumindest folgende Komponenten umfassen:

Tabelle 44:   Allgemeine Basisversorgung mit Mikronährstoffen

Mikronährstoff	Empfehlung (pro Tag)
Vitamin D	< 2000 IU
Nukleotide	300 mg
Vitamin B6	10 mg
Vitamin B9	500 µg
Vitamin B12	100–200 µg
Vitamin E	12 mg
Vitamin C	1500 mg
Vitamin A	400 µg
Selen	200 µg
Quercetin	100–200 mg
Omega-3-Fettsäuren	250 mg
Zink	10 mg

Initiale Diagnostik der Risikofaktoren

Die Analyse potenzieller Risikofaktoren richtet sich natürlich nach der Anamnese und Vorgeschichte des Patienten. Sie sollte aber mindestens die Themen „Vitamin-D-Status", „Entzündung" und „Oxidose" abdecken. Als Standardabklärung eignet sich das folgende Profil:

Tabelle 45:   *Basisprofil der Covid-19-Risikofaktoren*

Zuordnung	Parameter	Bemerkung
Oxidose	oxLDL	Antioxidation nach Bedarf
	Lipidperoxide	
	Nitrophenylessigsäure	
NO-Funktion	Citrullin	Falls vermindert: Arginin; falls erhöht: Antinitrosativ
Inflammation	Ferritin	
	CRP	
	Zytokinprofil	
	LPS	Leaky-Gut-Profil (vgl. S. 193, Tabelle 11)
Vitamin-D-Status	1,25 OG/25 OH	

Besteht bereits eine Risikosituation (also eine spezifische Grunderkrankung), sollte die Diagnostik angepasst und erweitert werden. Grundsätzlich wären alle hier genannten Parameter wünschenswert, im Sinne einer möglichst rationalen Vorgehensweise können folgende Empfehlungen priorisiert werden:

Tabelle 46: *Erweiterte Diagnostik bei spezifischen Grunderkrankungen; *auf Ratio > 10 : 1 achten; **Funktionsprüfung oder Polymorphismen; ***Vollblutmineralstatus hämatokritkorreliert*

	Adipositas	Kardiovaskulär	COPD	Krebs	Diabetes	Immunschwäche	Depression
Arginin		✓		✓	✓	✓	
BH4		✓		✓	✓	✓	✓
hsCRP	✓	✓			✓	✓	
GSH/GSSG*	✓	✓	✓	✓	✓	✓	✓
NK-Aktivität	✓		V	✓	✓	✓	
IDO/KMO							✓
Kynurenin	✓				✓		✓
SOD/GPX/CAT**	✓	✓	✓				
Methylmalonsäure					✓		✓
Spurenelemente***		✓		✓	✓	✓	

Oxidose

Als Oxidose gilt, wenn einer oder mehrere der folgenden Werte positiv sind: oxLDL, Lipidperoxide, Nitrophenylessigsäure, Methylmalonsäure, GSH/GSSG und BH4. Primär geeignete Gegenmaßnahmen:

Tabelle 47:   *Oxidose und reduktive Maßnahmen*

	oxLDL	Lipidperoxide	GSH/GSSG	Nitrophenylessigsäure	Methylmalonsäure	BH4
Vitamin C	✓		✓	✓	✓	✓
Vitamin E		✓		✓	✓	
Q10		✓				
Alpha-Liponsäure	✓	✓	✓			
GSH/NAC	✓		✓	✓	✓	✓
Methylkobalamin				✓	✓	
Curcumin				✓	✓	✓
NADH	✓	✓	✓	✓	✓	✓
Polyphenole		✓		✓	✓	
Se			✓			
Mn			✓			

Tabelle 48:   *Übliche Dosierungen antioxidativer Wirkstoffe*

	Dosis/Tag	Bemerkung
Vitamin C	5 g	Über den Tag verteilen
Vitamin E	12 mg	
Q10	100 mg	Über den Tag verteilen
Alpha-Liponsäure	1200 mg	Über den Tag verteilen
GSH/NAC	2 × 50 mg/kg KG	
Methylkobalamin	1 × 10 mg/Woche	Intravenös
Curcumin	200 mg	Liposomale Aufbereitung
NADH	100 mg	Alternativ 500 mg 1 x/Woche i. v.
Polyphenole	Quercetin 200 mg EGCG 250 mg Resveratrol 15 mg	
Se	200 µg	
Mn	2 mg	

Inflammation

Eine chronisch-inflammatorische Ausgangslage muss angenommen werden, wenn einer oder mehrere der folgenden Parameter positiv sind: CRP, hsCRP, Ferritin, pro-inflammatorische Zytokine (insbesondere IL-2/6/17, TNF-α und IFN-γ), LPS. Bis zur nachhaltigen Sanierung der Entzündungsquelle(n) kann mit folgenden Instrumenten überbrückt werden:

Tabelle 49:   Klassische antiinflammatorische Wirkstoffe

	Dosis/Tag	Bemerkung
EGCG	2 × 500 mg	
Salicylsäure	75 mg	Auf Verträglichkeit achten
Omega-3-FS	2 × 250 mg	Omega-6-Zufuhr reduzieren
Curcumin	200 mg	Liposomale Darreichung
Quercetin	200 mg	
Resveratrol	15 mg	
Astaxanthin	2 × 200 µg	
Boswellia	500 mg	

Ein Spezialfall ist der LPS-positive Befund. Hier ist die wahrscheinlichste Differenzialdiagnose eine intestinale Permeabilitätsstörung (Leaky Gut). Die entsprechenden Parameter müssen zusätzlich erhoben werden (vgl. S. 193), ebenso wie ein metagenomischer Mikrobiomstatus (inklusive Parasitosen). Die langfristige Sanierung ist eine komplexe Intervention, die u. a. eine mehrmonatige Ernährungsumstellung erfordert. Ad hoc kann auf die Werkzeuge in Tabelle 12 (S. 194) zurückgegriffen werden.

Vitamin-D-Status

Entscheidend ist die vergleichende Messung der Einzelparameter. Dabei gilt:

- Calcitriole als 1,25 OH entsprechen der Summe aus $1,25(OH)_2D_3$ und $1,25(OH)_2D_2$.
- Calcidiole als 25OH entsprechen der Summe aus $25(OH)D_3$ und $25(OH)_2D_2$.

Zur Berechnung der Vitamin-D-Ratio wird der Quotient zwischen beiden bestimmt:

$$Vitamin - D - Ratio = \frac{1,25\ OH}{25\ OH}$$

Dabei ist darauf zu achten, dass beide Metabolite entweder in „Mol" oder in „Gramm" angegeben sind. Eine Umrechnung der Dimension (nano/piko) ist *nicht* erforderlich.

- Normwert: Ratio < 1
- Grenzwertig: Ratio 1–1,5
- Positiv: Ratio > 1,5

Bei erhöhter Ratio ist unbedingt von einer VDR-Repression auszugehen. 1,25-OH-Werte > 45 ng (bzw. 115 nmol) zeigen eine Vitamin-D-Dysfunktion mit proinflammatorischer Wirkung des Vitamins an. In beiden Fällen ist die Vitamin-D-Gabe kontraindiziert, benötigt werden vielmehr VDR-expressionssteigernde Interventionen:

- Marshall-Protokoll: Olmesartan (2 × 10 mg/d)
- Vitamin-D-Bindeprotein (VDBP), z. B. mittels des BODI-Protokolls (BIC Immun + ADEK + Vit.-D-Regulator + Phytobiose): vgl. Tabelle 28 auf S. 246
- Beide Protokolle können problemlos kombiniert werden.
-

Zur optimalen Dosierung bei Vitamin-D-Defizit vgl. auch „Einnahme von Vitamin D", S. 247. Als Zielfenster im Vitamin-D-Status sind folgende Bereiche anzustreben:

	Mol	Gramm
Calcidiol (25 OH)	50–200 nmol/l	20–80 ng/l
Calcitriol (1,25 OH)	75–115 pmol/l	30–45 pg/l
Vitamin-D-Ratio	< 1	< 1

Kompromittierter Immunstatus

Besteht anamnestisch der Verdacht auf einen kompromittierten Immunstatus (iatrogen, idiopathisch oder seneszenzbedingt), sollte initial abgewogen werden:

- Gibt es bestehende immunsuppressive Interventionen, die temporär reduziert oder angepasst werden können? Ungünstig sind v. a. Knochenmarkssuppression (z. B. MTX) und Steroide.
- Sind spezifische Teile des Immunsystems betroffen (humoral oder zellulär, spezifisch oder unspezifisch) bzw. handelt es sich um eine globale Schwächung der Abwehr?

Lassen sich diese Fragen nicht sicher beantworten. ist eine weitergehende Diagnostik gerechtfertigt. Diese könnte umfassen:

Tabelle 51:   *Erweiterte immunologische Abklärung*

Parameter	Bemerkung
Diff.-Blutbild	Granulozytose, Eosinophilie, Lymphopenie, Leukopenie?
NK-Aktivität	Ggf. gleich mit Zellansatz kombinieren
Zytokinstatus	Th1/2/17-Balance, chronische Entzündung, Exhaustion?
Gesamt-IgE	Atopie, Parasitose?
sIgA (Stuhl)	Barrierefunktion
AMP-Bildung	z. B. Defensin (Stuhl)
TGF-ß/IL-10	T-Suppressorzellen, M1/M2-Makrophagen
Neopterin	Anhaltende Aktivierung der Phagozyten?

Aufgrund der komplexen Natur des Immunsystems müssen sich die Gegenmaßnahmen nach der individuellen Situation richten. Dennoch gibt es einige generelle Empfehlungen, auf die zurückgegriffen werden kann:

- Bei proinflammatorischem Zytokinstatus sowie verminderter AMP-Bildung sind zwingend LPS und Vitamin-D-Status zu prüfen.
- Die NK-Aktivität eignet sich als globaler Leistungsmarker und nimmt üblicherweise mit steigendem Alter ab. Zellansätze zur Aktivitätssteigerung sind entsprechend häufig empfehlenswert. Alternativ kann prophylaktisch Arabinoxylan eingesetzt werden.
- Der engen Wechselwirkung zwischen Immunsystem und intestinalem Mikrobiom sollte, soweit möglich, durch ein Darmprofil Rechnung getragen werden: metagenomischer Mikrobiomstatus + Funktionswerte (Permeabilität, Entzündung, Digestion etc.).

Zur generellen Unterstützung der Immunfunktion (beginnend mit der Hämatopoese im Knochenmark) eignen sich u. a. folgende Mikronährstoffe:

Tabelle 52:   *Basis-Mikronährstoffe für das Immunsystem*

Wirkstoff	Dosierung
Nukleotide	250–500 mg/Tag
Vitamin D	2 000 IU/Tag
Vitamin A	400–800 µg/Tag
Vitamin-B-Komplex	100 % RDA
Vitamin C	1,5 g/Tag
NAC	25 mg/kg KG/Tag
Omega-3-Fettsäuren	250 mg/Tag

Erfordernis und Umfang einer weitergehenden immunologischen Diagnostik bzw. Intervention können auch abhängig vom spezifischen Immunitätsstatus definiert werden (vgl. „Der Immunitätsnachweis – gewusst wie").

Vorgehen bei Verdacht auf Infektion

Neben den bereits beschriebenen Maßnahmen (vgl. „Was tun bei Verdacht auf Ansteckung und Infektion?") sollte die Postexpositionsprophylaxe bzw. ein anderweitiger Infektionsverdacht (z. B. positive PCR mit CT < 35) diagnostisch begleitet werden. Das Routinelabor an dieser Stelle sollte folgende Parameter umfassen:

- Differenzialblutbild: Als kritisch sind Lymphopenie und anhaltende Granulozytose zu werten.
- Ferritin, D-Dimer, LDH: Baseline für weiteres Monitoring
- Transaminasen, GFR: Baseline für weiteres Monitoring
- Sauerstoffsättigung: Baseline und Risikoevaluation (spezifische Gefährdung bei Initialwerten < 94 Prozent)

Die Werte sind gegen Ende der zu erwartenden Inkubationsphase (fünf Tage post expositionem) zu wiederholen. Anhaltende Granulozytose, progressive Lymphopenie, Anstiege von Ferritin, D-Dimer und/oder LDH weisen auf einen ungünstigen Verlauf mit Progress hin. In diesem Fall sollte umgehend auf das Protokoll für milden/moderaten Verlauf umgestellt werden. Treten nach Ende der Inkubationsphase keine Symptome auf und sind die einschlägigen Laborparameter negativ/stabil, kann von einer Remission ausgegangen werden. Eine Umstellung vom Postexpositionsprotokoll auf das allgemeine Präventionsregime ist dann möglich.

Vorgehen bei milden bis moderaten Beschwerden

Zusätzlich zur Mikronährstofftherapie (vgl. Tabelle 32, S. 271) ist bei symptomatischem Verlauf die antivirale Intervention in Form von **Ivermectin** angezeigt (0,2 mg/kg KG/Tag über fünf Tage). Bei initial oder aktuell erhöhtem D-Dimer ist zudem die **Heparinisierung** zu erwägen ($2 \times 0,5$ mg/kg KG/Tag). Im Falle einer verifizierten **Pneumonie** (90 % > O_2 < 94 %; CT/RT positiv) kann komplementär oder alternativ zur oralen Vitamin-C-Gabe eine **intravenöse HDVC** (High-Dose-Vitamin-C) in Erwägung gezogen werden. Bestandteil der Abwägung sind u. a.:

Tabelle 53:   Überlegungen zur HDVC

Pro HDVC	Contra HDVC
• **Guter Allgemeinzustand** • **Gerinnungsstörungen/Thromboseneigung** • **Hohes IL-6**	• Radikalenstress im Vorfeld (oxLDL, Lipidperoxide) • Ungünstige GSH/GSSG-Ratio • Anämie • Harnwegsinfekt/Urolithiasis

Die intravenöse HDVC orientiert sich folgenden Eckdaten:

- Dosierung: Moderat (200 mg/kg KG) bis „Mega-Dose" (1 g/kg KG)
- Frequenz: Maximal q2d (jeden zweiten Tag, insgesamt < 3 ×/Woche)
- Infusionsgeschwindigkeit 1 g/Minute
- Pufferung: Bicarbonat zugeben mit 1 mmol/kg KG (1 mmol = 1 ml Bicarbonat 8,4 %)

Bei Progress bzw. fehlender symptomatischer Verbesserung < 6 Tagen ist der Wechsel auf das Protokoll für schwere Verläufe indiziert. Anzeichen für Progress sind u. a.:

- Abfall O_2 < 90 %
- Deutlicher Anstieg Ferritin/D-Dimer/LDH (LDH ist teilweise falsch-positiv nach HDVC)
- Deutlicher Anstieg IL-6, CRP
- Massiv zunehmende Lymphopenie (speziell bei paralleler Granulozytose; Absolutwerte beachten!)

Vorgehen bei schwerer Ausprägung

Ein schwerer Verlauf liegt vor, wenn folgende Kriterien erfüllt sind:

- Fieber
- Atemnot und erhöhte Atemfrequenz (> 30/Minute)
- Sauerstoffsättigung < 90 %
- Bilaterale Pneumonie

Aufgrund des signifikant erhöhten Komplikationsrisikos ist grundsätzlich eine Hospitalisierung anzustreben. Mögliche Komplikationen sind ARDS, septische Hyperinflammation („Zytokinsturm"), DIC und Multiorganversagen. Mit weiterem Progress bzw. kompliziertem Verlauf korrelierende Laborparameter sind v. a.

- D-Dimer
- Lymphopenie
- IL-6
- Ferritin
- Troponin
- LDH

Diese sind entsprechend engmaschig zu überwachen. Eine Heparinisierung ist zu diesem Zeitpunkt ebenso mandatorisch wie der Einsatz antiinflammatorischer Steroide. Zur stationären Therapie siehe auch „MATH+ Protokoll" im Anhang. Bei der Sauerstoffgabe ist die übliche Eskalation LFNC – HFNC – CPAP – BPAP – IMV.

Tabelle 54:   *Zusätzliche Interventionen bei schwerem Verlauf*

Wirkstoff	**Dosierung**	**Bemerkung**
Methylprednisolon	80 mg i. v. (Bolus) + 2 × 40 mg/d	Falls O_2-Gabe erforderlich
	160 mg i. v. (Bolus) + 2 × 40 mg/d	Falls keine Verbesserung der O_2-Sättigung
	250 mg alle 6 h	Entwicklung in Richtung Zytokinsturm/ARDS
Heparin (Zielwert Anti-Xa 0,5-1,1 IU/ml)	2 × 0,5 mg/kg KG/Tag	D-Dimer < 20 µg/ml
	2 × 1 mg/kg KG/Tag	D-Dimer > 20 µg/ml
O_2 (IMV vermeiden)	Low-Flow 1–6 l/min	Bis O_2 > 90 %
	High-Flow < 80 l/min	Bis O_2 > 86 %
	IMV	Fehlende Verbesserung

443

Schlusswort

Zunächst einmal gilt es, an dieser Stelle einen Glückwunsch auszusprechen, dass Sie dieses Buch bis hierher durchgearbeitet haben. Kein kurzer Weg und wahrscheinlich auch kein leichter. Die diskutierten Zusammenhänge sind mitunter komplex, das zu deren Verständnis nötige Rüstzeug geht über übliches Allgemeinwissen deutlich hinaus. Es ist mein tief empfundener Wunsch, dass Sie das Buch dennoch mit Gewinn lesen konnten.

Unsere politische Führung, die einschlägigen staatlichen Institutionen und noch mehr die etablierten Medien haben weitestgehend darin versagt, die Daten und Fakten rund um die Pandemie umfassend, verständlich und neutral zu kommunizieren. Anstatt Ängste zu nehmen, wurden diese gezielt geschürt, die erheblichen Widersprüche zwischen Faktenlage und Pandemiemaßnahmen werden nicht aufgelöst. Die daraus entstehende kognitive Dissonanz bildet zu einem guten Teil den Nährboden für ein unhinterfragtes und nicht zu hinterfragendes „Weiter so". Dem Einzelnen bleibt keine große Wahl: Man kann entweder in blindem Vertrauen alles mitgehen, oder man muss sich die Mühe machen, tiefer in die Materie einzutauchen. Nur Letzteres ermöglicht einen verantwortlichen und rationalen Umgang mit der Krise. Eine Krise, die längst nicht mehr „nur" eine gesundheitliche ist. Zu massiv und einschneidend waren und sind die Maßnahmen auf so vielen Ebenen, zu tief die psychischen Auswirkungen auf den Einzelnen wie auf das Kollektiv, zu breit die entstandenen Gräben zwischen Maßnahmenbefürwortern („Corona-Jünger", „Zeugen Corona") und Maßnahmengegnern („Covidioten", „Verschwörungstheoretiker", „Schwurbler"). Eine so tiefe Spaltung der Bevölkerung durch alle Altersgruppen, sozialen Schichten, durch Familien und Nachbarn, Freunde und Kollegen ist in der Geschichte der Bundesrepublik einmalig. Kalter Krieg, RAF-Terror, Wiedervereinigung, Kriegseinsätze der Bundeswehr, der Krieg gegen den Terror, Atomausstieg und sogar die Flüchtlingskrise – keines dieser zeitgeschichtlichen Themen hat unsere Gesellschaft im gleichen Ausmaß polarisiert wie die Pandemie. Es scheint, dass in Anbetracht dieser Entwicklung zumindest hierzulande die Therapie schlimmer war als die Krankheit. Was können, was sollen wir also in diesem geschichtlichen Moment tun? Egal wie man zu den verschiedenen Aspekten von „Corona" steht – es ist klar, dass es eine Zeit vor und eine Zeit nach Corona geben wird. Diese historische Zäsur ist Fakt. Frage ist: Wie können wir sie doch noch positiv gestalten? Wie können wir als Gemeinschaft an der Krise wachsen, anstatt an ihr zu zerbrechen? Ich denke, der erste Schritt ist, abzurüsten. Das fällt nach einem Jahr Emotionalisierung und Polarisierung schwer und wird schlimmstenfalls eine generationsübergreifende Aufgabe werden. Die beste Methode ist vielleicht, die unterschiedlichen Ängste, die es gibt, nicht gegeneinander auszuspielen, sondern als gleichberechtigt zu akzeptieren. Dr. Daniele Ganser hat dies in einem Vortrag zu Corona sehr schön zusammengefasst.[382] Im Wesentlichen kollidieren hier drei Hauptängste: die Angst vor Erkrankung und Tod, die Existenzangst durch Einkommensverlust und die Angst vor einer totalitären Veränderung der Gesellschaft hin zu einer Diktatur:

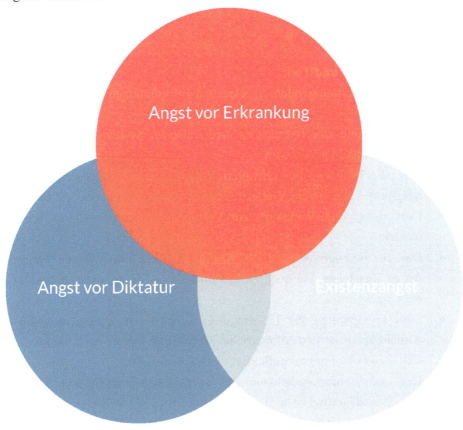

Abbildung 134:   *Die Hauptängste in der Pandemie und ihre Schnittmengen*

---

[382] GANSER, D. (2020). Corona und die Angst. Vortrag. Verfügbar unter https://www.idealismprevails.at/dr-daniele-ganser-corona-und-die-angst/ (zuletzt abgerufen am 21.07.2021).

Egal wie man selbst zu diesen Ängsten steht – anstatt die Ängste der anderen als unbegründet oder nachrangig abzutun, müssen wir sie als (gleich-)berechtigte Motivation anerkennen, als real und gegeben akzeptieren. Sie sind nun einmal da und können nicht ignoriert werden. Erster Schritt. Zweiter Schritt: Wir müssen Konzepte erarbeiten, wie diesen Ängsten begegnet werden kann. Nur wenn wir in der Lage sind, die real existierenden Ängste aller Beteiligten zu reduzieren, werden wir weiterkommen. Andernfalls drehen wir uns im Kreis, bleiben Gefangene dieser Ängste und vertiefen die Spaltung zwischen uns. Demokratie bedeutet nicht die Durchsetzung des Mehrheitswillens um jeden Preis, sondern die Integration und Berücksichtigung möglichst vieler, insbesondere der Minderheiten. Wie könnte das konkret aussehen?

Angst vor Krankheit und Tod:

Es sollten auch die ermutigenden Aspekte und Informationen kommuniziert werden:

- Dass es keine Überlastung des medizinischen Systems gegeben hat und wohl auch nicht geben wird,
- Dass die Prognose bei schweren Verläufen durch verbesserte Behandlungsprotokolle um ein Vielfaches besser ist als zu Beginn der Pandemie,
- Dass mittlerweile Wirkstoffe zur Verfügung stehen, um Covid-19 zu behandeln,
- Dass für die allermeisten die Wahrscheinlichkeit, eine Infektion unbeschadet zu überstehen, bei über 99 Prozent liegt und tausendfach größer ist als der umgekehrte Fall,
- Dass asymptomatische Übertragung, wenn überhaupt existent, nur ein Ausnahmefall ist und Mitmenschen zuerst und immer noch Mitmenschen sind – und nicht primär gefährliche Infektionsquellen,
- Dass die Wahrscheinlichkeit, sich anzustecken und zu erkranken, verschwindend gering ist und sich im Bereich einer saisonalen Grippe bewegt – Covid-19 ist eben mitnichten die „Pest des 21. Jahrhunderts",
- Dass es vielfältige Möglichkeiten gibt, das Immunsystem aktiv zu unterstützen und vorzubereiten,
- Dass Länder ohne restriktiven Lockdown und ohne Maskenpflicht bei den Corona-Erkrankungszahlen nicht schlechter dastehen, sondern häufig besser,

- Dass PCR-Positive keine „Fälle" sind,
- Dass Corona keine Urkatastrophe ist, sondern einfach eine weitere Spielart der jedes Jahr vorkommenden Atemwegsinfektionen,
- Dass wir eines der besten und leistungsfähigsten Gesundheitssysteme der Welt haben: Wenn es ein Land gibt, in dem man sich vor Corona nicht fürchten müsste, dann ist es Deutschland.

Existenzangst:

Menschen, deren finanzielle Existenz bedroht ist, muss schnell und unbürokratisch geholfen werden. Dass Novemberhilfen teilweise im März noch nicht ausbezahlt sind, darf nicht sein. Wir sind eine starke Solidargemeinschaft, und wenn wir von Selbstständigen und Arbeitnehmern Opfer verlangen, um uns alle zu schützen, sind wir verpflichtet, einen Ausgleich zu schaffen.

- Restaurants, Einzelhändler, Friseure oder Kinos sind keine „Pandemietreiber", ihr Betrieb darf unter den gegebenen Umständen nicht einfach untersagt werden. Das zeigen Länder ohne Lockdown.
- Spezifische Hygienekonzepte wurden von den Gewerbetreibenden längst ausgearbeitet und sollten in die Tat umgesetzt werden. Unsere Supermärkte zeigen, dass das geht – sie wurden nie geschlossen und waren dennoch nie ein Hotspot für Ansteckungen.
- Für den Fall, dass die Auslastung der Krankenhäuser tatsächlich dramatisch zunehmen sollte, könnte mittels Schnelltests zumindest ein Rumpfbetrieb gewährleistet werden. Kranke Menschen bleiben in der Regel ohnehin zu Hause und gehen nicht einkaufen.
- Die inzwischen erreichte Mortalität von Covid-19 liegt unter der einer schweren Grippesaison. Wir fahren auch nicht jedes Jahr von November bis Februar die Wirtschaft wegen der Grippewelle herunter.

Angst vor Diktatur und Totalitarismus:

Der mittlerweile seit einem Jahr andauernde Ausnahmezustand mit beispiellosen Grundrechtseingriffen muss beendet werden. Es mag in der Zukunft eine Pandemie mit einem ungewöhnlich gefährlichen Virus geben, die dann derlei Maßnahmen rechtfertigt – auf Corona trifft das definitiv nicht zu.

- Die Parlamente müssen ihrer Aufgabe als Legislative gerecht werden, ein „Durchregieren" auf Verordnungsbasis und ohne solide gesetzliche Grundlage ist mit einer liberalen Demokratie nicht vereinbar.
- Die Exekutive muss Grundrechtseingriffe stichhaltig und unwiderlegbar begründen, ein Entzug von Freiheiten auf Verdachtsbasis ist unzulässig.
- Grundrechte sind keine Privilegien oder Schönwetterrechte. Das Allerletzte, was ein demokratischer Staat aufgeben darf, sind die verfassungsmäßig garantierten Grundrechte.
- Der Staat muss *aktiv* jeglicher Zensur entgegenwirken, soziale Medien, die Zensur betreiben, müssen sanktioniert werden. In Polen wurde das bereits erfolgreich umgesetzt.[383] Ein offener Diskurs und Debattenraum ist die Herzkammer der Demokratie und muss entsprechend geschützt werden.
- Sprachliche Abrüstung ist dringend geboten, Bürger mit von der offiziellen Linie abweichenden Meinungen sind keine Idioten oder Verschwörungstheoretiker. In Medien und beratenden Gremien muss Meinungspluralität sichergestellt werden, das gilt insbesondere in den öffentlich-rechtlichen Medien.
- Datenschutz ist keine Verhandlungsmasse, sondern in Zeiten der zunehmenden Vernetzung ein hohes Gut, das geschützt werden muss.
- Demonstrationen haben sich nicht als Superspreading-Events erwiesen. Vor diesem Hintergrund das Demonstrationsrecht wie geschehen auszuhöhlen und einzuschränken, ist inakzeptabel und darf sich nicht wiederholen.

Auch auf rein **organisatorischer Ebene** gilt es, Konsequenzen aus den Erfahrungen mit Corona zu ziehen. Glücklicherweise hat sich SARS-CoV-2, respektive Covid-19, nicht als menschheitsbedrohende Seuche erwiesen. Wehe, wenn es so gewesen wäre – wir wären verloren. Unsere Krisenreaktionsfähigkeit hat sich als absolut desaströs erwiesen. Sollte in Zukunft einmal ein dramatisch gefährlicheres Virus auftreten, dann sollten wir deutlich besser vorbereitet sein, als wir es diesmal waren:

---

[383] RL (VEREIN CORONA-RESET) (2021). Polen kämpft gegen Big-Tech-Unternehmen: die Regierung will Zensur künftig bestrafen. In: Corona-Transition.org vom 25.02.2021. Verfügbar unter https://dev.corona-transition.org/polen-kampft-gegen-big-tech-unternehmen-die-regierung-will-zensur-kunftig (zuletzt abgerufen am 18.03.2021).

- Grundausstattung wie Desinfektionsmittel, Handschuhe und Masken müssen in einem Umfang bevorratet werden, der für mehrere Monate ausreicht. Es ist vollkommen inakzeptabel, dass derlei Werkzeuge in einem der reichsten Länder der Welt wie Deutschland gerade dann nicht vorhanden sind, wenn man sie am dringendsten benötigt.

- Strikte Einreisekontrollen und ggf. Einreisebeschränkungen müssen bereits zu Beginn einer solchen Krise erlassen werden – nicht nach Monaten.

- Das Schließen von Krankenhäusern und die Verringerung der Intensivkapazität muss beendet werden. Es ist rational nicht nachvollziehbar, warum in der Pandemie Tausende Intensivplätze abgebaut werden, während gleichzeitig ein „alternativloser" Lockdown gefahren wird.

- Der Staat muss Sorge tragen, dass kritische Ressourcen wieder vor Ort, im eigenen Land produziert und bereitgestellt werden. Das betrifft insbesondere die pharmazeutische Industrie und die Herstellung von Medikamenten. Die globale Abhängigkeit von wenigen Exportländern (China und Indien) hat sich in der Krise als enormer Schwachpunkt erwiesen.

- Für Pflege- und Gemeinschaftseinrichtungen (Kindergärten, Schulen, Universitäten etc.) müssen Hygiene- und Schutzkonzepte erarbeitet werden, die krisenfest sind. Luftreiniger sind hier nur eines von vielen Beispielen. Die Empfehlung, zu hüpfen, um die Kälte durch Lüften im Winter auszugleichen, ist zynisch und realitätsfern. Wir können und dürfen es uns nicht nochmals erlauben, Kindern und Jugendlichen einfach ein ganzes Bildungsjahr zu nehmen. Alte Menschen zu isolieren und alleine sterben zu lassen, ist kein geeignetes Vorsorgekonzept. „Illegaler Kindergeburtstag" ist eine Bezeichnung, die es in der deutschen Sprache gar nicht geben sollte.

- Gerade in einer Krise ist es von enormer Bedeutung, den Zusammenhalt in der Gesellschaft zu fördern und zu stärken. Polarisierende Kommunikation, der Ausschluss und die Marginalisierung abweichender Meinungen sind in dieser Hinsicht Gift. Stattdessen sind Inklusion, Diskussion und Kompromissbereitschaft gefragt. Wenn Parlamente nur noch informiert werden und in Talkshows über ein Jahr immer die gleichen Gesichter auftauchen, läuft etwas schief.

- Die mittlerweile auf- und zutage tretenden Probleme mit den Impfstoffen belegen, dass das Konzept der Teleskopierung und des Rolling Review gescheitert ist. Dies reiht sich nahtlos in frühere Erfahrungen mit eilfertig konstruierten Impfstoffen ein (vgl. Schweinegrippe/Pandemrix). Die Konsequenz muss sein, die Sicherheitsstandards in diesem Bereich endlich ernst zu nehmen und nicht bei erstbester Gelegenheit wieder über Bord zu werfen. Die mit der Impfung verbundenen Gesundheitsrisiken verbieten es, eine direkte oder indirekte Impfpflicht zu installieren. Wer aufgrund rationaler Abwägung zum Schluss kommt, für sich selbst die vorhandenen Risiken nicht eingehen zu wollen, ist weder asozial noch ein Volksfeind.

- SARS, MERS, Vogelgrippe, Schweinegrippe und jetzt Corona haben gezeigt, dass auf Modellrechnungen wenig Verlass ist und Virologen nicht unbedingt die besten Ratgeber in Sachen Epidemiologie sind. Entsprechende Prognosen sollten daher nicht mehr als Grundlage für unser Handeln herangezogen werden. Die führenden Vertreter dieser Zunft (z. B. Neil Ferguson, Imperial College London; Christian Drosten, Charitè; Karl Lauterbach, Talkshow-Dauergast und Politiker im Nebenberuf) lagen in den letzten 20 Jahren mit jeder ihrer Prognosen zuverlässig daneben.

- Eine Pandemie ist nur dann eine Pandemie, wenn sie global zu einer erheblichen Krankheitslast und Mortalität führt. Die Definition muss wieder dahin gehend angepasst werden. Nach den aktuellen Kriterien ist bereits ein global zirkulierender Schnupfen eine Pandemie.

Man kann nur hoffen, dass wir in diesem Sinn aus unseren Fehlern lernen – der Preis ist zu hoch, um es nicht zu tun. Es wird viel Mühe kosten, die geschlagenen Wunden zu heilen, ob es die wirtschaftlichen Schäden sind, die psychischen Auswirkungen oder die gesellschaftliche Spaltung. Vor allem Letztere wird eine ungeheure Integrationsanstrengung, eine umsichtige, nachhaltige und brückenbauende Politik erfordern. Die Wiedervereinigung wird sich im Vergleich wohl als bescheidene Herausforderung erweisen. Während Länder wie Schweden oder Japan mit Stolz und gestärktem Selbstvertrauen auf das Jahr 2020 zurückschauen werden, bahnt sich für die Bundesrepublik eine Stunde null an. Eine Wiederholung unserer Strategie können wir uns nicht leisten – auf keiner Ebene. Ob wir den Mut und die Ehrlichkeit für eine umfassende Fehleranalyse finden werden, bleibt abzuwarten. Gleiches gilt für die Bereitschaft, wieder aufeinander zuzugehen, sich zu vergeben und gemeinsam an einer besseren Zukunft zu arbeiten. Zu wünschen wäre es. Noch liegt es in unserer Hand, und jeder sollte sich dieser Verantwortung bewusst sein. Möge dieses Buch einen Beitrag dazu leisten.

Florian Schilling

Anhang

Übersicht über die Tipps

Abbildungsverzeichnis

Tabellenverzeichnis

Literaturverzeichnis

2020NEWS UG (2021a). Generalstaatsanwalt Stuttgart will Obduktionen nach Impfungen verhindern. In: 2020news.de vom 26.02.2021. Verfügbar unter https://2020news.de/generalstaatsanwalt-stuttgart-will-obduktionen-nach-impfungen-verhindern/ (zuletzt abgerufen am 02.03.2021).

2020NEWS UG (2021b). Merkel: Harter Lockdown ist politische Entscheidung. Beitrag vom 22.01.2021. Verfügbar unter https://2020news.de/harter-lockdown-politische-entscheidung/ (zuletzt abgerufen am 11.02.2021).

2020NEWS UG (2021c). Whistleblower aus Berliner Altenheim: Das schreckliche Sterben nach der Impfung. In: 1010news.de, Beitrag vom 24.02.2021. Verfügbar unter https://2020news.de/whistleblower-aus-berliner-altenheim-das-schreckliche-sterben-nach-der-impfung/ (zuletzt abgerufen am 02.03.2021).

ABC 8NEWS (2021). Rare severe reaction to Covid-19 vaccine. Verfügbar unter https://www.wric.com/news/local-news/goochland-county-man-suffers-rare-severe-reaction-to-covid-19-vaccine/ (zuletzt abgerufen am 01.04.2021).

ABOBAKER, A., ALZWI, A. & ALRAIED, A. H. A. (2020). Overview of the possible role of vitamin C in management of COVID-19. Pharmacological Reports, 2020 Dec; 72(6): 1517–1528. Verfügbar unter https://pubmed.ncbi.nlm.nih.gov/33113146/ (zuletzt abgerufen am 17.07.2021).

ADAM, M. (2021). Kommentar Martin Adams vom 25.05.2021 zum Artikel „Dramatischer Anstieg der Todesfälle unter Senioren seit Beginn der ‚Corona-Schutzimpfungen'" auf corona-blog.net. Verfügbar unter https://corona-blog.net/2021/03/02/dramatischer-anstieg-der-todesfaelle-unter-senioren-seit-beginn-der-corona-schutzimpfungen/ (zuletzt abgerufen am 03.03.2021).

ÄRZTEZEITUNG (2021). Statistisches Bundesamt: Deutliche Übersterblichkeit in Deutschland. In: ÄrzteZeitung.de vom 15.01.2021. Verfügbar unter https://www.aerztezeitung.de/Politik/Deutliche-Uebersterblichkeit-in-Deutschland-416279.html (zuletzt abgerufen am 04.01.2021).

AGUIRRE CHANG, G., SAAVEDRA, E., YUI, M., TRUJILLO FIGUEREDO, A. & CÓRDOVA MASÍAS, J. A. (2020). POST-ACUTE OR PROLONGED COVID-19: IVERMECTIN TREATMENT FOR PATIENTS WITH PERSISTENT SYMPTOMS OR POST-ACUTE. Reseach Gate. 2020 July 12. Verfügbar unter https://www.researchgate.net/publication/344476228_POST-ACUTE_AND_CHRONIC_COVID-19_Towards_a_Consensus_on_the_definitions_for_the_Persistent_Symptoms_of_COVID (zuletzt abgerufen am 18.07.2021).

AHMAD, M. F., WAHAB, S., AHMAD, F. A., ALAM, M. I., ATHER, H., SIDDIQUA, A., ASHRAF, S. A., SHAPHE, M. A., KHAN, M. I. & BEG, R. A. (2020). A novel perspective approach to explore pros and cons of face mask in prevention the spread of SARS-CoV-2 and other pathogens. Saudi Pharmaceutical Journal: SPJ 2021 Feb; 29(2): 121–133. Verfügbar unter https://www.ncbi.nlm.nih.gov/pmc/articles/PMC7773545/ (zuletzt abgerufen am 21.07.2021).

AIN, Q. T., HAQ, S. H., ALSHAMMARI, A., AL-MUTLAQ, M. A. & ANJUM, M. N. (2019). The systemic effect of PEG-nGO-induced oxidative stress in vivo in a rodent model. Beilstein Journal of Nanotechnology, 2019(10): 901–911. Verfügbar unter https://www.beilstein-journals.org/bjnano/articles/10/91 (zuletzt abgerufen am 19.07.2021).

ALLERGY & ASTHMA NETWORK (2021). COVID-19 Vaccine Reported Allergic Reactions. Verfügbar unter https://allergyasthmanetwork.org/news/statement-on-covid-vaccine/ ((zuletzt abgerufen am 02.03.2021).

ALRUBAYYI, A. (2020). NK cells in COVID-19: protectors or opponents? Nature Reviews Immunology, 2020 Sep; 20(9): 52020, 520–520. Verfügbar unter https://pubmed.ncbi.nlm.nih.gov/32732951/ (zuletzt abgerufen am 14.07.2021).

AMERICAN INSTITUTE FOR ECONOMIC RESEARCH (AIER) (2020). Lockdowns Do Not Control the Coronavirus: The Evidence. Verfügbar unter https://www.aier.org/article/lockdowns-do-not-control-the-coronavirus-the-evidence/ (zuletzt abgerufen am 11.03.2021).

ANDERSON, G. & REITER, R. J. (2020). Melatonin: Roles in influenza, Covid-19, and other viral infections. Reviews in Medical Virology, 2020 May; 30(3): e2109. Verfügbar unter https://pubmed.ncbi.nlm.nih.gov/32314850/ (zuletzt abgerufen am 17.07.2021).

ARBEITSGEMEINSCHAFT INFLUENZA (ROBERT KOCH-INSTITUT) (2019). Influenza-Überwachung in der Saison 2018/19. Verfügbar unter https://influenza.rki.de/Saisonberichte/2018.pdf (zuletzt abgerufen am 04.01.2021).

ARBEITSGEMEINSCHAFT INFLUENZA (ROBERT KOCH-INSTITUT) (2020). Wochenberichte der AGI. Verfügbar unter https://influenza.rki.de/Wochenberichte.aspx (zuletzt abgerufen am 04.01.2021).

ARMBRUST, S. (2021). Eltern, Wissenschaft und Politik. Vortrag vom 11.3.2021. Verfügbar unter https://www.youtube.com/watch?v=ZX9QdZL4G-s (zuletzt abgerufen am 19.07.2021).

ARMSTRONG, D., HUIE, R., LYMAR, S., KOPPENOL, W., MERÉNYI, G., NETA, P., STANBURY, D., STEENKEN, S. & WARDMAN, P. (2013). Standard Electrode Potentials Involving Radicals in Aqueous Solution: Inorganic Radicals. BioInorganic Reaction Mechanisms, 9(1–4). Verfügbar unter https://www.researchgate.net/publication/272140510_Standard_Electrode_Potentials_Involving_Radicals_in_Aqueous_Solution_Inorganic_Radicals (zuletzt abgerufen am 15.07.2021).

ARVIN, A. M., FINK, K., SCHMID, M. A., CATHCART, A., SPREAFICO, R., HAVENAR-DAUGHTON, C., LANZAVECCHIA, A., CORTI, D. & VIRGIN, H. W. (2020). A perspective on potential antibody-dependent enhancement of SARS-CoV-2. Nature, 2020 Aug; 584(7821): 353–363. Verfügbar unter https://pubmed.ncbi.nlm.nih.gov/32659783/ (zuletzt abgerufen am 19.07.2021);

ARVINTE, C., SINGH, M. & MARIK, P. E. (2020). Serum Levels of Vitamin C and Vitamin D in a Cohort of Critically Ill COVID-19 Patients of a North American Community Hospital Intensive Care Unit in May 2020: A Pilot Study. Medicine in Drug Discovery, 2020 Dec; 8: 100064. Verfügbar unter https://pubmed.ncbi.nlm.nih.gov/32964205/ (zuletzt abgerufen am 17.07.2021).

BADEN, L. R., EL SAHLY, H. M., ESSINK, B., KOTLOFF, K., FREY, S., NOVAK, R., DIEMERT, D., SPECTOR, S. A., ROUPHAEL, N., CREECH, C. B., MCGETTIGAN, J., KHETAN, S., SEGALL, N., SOLIS, J., BROSZ, A., FIERRO, C., SCHWARTZ, H., NEUZIL, K., COREY, L., GILBERT, P., JANES, H., FOLLMANN, D., MAROVICH, M., MASCOLA, J., POLAKOWSKI, L., LEDGERWOOD, J., GRAHAM, B. S., BENNETT, H., PAJON, R., KNIGHTLY, C., LEAV, B., DENG, W., ZHOU, H., HAN, S., IVARSSON, M., MILLER, J. & ZAKS, T. (2021). Efficacy and Safety of the mRNA-1273 SARS-CoV-2 Vaccine. New England Journal of Medicine, 2021 Feb 4; 384(5): 403–416. Verfügbar unter https://pubmed.ncbi.nlm.nih.gov/33378609/ (zuletzt abgerufen am 19.07.2021).

BECK, NORBERT (2020). COVID-19-Obduktionen: Harte Fakten. In: Dtsch Arztebl 2020; 117(26): A-1333 / B-1131. Verfügbar unter https://www.aerzteblatt.de/archiv/214530/COVID-19-Obduktionen-Harte-Fakten (zuletzt abgerufen am 03.02.2021).

BEHERA, P., PATRO, B. K., SINGH, A. K., CHANDANSHIVE, P. D., RAVIKUMAR, S., PRADHAN, S. K., PENTAPATI, S. S. K., BATMANABANE, G., PADHY, B. M. & BAL, S. (2020). Role of ivermectin in the prevention of COVID-19 infection among healthcare workers in India: A matched case-control study. PLoS One, 2021 Feb 16; 16(2): e02471632. Verfügbar unter https://pubmed.ncbi.nlm.nih.gov/33592050/ (zuletzt abgerufen am 17.07.2021.

BEIGEL, J. H., TOMASHEK, K. M., DODD, L. E., MEHTA, A. K., ZINGMAN, B. S., KALIL, A. C., HOHMANN, E., CHU, H. Y., LUETKEMEYER, A., KLINE, S., LOPEZ DE CASTILLA, D., FINBERG, R. W., DIERBERG, K., TAPSON, V., HSIEH, L., PATTERSON, T. F., PAREDES, R., SWEENEY, D. A., SHORT, W. R., TOULOUMI, G., LYE, D. C., OHMAGARI, N., OH, M.-D., RUIZ-PALACIOS, G. M., BENFIELD, T., FÄTKENHEUER, G., KORTEPETER, M. G., ATMAR, R. L., CREECH, C. B., LUNDGREN, J., BABIKER, A. G., PETT, S.,

NEATON, J. D., BURGESS, T. H., BONNETT, T., GREEN, M., MAKOWSKI, M., OSINUSI, A., NAYAK, S., LANE, H. C. & MEMBERS, A.-S. G. (2020). Remdesivir for the Treatment of Covid-19 - Final Report. The New England journal of medicine, 383(19): 1813–1826. Verfügbar unter https://www.nejm.org/doi/pdf/10.1056/NEJMoa2007764 (zuletzt abgerufen am 17.07.2021).

BELANČIĆ, A. (2020). Gut microbiome dysbiosis and endotoxemia - Additional pathophysiological explanation for increased COVID-19 severity in obesity. Obesity Medicine, 2020 Dec; 20: 100302. Verfügbar unter https://pubmed.ncbi.nlm.nih.gov/32984641/ (zuletzt abgerufen am 14.07.2021).

BENDAVID, E., OH, C., BHATTACHARYA, J. & IOANNIDIS, J. P. A. (2021). Assessing mandatory stay-at-home and business closure effects on the spread of COVID-19. European Journal of Clinical Investigation, n/a, 2021 Apr; 51(4), e13484. Verfügbar unter https://pubmed.ncbi.nlm.nih.gov/33400268/ (zuletzt abgerufen am 13.07.2021).

BERLINER VERLAG GMBH (2021a). Merkel droht Impfverweigerern mit Konsequenzen. In: Berliner Zeitung vom 03.02.2021. Verfügbar unter https://www.berliner-zeitung.de/news/merkel-droht-impfverweigerern-mit-konsequenzen-li.137407 (zuletzt abgerufen am 03.03.2021).

BERLINER VERLAG GMBH (2021b). Möglicher Suizid: Zahl der Rettungseinsätze steigt massiv an. In: Berliner Zeitung vom 10.11.2020. Verfügbar unter https://www.berliner-zeitung.de/news/berliner-feuerwehr-zahl-der-einsaetze-wegen-moeglichem-suiziden-steigt-massiv-an-li.117723 (zuletzt abgerufen am 05.02.2021).

BERLIN, SENATSVERWALTUNG FÜR GESUNDHEIT, PFLEGE UND GLEICHSTELLUNG, ABTEILUNG GESUNDHEIT (2020). Informationen zu Alltagsmasken. Verfügbar unter https://www.berlin.de/sen/gesundheit/themen/gesundheitsschutz-und-umwelt/infektionsschutz/artikel.919906.php (zuletzt abgerufen am 10.03.2021).

BERNARD, G. R., WHEELER, A. P., ARONS, M. M., MORRIS, P. E., PAZ, H. L., RUSSELL, J. A., WRIGHT, P. E. & GROUP, A. I. A. S. (1997). A trial of antioxidants N-acetylcysteine and procysteine in ARDS. Chest, 1997 Jul; 112(1): 164–172. Verfügbar unter https://pubmed.ncbi.nlm.nih.gov/9228372/ (zuletzt abgerufen am 16.07.2021)

BHOPAL, S. S., BAGARIA, J., OLABI, B. & BHOPAL, R. (2021). Children and young people remain at low risk of COVID-19 mortality. The Lancet Child & Adolescent Health, 2021 May; 5(5): e12–e13. Verfügbar unter https://www.ncbi.nlm.nih.gov/pmc/articles/PMC7946566/ (zuletzt abgerufen am 18.07.2021). (2x)

BILD.de (2021). Irre Verfolgung in Hamburg: Polizei jagt Jugendlichen durch Park. Beitrag vom 26.02.2021. Verfügbar unter https://www.bild.de/regional/hamburg/hamburg-aktuell/streifenwagen-jagt-jugendlichen-wilde-verfolgung-im-hamburger-jenisch-park-75540362.bild.html (zuletzt abgerufen am 10.03.2021).

BIOGENA GMBH & CO. KG (2021). Zinkcitrat 30. Verfügbar unter https://www.biogena.com/de-DE/produkte/zinkcitrat-30-60-kapseln-1.html (zuletzt abgerufen am 19.02.2021).

BIOPRO Baden-Württemberg GmbH (Gesundheitsindustrie BW) (2021). Wie psychischer Stress das Immunsystem schwächt. Verfügbar unter https://www.gesundheitsindustrie-bw.de/fachbeitrag/aktuell/wie-psychischer-stress-das-immunsystem-schwaecht (zuletzt abgerufen am 11.02.2021).

BIOVIS (2021). Biovis Diagnostik MVZ GmbH. Verfügbar unter https://www.biovis-diagnostik.eu/de/ (zuletzt abgerufen am 18.02.2021).

BLOME, N. (2021). Coronavirus: Impfpflicht! Was denn sonst? In: Spiegel.de vom 07.12.2020. Verfügbar unter https://www.spiegel.de/politik/deutschland/impfpflicht-was-denn-sonst-a-2846adb0-a468-48a9-8397-ba50fbe08a68 (zuletzt abgerufen am 03.03.2021).

BR (2020a). „Falsch-positive" Befunde: Wie sicher sind die Corona-Tests?. Verfügbar unter https://www.br.de/nachrichten/sport/fall-serge-gnabry-falsch-positive-corona-ergebnisse-ist-es-ein-test-versagen,SEXSZgK (zuletzt abgerufen am 04.01.2021).

BR (2020b). Schwedens Epidemiologe: Corona-Schutz für Senioren gescheitert. Verfügbar unter https://www.br.de/nachrichten/deutschland-welt/schwedens-epidemiologe-corona-schutz-fuer-senioren-gescheitert,S2qkoak (zuletzt abgerufen am 05.01.2021).

BR (2021). Impfung kam zu spät: Acht Tote in Miesbacher Pflegeheim. Verfügbar unter https://www.br.de/nachrichten/bayern/impfung-kam-zu-spaet-acht-tote-in-miesbacher-pflegeheim,SMZI02Y (zuletzt abgerufen am 02.03.2021).

BRAUN, J., LOYAL, L., FRENTSCH, M., WENDISCH, D., GEORG, P., KURTH, F., HIPPENSTIEL, S., DINGELDEY, M., KRUSE, B., FAUCHERE, F., BAYSAL, E., MANGOLD, M., HENZE, L., LAUSTER, R., MALL, M. A., BEYER, K., RÖHMEL, J., VOIGT, S., SCHMITZ, J., MILTENYI, S., DEMUTH, I., MÜLLER, M. A., HOCKE, A., WITZENRATH, M., SUTTORP, N., KERN, F., REIMER, U., WENSCHUH, H., DROSTEN, C., CORMAN, V. M., GIESECKE-THIEL, C., SANDER, L. E. & THIEL, A. (2020). SARS-CoV-2-reactive T cells in healthy donors and patients with COVID-19. Nature, 2020 Nov; 587(7833): 270–274. Verfügbar unter https://pubmed.ncbi.nlm.nih.gov/32726801/ (zuletzt abgerufen am 13.07.2021)

BREMER, A. M. (2020). Coronavirus und Lockdown bringen Gefahr: Gewalt in der Familie gegen Kinder!. In: ECHO24.de, Beitrag vom 30.11.2020. Verfügbar unter https://www.echo24.de/region/coronavirus-baden-wuerttemberg-kinder-gewalt-in-familien-zahlen-13833191.html (zuletzt abgerufen am 23.02.2021).

BUCHBINDER, S. P., MCELRATH, M. J., DIEFFENBACH, C. & COREY, L. (2020). Use of adenovirus type-5 vectored vaccines: a cautionary tale. The Lancet, 2020 Oct 31; 396(10260): e68-e69. Verfügbar unter https://pubmed.ncbi.nlm.nih.gov/33091364/ (zuletzt abgerufen am 19.07.2021).

BUCHBINDER, S. P., MEHROTRA, D. V., DUERR, A., FITZGERALD, D. W., MOGG, R., LI, D., GILBERT, P. B., LAMA, J. R., MARMOR, M. &

DEL RIO, C. (2008). Efficacy assessment of a cell-mediated immunity HIV-1 vaccine (the Step Study): a double-blind, randomised, placebo-controlled, test-of-concept trial. The Lancet, 2008 Nov 29; 372(9653): 1881–1893. Verfügbar unter https://pubmed.ncbi.nlm.nih.gov/19012954/ (zuletzt abgerufen am 19.07.2021).

BUCHTER, H. (2021a). The Great Reset: Die Davoser Gutmenschenverschwörung. In: Zeit.de vom 01.02.2021. Verfügbar unter https://www.zeit.de/wirtschaft/2021-01/wef-davos-weltwirtschaftsforum-pandemie-armut (zuletzt abgerufen am 09.03.2021).

BUNDESMINISTERIUM DES INNERN, FÜR BAU UND HEIMAT (BMI) (2021a). Pressemitteilung vom 10.05.2020: Mitarbeiter des BMI verbreitet Privatmeinung zum Corona-Krisenmanagement. Verfügbar unter http://www.bmi.bund.de/SharedDocs/pressemitteilungen/DE/2020/05/mitarbeiter-bmi-verbreitet-privatmeinung-corona-krisenmanagement.html?nn=9390260 (zuletzt abgerufen am 09.02.2021).

BUNDESMINISTERIUM DES INNERN, FÜR BAU UND HEIMAT (BMI) (2021b). Wie wir COVID-19 unter Kontrolle bekommen. Verfügbar unter http://www.bmi.bund.de/SharedDocs/downloads/DE/veroeffentlichungen/2020/corona/szenarienpapier-covid19.pdf?__blob=publicationFile&v=6 (zuletzt abgerufen am 09.02.2021).

BUNDESMINISTERIUM FÜR GESUNDHEIT (2021a). Das offizielle Dashboard zur Impfkampagne der Bundesrepublik Deutschland. Verfügbar unter https://impfdashboard.de/daten (zuletzt abgerufen am 19.04.2021).

BUNDESMINISTERIUM FÜR GESUNDHEIT (2021b). Pressemitteilung: Beirat diskutiert und verabschiedet Analyse von Prof. Augurzky und Prof. Busse zum Leistungsgeschehen der Krankenhäuser und zur Ausgleichspauschale in der Corona-Krise. Verfügbar unter https://www.bundesgesundheitsministerium.de/presse/pressemitteilungen/2021/2-quartal/corona-gutachten-beirat-bmg.html (zuletzt abgerufen am 11.05.2021).

BURELA, A., HERNÁNDEZ-VÁSQUEZ, A., COMANDÉ, D., PERALTA, V. & FIESTAS, F. (2021). Chlorine dioxide and chlorine derivatives for the prevention or treatment of COVID-19: a systematic review. Revista

Peruana de Medicina Experimental y Salud Pública, Oct–Dec 2020; 37(4): 605–610. Verfügbar unter https://pubmed.ncbi.nlm.nih.gov/33566898/ (zuletzt abgerufen am 18.07.2021).

BUSINESS WIRE (2021). Pfizer-BioNTech Announce Positive Topline Results of Pivotal COVID-19 Vaccine Study in Adolescents Verfügbar unter https://www.businesswire.com/news/home/20210331005503/en/ (zuletzt abgerufen am 11.05.2021).

CALISHER, C., CARROLL, D., COLWELL, R., CORLEY, R. B., DASZAK, P., DROSTEN, C., ENJUANES, L., FARRAR, J., FIELD, H., GOLDING, J., GORBALENYA, A., HAAGMANS, B., HUGHES, J. M., KARESH, W. B., KEUSCH, G. T., LAM, S. K., LUBROTH, J., MACKENZIE, J. S., MADOFF, L., MAZET, J., PALESE, P., PERLMAN, S., POON, L., ROIZMAN, B., SAIF, L., SUBBARAO, K. & TURNER, M. (2020). Statement in support of the scientists, public health professionals, and medical professionals of China combatting COVID-19. The Lancet, 395(10226), e42-e43.

CANNELL, J., VIETH, R., UMHAU, J., HOLICK, M. & GRANT, W. (2006). Epidemic influenza and vitamin D. Epidemiol Infect. 2006 Dec; 134(6): 1129–1140. Verfügbar unter https://pubmed.ncbi.nlm.nih.gov/16959053/ (zuletzt abgerufen am 17.07.2021).

CAO, S., GAN, Y., WANG, C., BACHMANN, M., WEI, S., GONG, J., HUANG, Y., WANG, T., LI, L., LU, K., JIANG, H., GONG, Y., XU, H., SHEN, X., TIAN, Q., LV, C., SONG, F., YIN, X. & LU, Z. (2020). Post-lockdown SARS-CoV-2 nucleic acid screening in nearly ten million residents of Wuhan, China. Nature Communications, 2020 Nov 20; 11(1), 5917. Verfügbar unter https://pubmed.ncbi.nlm.nih.gov/33219229/ (zuletzt abgerufen am 14.07.2021).

CARELINE GMBH (2020). Der COVID-19-Schnelltest ist da!. Verfügbar unter https://careline.de/covid-19-schnelltest/ (zuletzt abgerufen am 28.03.2021).

CARR, A. C. & ROWE, S. (2020). The Emerging Role of Vitamin C in the Prevention and Treatment of COVID-19. Nutrients, 2020 Oct 27; 12(11):

3286. Verfügbar unter https://pubmed.ncbi.nlm.nih.gov/33121019/ (zuletzt abgerufen am17.07.2021).

CARRILLO-VICO, A., LARDONE, P. J., ÁLVAREZ-SÁNCHEZ, N., RODRÍGUEZ-RODRÍGUEZ, A. & GUERRERO, J. M. (2013). Melatonin: Buffering the Immune System. International Journal of Molecular Sciences, 2013 Apr 22; 14(4): 8638–8683. Verfügbar unter https://pubmed.ncbi.nlm.nih.gov/23609496/ (zuletzt abgerufen am 17.07.2021).

CAUWENBERGHS, E. (LAB OF APPLIED MICROBIOLOGY AND BIOTECHNOLOGY – LAB OF PROF. SARAH LEBEER) (2020). Face masks: always a healthy choice during this COVID-19 pandemic? Beitrag vom 26.06.2020. Verfügbar unter https://lebeerlab.com/face-masks-opinion-of-face-masks-microbial-contamination/ (zuletzt abgerufen am 11.03.2021).

CECCHINI, R. & CECCHINI, A. L. (2020). SARS-CoV-2 infection pathogenesis is related to oxidative stress as a response to aggression. Medical Hypotheses, 2020 Oct; 143: 110102. Verfügbar unter https://pubmed.ncbi.nlm.nih.gov/32721799/ (zuletzt abgerufen am 14.07.2021).

CDC (2020a). Estimated Influenza Illnesses, Medical visits, Hospitalizations, and Deaths in the United States — 2018–2019 influenza season | CDC. Verfügbar unter https://www.cdc.gov/flu/about/burden/2018-2019.html (zuletzt abgerufen am 26.01.2021).

CDC (2020b). Implementation of Mitigation Strategies for Communities with Local COVID-19 Transmission. Verfügbar unter https://resourcecentre.savethechildren.net/library/implementation-mitigation-strategies-communities-local-covid-19-transmission (zuletzt abgerufen am 17.03.2021).

CEBM (2021). Declining COVID-19 Case Fatality Rates across all ages: analysis of German data. Verfügbar unter https://www.cebm.net/covid-19/declining-covid-19-case-fatality-rates-across-all-ages-analysis-of-german-data/ (zuletzt abgerufen am 22.02.2021).

CENTROSAN B. V. (2021). Butyrate (Sodium) BodyBio 100 Kps. Verfügbar unter https://www.centrosan-shop.com/butyrate-sodium-bodybio-100-kps.html (zuletzt abgerufen am 18.02.2021).

CENTROSAN B. V. (2021). Phosphatidyl Choline – aktives PC Liquid von BodyBio. Verfügbar unter https://www.centrosan-shop.com/phosphatidyl-choline-aktives-pc-liquid-von-bodybio.html (zuletzt abgerufen am 18.02.2021).

CHAMIE-QUINTERO, J. J., HIBBERD, J. & SCHEIM, D. (2021). Sharp reductions in COVID-19 case fatalities and excess deaths in Peru in close time conjunction, state-by-state, with ivermectin treatments. State-By-State, with Ivermectin Treatments (January 12, 2021). Verfügbar unter https://papers.ssrn.com/sol3/papers.cfm?abstract_id=3765018 (zuletzt abgerufen am 18.07.2021).

CHANG, M.-K., BERGMARK, C., LAURILA, A., HÖRKKÖ, S., HAN, K.-H., FRIEDMAN, P., DENNIS, E. A. & WITZTUM, J. L. (1999). Monoclonal antibodies against oxidized low-density lipoprotein bind to apoptotic cells and inhibit their phagocytosis by elicited macrophages: evidence that oxidation-specific epitopes mediate macrophage recognition. Proceedings of the National Academy of Sciences, 1999 May 25; 96(11): 6353–6358. Verfügbar unter https://pubmed.ncbi.nlm.nih.gov/10339591/ (zuletzt abgerufen am 16.07.2021).

CHEN, N., ZHOU, M., DONG, X., QU, J., GONG, F., HAN, Y., QIU, Y., WANG, J., LIU, Y., WEI, Y., XIA, J. A., YU, T., ZHANG, X. & ZHANG, L. (2020). Epidemiological and clinical characteristics of 99 cases of 2019 novel coronavirus pneumonia in Wuhan, China: a descriptive study. The Lancet, 395(10223), 507–513.

CHIAPPETTA, S., SHARMA, A. M., BOTTINO, V. & STIER, C. (2020). COVID-19 and the role of chronic inflammation in patients with obesity. International Journal of Obesity, 2020 Aug; 44(8): 1790–1792. Verfügbar unter https://pubmed.ncbi.nlm.nih.gov/32409680/ (zuletzt abgerufen am 14.07.2021).

CHISCANO-CAMÓN, L., RUIZ-RODRIGUEZ, J. C., RUIZ-SANMARTIN, A., ROCA, O. & FERRER, R. (2020). Vitamin C levels in patients with SARS-CoV-2-associated acute respiratory distress syndrome. Critical

Care, 2020 Aug 26; 24(1): 522. Verfügbar unter https://pubmed.ncbi.nlm.nih.gov/32847620/ (zuletzt abgerufen am 17.07.2021).

CHLUBEK, D. & SIKORA, M. (2020). Fluoride and Pineal Gland. Applied Sciences, 2020, 10(8), 2885. Verfügbar unter https://www.mdpi.com/2076-3417/10/8/2885 (zuletzt abgerufen am 17.07.2021).

COCHRANE (2021). Cochrane Review: So gut sind die Schnelltests wirklich!. In: zm-online.de vom 25.03.2021. Verfügbar unter https://www.zm-online.de/news/gesellschaft/so-gut-sind-die-schnelltests-wirklich/ (zuletzt abgerufen am 23.03.2021).

CORMAN, V. M., LANDT, O., KAISER, M., MOLENKAMP, R., MEIJER, A., CHU, D. K., BLEICKER, T., BRÜNINK, S., SCHNEIDER, J. & SCHMIDT, M. L. (2020). Detection of 2019 novel coronavirus (2019-nCoV) by real-time RT-PCR. Eurosurveillance 2020 Jan, 25(3): 2000045.

CORONA-BLOG.NET (2021). Tote, Corona-Ausbrüche und Nebenwirkungen im Zusammenhang mit der Covid-Impfung. Verfügbar unter https://corona-blog.net/tote-im-zusammenhang-mit-der-covid-impfung/ (zuletzt abgerufen am 03.03.2021).

CORTEGIANI, A., IPPOLITO, M., INGOGLIA, G., IOZZO, P., GIARRATANO, A. & EINAV, S. (2020). Update I. A systematic review on the efficacy and safety of chloroquine/hydroxychloroquine for COVID-19. Journal of Critical Care, 2020 Oct; 59: 176–190. Verfügbar unter https://www.ncbi.nlm.nih.gov/pmc/articles/PMC7351664/ (zuletzt abgerufen am 17.07.2021).

DABBAGH-BAZARBACHI, H., CLERGEAUD, G., QUESADA, I. M., ORTIZ, M., O'SULLIVAN, C. K. & FERNÁNDEZ-LARREA, J. B. (2014). Zinc Ionophore Activity of Quercetin and Epigallocatechin-gallate: From Hepa 1-6 Cells to a Liposome Model. Journal of Agricultural and Food Chemistry, 2014 Aug 13; 62(32): 8085–8093. Verfügbar unter https://pubmed.ncbi.nlm.nih.gov/25050823/ (zuletzt abgerufen am 17.07.2021).

DAGAN, N., BARDA, N., KEPTEN, E., MIRON, O., PERCHIK, S., KATZ, M. A., HERNÁN, M. A., LIPSITCH, M., REIS, B. & BALICER, R. D. (2021). BNT162b2 mRNA Covid-19 Vaccine in a Nationwide Mass Vaccination Setting. New England Journal of Medicine, 2021 Apr 15; 384(15): 1412–1423. Verfügbar unter https://pubmed.ncbi.nlm.nih.gov/33626250/ (zuletzt abgerufen am 19.07.2021).

DAMBECK, H./BAUMANN, S. (2021). Corona-Jahr 2020: Keine deutliche Über-sterblichkeit in Deutschland. In: Spiegel.de vom 29.01.2021. Verfügbar unter https://www.spiegel.de/wissenschaft/mensch/corona-jahr-2020-keine-deutliche-uebersterblichkeit-in-deutschland-a-e4524a2e-cc59-44ff-b63a-86ed8bbcf81d (zuletzt abgerufen am 04.01.2021).

DANIS, K., EPAULARD, O., BÉNET, T., GAYMARD, A., CAMPOY, S., BOTELHO-NEVERS, E., BOUSCAMBERT-DUCHAMP, M., SPACCAFERRI, G., ADER, F. & MAILLES, A. (2020). Cluster of coronavirus disease 2019 (COVID-19) in the French Alps, February 2020. Clinical Infectious Diseases, 2020 Jul 28; 71(15): 825–832. Ver-fügbar unter https://pubmed.ncbi.nlm.nih.gov/32277759/ (zuletzt abgeru-fen am 18.07.2021).

DAVID, N. (2020). The Week in 60 Minutes #6 - with Andrew Neil and WHO Covid-19 envoy David Nabarro | SpectatorTV. Verfügbar unter https://www.youtube.com/watch?v=x8oH7cBxgwE (zuletzt abgerufen am 13.07.2021).

DAVIES, J., RANDEVA, H. S., CHATHA, K., HALL, M., SPANDIDOS, D. A., KARTERIS, E. & KYROU, I. (2020). Neuropilin-1 as a new potential SARS-CoV-2 infection mediator implicated in the neurologic features and central nervous system involvement of COVID-19. Mol Med Rep, 22(5), 4221–4226. Verfügbar unter https://www.ncbi.nlm.nih.gov/pmc/articles/PMC7533503/ (zu-letzt abge-rufen am 21.07.2021).

DELGADO-ROCHE, L. & MESTA, F. (2020). Oxidative Stress as Key Player in Severe Acute Respiratory Syndrome Coronavirus (SARS-CoV) Infec-tion. Arch Med Res, 2020 Jul; 51(5): 384–387. Verfügbar unter

https://pubmed.ncbi.nlm.nih.gov/32402576/ (zuletzt abgerufen am 16.07.2021).

DER TAGESSPIEGEL (2021). Corona-Tote in Schweden: Jeder Zweite hat zuvor in einem Seniorenheim gelebt. In: Tagesspiegel.de vom 07.05.2020. Verfügbar unter: https://www.tagesspiegel.de/wissen/corona-tote-in-schweden-jeder-zweite-hat-zuvor-in-einem-seniorenheim-gelebt/25811204.html (zuletzt abgerufen am 13.07.2021).

DERWESTEN.DE (2021). Markus Söder empört mit Angstmacher-Satz zu einem Schulkind. Verfügbar unter https://www.derwesten.de/politik/markus-soeder-bayern-ministerpraesident-schule-kinder-schueler-corona-csu-kanzlerkandidat-id231643115.html (zuletzt abgerufen am 23.02.2021).

DEUTSCHE GESELLSCHAFT FÜR KRANKENHAUSHYGIENE E. V. (2021). Stellungnahme der Deutschen Gesellschaft für Krankenhaushygiene (DGKH) und der Gesellschaft für Hygiene, Umweltmedizin und Präventivmedizin (GHUP) zur Verpflichtung zum Tragen von FFP2-Masken im öffentlichen Personennahverkehr und im Einzelhandel. Verfügbar unter https://www.krankenhaushygiene.de/informationen/fachinformationen/corona/805 (zuletzt abgerufen am 11.03.2021).

DEUTSCHE GESELLSCHAFT FÜR PATHOLOGIE E. V. (2021). An Corona Verstorbene sollten obduziert werden. In: Der niedergelassene Arzt (WPV. Wirtschafts- und Praxisverlag GmbH). Verfügbar unter https://www.der-niedergelassene-arzt.de/kommcenter/coronaktuell/news-details/coronaktuell/an-corona-verstorbene-sollten-obduziert-werden (zuletzt abgerufen am 03.02.2021).

DEUTSCHE INTERDISZIPLINÄRE VEREINIGUNG FÜR INTENSIV- UND NOTFALLMEDIZIN (DIVI) E. V. (2021a). DIVI Intensivregister – Kartenansichten. Verfügbar unter https://www.intensivregister.de/#/aktuelle-lage/kartenansichten (zuletzt abgerufen am 04.01.2021).

DEUTSCHE INTERDISZIPLINÄRE VEREINIGUNG FÜR INTENSIV- UND NOTFALLMEDIZIN (DIVI) E. V. (2021b). DIVI Intensivregister – Zeitreihen. Verfügbar unter (zuletzt abgerufen am 09.02.2021). https://www.intensivregister.de/#/aktuelle-lage/zeitreihen

DEUTSCHER ÄRZTEVERLAG GMBH, R. D. Ä. (2020a). Antikörper-Studie: Viele Bürger Ischgls waren infiziert. In: Ärzteblatt.de vom 25.06.2021. Verfügbar unter https://www.aerzteblatt.de/nachrichten/114021/Antikoerper-Studie-Viele-Buerger-Ischgls-waren-infiziert (zuletzt abgerufen am 17.01.2021).

DEUTSCHER ÄRZTEVERLAG GMBH, R. D. Ä. (2020b). Masken: „Geringer Mehrwert" laut RKI nur bei richtigem Umgang. In: Ärzteblatt.de vom 28.04.2020. Verfügbar unter https://www.aerzteblatt.de/nachrichten/112349/Masken-Geringer-Mehrwert-laut-RKI-nur-bei-richtigem-Umgang (zuletzt abgerufen am 10.03.2021).

DEUTSCHER ÄRZTEVERLAG GMBH (2020c). „Nicht für jeden ist das Tragen einer Maske unbedenklich". In: Aerzteblatt.de vom 27.04.2020. Verfügbar unter https://www.aerzteblatt.de/nachrichten/112344/Nicht-fuer-jeden-ist-das-Tragen-einer-Maske-unbedenklich (zuletzt abgerufen am 10.03.2021).

DEUTSCHER ÄRZTEVERLAG GMBH, R. D. Ä. (2021d). SARS-CoV-2: Sinovac verkündet Ergebnisse aus Phase-3-Studie. n: Aerzteblatt.de vom 09.02.2021. Verfügbar unter https://www.aerzteblatt.de/nachrichten/120982/SARS-CoV-2-Sinovac-verkuendet-Ergebnisse-aus-Phase-3-Studie (zuletzt abgerufen am 09.03.2021).

DEUTSCHER ÄRZTEVERLAG GMBH, R. D. Ä. (2020e). T-Zellen gegen saisonale Coronaviren erkennen auch SARS-CoV-2. In: Ärzteblatt.de vom 31.07.2020. Verfügbar unter https://www.aerzteblatt.de/nachrichten/115217/T-Zellen-gegen-saisonale-Coronaviren-erkennen-auch-SARS-CoV-2 (zuletzt abgerufen am 11.02.2021).

DEUTSCHER APOTHEKER VERLAG DR. ROLAND SCHMIEDEL GMBH & CO. KG (2021). STIKO berät über Anpassung der Impfempfehlung. Charité setzt Impfungen mit AstraZeneca bei Frauen unter 55 aus. In: DAZ.online vom 30.03.2021. Verfügbar unter https://www.deutsche-apotheker-zeitung.de/news/artikel/2021/03/30/charite-setzt-impfungen-mit-astrazeneca-bei-frauen-unter-55-aus (zuletzt abgerufen am 19.07.2021).

DIE BUNDESREGIERUNG (2021). Mund-Nase-Schutz bei Coronavirus: Sich selbst und andere schützen. Verfügbar unter https://www.bundesregierung.de/breg-de/themen/coronavirus/corona-schutzmasken-1737518 (zuletzt abgerufen am 09.03.2021).

„DIE PRESSE" VERLAGS-GESELLSCHAFT M. B. H. CO. KG (2021). Aufstand am Wiener AKH gegen AstraZeneca-Impfstoff. In: Diepresse.com vom 02.01.2021. Verfügbar unter https://www.diepresse.com/5935875/aufstand-am-wiener-akh-gegen-astrazeneca-imfpstoff (zuletzt abgerufen am 11.02.2021).

DIE ZEIT (2021). Weniger Patienten wegen Corona im Krankenhaus als bislang angenommen. Verfügbar unter https://www.presseportal.de/pm/9377/4840896 (zuletzt abgerufen am 08.03.2021).

DLF (2021a). Coronavirus: Österreich stoppt Impfung mit Astrazeneca-Charge nach Todesfall – Zusammenhang offen. Verfügbar unter https://www.deutschlandfunk.de/coronavirus-oesterreich-stoppt-impfung-mit-astrazeneca.1939.de.html?drn:news_id=1235187 (zuletzt abgerufen am 08.03.2021).

DLF (2021b). „Vorsorgliche Maßnahme" – Keine AstraZeneca-Impfungen für Charité-Mitarbeiterinnen unter 55 Jahren. Verfügbar unter https://www.deutschlandfunk.de/vorsorgliche-massnahme-keine-astrazeneca-impfungen-fuer.1939.de.html?drn:news_id=1243279 (zuletzt abgerufen am 30.03.2021)

DLF (2021c). Weltärztepräsident Montgomery: „Pflicht für nicht funktionierende Masken ist ein Armutszeugnis". Beitrag vom 27.04.2021. Verfügbar unter https://www.deutschlandfunk.de/weltaerztepraesident-montgomery-pflicht-fuer-nicht.694.de.html?dram:article_id=475525 (zuletzt abgerufen am 10.03.2021).

DOCTORS FOR COVID ETHICS (2021). The Israeli People's Committee Report of Adverse Events Related to the Corona Vaccine, April 2021. Beitrag vom 11.05.2021. Verfügbar unter https://doctors4covidethics.medium.com/the-israeli-peoples-committee-report-of-adverse-events-related-to-the-corona-vaccine-april-2021-47891f17d452 (zuletzt abgerufen am 11.05.2021).

DONAU-UNIVERSITÄT KREMS (2021). Psychische Gesundheit verschlechtert sich weiter. Verfügbar unter https://www.donau-uni.ac.at/de/aktuelles/news/2021/psychische-gesundheit-verschlechtert-sich-weiter0.html (zuletzt abgerufen am 11.02.2021).

DOSHI, P. (2020). Covid-19 vaccine trial protocols released. British Medical Journal Publishing Group 2020; 371. Verfügbar unter https://www.bmj.com/content/371/bmj.m4058 (zuletzt abgerufen am 19.07.2021).

DOWIDELT, A./NABERT, A. (2021). Innenministerium spannte Wissenschaftler für Rechtfertigung von Corona-Maßnahmen ein. In: Welt.de vom 07.02.2021. Verfügbar unter https://www.welt.de/politik/deutschland/article225864597/Interner-E-Mail-Verkehr-Innenministerium-spannte-Wissenschaftler-ein.html (zuletzt abgerufen am 09.02.2021).

DUCHARME, J. (2021). What to Know About Kawasaki Disease and Coronavirus. Verfügbar unter https://time.com/5832461/kawasaki-disease-covid-19/ (zuletzt abgerufen am 23.02.2021).

DUNCAN, H. (2020). Covid-19 vaccine: we are sleepwalking into a massive prospective cohort study. BMJ, 2020 Nov 24; 371: m4568. Verfügbar unter https://pubmed.ncbi.nlm.nih.gov/33234504/ (zuletzt abgerufen am 19.07.2021).

ELGAZZAR, A., HANY, B., YOUSSEF, S. A., HAFEZ, M. & MOUSSA, H. (2020). Efficacy and Safety of Ivermectin for Treatment and prophylaxis of COVID-19 Pandemic. Research Square. 2020 Nov 13; Preprint. Verfügbar unter https://www.researchgate.net/publication/346876366_Efficacy_and_Safety_of_Ivermectin_for_Treatment_and_prophylaxis_of_COVID-19_Pandemic (zuletzt abgerufen am 18.07.2021).

EMA (2021). European database of suspected adverse drug reaction reports. Verfügbar unter http://www.adrreports.eu/ (zuletzt abgerufen am 21.04.2021).

EMH SCHWEIZERISCHER ÄRZTEVERLAG AG (2020). Genetische Impfstoffe gegen COVID-19: Hoffnung oder Risiko?. Die Schweizerische Ärztezeitung 101(2728): 862–864, Beitrag vom 01.07.2020. Verfügbar unter https://saez.ch/article/doi/saez.2020.18982 (zuletzt abgerufen am 02.03.2021).

ENGSBRO, A. L., STENSVOLD, C. R., NIELSEN, H. V. & BYTZER, P. (2014). Prevalence, incidence, and risk factors of intestinal parasites in Danish primary care patients with irritable bowel syndrome. Scandinavian Journal of Infectious Diseases, 17 Dec 2013, 46(3): 204–209. Verfügbar unter https://europepmc.org/article/med/24344761 (zuletzt abgerufen am 14.07.2021).

ERICKSON, K. L., MEDINA, E. A. & HUBBARD, N. E. (2000). Micronutrients and Innate Immunity. The Journal of Infectious Diseases, 2000 Sep; 182 Suppl. 1182, S5–S10. Verfügbar unter https://pubmed.ncbi.nlm.nih.gov/10944478/ (zuletzt abgerufen am 14.07.2021).

ESRI/RKI (2021). RKI COVID19. Verfügbar unter https://npgeo-corona-npgeo-de.hub.arcgis.com/datasets/dd4580c810204019a7b8eb3e0b329dd6_0/data (zuletzt abgerufen am 19.04.2021).

EUROVITAL (2021). Eurovital Deutschland - MELATONIN CREME 57 g. Verfügbar unter https://www.eurovital.com/de/product_detail.aspx?PID=20881&NAME=melatonin-creme-57g (zuletzt abgerufen am 18.02.2021).

EWALD, J. (2020). Lauterbach bei „Lanz": „Lüften bringt mehr als Maske tragen". In: WAZ.de vom 14.08.2020. Verfügbar unter https://www.waz.de/kultur/fernsehen/lauterbach-bei-lanz-lueften-bringt-mehr-als-maske-tragen-id230167846.html (zuletzt abgerufen am 10.03.2021).

FAIR & PURE (o. J.a). L-Glutathion 750 mg 60 Tabletten. Verfügbar unter https://www.fair-pure.com/de/vitalstoffe/aminosaeuren/l-glutathion-

750mg-60-tabletten-hochdosiert-vegan (zuletzt abgerufen am 18.02.2021).

FAIR & PURE (o. J.b). Grüner Tee Extrakt 500 mg. Verfügbar unter https://www.fair-pure.com/de/vitalstoffe/pflanzenextrakte/gruener-tee-extrakt-500mg-50-polyphenole-77mg-egcg (zuletzt abgerufen am 19.02.2021).

FAIR & PURE (o. J.c). Quercetin 500 mg. Verfügbar unter https://www.fair-pure.com/de/vitalstoffe/pflanzenextrakte/quercetin-500mg-150-kapseln-hochdosiert-vegan (zuletzt abgerufen am 19.02.2021).

FASANO, A. (2020). All disease begins in the (leaky) gut: role of zonulin-mediated gut permeability in the pathogenesis of some chronic inflammatory diseases. F1000Research, 2020 Jan 31; 9, F1000 Faculty Rev-69. Verfügbar unter https://pubmed.ncbi.nlm.nih.gov/32051759/ (zuletzt abgerufen am 14.07.2021).

FAZ (2020). Corona-Pandemie: Ärger um „falsch positive" Tests bei Fußballvereinen. In: FAZ.net vom 25.10.2020. Verfügbar unter https://www.faz.net/1.7019023 (zuletzt abgerufen am 04.01.2021).

FDA (2021). Vaccines and Related Biological Products Advisory Committee Meeting: Janssen Ad26.COV2.S Vaccine for the Prevention of COVID-19. Sponsor: Janssen Biotech, Inc. Verfügbar unter https://www.fda.gov/media/146217/download (zuletzt abgerufen am 20.07.2021).

FELDT, T., GUGGEMOS, W., HEIM, K., KLUG, B., LEHNERT, R., LÜBBERT, C., NIEBANK, M., PFÄFFLIN, F., ROTHFUSS, K. & SCHMIEDEL, S. (2021). Hinweise zu Erkennung, Diagnostik und Therapie von Patienten mit COVID-19 (Stand: 28.04.2021). Verfügbar unter https://www.rki.de/DE/Content/Kommissionen/Stakob/Stellungnahmen/Stellungnahme-Covid-19_Therapie_Diagnose.pdf?__blob=publicationFile (zuletzt abgerufen am

FELDT, T., KARAGIANNIDIS, C., MAGER, S., MIKOLAJEWSKA, A., UHRIG, A., WITZKE, O., WOLF, T., BEUTEL, G. & LACHMANN, G. (2020). Welche Rolle spielt ein mögliches Hyperinflammationssyndrom bei einer schweren COVID-19-Infektion und können hieraus Konsequenzen für die Therapie gezogen werden? Verfügbar unter http://edoc.rki.de/176904/6898 (zuletzt abgerufen am 11.07.2021).

FERNÁNDEZ-SÁNCHEZ, A., MADRIGAL-SANTILLÁN, E., BAUTISTA, M., ESQUIVEL-SOTO, J., MORALES-GONZÁLEZ, Á., ESQUIVEL-CHIRINO, C., DURANTE-MONTIEL, I., SÁNCHEZ-RIVERA, G., VALADEZ-VEGA, C. & MORALES-GONZÁLEZ, J. A. (2011). Inflammation, Oxidative Stress, and Obesity. International Journal of Molecular Sciences, 2011; 12(5): 3117–3132. Verfügbar unter https://pubmed.ncbi.nlm.nih.gov/21686173/ (zuletzt abgerufen am 14.07.2021).

FERREIRA, C. M., VIEIRA, A. T., VINOLO, M. A. R., OLIVEIRA, F. A., CURI, R. & MARTINS, F. D. S. (2014). The Central Role of the Gut Microbiota in Chronic Inflammatory Diseases. Journal of Immunology Research, 2014; 2014: 689492. Verfügbar unter https://pubmed.ncbi.nlm.nih.gov/25309932/ (zuletzt abgerufen am 14.07.2021).

FESTA, A., D'AGOSTINO JR, R., WILLIAMS, K., KARTER, A. J., MAYER-DAVIS, E. J., TRACY, R. P. & HAFFNER, S. M. (2001). The relation of body fat mass and distribution to markers of chronic inflammation. International Journal of Obesity, 2001 Oct; 25(10): 1407–1415. Verfügbar unter https://pubmed.ncbi.nlm.nih.gov/11673759/ (zuletzt abgerufen am 14.07.2021)

FEYAERTS, A. F. & LUYTEN, W. (2020). Vitamin C as prophylaxis and adjunctive medical treatment for COVID-19? Nutrition, Nov–Dec 2020; 79–80: 110948. Verfügbar unter https://pubmed.ncbi.nlm.nih.gov/32911430/ (zuletzt abgerufen am 17.07.2021).

FIOLET, T., GUIHUR, A., REBEAUD, M. E., MULOT, M., PEIFFER-SMADJA, N. & MAHAMAT-SALEH, Y. (2021). Effect of hydroxychloroquine with or without azithromycin on the mortality of coronavirus disease 2019 (COVID-19) patients: a systematic review and meta-analysis. Clinical Microbiology and Infection, 2021 Jan; 27(1): 19–27. Verfügbar unter https://pubmed.ncbi.nlm.nih.gov/32860962/ (zuletzt abgerufen am 17.07.2021).

FISCHER, H. (2021). Maskentragen an Schulen. Klagepaten [Online]. Verfügbar unter https://klagepaten.eu/wp-content/uploads/2021/03/2021-03-24-Holger-Fischer-Rundschreiben-Schulen-und-Schulleiter.pdf (zuletzt abgerufen am 04.04.2021).

FLORA, S. DE, BALANSKY, R. & LA MAESTRA, S. (2020). Rationale for the use of N-acetylcysteine in both prevention and adjuvant therapy of COVID-19. The FASEB Journal, 2020; 34(10), 13185–13193. Verfügbar unter https://faseb.onlinelibrary.wiley.com/doi/10.1096/fj.202001807 (zuletzt abgerufen am 16.07.2021).

FOCUS ONLINE (2021a). Im Lockdown beginnen Kinder, sich selbst zu verletzen: Es läuft etwas gewaltig schief. Beitrag vom 07.02.2021. Verfügbar unter https://www.focus.de/gesundheit/corona-pandemie-wie-der-lockdown-kinder-krank-macht_id_12949392.html (zuletzt abgerufen am 11.02.2021). (2x)

FOCUS ONLINE (2021b). Sofort wirksame Methode: Hygiene-Professor fordert Rachen-Desinfektion für Schüler. Beitrag vom 29.01.2021. Verfügbar unter https://www.focus.de/gesundheit/news/klaus-dieter-zastrow-ueber-schuloeffnungen-hygiene-professor-fordert-rachen-desinfektion-fuer-schueler_id_12919959.html (zuletzt abgerufen am 01.02.2021).

FOLEGATTI, P. M. & EWER, K. J. (2020). Safety and immunogenicity of the ChAdOx1 nCoV-19 vaccine against SARS-CoV-2: a preliminary report of a phase 1/2, single-blind, randomised controlled trial. The Lancet, 2020 Aug 15; 396(10249): 467–478. Verfügbar unter https://pubmed.ncbi.nlm.nih.gov/32702298/ (zuletzt abgerufen am 19.07.2021).

FORTE, P., COPLAND, M., SMITH, L. M., MILNE, E., SUTHERLAND, J. & BENJAMIN, N. (1997). Basal nitric oxide synthesis in essential hypertension. The Lancet, Mar 22; 349(9055): 837–842. Verfügbar unter https://pubmed.ncbi.nlm.nih.gov/9121259/ (zuletzt abgerufen am 16.07.2021).

FRANCESCHI, C., GARAGNANI, P., VITALE, G., CAPRI, M. & SALVIOLI, S. (2017). Inflammaging and 'Garb-aging'. Trends in Endocrinology & Metabolism, 2017 Mar; 28(3): 199-212. Verfügbar unter

https://pubmed.ncbi.nlm.nih.gov/27789101/ (zuletzt abgerufen am 14.07.2021).

FRATERNALE, A., PAOLETTI, M. F., CASABIANCA, A., OIRY, J., CLAYETTE, P., VOGEL, J.-U., JR CINATL, J., PALAMARA, A., SGARBANTI, R. & GARACI, E. (2006). Antiviral and immunomodulatory properties of new pro-glutathione (GSH) molecules. Current medicinal chemistry, 2006; 13(15): 1749–1755. Verfügbar unter https://pubmed.ncbi.nlm.nih.gov/16787218/ (zuletzt abgerufen am 16.07.2021).

FRATERNALE, A., PAOLETTI, M. F., CASABIANCA, A., NENCIONI, L., GARACI, E., PALAMARA, A. T. & MAGNANI, M. (2009). GSH and analogs in antiviral therapy. Molecular Aspects of Medicine, Feb–Apr 2009; 30(1–2): 99–110. Verfügbar unter https://pubmed.ncbi.nlm.nih.gov/18926849/ (zuletzt abgerufen am 16.07.2021).

FRONT LINE COVID-19 CRITICAL CARE ALLIANCE (FLCCC) (2021). Take Action Now – Information to Share With Your Doctor. Verfügbar unter https://covid19criticalcare.com/i-mask-prophylaxis-treatment-protocol/take-action-and-share-the-infos-with-your-doctor/ (zuletzt abgerufen am 22.02.2021).

GAERTNER, J. (2021). Bandwurm im menschlichen Darm. Verfügbar unter https://www.shutterstock.com/de/image-illustration/tapeworm-human-intestine-magnification-head-attached-666810028 (zuletzt abgerufen am 17.02.2021).

GANAL, S. C., SANOS, S. L., KALLFASS, C., OBERLE, K., JOHNER, C., KIRSCHNING, C., LIENENKLAUS, S., WEISS, S., STAEHELI, P. & AICHELE, P. (2012). Priming of natural killer cells by nonmucosal mononuclear phagocytes requires instructive signals from commensal microbiota. Immunity, 2012 Jul 27; 37(1): 171–86. Verfügbar unter https://pubmed.ncbi.nlm.nih.gov/22749822/ (zuletzt abgerufen am 14.07.2021).

GANSER, D. (2020). Corona und die Angst. Vortrag. Verfügbar unter https://www.idealismprevails.at/dr-daniele-ganser-corona-und-die-angst/ (zuletzt abgerufen am 21.07.2021).

GANZIMMUN DIAGNOSTICS AG (2021). GanzImmun. Verfügbar unter https://www.ganzimmun.de/start/ (zuletzt abgerufen am 17.02.2021).

GEINITZ, C. (2021). Erhebung unter Arbeitnehmern: Normaler Krankenstand trotz Corona. In: FAZ.net vom 07.09.2020. Verfügbar unter https://www.faz.net/1.6942187 (zuletzt abgerufen am 04.01.2021).

GESUNDHEITSSTADT BERLIN GMBH (2021). Corona-Krise macht Depressive noch depressiver. Verfügbar unter https://www.gesundheitsstadt-berlin.de/corona-krise-macht-depressive-noch-depressiver-14303/ (zuletzt abgerufen am 05.02.2021).

GHONEUM, M. & AGRAWAL, S. (2014). MGN-3/Biobran Enhances Generation of Cytotoxic CD8+ T Cells VIA Upregulation of DEC-205 Expression on Dendritic Cells. International Journal of Immunopathology and Pharmacology, Oct–Dec 2014; 27(4): 523-530. Verfügbar unter https://pubmed.ncbi.nlm.nih.gov/25572732/ (zuletzt abgerufen am 15.07.2021).

GIL, A. (2002). Modulation of the immune response mediated by dietary nucleotides. European Journal of Clinical Nutrition, 2002 Aug; 56 Suppl 3: S1–S4. Verfügbar unter https://pubmed.ncbi.nlm.nih.gov/12142952/ (zuletzt abgerufen am 14.07.2021).

GLOBAL CHANGE DATA LAB (2021a). Statistics and Research: Coronavirus (COVID-19) Hospitalizations. In: Our World in Data. Verfügbar unter https://ourworldindata.org/covid-hospitalizations (zuletzt abgerufen am 30.03.2021).

GLOBAL CHANGE DATA LAB (2021b). Coronavirus Pandemic Data Explorer. In: Our World in Data. Verfügbar unter https://ourworldindata.org/coronavirus-data-explorer (zuletzt abgerufen am 05.01.2021).

GLOBAL CHANGE DATA LAB (2021c). COVID-19: Daily tests vs. Daily new confirmed cases per million. Verfügbar unter https://ourworldindata.org/grapher/covid-19-daily-tests-vs-daily-new-confirmed-cases-per-million (zuletzt abgerufen am 03.03.2021).

GLOBAL CHANGE DATA LAB (2021d). Daily new confirmed cases of COVID-19 per million people. In: Our World in Data vom 25.01.2020. Verfügbar unter https://ourworldindata.org/grapher/rate-of-daily-new-confirmed-cases-of-covid-19-positive-rate (zuletzt abgerufen am 17.03.2021).

GREIN, J., OHMAGARI, N., SHIN, D., DIAZ, G., ASPERGES, E., CASTAGNA, A., FELDT, T., GREEN, G., GREEN, M. L., LESCURE, F.-X., NICASTRI, E., ODA, R., YO, K., QUIROS-ROLDAN, E., STUDEMEISTER, A., REDINSKI, J., AHMED, S., BERNETT, J., CHELLIAH, D., CHEN, D., CHIHARA, S., COHEN, S. H., CUNNINGHAM, J., D'ARMINIO MONFORTE, A., ISMAIL, S., KATO, H., LAPADULA, G., L'HER, E., MAENO, T., MAJUMDER, S., MASSARI, M., MORA-RILLO, M., MUTOH, Y., NGUYEN, D., VERWEIJ, E., ZOUFALY, A., OSINUSI, A. O., DEZURE, A., ZHAO, Y., ZHONG, L., CHOKKALINGAM, A., ELBOUDWAREJ, E., TELEP, L., TIMBS, L., HENNE, I., SELLERS, S., CAO, H., TAN, S. K., WINTERBOURNE, L., DESAI, P., MERA, R., GAGGAR, A., MYERS, R. P., BRAINARD, D. M., CHILDS, R. & FLANIGAN, T. (2020). Compassionate Use of Remdesivir for Patients with Severe Covid-19. New England Journal of Medicine, 2020 Jun 11; 382(24): 2327–2336. Verfügbar unter https://pubmed.ncbi.nlm.nih.gov/32275812/ (zuletzt abgerufen am 17.07.2021);

GRIVAS, T. & SAVVIDOU, O. (2007). Melatonin the "light of night" in human biology and adolescent idiopathic scoliosis. Scoliosis, 2, 6. Verfügbar unter https://www.ncbi.nlm.nih.gov/pmc/articles/PMC1855314/ (zuletzt abgerufen am 17.07.2021).

GUERREIRO, C. S., CALADO, Â., SOUSA, J. & FONSECA, J. E. (2018). Diet, microbiota, and gut permeability — the unknown triad in rheumatoid arthritis. Frontiers in medicine, 2018 Dec 14; 5: 349. Verfügbar unter https://pubmed.ncbi.nlm.nih.gov/30619860/ (zuletzt abgerufen am 14.07.2021).

HALSTEAD, S. B. (2018). Which dengue vaccine approach is the most promising, and should we be concerned about enhanced disease after vaccination? There is only one true winner. Cold Spring Harbor perspectives in biology, 2018 Jun 1; 10(6): a030700. Verfügbar unter https://pubmed.ncbi.nlm.nih.gov/28716893/ (zuletzt abgerufen am 19.07.2021). (2x)

HAN, X., SHEN, T. & LOU, H. (2007). Dietary Polyphenols and Their Biological Significance. International Journal of Molecular Sciences, 2007 Sep; 8(9): 950–988.

HASHIM, H. A., MAULOOD, M. F., RASHEED, A. M., FATAK, D. F., KABAH, K. K. & ABDULAMIR, A. S. (2020). Controlled randomized clinical trial on using Ivermectin with Doxycycline for treating COVID-19 patients in Baghdad, Iraq. medRxiv, 2020 Oct 27. Verfügbar unter https://www.medrxiv.org/content/10.1101/2020.10.26.20219345v1.full (zuletzt abgerufen am 18.07.2021).

HAUFE ONLINE REDAKTION (2021). Wie lange sollte eine Schutzmaske maximal getragen werden? Beitrag vom 09.11.2020. Verfügbar unter https://www.haufe.de/arbeitsschutz/sicherheit/wie-lange-sollte-eine-schutzmaske-maximal-getragen-werden_96_516946.html (zuletzt abgerufen am 11.03.2021).

HEAVEY, L., CASEY, G., KELLY, C., KELLY, D. & MCDARBY, G. (2020). No evidence of secondary transmission of COVID-19 from children attending school in Ireland, 2020. Eurosurveillance, 2020 May; 25(21): 2000903. Verfügbar unter https://pubmed.ncbi.nlm.nih.gov/32489179/ (zuletzt abgerufen am 18.07.2021).

HÉCTOR, C., ROBERTO, H., PSALTIS, A. & VERONICA, C. (2020). Study of the efficacy and safety of topical ivermectin+ iota-carrageenan in the prophylaxis against COVID-19 in health personnel. J. Biomed. Res. Clin. Investig., 2020 Nov 17; 2(1). Verfügbar unter https://media.marinomed.com/8b/7a/c7/nota-journal-of-biomedical-research-safety-adn-efficacy-iota-carrageenan-and-ivermectin.pdf (zuletzt abgerufen am 17.07.2021).

HELL, A./KAMPF, L. (2021). Lockdown und Gewalt: Niemand bekam die Kinder zu sehen. Verfügbar unter https://www.sueddeutsche.de/panorama/gewalt-kinder-coronavirus-lockdown-1.5136820 (zuletzt abgerufen am 23.02.2021).

HELMBACH, T. (2020). „Wenn ich meine 85-jährige Mutter zu Weihnachten sehe, wird sie auch eine solche Maske tragen": Das empfiehlt Corona-Experte Lauterbach an Weihnachten. In: Businessinsider.de vom 30.11.2020. Verfügbar unter https://www.businessinsider.de/politik/deutschland/corona-weihnachten-lauterbach-raet-zu-ffp2-masken-bei-privaten-feiern-c/ (zuletzt abgerufen am 10.03.2021).

HENEKA, M. T., GOLENBOCK, D., LATZ, E., MORGAN, D. & BROWN, R. (2020). Immediate and long-term consequences of COVID-19 infections for the development of neurological disease. Alzheimer's Research & Therapy, Jun 4; 12(1), 69. Verfügbar unter https://pubmed.ncbi.nlm.nih.gov/32498691/ (zuletzt abgerufen am 11.07.2021).

HENRY, B. M., BENOIT, S. W., DE OLIVEIRA, M. H. S., HSIEH, W. C., BENOIT, J., BALLOUT, R. A., PLEBANI, M. & LIPPI, G. (2020). Laboratory abnormalities in children with mild and severe coronavirus disease 2019 (COVID-19): A pooled analysis and review. Clinical biochemistry, 2020 Jul; 81: 1–8. Verfügbar unter https://pubmed.ncbi.nlm.nih.gov/32473151/(zuletzt abgerufen am 18.07.2021).

HERNANZ, A., FERNÁNDEZ-VIVANCOS, E., MONTIEL, C., VAZQUEZ, J. J. & ARNALICH, F. (2000). Changes in the intracellular homocysteine and glutathione content associated with aging. Life Sciences, 67(11): 1317–1324. Verfügbar unter https://pubmed.ncbi.nlm.nih.gov/10972200/ (zuletzt abgerufen am 15.07.2021).

HIEDRA, R., LO, K. B., ELBASHABSHEH, M., GUL, F., WRIGHT, R. M., ALBANO, J., AZMAIPARASHVILI, Z. & PATARROYO APONTE, G. (2020). The use of IV vitamin C for patients with COVID-19: a case series. Expert Review of Anti-infective Therapy, 2020 Dec; 18(12): 1259–1261. Verfügbar unter https://pubmed.ncbi.nlm.nih.gov/32662690/ (zuletzt abgerufen am 17.07.2021).

HIGASHI, Y., NOMA, K., YOSHIZUMI, M. & KIHARA, Y. (2009). Endothelial Function and Oxidative Stress in Cardiovascular Diseases. Circulation Journal, 2009 Mar; 73(3): 411–418. Verfügbar unter https://pubmed.ncbi.nlm.nih.gov/19194043/ (zuletzt abgerufen am 16.07.2021). (203 ehemals = 205 jetzt, + 217 von mir eingefügt)

HOLT-LUNSTAD, J., SMITH, T. B. & LAYTON, J. B. (2010). Social relationships and mortality risk: a meta-analytic review. PLoS medicine, 2010

Jul 7; 27(7), e1000316. Verfügbar unter https://pubmed.ncbi.nlm.nih.gov/20668659/ (zuletzt abgerufen am 13.07.2021).

HOROWITZ, R. I., FREEMAN, P. R. & BRUZZESE, J. (2020). Efficacy of gluta-thione therapy in relieving dyspnea associated with COVID-19 pneumo-nia: A report of 2 cases. Respiratory Medicine Case Reports, 2020 Apr 21; 30: 101063. Verfügbar unter https://pubmed.ncbi.nlm.nih.gov/32322478/ (zuletzt abgerufen am 16.07.2021).

HOSTE, L., VAN PAEMEL, R. & HAERYNCK, F. (2021). Multisystem inflam-matory syndrome in children related to COVID-19: a systematic review. European Journal of Pediatrics, 2021 Jul; 180(7): 2019–2034. Verfügbar unter https://pubmed.ncbi.nlm.nih.gov/33599835/ (zuletzt abgerufen am 19.07.2021).

HOWARD, J., CNN (2021). WHO stands by recommendation to not wear masks if you are not sick or not caring for someone who is sick. In: Editi-on.CNN.com vom 31.03.2020. Verfügbar unter https://www.cnn.com/2020/03/30/world/coronavirus-who-masks-recommendation-trnd/index.html (zuletzt abgerufen am 31.03.2021).

HUBER, E. (2021). Corona-Impfung: „Fließbandarbeit am Produkt Mensch". Bei-trag vom 09.02.2021 auf Reitschuster.de. Verfügbar unter https://reitschuster.de/post/corona-impfung-fliessbandarbeit-am-produkt-mensch/ (zuletzt abgerufen am 02.03.2021).

HÜTTEMANN, D. (2021). Dengue: Sanofi warnt vor eigenem Impfstoff. In: Pharmazeutische-Zeitung.de vom 06.12.2017. Verfügbar unter https://www.pharmazeutische-zeitung.de/ausgabe-492017/sanofi-warnt-vor-eigenem-impfstoff/ (zuletzt abgerufen am 02.03.2021).

IBARRONDO, F. J., FULCHER, J. A., GOODMAN-MEZA, D., ELLIOTT, J., HOFMANN, C., HAUSNER, M. A., FERBAS, K. G., TOBIN, N. H., ALDROVANDI, G. M. & YANG, O. O. (2020). Rapid decay of anti–SARS-CoV-2 antibodies in persons with mild Covid-19. New England Journal of Medicine, 2020 Sep 10; 383(11): 1085–1087. Verfügbar unter https://pubmed.ncbi.nlm.nih.gov/32706954/ (zuletzt abgerufen am 14.07.2021).

IBRAHIM, H., PERL, A., SMITH, D., LEWIS, T., KON, Z., GOLDENBERG, R., YARTA, K., STANILOAE, C. & WILLIAMS, M. (2020). Therapeutic blockade of inflammation in severe COVID-19 infection with intravenous N-acetylcysteine. Clinical Immunology, 2020 Oct; 219: 108544. Verfügbar unter https://www.ncbi.nlm.nih.gov/pmc/articles/PMC7374140/ (zuletzt abgerufen am 16.07.2021).

INTERNATIONAL LABOUR ORGANIZATION (2020). ILO Monitor: COVID-19 and the world of work. 6th edition. Verfügbar unter https://www.ilo.org/global/topics/coronavirus/impacts-and-responses/WCMS_755910/lang--en/index.htm (zuletzt abgerufen am 17.02.2021).

INTERNATIONAL MONETARY FUND (IMF) (2021). Fiscal Monitor, October 2020 - Policies for the Recovery. Verfügbar unter https://www.imf.org/en/Publications/FM/Issues/2020/09/30/october-2020-fiscal-monitor (zuletzt abgerufen am 17.02.2021).

IOANNIDIS, J. P. A. (2020). The infection fatality rate of COVID-19 inferred from seroprevalence data. MedRxiv, Bull World Health Organ. 2021 Jan 1;99(1): 19-33F.

ISRAEL, A., CICUREL, A., FELDHAMER, I., DROR, Y., GIVEON, S. M., GILLIS, D., STRICH, D. & LAVIE, G. (2020). The link between vitamin D deficiency and Covid-19 in a large population. medRxiv, 2020.09.04.20188268. Verfügbar unter https://www.medrxiv.org/content/10.1101/2020.09.04.20188268v1 (zuletzt abgerufen am 17.07.2021).

JAAFAR, R., AHERFI, S., WURTZ, N., GRIMALDIER, C., VAN HOANG, T., COLSON, P., RAOULT, D. & LA SCOLA, B. (2020). Correlation Between 3790 Quantitative Polymerase Chain Reaction–Positives Samples and Positive Cell Cultures, Including 1941 Severe Acute Respiratory Syndrome Coronavirus 2 Isolates. Clinical Infectious Diseases 2021 Jun 1;72(11): e921. Verfügbar unter https://pubmed.ncbi.nlm.nih.gov/32986798/ (zuletzt abgerufen am 12.07.2021).

JEWETT, A. (2020). The Potential Effect of Novel Coronavirus SARS-CoV-2 on NK Cells; A Perspective on Potential Therapeutic Interventions. Frontiers in immunology, 2020 Jul 10; 11: 1692-1692, hier: 1692.

JONES, T. C., MÜHLEMANN, B., VEITH, T., BIELE, G., ZUCHOWSKI, M., HOFFMANN, J., STEIN, A., EDELMANN, A., CORMAN, V. M. & DROSTEN, C. (2020). An analysis of SARS-CoV-2 viral load by patient age. MedRxiv. Verfügbar unter https://www.medrxiv.org/content/10.1101/2020.06.08.20125484v1 (zuletzt abgerufen am 18.07.2021).

JUNGHOLT, T. (2021). Hans-Jürgen Papier: „Menschen dieses Landes sind keine Untertanen". In: Welt.de vom 10.03.2021. Verfügbar unter https://www.welt.de/politik/deutschland/plus227789681/Hans-Juergen-Papier-Menschen-dieses-Landes-sind-keine-Untertanen.html (zuletzt abgerufen am 09.03.2021).

KAGEYAMA, Y., AKIYAMA, T. & NAKAMURA, T. (2020). Intestinal Dysbiosis and Probiotics in COVID-19. J Clin Trials, 10(4): 2167–0870.20. Verfügbar unter https://www.longdom.org/open-access/intestinal-dysbiosis-and-probiotics-in-covid19.pdf (zuletzt abgerufen am 14.07.2021).

KAUERMANN, G. K. H. (Lehrstuhl für Statistik und ihre Anwendungen in Wirtschafts- und Sozialwissenschaften, LMU München) (2020). CoDAG-Bericht Nr. 4 vom 11.12.2020. Verfügbar unter https://www.covid19.statistik.uni-muenchen.de/pdfs/bericht-4.pdf (zuletzt abgerufen am 12.07.2021).

KIECOLT-GLASER, J. K. & GLASER, R. (2002). Depression and immune function: central pathways to morbidity and mortality. Journal of psychosomatic research, 2002 Oct; 53(4): 873-876.

KIELON, KRISTIN (2020). Pathologen fordern Obduktion von verstorbenen Covid 19-Erkrankten. In: MDR.de vom 23.04.2020. Verfügbar unter https://www.mdr.de/wissen/corona-tote-krankenhaus-obduktion-100.html (zuletzt abgerufen am 01.02.2021)

KIM, C. H. (2018). Immune regulation by microbiome metabolites. Immunology, 154, 220-229. Verfügbar unter

https://pubmed.ncbi.nlm.nih.gov/29569377/ (zuletzt abgerufen am 14.07.2021).

KIM, H. S. (2021). Do an Altered Gut Microbiota and an Associated Leaky Gut Affect COVID-19 Severity? mBio, 2021 Jan 12; 12(1): e03022-20. Verfügbar unter https://pubmed.ncbi.nlm.nih.gov/33436436/ (zuletzt abgerufen am 14.07.2021

KIM, S. S., FLANNERY, B., FOPPA, I. M., CHUNG, J. R., NOWALK, M. P., ZIMMERMAN, R. K., GAGLANI, M., MONTO, A. S., MARTIN, E. T., BELONGIA, E. A., MCLEAN, H. Q., JACKSON, M. L., JACKSON, L. A. & PATEL, M. (2020). Effects of Prior Season Vaccination on Current Season Vaccine Effectiveness in the United States Flu Vaccine Effectiveness Network, 2012–2013 Through 2017–2018. Clinical Infectious Diseases, 2020 Jun 7; ciaa706. Verfügbar unter https://pubmed.ncbi.nlm.nih.gov/32505128/ (zuletzt abgerufen am 19.07.2021).

KINSCHERF, R., FISCHBACH, T., MIHM, S., ROTH, S., HOHENHAUS-SIEVERT, E., WEISS, C., EDLER, L., BÄRTSCH, P. & DRÖGE, W. (1994). Effect of glutathione depletion and oral N-acetyl-cysteine treatment on CD4+ and CD8+ cells. The FASEB Journal, 1. April 1994, 8, 448-451. Verfügbar unter https://faseb.onlinelibrary.wiley.com/doi/abs/10.1096/fasebj.8.6.7909525 (zuletzt abgerufen am 14.07.2021).

KIRCHWEGER, K. (2021). Schock in Italien: Bestürzende Serie von Todesfällen nach Corona-Impfung. In: Wochenblick.at vom 11.02.2021. Verfügbar unter https://www.wochenblick.at/schock-in-italien-bestuerzende-serie-von-todesfaellen-nach-corona-impfung/ (zuletzt abgerufen am 09.3.2021).

KNOEMA (2021). Japan Death rate, 1950–2020 - knoema.com. Verfügbar unter, https://knoema.com//atlas/Japan/Death-rate (zuletzt abgerufen am 05.01.2021).

KOPTYUG, E. (2021). Coronavirus (COVID-19) cases Germany 2021, by age group and gender. In: Statista.com. Verfügbar unter https://www.statista.com/statistics/1105465/coronavirus-covid-19-cases-age-group-germany/ (zuletzt abgerufen am 23.02.2021).

KORY, P., MEDURI, G. U., IGLESIAS, J., VARON, J., BERKOWITZ, K., KORNFELD, H., VINJEVOLL, E., SCOTT, M., WAGSHUL, F. & MARIK, P. E. (2020). Review of the Emerging Evidence Demonstrating the Efficacy of Ivermectin in the Prophylaxis and Treatment of COVID-19. Verfügbar unter https://covid19criticalcare.com/wp-content/uploads/2020/11/FLCCC-Ivermectin-in-the-prophylaxis-and-treatment-of-COVID-19.pdf (zuletzt abgerufen am 18.07.2021).

KRETSCHMER (2021a). Die Bevölkerung wird durchgeimpft und dann ist Schluss. Verfügbar unter https://www.youtube.com/watch?v=QvTfPYgWivs (zuletzt abgerufen am 03.03.2021).

KRETSCHMER (2021b). MP Kretschmer: Niemand wird in Deutschland gegen seinen Willen geimpft! Verfügbar unter https://vimeo.com/495868355 (zuletzt abgerufen am 03.03.2021).

KRIZMAN, P. J., SMIDOVNIK, A., WONDRA, A. G., CERNELIC, K., KOTNIK, D., KRIZMAN, M., PROSEK, M., VOLK, M., HOLCMAN, A. & SVETE, A. N. (2012). Quantitative determination of low molecular weight antioxidants and their effects on different antioxidants in chicken blood plasma. Journal of Biomedical Science and Engineering, 2012 Dec, 5(12), 12: 743–754. Verfügbar unter https://www.scirp.org/journal/paperinformation.aspx?paperid=25777 (zuletzt abgerufen am 15.07.2021)

KUTTER, S. (2014). „Der Körper wird ständig von Viren angegriffen". In: WirtschaftsWoche.de vom 16.05.2014. Verfügbar unter https://www.wiwo.de/technologie/forschung/virologe-drosten-im-gespraech-2014-der-koerper-wirdstaendig-von-viren-angegriffen/9903228-all.html (zuletzt abgerufen am 01.02.2021).

KUTZNER, S. (2021). RKI warnt nicht vor FFP2-Masken, doch Daten zu Auswirkungen im Alltag fehlen. In: CORRECTIV.org vom 22.01.2021. Verfügbar unter https://correctiv.org/faktencheck/2021/01/22/das-rki-warnt-nicht-vor-ffp2-masken-kann-gesundheitliche-auswirkungen-bei-lungenkranken-und-alten-aber-nicht-ausschliessen/ (zuletzt abgerufen am 10.03.2021).

LAFORGE, M., ELBIM, C., FRÈRE, C., HÉMADI, M., MASSAAD, C., NUSS, P., BENOLIEL, J.-J. & BECKER, C. (2020). Tissue damage from neu-trophil-induced oxidative stress in COVID-19. Nature Reviews Immuno-logy, 2020 Sep; 20(9): 515–516. Verfügbar unter https://pubmed.ncbi.nlm.nih.gov/32728221/ (zuletzt abgerufen am 16.07.2021).

LANDESHAUPTSTADT MÜNCHEN, REFERAT FÜR GESUNDHEIT UND UMWELT (2020). Merkblatt Corona, Mund-Nasen-Bedeckung. Bro-schüre vom 11.05.2020. Landeshauptstadt München. Verfügbar unter fi-le:///C:/Users/info/AppData/Local/Temp/200608_Merkblatt_MNB.pdf (zuletzt abgerufen am 21.07.2021).

LANDMESSER, U., DIKALOV, S., PRICE, S. R., MCCANN, L., FUKAI, T., HOLLAND, S. M., MITCH, W. E. & HARRISON, D. G. (2003). Oxida-tion of tetrahydrobiopterin leads to uncoupling of endothelial cell nitric oxide synthase in hypertension. The Journal of Clinical Investigation, 2003 Apr; 111(8): 1201–1209. Verfügbar unter https://pubmed.ncbi.nlm.nih.gov/12697739/ (zuletzt abgerufen am 16.07.2021).

LANDTAG VON BADEN-WÜRTTEMBERG (2020). Gesundheitliche Gefahren durch das Tragen von Masken. Kleine Anfrage der Abg. Dr. Christina Baum AfD und Antwort des Ministeriums für Soziales und Integration. Drucksache 16/8938 vom 01.10.2020. Verfügbar unter https://www.landtag-bw.de/files/live/sites/LTBW/files/dokumente/WP16/Drucksachen/8000/16_8938_D.pdf (zuletzt abgerufen am 21.07.2021).

LAUTERBACH, K. (2021). Kampf gegen Klimawandel: Lauterbach wegen Coro-nazeit pessimistisch. In: Welt.de vom 27.12.2020. Verfügbar unter https://www.welt.de/politik/deutschland/article223275012/Kampf-gegen-Klimawandel-Lauterbach-wegen-Coronazeit-pessimistisch.html (zuletzt abgerufen am 09.02.2021).

LEE, W. S., WHEATLEY, A. K., KENT, S. J. & DEKOSKY, B. J. (2020). Anti-body-dependent enhancement and SARS-CoV-2 vaccines and therapies. Nature Microbiology, 2020 Oct; 5(10): 1185–1191. Verfügbar unter https://pubmed.ncbi.nlm.nih

LI, B., ZHANG, S., ZHANG, R., CHEN, X., WANG, Y. & ZHU, C. (2020). Epidemiological and Clinical Characteristics of COVID-19 in Children: A Systematic Review and Meta-Analysis. Frontiers in Pediatrics, 2020 Nov 2; 8: 591132. Verfügbar unter https://pubmed.ncbi.nlm.nih.gov/33224909/(zuletzt abgerufen am 18.07.2021).

LI, M., GUO, W., DONG, Y., WANG, X., DAI, D., LIU, X., WU, Y., LI, M., ZHANG, W., ZHOU, H., ZHANG, Z., LIN, L., KANG, Z., YU, T., TIAN, C., QIN, R., GUI, Y., JIANG, F., FAN, H., HEISSMEYER, V., SARAPULTSEV, A., WANG, L., LUO, S. & HU, D. (2020). Elevated Exhaustion Levels of NK and CD8(+) T Cells as Indicators for Progression and Prognosis of COVID-19 Disease. Frontiers in immunology, 2020 Oct 14; 11: 580237. Verfügbar unter https://pubmed.ncbi.nlm.nih.gov/33154753/ (zuletzt abgerufen am 14.07.2021).

LIGUORO, I., PILOTTO, C., BONANNI, M., FERRARI, M. E., PUSIOL, A., NOCERINO, A., VIDAL, E. & COGO, P. (2020). SARS-COV-2 infection in children and newborns: a systematic review. European Journal of Pediatrics, 2020 Jul; 179(7): 1029-1046. Verfügbar unter https://pubmed.ncbi.nlm.nih.gov/32424745/ (zuletzt abgerufen am 18.07.2021).

LIMÓN-PACHECO, J. H. & E. GONSEBATT, M. (2010). The Glutathione System and its Regulation by Neurohormone Melatonin in the Central Nervous System. Central Nervous System Agents in Medicinal ChemistryChemistry - Central Nervous System Agents), 2010 Dec 1; 10(4): 287–297. Verfügbar unter https://pubmed.ncbi.nlm.nih.gov/20868358/ (zuletzt abgerufen am 17.07.2021).

LIU, Z., YU, D., GE, Y., WANG, L., ZHANG, J., LI, H., LIU, F. & ZHAI, Z. (2019). Understanding the factors involved in determining the bioburdens of surgical masks. Annals of translational medicine, 2019 Dec; 7(23): 754. Verfügbar unter https://pubmed.ncbi.nlm.nih.gov/32042770/ (zuletzt abgerufen am 21.07.2021);

LIU, F., ZHU, Y., ZHANG, J., LI, Y. & PENG, Z. (2020). Intravenous high-dose vitamin C for the treatment of severe COVID-19: study protocol for a multicentre randomised controlled trial. BMJ open, 2020 Jul 8; 10(7): e039519. Verfügbar unter https://pubmed.ncbi.nlm.nih.gov/32641343/ (zuletzt abgerufen am 16.07.2021).

LONG, Q.-X., TANG, X.-J., SHI, Q.-L., LI, Q., DENG, H.-J., YUAN, J., HU, J.-L., XU, W., ZHANG, Y., LV, F.-J., SU, K., ZHANG, F., GONG, J., WU, B., LIU, X.-M., LI, J.-J., QIU, J.-F., CHEN, J. & HUANG, A.-L. (2020). Clinical and immunological assessment of asymptomatic SARS-CoV-2 infections. Nature Medicine, 2020 Aug; 26(8): 1200–1204.

LORA-TAMAYO, J., MAESTRO, G., LALUEZA, A., RUBIO-RIVAS, M., VILLARREAL PAUL, G., ARNALICH FERNÁNDEZ, F., BEATO PÉREZ, J. L., VARGAS NÚÑEZ, J. A., LLORENTE BARRIO, M. & LUMBRERAS BERMEJO, C. (2021). Early Lopinavir/ritonavir does not reduce mortality in COVID-19 patients: Results of a large multicenter study. J Infect. 2021 Jun; 82(6): 276–316. Verfügbar unter https://pubmed.ncbi.nlm.nih.gov/33582204/ (zuletzt abgerufen am 17.07.2021).

LOVELACE, B. JR. (2021). Pfizer begins Covid vaccine trial on infants and young kids. Verfügbar unter https://www.cnbc.com/2021/03/25/covid-vaccine-pfizer-begins-trial-on-infants-and-young-kids.html (zuletzt abgerufen am 11.05.2021).

LU, X., ZHANG, L., DU, H., ZHANG, J., LI, Y. Y., QU, J., ZHANG, W., WANG, Y., BAO, S., LI, Y., WU, C., LIU, H., LIU, D., SHAO, J., PENG, X., YANG, Y., LIU, Z., XIANG, Y., ZHANG, F., SILVA, R. M., PINKERTON, K. E., SHEN, K., XIAO, H., XU, S. & WONG, G. W. K. (2020). SARS-CoV-2 Infection in Children. New England Journal of Medicine, 2020 Apr 23; 382(17): 1663–1665. Verfügbar unter https://pubmed.ncbi.nlm.nih.gov/32187458/ (zuletzt abgerufen am 18.07.2021).

LUDVIGSSON, J. F. (2020). Children are unlikely to be the main drivers of the COVID-19 pandemic - A systematic review. Acta paediatrica (Oslo, Norway : 1992), 2020 Aug; 109(8): 1525–1530. Verfügbar unter

https://pubmed.ncbi.nlm.nih.gov/32430964/ (zuletzt abgerufen am 18.07.2021).

LUFEN, M. (2021). Flatten the Angst. Verfügbar unter https://www.achgut.com/artikel/flatten_the_angst (zuletzt abgerufen am 09.02.2021).

LUKE, J. (2001). Fluoride Deposition in the Aged Human Pineal Gland. Caries Research, Mar-Apr 2001; 35(2): 125–128. Verfügbar unter https://pubmed.ncbi.nlm.nih.gov/11275672/ (zuletzt abgerufen am 17.07.2021).

LUKE, J. A. (1997). The effect of fluoride on the physiology of the pineal gland. University of Surrey.

LUMITOS AG (2021). Redoxpotentiale in der Biochemie. In: Chemie.de. Verfügbar unter https://www.chemie.de/lexikon/Redoxpotential.html#Redoxpotentiale_in _der_Biochemie (zuletzt abgerufen am 18.02.2021).

LUO, S., LEI, H., QIN, H. & XIA, Y. (2014). Molecular mechanisms of endothelial NO synthase uncoupling. Current pharmaceutical design, 2014; 20(22): 3548–3553. Verfügbar unter https://pubmed.ncbi.nlm.nih.gov/24180388/ (zuletzt abgerufen am 16.07.2021).

LURIE, N., SAVILLE, M., HATCHETT, R. & HALTON, J. (2020). Developing Covid-19 vaccines at pandemic speed. New England Journal of Medicine, 2020 May 21; 382(21): 1969–1973. Verfügbar unter https://pubmed.ncbi.nlm.nih.gov/32227757/ (zuletzt abgerufen am 19.07.2021).

LYNCH, S. V. (2016). The Lung Microbiome and Airway Disease. Annals of the American Thoracic Society, 2016 Dec; 13(Suppl 5), S462–S465. Verfügbar unter https://www.ncbi.nlm.nih.gov/pmc/articles/PMC5291470/ (zuletzt abgerufen am 14.07.2021).

LYONS-WEILER JAMES; KENNEDY, R. F., Jr. (2021). Pfizer COVID Vaccine Trial Shows Alarming Evidence of Pathogenic Priming in Older Adults. In: The Defender – Children's Health Defense. Beitrag vom 10.12.2020.

Verfügbar unter https://childrenshealthdefense.org/defender/pfizer-covid-vaccine-trial-pathogenic-priming/ (zuletzt abgerufen am 17.03.2021);

MACINTYRE, C. R., SEALE, H., DUNG, T. C., HIEN, N. T., NGA, P. T., CHUGHTAI, A. A., RAHMAN, B., DWYER, D. E. & WANG, Q. (2015). A cluster randomised trial of cloth masks compared with medical masks in healthcare workers. BMJ Open, 5: e006577. Verfügbar unter https://bmjopen.bmj.com/content/bmjopen/5/4/e006577.full.pdf (zuletzt abgerufen am 21.07.2021).

MAES, M., COUCKE, F. & LEUNIS, J.-C. (2007). Normalization of the increased translocation of endotoxin from gram negative enterobacteria (leaky gut) is accompanied by a remission of chronic fatigue syndrome. Neuroendocrinology Letters, 2007 Dec; 28(6): 739–744. Verfügbar unter https://pubmed.ncbi.nlm.nih.gov/18063928/ (zuletzt abgerufen am 14.07.2021).

MAGUIERE, E. (2021). Advising individuals with allergies on their suitability for Pfizer-BioNTech COVID-19 Vaccine. In: Specialist Pharmacy Service, Beitrag vom 07.01.2021. Verfügbar unter https://www.sps.nhs.uk/articles/advising-individuals-with-allergies-on-their-suitability-for-pfizer-biontech-covid-19-vaccine/ (zuletzt abgerufen am 02.03.2021).

MANDAL, S., BARNETT, J., BRILL, S. E., BROWN, J. S., DENNENY, E. K., HARE, S. S., HEIGHTMAN, M., HILLMAN, T. E., JACOB, J., JARVIS, H. C., LIPMAN, M. C. I., NAIDU, S. B., NAIR, A., PORTER, J. C., TOMLINSON, G. S., HURST, J. R. & GROUP, A. R. C. S. (2020). 'Long-COVID': a cross-sectional study of persisting symptoms, biomarker and imaging abnormalities following hospitalisation for COVID-19. Thorax 76(4), thoraxjnl-2020-215818. Verfügbar unter https://www.researchgate.net/publication/346826333_%27Long-COVID%27_A_cross-sectio-nal_study_of_persisting_symptoms_biomarker_and_imaging_abnormalit ies_following_hospitalisation_for_COVID-19 (zuletzt abgerufen am 11.07.2021).

MANKE, A., WANG, L. & ROJANASAKUL, Y. (2013). Mechanisms of Nano-particle-Induced Oxidative Stress and Toxicity. BioMed Research International, 20133: 942916. Verfügbar unter https://pubmed.ncbi.nlm.nih.gov/24027766/ (zuletzt abgerufen am 19.07.2021).

MAUL, T. (2021). Corona-Wahn vollendet: Gefährlich, weil harmlos. Verfügbar unter https://www.thomasmaul.de/2020/11/corona-wahn-vollendet-gefahrlich-weil.html (zuletzt abgerufen am 04.01.2021).

MAXEINER, D. (2021). Das Corona-Papier: So war es wirklich, Herr Seehofer. In: Achgut.com vom 11.05.2020. Verfügbar unter https://www.achgut.com/artikel/das_corona_papier_so_war_es_wirklich_herr_seehofer (zuletzt abgerufen am 09.02.2021).

MAYER, P. F. (2020). WHO ändert Definition von Herdenimmunität auf Pharma-freundliche Version. In: TKP.at vom 25.12.2020. Verfügbar unter https://tkp.at/2020/12/25/who-aendert-definition-von-herdenimmunitaet-auf-pharma-freundliche-version/ (zuletzt abgerufen am 11.02.2021).MCKERNAN, K., MALHOTRA, B. R., BORGER, P., YEADON, M., CRAIG, C., STEGER, K., MCSHEEHY, P., ANGELOVA, L., FRANCHINO, F. & BINDER, T. (2021). Addendum to the Corman-Drosten Review Report. Verfügbar unter https://osf.io/9mjy7 (zuletzt abgerufen am 12.07.2021).

MDR.DE (2021a). Aufgeklärt: Sammelt sich in Masken zu viel Kohlendioxid? Beitrag vom 24.04.2020. Verfügbar unter https://www.mdr.de/ratgeber/gesundheit/maske-tragen-schaden-lunge-lungenfacharzt-erklaert-100.html (zuletzt abgerufen am 10.03.2021).

MDR.DE (2021b). T-Killerzellen: Räumen auf und schlagen Alarm. Beitrag vomn 11. Juni 2020. Verfügbar unter https://www.mdr.de/wissen/t-killer-zellen-frueherkennung-vorhersage-impfung-corona100.html (zuletzt abgerufen am 10.02.21).

MEISTER, A. (1988). Glutathione metabolism and its selective modification. Journal of biological chemistry, 1988 Nov 25; 263(33): 17205–17208. Verfügbar unter https://pubmed.ncbi.nlm.nih.gov/3053703/ (zuletzt abgerufen am 16.07.2021).

MEMORIAL SLOAN KETTERING CANCER CENTER (2021). MGN-3. Verfügbar unter https://www.mskcc.org/cancer-care/integrative-medicine/herbs/mgn-3 (zuletzt abgerufen am 17.02.2021).

MERCKX, J., LABRECQUE, J. A. & KAUFMAN, J. S. (2020). Transmission of SARS-CoV-2 by Children. Deutsches Arzteblatt international, 2020 Aug 17; 117(33–34): 553–560. Verfügbar unter https://pubmed.ncbi.nlm.nih.gov/32705983/ (zuletzt abgerufen am 18.07.2021).

MIAN, M. F., LAUZON, N. M., STÄMPFLI, M. R., MOSSMAN, K. L. & ASHKAR, A. A. (2008). Impairment of human NK cell cytotoxic activity and cytokine release by cigarette smoke. J Leukoc Biol. 2008 Mar; 83(3): 774–84. Verfügbar unter https://pubmed.ncbi.nlm.nih.gov/18055568/ (zuletzt abgerufen am 14.07.2021).

MIGUEL, C. DE, RUDEMILLER, N. P., ABAIS, J. M. & MATTSON, D. L. (2014). Inflammation and Hypertension: New Understandings and Potential Therapeutic Targets. Current Hypertension Reports, 2015 Jan; 17(1): 507. Verfügbar unter https://pubmed.ncbi.nlm.nih.gov/25432899/ (zuletzt abgerufen am 14.07.2021).

MILLER, J. (2021). Swiss delay AstraZeneca COVID vaccine approval, order more shots from others. In: Reuters.com vom 03.02.2021. Verfügbar unter https://www.reuters.com/article/us-health-coronavirus-swiss-astrazeneca-idUSKBN2A32GV (zuletzt abgerufen am 08.03.2021).

MINEO, LIZ (2017). Harvard study, almost 80 years old, has proved that embracing community helps us live longer, and be happier. In: The Harvard Gazette vom 11.04.2017. Verfügbar unter https://news.harvard.edu/gazette/story/2017/04/over-nearly-80-years-harvard-study-has-been-showing-how-to-live-a-healthy-and-happy-life/ (zuletzt abgerufen am 13.03.2021).

MIOSSEC, P. (2020). Understanding the cytokine storm during COVID-19: Contribution of preexisting chronic inflammation. European journal of rheumatology, 2020 Aug; 7(Suppl 2): S97–S987. Verfügbar unter https://pubmed.ncbi.nlm.nih.gov/32412405/ (zuletzt abgerufen am 14.07.2021).

MITANI, K. & KUBO, S. (2002). Adenovirus as an integrating vector. Curr Gene Ther, 2002 May; 2(2): 135–44. Verfügbar unter https://pubmed.ncbi.nlm.nih.gov/12109211/ (zuletzt abgerufen am 19.07.2021).

MITOCARE GMBH & CO. KG (2021a). METHYLATION MASTER. Verfügbar unter https://mitocare.de/Produkte/CL06-Vitamin-D-Zellteilung/Methylation-Master.aspx (zuletzt abgerufen am 19.02.2021).

MITOCARE GMBH & CO. KG (2021b). „Novaerus": Kontinuierliche Luftdesin-fektion für Ihr Zuhause und Ihre Praxis. Verfügbar unter https://mitocare.de/Novaerus-alle/Novaerus.aspx (zuletzt abgerufen am 17.03.2021).

MITOCARE GMBH & CO. KG (2021c). OMEGA PL. Verfügbar unter https://mitocare.de/Produkte/CL11-Lipide-Oele/Omega-PL.aspx (zuletzt abgerufen am 18.02.2021).

MITOCARE GMBH & CO. KG (2021d). POLYPHENOLE. Verfügbar unter https://mitocare.de/Produkte/CL05-Redoxsystem-sekundaere-Pflanzenstoffe/Polyphenole.aspx (zuletzt abgerufen am 17.02.2021).

MITOCARE GMBH & CO. KG (2021e). SILENT IMMUNE. Verfügbar unter https://mitocare.de/Produkte/CL08-Immunsystem/MITOcare-Silent-Immune.aspx (zuletzt abgerufen am 17.02.2021);

MITOCARE GMBH & CO. KG (2021f). VITAMIN C KOMPLEX. Verfügbar unter https://mitocare.de/Produkte/CL01-Vitamine-Provitamine/Vitamin-C-Komplex.aspx (zuletzt abgerufen am 18.02.2021).

MOAN, J., DAHLBACK, A., MA, L. & JUZENIENE, A. (2009). Influenza, solar radiation and vitamin D. Dermato-endocrinology, 2009 Nov; 1(6): 307-91. Verfügbar unter https://pubmed.ncbi.nlm.nih.gov/21572876/ (zuletzt abgerufen am 17.07.2021).

MORGENSTERN, J., REDONDO, J. N., DE LEON, A., CANELA, J. M., TORRES, N., TAVARES, J., MINAYA, M., LOPEZ, O., PLACIDO, A. M. & CASTILLO, A. (2020). The use of compassionate Ivermectin in the management of symptomatic outpatients and hospitalized patients with clinical diagnosis of COVID-19 at the Medical Center Bournigal and the Medical Center Punta Cana, Rescue Group, Dominican Republic, from may 1 to august 10, 2020. medRxiv, 2020 Nov 3. Verfügbar unter https://www.medrxiv.org/content/10.1101/2020.10.29.20222505v1.full.p df (zuletzt abgerufen am 17.07.2021).

MORRIS, D., KHURASANY, M., NGUYEN, T., KIM, J., GUILFORD, F., MEHTA, R., GRAY, D., SAVIOLA, B. & VENKETARAMAN, V. (2013). Glutathione and infection. Biochimica et Biophysica Acta (BBA) - General Subjects, 2013 May; 1830(5): 3329–3349. Verfügbar unter https://pubmed.ncbi.nlm.nih.gov/23089304/ (zuletzt abgerufen am 14.07.2021).

MOSTAJO-RADJI, M. (2020). Pseudoscience in the times of crisis: How and why chlorine dioxide became popular in Latin America during the COVID-19 pandemic. Front. Polit. Sci. 3:621370. Verfügbar unter https://www.frontiersin.org/articles/10.3389/fpos.2021.621370/full (zuletzt abgerufen am 18.07.2021).

MOUSTSEN-HELMS, I. R., EMBORG, H.-D., NIELSEN, J., NIELSEN, K. F., KRAUSE, T. G., MØLBAK, K., MØLLER, K. L., BERTHELSEN, A.-S. N. & VALENTINER-BRANTH, P. (2021). Vaccine effectiveness after 1st and 2nd dose of the BNT162b2 mRNA Covid-19 Vaccine in long-term care facility residents and healthcare workers – a Danish cohort study. medRxiv, 2021.03.08.21252200. Verfügbar unter https://www.medrxiv.org/node/314782.external-links.html (zuletzt abgerufen am 19.07.2021).

MRVELJ, A. & WOMBLE, M. D. (2020). Fluoride-Free Diet Stimulates Pineal Growth in Aged Male Rats. Biological Trace Element Research, 2020 Sep; 197(1): 175–183. Verfügbar unter https://pubmed.ncbi.nlm.nih.gov/31713773/(zuletzt abgerufen am 17.07.2021).

MU, Q., KIRBY, J., REILLY, C. M. & LUO, X. M. (2017). Leaky Gut As a Danger Signal for Autoimmune Diseases. Frontiers in Immunology, 2017 May 23; 8: 5988. Verfügbar unter https://pubmed.ncbi.nlm.nih.gov/28588585/ (zuletzt abgerufen am 14.07.2021).

MÜLLER, R. (2021). FFP2-Maskenpflicht sinnvoll? Söders Experten uneins!. In: Abendzeitung-München.de vom 25.01.2021. Verfügbar unter https://www.abendzeitung-muenchen.de/bayern/ffp2-maskenpflicht-sinnvoll-soeders-experten-uneins-art-701126 (zuletzt abgerufen am 20.07.2021).

MÜNCHENER ZEITUNGS-VERLAG GMBH & CO. KG (2021). AstraZeneca-Impfstoff: Schweiz will scheinbar Millionen erworbene Dosen wieder verkaufen. In: Merkur.de vom 24.02.2021. Verfügbar unter https://www.merkur.de/welt/corona-impfstoff-astrazeneca-schweiz-deutschland-90207418.html (zuletzt abgerufen am 08.03.2021).

MUNRO, A. P. & FAUST, S. N. (2020). Children are not COVID-19 super spreaders: time to go back to school. Archives of disease in childhood, 2020 Jul; 105(7): 618–619. Verfügbar unter https://pubmed.ncbi.nlm.nih.gov/32371442/ (zuletzt abgerufen am 19.07.2021).

NDR (2020). 16) „Wir brauchen Abkürzungen bei der Impfstoffzulassung". Verfügbar unter https://www.ndr.de/nachrichten/info/16-Wir-brauchen-Abkuerzungen-bei-der-Impfstoffzulassung,audio655164.html (zuletzt abgerufen am 09.02.2021).

NDR (2021a). Corona: Tod nach Impfung. Verfügbar unter https://daserste.ndr.de/panorama/archiv/2021/Corona-Tod-nach-Impfung,coronaimpfung130.html (zuletzt abgerufen am 02.03.2021).

NDR (2021b). Emden: Viele Krankmeldungen nach Corona-Impfungen in Klinik. In: NDR.de vom 15.02.2021. Verfügbar unter https://www.ndr.de/nachrichten/niedersachsen/oldenburg_ostfriesland/Emden-Viele-Krankmeldungen-nach-Corona-Impfungen-in-Klinik,emden1370.html (zuletzt abgerufen am 02.03.2021).

NDR (2021c). Hannover: Viele Ärzte und Personal nicht zum Impfen gekommen. In: NDR.de vom 29.03.2021. Verfügbar unter https://www.ndr.de/nachrichten/niedersachsen/hannover_weser-leinegebiet/Hannover-Viele-Aerzte-und-Personal-nicht-zum-Impfen-gekommen,corona7318.html (zuletzt abgerufen am 30.03.2021).

NE GmbH | Brockhaus (2021). Viren (Biologie und Medizin). In: Brockhaus Enzyklopädie Online. Verfügbar unter https://brockhaus.de/ecs/enzy/article/viren-biologie-und-medizin (zuletzt abgerufen am 11.07.2021).

NEWS4TEACHERS (2020). Lauterbach kritisiert Eisenmann: „Maske, Lüften plus 30 Kinder geht nicht". Beitrag vom 29.12.2020. Verfügbar unter https://www.news4teachers.de/2020/12/lauterbach-kritisiert-eisenmann-maske-lueften-plus-30-kinder-geht-nicht/ (zuletzt abgerufen am 10.03.2021).

NIH (2021). Determination of the Effectiveness of Oral Chlorine Dioxide in the Treatment of COVID 19. In: ClinicalTrials.gov. Verfügbar unter https://clinicaltrials.gov/ct2/show/NCT04343742 (zuletzt abgerufen am 22.02.2021).

NOORCHASHM, H. (2021). Cardiothoracic Surgeon Warns FDA, Pfizer on Immunological Danger of COVID Vaccines in Recently Convalescent and Asymptomatic Carriers. In: The Defender – Children's Health Defense, Beitrag vom 28.01.2021. Verfügbar unter https://childrenshealthdefense.org/defender/surgeon-warns-fda-pfizer-immunological-danger-covid-vaccines-convalescent-asymptomatic-carriers/ (zuletzt abgerufen am 17.03.2021).

NOVAERUS (2021). Luftreiniger – mobile Luftdesinfektion ohne Luftfilter. Verfügbar unter https://www.novaerus.de/ (zuletzt abgerufen am 17.03.2021).

N-TV NACHRICHTENFERNSEHEN GMBH (2021). „Virus ist ein Gelegenheitstäter". RKI-Chef Wieler mahnt, weiter durchzuhalten. In: N-TV.de vom 29.01.2021. Verfügbar unter https://www.n-tv.de/mediathek/videos/panorama/RKI-Chef-Wieler-mahnt-weiter-durchzuhalten-article22324970.html (zuletzt abgerufen am 04.01.2021).

OE24.AT (2021). Trotz Impf-Rekord: Israel steht vor 5. Lockdown. Verfügbar unter https://www.oe24.at/coronavirus/trotz-impf-rekord-israel-steht-vor-5-lockdown/468347847 (zuletzt abgerufen am 01.04.2021).

OHLSSON, L., GUSTAFSSON, A., LAVANT, E., SUNESON, K., BRUNDIN, L., WESTRIN, Å., LJUNGGREN, L. & LINDQVIST, D. (2019). Leaky gut biomarkers in depression and suicidal behavior. Acta Psychiatrica Scandinavica, 2019 Feb; 139(2): 185–193. Verfügbar unter

https://pubmed.ncbi.nlm.nih.gov/30347427/ (zuletzt abgerufen am 14.07.2021).

ORTOLANI, O., CONTI, A., DE GAUDIO, A. R., MASONI, M. & NOVELLI, G. (2000). Protective effects of N-acetylcysteine and rutin on the lipid peroxidation of the lung epithelium during the adult respiratory distress syndrome. Shock (Augusta, Ga.), 2000 Jan; 13(1): 14–18. Verfügbar unter https://pubmed.ncbi.nlm.nih.gov/10638663/ (zuletzt abgerufen am 16.07.2021).

PAHWA, R., GOYAL, A., BANSAL, P. & JIALAL, I. (2020). Chronic inflammation. StatPearls [Internet]. Treasure Island (FL): StatPearls Publishing; 2021 Jan. 2020 Nov 20. Verfügbar unter https://pubmed.ncbi.nlm.nih.gov/29630225/ (zuletzt abgerufen am 14.07.2021).

PAUL-EHRLICH-INSTITUT (2021). Verdachtsfälle von Nebenwirkungen und Impfkomplikationen nach Impfung zum Schutz vor COVID-19. PEI Newsroom. Datei vom 07.05.2021. Verfügbar unter https://www.pei.de/SharedDocs/Downloads/DE/newsroom/dossiers/siche rheitsberichte/sicherheitsbericht-27-12-bis-30-04-21.pdf?__blob=publicationFile&v=5 (zuletzt abgerufen am 19.07.2021).

PFLAUMER, P. (2021). A Graphical Analysis of Weekly Deaths in Germany during the Corona Pandemic. Verfügbar unter https://www.researchgate.net/publication/348705734_A_Graphical_Anal ysis_of_Weekly_Deaths_in_Germany_during_the_Corona_Pandemic (zuletzt abgerufen am 12.07.2021).

PHYS.ORG (2021). Nanoparticles can damage DNA, increase cancer risk. Verfügbar unter https://phys.org/news/2007-04-nanoparticles-dna-cancer.html (zuletzt abgerufen am 28.03.2021).

PMC LABS & DISTRIBUTION B. V. (2021). Liposomales Glutathion (reduziert, GSH). Verfügbar unter https://www.actinovo.com/de/liposomales-glutathion (zuletzt abgerufen am 18.02.2021).

POE, F. L. & CORN, J. (2020). N-Acetylcysteine: A potential therapeutic agent for SARS-CoV-2. Medical Hypotheses, 2020 Oct; 143: 109862143. Verfügbar unter https://pubmed.ncbi.nlm.nih.gov/32504923/ (zuletzt abgerufen am 14.07.2021).

POLACK, F. P., THOMAS, S. J., KITCHIN, N., ABSALON, J., GURTMAN, A., LOCKHART, S., PEREZ, J. L., PÉREZ MARC, G., MOREIRA, E. D., ZERBINI, C., BAILEY, R., SWANSON, K. A., ROYCHOUDHURY, S., KOURY, K., LI, P., KALINA, W. V., COOPER, D., FRENCK, R. W., HAMMITT, L. L., TÜRECI, Ö., NELL, H., SCHAEFER, A., ÜNAL, S., TRESNAN, D. B., MATHER, S., DORMITZER, P. R., ŞAHIN, U., JANSEN, K. U. & GRUBER, W. C. (2020). Safety and Efficacy of the BNT162b2 mRNA Covid-19 Vaccine. New England Journal of Medicine, 2020 Dec 31; 383(27): 2603–2615. Verfügbar unter https://pubmed.ncbi.nlm.nih.gov/33301246/ (zuletzt abgerufen am 19.07.2021).

POLAND, G. A., OVSYANNIKOVA, I. G. & KENNEDY, R. B. (2020). SARS-CoV-2 immunity: review and applications to phase 3 vaccine candidates. The Lancet, 2020 Nov 14;396(10262): 1595–1606396. Verfügbar unter https://pubmed.ncbi.nlm.nih.gov/33065034/ (zuletzt abgerufen am 14.07.2021).

POLONIKOV, A. (2020). Endogenous Deficiency of Glutathione as the Most Likely Cause of Serious Manifestations and Death in COVID-19 Patients. ACS infectious diseases, 2020 Jul 10; 6(7), 1558–1562. Verfügbar unter https://pubmed.ncbi.nlm.nih.gov/32463221/ (zuletzt abgerufen am 14.07.2021).

PRANGE-SCHMIDT, S. (2015). Update MERS. Krankenhaus-Hygiene + Infektionsverhütung, 37(5), 209–212, hier: 209.

PUBLIC.TABLEAU.COM (2021). Covid Cases FL vs CA. Verfügbar unter https://public.tableau.com/profile/amelia.janaskie7647#!/vizhome/LTCScatterplot/Sheet2 (zuletzt abgerufen am 02.03.2021).

RAJMIL, L. (2020). Role of children in the transmission of the COVID-19 pandemic: a rapid scoping review. BMJ paediatrics open, 4(1): e000722. Verfügbar unter https://www.researchgate.net/publication/342356519_Role_of_children_in_the_transmission_of_the_COVID-

19_pandemic_A_rapid_scoping_review (zuletzt abgerufen am 18.07.2021).

RAOULT, D., ZUMLA, A., LOCATELLI, F., IPPOLITO, G. & KROEMER, G. (2020). Coronavirus infections: Epidemiological, clinical and immunological features and hypotheses. Cell stress, 4(4), 66–75, hier: 66. Verfügbar unter https://www.cell-stress.com/wp-content/uploads/2020A-Raoult-Cell-Stress.pdf (zuletzt abgerufen am 11.07.2021).

RBB (2021). Deutlich mehr Fälle von häuslicher Gewalt während des Lockdowns. In: Corona-Blog vom 02.07.2020. Verfügbar unter: https://www.rbb24.de/panorama/thema/2020/coronavirus/beitraege_neu/2020/07/haeusliche-gewalt-lockdown-berlin-gewaltschutzambulanz.html (zuletzt abgerufen am 09.02.2021).

READ, S. A., OBEID, S., AHLENSTIEL, C. & AHLENSTIEL, G. (2019). The Role of Zinc in Antiviral Immunity. Advances in Nutrition, 2019 Jul 1; 10(4): 696–710. Verfügbar unter https://pubmed.ncbi.nlm.nih.gov/31305906/ (zuletzt abgerufen am 17.07.2021).

RECALCATI, S., LOCATI, M., MARINI, A., SANTAMBROGIO, P., ZANINOTTO, F., DE PIZZOL, M., ZAMMATARO, L., GIRELLI, D. & CAIRO, G. (2010). Differential regulation of iron homeostasis during human macrophage polarized activation. European journal of immunology, 2010 March; 40(3): 824–835. Verfügbar unter https://onlinelibrary.wiley.com/doi/epdf/10.1002/eji.200939889 (zuletzt abgerufen am 16.07.2021).

REYES-GORDILLO, K., SHAH, R. & MURIEL, P. (2017). Oxidative Stress and Inflammation in Hepatic Diseases: Current and Future Therapy. Oxidative Medicine and Cellular Longevity, 2017: 3140673. Verfügbar unter https://pubmed.ncbi.nlm.nih.gov/28203318/ (zuletzt abgerufen am 14.07.2021).

REITER, F. (2021). „Wie bekommen wir Corona in den Griff?“. Internes Papier aus Innenministerium empfahl, den Deutschen Corona-Angst zu machen. In: FOCUS Online vom 1104.2020. Verfügbar unter https://www.focus.de/politik/deutschland/aus-dem-innenministerium-wie-sag-ichs-den-leuten-internes-papier-empfiehlt-den-deutschen-angst-zu-machen_id_11851227.html (zuletzt abgerufen am 04.01.2021).

REITER, R. J., TAN, D. X., CABRERA, J., D'ARPA, D., SAINZ, R. M., MAYO, J. C. & RAMOS, S. (1999). The Oxidant/Antioxidant Network: Role of Melatonin. Neurosignals, 1999 Jan–Apr, 8(1–2): 56-63. Verfügbar unter https://www.karger.com/Article/Abstract/14569 (zuletzt abgerufen am 17.07.2021).

REITSCHUSTER, B. (2021). PCR-Test: Ignoriert Deutschland WHO-Empfehlung?. In: Reitschuster.de vom 29.01.2021. Verfügbar unter https://reitschuster.de/post/pcr-test-ignoriert-deutschland-who-empfehlung/ (zuletzt abgerufen am 01.02.2021).

REYES-GORDILLO, K., SHAH, R. & MURIEL, P. (2017). Oxidative Stress and Inflammation in Hepatic Diseases: Current and Future Therapy. Oxidative Medicine and Cellular Longevity, 2017: 3140673. Verfügbar unter https://pubmed.ncbi.nlm.nih.gov/28203318/ (zuletzt abgerufen am 14.07.2021).

RI CENTER FOR FREEDOM AND PROSPERITY (2020). Reporting of COVID-19 Ct Values Can Better Shape Public Policy. Verfügbar unter: https://rifreedom.org/2020/12/covid-19-ct-values-better-public-policy/ (zuletzt abgerufen am 17.01.2021).

RIEßINGER, THOMAS (2021). Übersterblichkeit? „Sehr weit weg von allen Katastrophenszenarien". Eine mathematische Auswertung der Sterbefälle. In: Reitschuster.de vom 19.01.2021. Verfügbar unter https://reitschuster.de/post/auswertung-sterbefaelle-2/ (zuletzt abgerufen am 04.01.2021).

RITCHIE, H. ORTIZ-OSPINA, E.; BELTEKIAN, D.; MATHIEU, E.; HASELL, J.; MACDONALD, B.; GIATTINO, C.; APPEL, C; RODÉS-GUIRAO, L.; ROSER, M. (2021). Coronavirus Pandemic (COVID-19). In: Our World in Data. Verfügbar unter https://ourworldindata.org/coronavirus (zuletzt abgerufen am 03.02.2021).

RKI (2021a). Antworten auf häufig gestellte Fragen zum Coronavirus SARS-CoV-2 / Krankheit COVID-19. Verfügbar unter https://www.rki.de/SharedDocs/FAQ/NCOV2019/gesamt.html (zuletzt abgerufen am 04.01.2021).

RKI (2021b). COVID-19-Fälle nach Altersgruppe und Meldewoche. Verfügbar unter https://www.rki.de/DE/Content/InfAZ/N/Neuartiges_Coronavirus/Daten/Altersverteilung.html (zuletzt abgerufen am 15.02.2021).

RKI (2021c). COVID-19-Fälle nach Meldewoche und Geschlecht sowie Anteile mit für COVID-19 relevanten Symptomen, Anteile Hospitalisierter und Verstorbener. Verfügbar unter https://www.rki.de/DE/Content/InfAZ/N/Neuartiges_Coronavirus/Daten/Klini-sche_Aspekte.html;jsessionid=5AF1E287274E16D540B786881AAF311F.internet121?nn=13490888 (zuletzt abgerufen am 09.02.2021).

RKI (2021d). COVID-19-Fälle nach Meldewoche und Geschlecht sowie Anteile mit für COVID-19 relevanten Symptomen, Anteile Hospitalisierter und Verstorbener. Verfügbar unter https://www.rki.de/DE/Content/InfAZ/N/Neuartiges_Coronavirus/Daten/Klinische_Aspekte.html (zuletzt abgerufen am 13.07.2021).

RKI (2021e): Epidemiologischer Steckbrief zu SARS-CoV2 und Covid-19. Verfügbar unter https://www.rki.de/DE/Content/InfAZ/N/Neuartiges_Coronavirus/Steckbrief.html (Stand: 17.06.2021)(zuletzt abgerufen am 11.07.2021).

RKI (2021f). Neuartiges Coronavirus: Steckbrief. Verfügbar unter https://www.rki.de/DE/Content/InfAZ/N/Neuartiges_Coronavirus/Steckbrief.html (zuletzt abgerufen am 15.02.2021).

RKI (2021g). Situationsbericht des Robert-Koch-Instituts zu Covid-19. Verfügbar unter https://www.rki.de/DE/Content/InfAZ/N/Neuartiges_Coronavirus/Situationsberichte/Feb_2021/Archiv_Feb_2021.html (zuletzt abgerufen am 15.02.2021).

ROCHE DEUTSCHLAND HOLDING GMBH (2021). SARS-CoV-2 Teste auf den cobas® 6800/8800 Systemen. Verfügbar unter https://www.roche.de/diagnostik-produkte/produktkatalog/tests-parameter/sars-cov-2-cobas-6800-8800 (zuletzt abgerufen am 01.02.2021).

RP DIGITAL GMBH (2020). Coronavirus: RKI prüft mit Handydaten die Bewegung der Deutschen. In: Tonightnews vom 18.03.2020. Verfügbar unter: https://www.tonight.de/aktuelles/coronavirus-rki-prueft-mit-handydaten-die-bewegung-der-deutschen_92096.html (zuletzt abgerufen am 30.03.2021).

RYDLINK, K. (2021). Lauterbach fordert Ärztekammer-Präsident zum Rücktritt auf. In: Spiegel.de vom 22.10.2020. Verfügbar unter https://www.spiegel.de/wissenschaft/medizin/karl-lauterbach-fordert-aerztekammer-praesident-klaus-reinhardt-zum-ruecktritt-auf-a-6a846ac7-ed4e-465a-90ae-fab9340d4fc1 (zuletzt abgerufen am 10.03.2021).

RWI – Leibniz-Institut für Wirtschaftsforschung, Technische Universität Berlin (2021). Analysen zum Leistungsgeschehen der Krankenhäuser und zur Ausgleichspauschale in der Corona-Krise. Verfügbar unter https://www.bundesgesundheitsministerium.de/fileadmin/Dateien/3_Downloads/C/Coronavirus/Analyse_Leistungen_Ausgleichszahlungen_2020_Corona-Krise.pdf (zuletzt abgerufen am 12.07.2021).

SADEGH SOLTAN-SHARIFI, M., MOJTAHEDZADEH, M., NAJAFI, A., REZA KHAJAVI, M., REZA ROUINI, M., MORADI, M., MOHAMMADIRAD, A. & ABDOLLAHI, M. (2007). Improvement by N-acetylcysteine of acute respiratory distress syndrome through increasing intracellular glutathione, and extracellular thiol molecules and antioxidant power: evidence for underlying toxicological mechanisms. Human & experimental toxicology, 2007 Sep; 26(9): 697–703. Verfügbar unter https://pubmed.ncbi.nlm.nih.gov/17984140/ (zuletzt abgerufen am 16.07.2021).

SANDOIU, A. (2021). How nanoparticles may drive the spread of cancer. In: MedicalNewsTodady.com vom 04.02.2019. Verfügbar unter https://www.medicalnewstoday.com/articles/324352 (zuletzt abgerufen am 28.03.2021).

SANDSTRÖM, VERA (2021). Lockdown: Es hätte eine nicht-autoritäre Alternative gegeben. In: Reitschuster.de vom 10.03.2021. Verfügbar unter https://reitschuster.de/post/lockdown-es-haette-eine-nicht-autoritaere-alternative-gegeben/ (zuletzt abgerufen am 17.03.2021).

SAVARIS, R. F., PUMI, G., DALZOCHIO, J. & KUNST, R. (2021). Stay-at-home policy is a case of exception fallacy: an internet-based ecological study. Scientific Reports, 11, 5313. Verfügbar unter https://www.researchgate.net/publication/349822374_Stay-at-home_policy_is_a_case_of_exception_fallacy_an_internet-based_ecological_study (zuletzt abgerufen am 13.07.2021).

SCHETT, G., STICHERLING, M. & NEURATH, M. F. (2020). COVID-19: risk for cytokine targeting in chronic inflammatory diseases? Nature Reviews Immunology, 2020 May; 20(5): 271–272. Verfügbar unter https://pubmed.ncbi.nlm.nih.gov/32296135/ (zuletzt abgerufen am 14.07.2021).

SCHILLING, F. (2021). Vitamin D – Moderne Mythen und ambivalente Immunologie. Verfügbar unter https://deutsche-gesellschaft-fuer-naturstoffmedizin-und-epigenetik.de/wp-content/uploads/DGName_VDR_Artikel_dt.pdf (zuletzt abgerufen am 18.02.2021).

SCHMIDT, M. E. & VARGA, S. M. (2018). The CD8 T Cell Response to Respiratory Virus Infections. Frontiers in Immunology, 2018 Apr 9, 9: 678, doi: 10.3389/fimmu.2018.00678. eCollection 2018. Verfügbar unter https://pubmed.ncbi.nlm.nih.gov/29686673/ (zuletzt abgerufen am 14.07.2021).

SCHMITT, L. (2021). Corona: Streit um PCR-Test - Hersteller fordert mehr Mut vom Robert Koch-Institut (RKI). In: Fuldaer Zeitung vom 12.01.2021. Verfügbar unter https://www.fuldaerzeitung.de/fulda/corona-pcr-test-infektioes-robert-koch-institut-rki-berlin-tib-molbiol-olfert-landt-90132220.html (zuletzt abgerufen am 01.02.2021).

SCHÖNRICH, G., RAFTERY, M. J. & SAMSTAG, Y. (2020). Devilishly radical NETwork in COVID-19: Oxidative stress, neutrophil extracellular traps (NETs), and T cell suppression. Advances in Biological Regulation, 2020 Aug; 77: 100741. Verfügbar unter https://pubmed.ncbi.nlm.nih.gov/32773102/ (zuletzt abgerufen am 14.07.2021).

SCHRAPPE, M., FRANÇOIS-KETTNER, H., GRUHL, M., HART, D., KNIEPS, F., KNIPP-SELKE, A., MANOW, P., PFAFF, H., PÜSCHEL, K., STREECK, H., GLAESKE, G. (2021). Zur intensivmedizinischen Versorgung in der SARS-2/CoViD-19-Epidemie. Verfügbar unter thesenpapier_adhoc3_210517_endfass.doc (schrappe.com) (zuletzt abgerufen am 12.07.2021).

SCHUSTER, K. (2021). Corona-Krise: Was bringt eine Mundschutz-Pflicht?. In: ZDF.de vom17.04.2020. Verfügbar unter https://www.zdf.de/uri/d5c49e01-e8a7-4703-9ce3-1e94c8c58f6b (zuletzt abgerufen am 09.03.2021).

SEGRETO, R. & DEIGIN, Y. (2021). The genetic structure of SARS-CoV-2 does not rule out a laboratory origin: SARS-COV-2 chimeric structure and furin cleavage site might be the result of genetic manipulation. Bioessays, 43(3), e2000240. Verfügbar unter https://pubmed.ncbi.nlm.nih.gov/33200842/ (zuletzt abgerufen am 11.07.2021).

SENONER, T. & DICHTL, W. (2019). Oxidative Stress in Cardiovascular Diseases: Still a Therapeutic Target? Nutrients, 2019 Sep 4; 11(9): 2090. Verfügbar unter https://pubmed.ncbi.nlm.nih.gov/31487802/ (zuletzt abgerufen am 14.07.2021)

SIEBERT, S. (2020). Ein Test aus Berlin identifiziert das neue Sars-Virus. In: Berliner Zeitung vom 20.01.2020. Verfügbar unter https://www.berliner-zeitung.de/gesundheit-oekologie/lungenkrankheit-wuhan-test-aus-berlin-identifiziert-das-neue-sars-virus-li.5268 (zuletzt abgerufen am 09.02.2021).

SILVA, D. H. S., PEREIRA, F. C., YOSHIDA, M. & ZANONI, M. V. B. (2005). Electrochemical evaluation of lipophilic antioxidants from Iryanthera juruensis fruits (Myristicaceae). Eclética Química, 2005 Sept., 30(3): 15–21. Verfügbar unter https://www.scielo.br/j/eq/a/JP3PQTrNRbtrJsybdTMZMFd/abstract/?lang=en (zuletzt abgerufen am 15.07.2021).

SINGH, A. (2021). In severe COVID-19, adding lopinavir–ritonavir to usual care did not improve mortality at 28 days. Annals of Internal Medicine, 2021 Jan; 174(1): JC3. Verfügbar unter

https://pubmed.ncbi.nlm.nih.gov/33395331/ (zuletzt abgerufen am 17.07.2021).

SKALNY, A. V., RINK, L., AJSUVAKOVA, O. P., ASCHNER, M., GRITSENKO, V. A., ALEKSEENKO, S. I., SVISTUNOV, A. A., PETRAKIS, D., SPANDIDOS, D. A., AASETH, J., TSATSAKIS, A. & TINKOV, A. A. (2020). Zinc and respiratory tract infections: Perspectives for COVID-19 (Review). Int J Mol Med, 2020 Jul; 46(1): 17–26. Verfügbar unter https://pubmed.ncbi.nlm.nih.gov/32319538/ (zuletzt abgerufen am 17.07.2021).

SOUCI, F. & FACHMANN, W. Kraut (2008): Die Zusammensetzung der Lebensmittel. Nährwert-Tabellen. Medpharm GmbH Scientific Publishers, Stuttgart, Germany, 367–397.

STANGL, W. (2021). Gaslighting. In: Online Lexikon für Psychologie und Pädagogik. Verfügbar unter https://lexikon.stangl.eu/16150/gaslighting (zuletzt abgerufen am 28.03.2021).

STATISTISCHES BUNDESAMT (2021a). Sterbefälle - Fallzahlen nach Tagen, Wochen, Monaten, Altersgruppen, Geschlecht und Bundesländern für Deutschland 2016–2021. Verfügbar unter https://www.destatis.de/DE/Themen/Gesellschaft-Umwelt/Bevoelkerung/Sterbefaelle-Lebenserwartung/Tabellen/sonderauswertung-sterbefaelle.html (zuletzt abgerufen am 05.01.2021).

STATISTISCHES BUNDESAMT (2021b). Sterbefallzahlen im Dezember 2020: 29 % über dem Durchschnitt der Vorjahre. Pressemitteilung Nr. 044 vom 29. Januar 2021. Verfügbar unter https://www.destatis.de/DE/Presse/Pressemitteilungen/2021/01/PD21_044_12621.html (zuletzt abgerufen am 04.01.2021).

STATISTA GMBH (2021). Number of coronavirus (COVID-19) deaths in Sweden, by age groups. Verfügbar unter https://www.statista.com/statistics/1107913/number-of-coronavirus-deaths-in-sweden-by-age-groups/ (zuletzt abgerufen am 05.01.2021).

STIKO (2021). Beschluss der STIKO zur 2. Aktualisierung der COVID-19-Impfempfehlung und die dazugehörige wissenschaftliche Begründung.

Verfügbar   unter
https://www.rki.de/DE/Content/Infekt/EpidBull/Archiv/2021/05/Art_01.
html (zuletzt abgerufen am 03.03.2021).

STÖCKER, W. (2021a). Die beste Impfung gegen Covid-19. Beitrag vom
05.02.2021. Verfügbar unter https://www.winfried-stoecker.de/blog/die-
beste-impfung-gegen-covid-19 (zuletzt abgerufen am 09.03.2021).

STÖCKER, W. (2021b). Ergebnisse Impfungen gegen Corona aktualisierte Tabelle. Verfügbar unter https://www.winfried-stoecker.de/blog/ergebnisse-
impfungen-gegen-corona-aktualisierte-tabelle (zuletzt abgerufen am
09.03.2021).

STREECK, H., SCHULTE, B., KUEMMERER, B., RICHTER, E., HÖLLER, T.,
FUHRMANN, C., BARTOK, E., DOLSCHEID, R., BERGER, M. &
WESSENDORF, L. (2020). Infection fatality rate of SARS-CoV-2 infection in a German community with a super-spreading event. medrxiv. Nature Communications, Nov 17;11(1):5829. Verfügbar unter
https://pubmed.ncbi.nlm.nih.gov/33203887/ (zuletzt abgerufen am
11.07.2021).

SPORT1.DE (2021). Cristiano Ronaldo negativ auf Corona getestet - Quarantäne
vorbei. Verfügbar unter https://www.sport1.de/internationaler-
fussball/serie-a/2020/10/cristiano-ronaldo-negativ-auf-corona-getestet-
quarantaene-vorbei (zuletzt abgerufen am 04.01.2021).

SPORTSCHAU.DE (2020). Waren die Militärweltspiele in Wuhan der erste
Corona-„Superspreader"? - Mehr Sport - sportschau.de. Verfügbar unter
https://www.sportschau.de/mehr-sport/wuhan-corona-miltaerfestspiele-
superspreader-100.html (zuletzt abgerufen am 30.03.2021).

STADTAPOTHEKE STERZING (DR. WALTER MAIR) (2016). Tationil kaufen.
Verfügbar unter: https://www.apothekesterzing.com/produkt/tationil/ (zuletzt abgerufen am 18.02.2021).

SÜDKURIER (2021a). Uhldingen-Mühlhofen: „Ich konnte mich nicht verabschieden": Zwei Angehörige erzählen, wie sie die Corona-Infektionen ihrer
Eltern   erlebt   haben.   Verfügbar   unter
https://www.suedkurier.de/region/bodenseekreis/bodenseekreis/ich-
konnte-mich-nicht-verabschieden-zwei-angehoerige-erzaehlen-wie-sie-

die-corona-infektionen-ihrer-eltern-erlebt-haben (zuletzt abgerufen am 30.03.2021).

SÜDKURIER (2021b). Uhldingen-Mühlhofen: Vor der Corona-Impfung schon infiziert? Elf Todesfälle und sieben akute Infektionen im Pflegeheim in Uhldingen-Mühlhofen. Verfügbar unter https://www.suedkurier.de/region/bodenseekreis/bodenseekreis/nach-der-ersten-corona-impfung-elf-todesfaelle-und-sieben-akute-infektionen-im-pflegeheim-in-uhldingen-muehlhofen (zuletzt abgerufen am 02.03.2021).

SUHAIL, S., ZAJAC, J., FOSSUM, C., LOWATER, H., MCCRACKEN, C., SEVERSON, N., LAATSCH, B., NARKIEWICZ-JODKO, A., JOHNSON, B., LIEBAU, J., BHATTACHARYYA, S. & HATI, S. (2020). Role of Oxidative Stress on SARS-CoV (SARS) and SARS-CoV-2 (COVID-19) Infection: A Review. The Protein Journal, 2020 Dec 1; 39(6): 644–656. Verfügbar unter https://covid19.elsevierpure.com/de/publications/role-of-oxidative-stress-on-sars-cov-sars-and-sars-cov-2-covid-19 (zuletzt abgerufen am 16.07.2021).

SUNDAY NATURAL PRODUCTS GMBH (2021). R-Alpha Liponsäure Kapseln Bioaktiv Stabilisiert. Verfügbar unter https://www.sunday.de/r-alpha-liponsaeure-bioaktiv-vegan-hochdosiert.html (zuletzt abgerufen am 18.02.2021).

SWANSON HEALTH PRODUCTS EUROPE (2021). Triple Strength Melatonin. Verfügbar unter https://swansoneurope.com/de/swanson-Melatonin-mit-dreifacher-Wirkung.html (zuletzt abgerufen am 18.02.2021).

SWR (2021). „Wissenschaftlich macht das überhaupt keinen Sinn, Masken im Freien zu tragen". in: SWR.de vom 02.03.2021. Verfügbar unter https://www.swr.de/swr1/rp/aerosol-experte-scheuch-100.html (zuletzt abgerufen am 17.03.2021).

TADDEI, S., VIRDIS, A., GHIADONI, L., MAGAGNA, A. & SALVETTI, A. (1998). Vitamin C Improves Endothelium-Dependent Vasodilation by Restoring Nitric Oxide Activity in Essential Hypertension. Circulation, 1998 Jun 9; 97(22): 2222–2229. Verfügbar unter https://pubmed.ncbi.nlm.nih.gov/9631871/ (zuletzt abgerufen am 16.07.2021).

TAGESSCHAU (2021a). Schwedens König: „Im Kampf gegen Corona gescheitert". Verfügbar unter https://www.tagesschau.de/ausland/schweden-corona-gustaf-101.html (zuletzt abgerufen am 05.01.2021).

TAGESSCHAU.DE (2021b). Will das RKI Obduktionen verhindern?. Verfügbar unter https://www.tagesschau.de/faktenfinder/inland/corona-obduktionen-101.html (zuletzt abgerufen am 01.02.2021).

TAN, W., LU, Y., ZHANG, J., WANG, J., DAN, Y., TAN, Z., HE, X., QIAN, C., SUN, Q., HU, Q., LIU, H., YE, S., XIANG, X., ZHOU, Y., ZHANG, W., GUO, Y., WANG, X.-H., HE, W., WAN, X., SUN, F., WEI, Q., CHEN, C., PAN, G., XIA, J., MAO, Q., CHEN, Y. & DENG, G. (2020). Viral Kinetics and Antibody Responses in Patients with COVID-19. medRxiv, 2020.03.24.20042382. Verfügbar unter https://www.medrxiv.org/content/10.1101/2020.03.24.20042382v1 (zuletzt abgerufen am 14.07.2021).

TELE-AKADEMIE, SWR FERNSEHEN (2021). Angst und Macht – Rainer Mausfeld. Sendung vom 19.04.2021. Verfügbar unter https://www.swr.de/wissen/tele-akademie/angst-und-macht-rainer-mausfeld-100.html (zuletzt abgerufen am 12.07.2021).

TE VELTHUIS, A. J. W., VAN DEN WORM, S. H. E., SIMS, A. C., BARIC, R. S., SNIJDER, E. J. & VAN HEMERT, M. J. (2010). Zn(2+) inhibits coronavirus and arterivirus RNA polymerase activity in vitro and zinc ionophores block the replication of these viruses in cell culture. PLoS pathogens, 2010 Nov 4; 6(11): e1001176. Verfügbar unter https://pubmed.ncbi.nlm.nih.gov/21079686/ (zuletzt abgerufen am 17.07.2021).

THEUERKAUF, S. A., MICHELS, A., RIECHERT, V., MAIER, T. J., FLORY, E., CICHUTEK, K. & BUCHHOLZ, C. J. (2021). Quantitative assays reveal cell fusion at minimal levels of SARS-CoV-2 spike protein and fusion from without. iScience, 2021 Mar 19; 24(3): 102170. Verfügbar unter https://pubmed.ncbi.nlm.nih.gov/33585805/ (zuletzt abgerufen am 20.07.2021).

THE WORLD BANK GROUP (2021). Poverty and Shared Prosperity 2020. Verfügbar unter https://www.worldbank.org/en/publication/poverty-and-shared-prosperity (zuletzt abgerufen am 17.02.2021).

THE WORLD BANK GROUP (2021). Urban population (% of total population) – Oman, China, Chad, Albania, Germany | Data. Verfügbar unter https://data.worldbank.org/indicator/SP.URB.TOTL.IN.ZS?locations=OM-CN-TD-AL-DE&year_high_desc=true (zuletzt abgerufen am 05.01.2021).

TISSO NATURPRODUKTE GMBH (2021). Pro Sirtusan von Tisso. Verfügbar unter https://shop.tisso.de/Pro_Sirtusan_von_Tisso (zuletzt abgerufen am 17.02.2021)

TORDJMAN, S., CHOKRON, S., DELORME, R., CHARRIER, A., BELLISSANT, E., JAAFARI, N. & FOUGEROU, C. (2017). Melatonin: Pharmacology, Functions and Therapeutic Benefits. Current neuropharmacology, 2017 Apr; 15(3): 434–443. Verfügbar unter https://pubmed.ncbi.nlm.nih.gov/28503116/ (zuletzt abgerufen am 17.07.2021).

TURKMEN, K. (2017). Inflammation, oxidative stress, apoptosis, and autophagy in diabetes mellitus and diabetic kidney disease: the Four Horsemen of the Apocalypse. International Urology and Nephrology, 49, 837–844. Verfügbar unter https://link.springer.com/article/10.1007/s11255-016-1488-4 (zuletzt abgerufen am 14.07.2021).

TYSON, C. A., VANDE ZANDE, H. & GREEN, D. E. (1976). Phospholipids as ionophores. J Biol Chem, 1976 Mar 10; 251(5): 1326–32. Verfügbar unter https://pubmed.ncbi.nlm.nih.gov/1254569/ (zuletzt abgerufen am 17.07.2021).

UNICEF (2021). COVID-19 and children - UNICEF DATA. Verfügbar unter https://data.unicef.org/covid-19-and-children/ (zuletzt abgerufen am 28.03.2021).UNITED NATIONS OFFICE FOR THE COORDINATION OF HUMANITARIAN AFFAIRS (UNOCHA) (2020). OCHA AND COVID-19. Verfügbar unter https://www.unocha.org/covid19 (zuletzt abgerufen am 17.02.2021).

UNIVERSITY OF BIRMINGHAM (2021). Simple oral hygiene could help reduce COVID-19 severity – study. Verfügbar unter https://www.eurekalert.org/pub_releases/2021-04/uob-soh041921.php (zuletzt abgerufen am 20.04.2021).

UNIVERSITÄTSKLINIKUM HAMBURG-EPPENDORF (UKE) (2021). UKE - Child Public Health – Forschung. Verfügbar unter https://www.uke.de/kliniken-institute/kliniken/kinder-und-jugendpsychiatrie-psychotherapie-und-psychosomatik/forschung/arbeitsgruppen/child-public-health/forschung/index.html (zuletzt abgerufen am 11.02.2021).

UNO (2018). Reports of the Secretary-General on the Work of the Organization. Verfügbar unter: https://www.un.org/sg/en/content/reports-secretary-general-work-organization (zuletzt abgerufen am 17.02.2021).

URRA, J., CABRERA, C., PORRAS, L. & RÓDENAS, I. (2020). Selective CD8 cell reduction by SARS-CoV-2 is associated with a worse prognosis and systemic inflammation in COVID-19 patients. Clinical Immunology, 2020 Aug; 217: 108486. Verfügbar unter https://pubmed.ncbi.nlm.nih.gov/32479985/ (zuletzt abgerufen am 14.07.2021).

VACCINE ADVERSE EVENT REPORTING SYSTEM (VAERS) (2021). VAERS Data. Verfügbar unter https://vaers.hhs.gov/data.html (zuletzt abgerufen am 17.03.2021).

VAINSHELBOIM, B. (2021). Facemasks in the COVID-19 era: A health hypothesis. Medical hypotheses, 2021 Jan; 146: 110411. Verfügbar unter https://www.ncbi.nlm.nih.gov/pmc/articles/PMC7680614/ (zuletzt abgerufen am 19.07.2021).

VAN DER SANDE, M., TEUNIS, P. & SABEL, R. (2008). Professional and home-made face masks reduce exposure to respiratory infections among the general population. PloS one, 2008 Jul 9; 3(7): e2618. Verfügbar unter https://pubmed.ncbi.nlm.nih.gov/18612429/ (zuletzt abgerufen am 21.07.2021).

VERKERK, R. (2021). Scientists Warn of Potential COVID Vaccine-Related „Ticking Time Bomb". In: The Defender – Children's Health Defense'. Beitrag vom 11.02.2021. Verfügbar unter https://childrenshealthdefense.org/defender/potential-covid-vaccine-related-ticking-time-bomb/ (zuletzt abgerufen am 17.03.2021)

VITAMINVERSAND24 DE GMBH (2021). NAC – N-Acetyl L-Cystein 180 Kapseln mit je 750 mg. Verfügbar unter https://vitaminversand24.com/NAC180 (zuletzt abgerufen am 18.02.2021). (2 x)

VITAMINVERSAND24 DE GMBH (2021). Quercetin – 500 mg – 120 Kapseln. Verfügbar unter https://vitaminversand24.com/Quercetin (zuletzt abgerufen am 18.02.2021).

VITZTHUM, T. (2021). Corona: „Impfen sollte patriotische Selbstverständlichkeit werden". in: Welt.de vom 28.11.2020. Verfügbar unter https://www.welt.de/politik/deutschland/plus221209618/Corona-Impfen-sollte-patriotische-Selbstverstaendlichkeit-werden.html (zuletzt abgerufen am 03.02.2021).

VOYSEY, M., CLEMENS, S. A. C., MADHI, S. A., WECKX, L. Y., FOLEGATTI, P. M., ALEY, P. K., ANGUS, B., BAILLIE, V. L., BARNABAS, S. L. & BHORAT, Q. E. (2021). Safety and efficacy of the ChAdOx1 nCoV-19 vaccine (AZD1222) against SARS-CoV-2: an interim analysis of four randomised controlled trials in Brazil, South Africa, and the UK. The Lancet, 2021 Jan 9;397(10269): 99–111. Verfügbar unter https://pubmed.ncbi.nlm.nih.gov/33306989/ (zuletzt abgerufen am 19.07.2021).

WALDHAUER, I. & STEINLE, A. (2008). NK cells and cancer immunosurveillance. Oncogene, 2008 Oct 6; 27(45): 5932–5943. Verfügbar unter https://pubmed.ncbi.nlm.nih.gov/18836474/ (zuletzt abgerufen am 15.07.2021).

WALDINGER, R. (2021). What makes a good life? Lessons from the longest study on happiness. Verfügbar unter https://www.ted.com/talks/robert_waldinger_what_makes_a_good_life_lessons_from_the_longest_study_on_happiness (zuletzt abgerufen am 13.03.2021).

WALSH, E. E., FRENCK, R. W., FALSEY, A. R., KITCHIN, N., ABSALON, J., GURTMAN, A., LOCKHART, S., NEUZIL, K., MULLIGAN, M. J., BAILEY, R., SWANSON, K. A., LI, P., KOURY, K., KALINA, W., COOPER, D., FONTES-GARFIAS, C., SHI, P.-Y., TÜRECI, Ö., TOMPKINS, K. R., LYKE, K. E., RAABE, V., DORMITZER, P. R.,

JANSEN, K. U., ŞAHIN, U. & GRUBER, W. C. (2020). Safety and Immunogenicity of Two RNA-Based Covid-19 Vaccine Candidates. New England Journal of Medicine, 2020 Dec 17; 383(25): 2439–2450. Verfügbar unter https://pubmed.ncbi.nlm.nih.gov/33053279/ (zuletzt abgerufen am 19.07.2021).

WANG, X.-W., LI, J.-S., JIN, M., ZHEN, B., KONG, Q.-X., SONG, N., XIAO, W.-J., YIN, J., WEI, W., WANG, G.-J., SI, B.-Y., GUO, B.-Z., LIU, C., OU, G.-R., WANG, M.-N., FANG, T.-Y., CHAO, F.-H. & LI, J.-W. (2005). Study on the resistance of severe acute respiratory syndrome-associated coronavirus. Journal of Virological Methods, 2005 Jun;126(1–2): 171–177. Verfügbar unter https://pubmed.ncbi.nlm.nih.gov/15847934/ (zuletzt abgerufen am 18.07.2021).

WELT.de (2021). Michael Kretschmer schließt Corona-Impfpflicht nicht aus. Beitrag vom 27.02.2021. Verfügbar unter https://www.welt.de/politik/deutschland/article227242271/Michael-Kretschmer-schliesst-Corona-Impfpflicht-nicht-aus.html (zuletzt abgerufen am 03.03.2021).WESER-KURIER (2020). Fehlerhafte positive Ergebnisse bei ausgeweiteten Corona-Tests?. In: Weser-Kurier.de vom 02.09.2020. Verfügbar unter https://www.weser-kurier.de/deutschland-welt/deutschland-welt-vermischtes_artikel,-fehlerhafte-positive-ergebnisse-bei-ausgeweiteten-coronatests-_arid,1931404.html (zuletzt abgerufen am 04.01.2021).

WESTDEUTSCHER RUNDFUNK KÖLN (2021). Kreis Euskirchen setzt Astrazeneca-Impfung für Frauen unter 55 aus. In: WDR.de vom 29.03.2021. Verfügbar unter https://www1.wdr.de/nachrichten/rheinland/todesfall-nach-impfung-kreis-euskirchen-100.html (zuletzt abgerufen am 30.03.2021).

WIELER, L. (2020). Lagebericht des Robert Koch-Instituts vom Tierarzt Wieler. Verfügbar unter https://www.youtube.com/watch?v=MWrL895Gi8M (zuletzt abgerufen am 02.03.2021).

WISSENSCHAFTLICHES INSTITUT DER AOK (WIDO) (2021). Fehlzeiten in der Pandemie. Verfügbar unter https://www.wido.de/news-events/aktuelles/2020/fehlzeiten-in-der-pandemie/ (zuletzt abgerufen am 04.01.2021).

WHO (2021a). Gesundheit – Definition. Verfügbar unter https://www.bfga.de/arbeitsschutz-lexikon-von-a-bis-z/fachbegriffe-c-i/gesundheit-fachbegriff/ (zuletzt abgerufen am 05.01.2021).

WHO (2021b). WHO Information Notice for IVD Users 2020/05: Nucleic acid testing (NAT) technologies that use polymerase chain reaction (PCR) for detection of SARS-CoV-2. Verfügbar unter https://www.who.int/news/item/20-01-2021-who-information-notice-for-ivd-users-2020-05 (zuletzt abgerufen am 01.01.2021).

WIESENDANGER, R. (2021). Studie zum Ursprung der Coronavirus-Pandemie. Verfügbar unter https://www.researchgate.net/publication/349302406_Studie_zum_Ursprung_der_Coronavirus-Pandemie (zuletzt abgerufen am 11.07.2021).

WOUTER, A. (2020). Meta-data Analysis at eurosurveillance.org. Verfügbar unter http://www.aukema.org/2020/12/meta-data-analysis-at.html (zuletzt abgerufen am 01.02.2021).

XU, K., CAI, H., SHEN, Y., NI, Q., CHEN, Y., HU, S., LI, J., WANG, H., YU, L. & HUANG, H. (2020). Management of corona virus disease-19 (COVID-19): the Zhejiang experience. Journal of Zhejiang University (medical science), 2020 Feb 21; 49(1): 147–157. Verfügbar unter https://pubmed.ncbi.nlm.nih.gov/32096367/ (zuletzt abgerufen am 14.07.2021).

XUE, J., MOYER, A., PENG, B., WU, J., HANNAFON, B. N. & DING, W.-Q. (2014). Chloroquine is a zinc ionophore. PloS one, 2014 Oct 1; 9(10): e109180. Verfügbar unter https://pubmed.ncbi.nlm.nih.gov/25271834/ (zuletzt abgerufen am 17.07.2021).

YOUNG, B., TAN, T. T. & LEO, Y. S. (2021). The place for remdesivir in COVID-19 treatment. The Lancet. Infectious diseases, 2021 Jan; 21(1): 20–21. Verfügbar unter https://pubmed.ncbi.nlm.nih.gov/33248473/ (zuletzt abgerufen am 17.07.2021).

ZDF (2021). Nutzen weiterhin umstritten: Uneinigkeit bei Debatte über Maskenpflicht. In: ZDF.de vom 01.04.2020. Verfügbar unter https://www.zdf.de/uri/faad9757-7eee-44b5-8165-f01d01750f02 (zuletzt abgerufen am 10.03.2021).

ZEIT ONLINE (2021a). Klaus Reinhardt: Ärztepräsident zweifelt Nutzen von Masken an. In: Zeit.de vom 22.10.2020. Verfügbar unter https://www.zeit.de/wissen/gesundheit/2020-10/klaus-reinhardt-aerztepraesident-masken-schutz-karl-lauterbach (zuletzt abgerufen am 10.03.2021)

ZEIT ONLINE (2021b). Seelische Gesundheit: 80 Prozent mehr psychische Erkrankungen in Corona-Krise. In: ZEIT.de vom 03.08.2020. Verfügbar unter: https://www.zeit.de/wissen/gesundheit/2020-08/seelische-gesundheit-corona-krise-psychische-erkrankungen-studie (zuletzt abgerufen am 05.01.2021).

ZERBES, P. (2012). Untersuchung zum Einfluss des Nahrungsergänzungspräparates Biobran/MGN-3 auf die Zytotoxizität von Natürlichen Killerzellen. Dissertation. Tübingen: Medizinische Faultät. Verfügbar unter https://publikationen.uni-tuebingen.de/xmlui/handle/10900/45971 (zuletzt abgerufen am 15.07.2021)

ZHANG, Y., CHOKSI, S., CHEN, K., POBEZINSKAYA, Y., LINNOILA, I. & LIU, Z.-G. (2013). ROS play a critical role in the differentiation of alternatively activated macrophages and the occurrence of tumor-associated macrophages. Cell research, 2013 Jul; 23(7): 898–914. Verfügbar unter https://pubmed.ncbi.nlm.nih.gov/23752925/ (zuletzt abgerufen am 16.07.2021).

ZHENG, M., GAO, Y., WANG, G., SONG, G., LIU, S., SUN, D., XU, Y. & TIAN, Z. (2020). Functional exhaustion of antiviral lymphocytes in COVID-19 patients. Cellular & Molecular Immunology, 2020 May;17(5): 533–535. Verfügbar unter https://pubmed.ncbi.nlm.nih.gov/32203188/ (zuletzt abgerufen am 14.07.2021).

ZHONG, M., SUN, A., XIAO, T., YAO, G., SANG, L., ZHENG, X., ZHANG, J., JIN, X., XU, L., YANG, W., WANG, P., HU, K., ZHANG, D. & GE, J. (2020). A Randomized, Single-blind, Group sequential, Active-controlled Study to evaluate the clinical efficacy and safety of α-Lipoic acid for critically ill patients with coronavirus disease 2019(COVID-19). medRxiv,

2020.04.15.20066266. Verfügbar unter https://www.medrxiv.org/content/10.1101/2020.04.15.20066266v1 (zuletzt abgerufen am 16.07.2021).

ZUO, L., PRATHER, E. R., STETSKIV, M., GARRISON, D. E., MEADE, J. R., PEACE, T. I. & ZHOU, T. (2019). Inflammaging and Oxidative Stress in Human Diseases: From Molecular Mechanisms to Novel Treatments. International Journal of Molecular Sciences, 20(18), 4472. Verfügbar unter https://www.mdpi.com/1422-0067/20/18/4472 (zuletzt abgerufen am 15.07.2021).

Stichwortverzeichnis